AF568635

DIE SPRACHE DER PFLANZENWELT

Svenja Zuther

DIE SPRACHE DER PFLANZEN WELT

Begegnungen mit der Pflanzenseele
Signaturenlehre
Ganzheitliche Pflanzenheilkunde

at VERLAG

Zur Beachtung

Die in diesem Buch wiedergegebenen Informationen sind nach bestem Wissen und Gewissen dargestellt und wurden mit größtmöglicher Sorgfalt geprüft. Da sie den Rat einer kompetenten Fachperson nicht ersetzen, ist es gegebenenfalls empfehlenswert, sich an eine Ärztin oder Heilpraktikerin bzw. einen Arzt oder Heilpraktiker Ihres Vertrauens zu wenden. Wir möchten ausdrücklich darauf hinweisen, dass die genannten Heilanwendungen nicht in jedem Fall auch als Empfehlungen zu verstehen sind. In erster Linie dienen sie dem Verständnis des Wesens der Pflanze und ihrer Beziehung zum Menschen, in zweiter Linie sind sie als Anregungen für einen gewissenhaften kreativen Umgang mit Heilpflanzen gedacht. Letzteres setzt Kenntnisse in Medizin und Pflanzenheilkunde sowie ein hohes Maß an Eigenverantwortlichkeit voraus. Die Einnahme der genannten Heilmittel wie auch die Anwendung der Rezepturen oder das Befolgen von Anwendungsempfehlungen geschieht stets auf eigene Verantwortung und ist unbedingt individuell sorgfältig abzuwägen. Autorin und Verlag übernehmen keinerlei Haftung für Schäden oder Folgen, die sich aus dem Gebrauch oder Fehlgebrauch der hier vorgestellten Informationen ergeben.

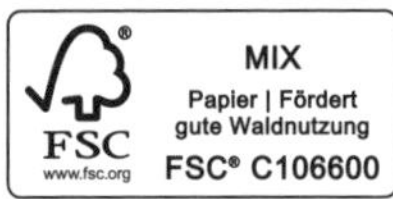

3., vollständig überarbeitete und aktualisierte Auflage, 2023

AT Verlag AG, Aarau und München
Lektorat: Diane Zilliges, Wörthsee-Steinebach
Fotos und Grafiken: Svenja Zuther, wenn nicht anders angegeben
Bildaufbereitung: Thomas Humm, Matzingen
Druck und Bindearbeiten: DZS GRAFIK, d.o.o., Ljubljana
Printed in Slovenia

ISBN 978-3-03902-230-4

www.at-verlag.ch

Der AT Verlag wird vom Bundesamt für Kultur für die Jahre 2021–2024 unterstützt.

Inhalt

Vorwort zur ersten Auflage

Vor gut zehn Jahren entschied ich mich, ein Stipendium für eine Promotion in Biologie abzulehnen. Mir ist noch sehr gut in Erinnerung, wie ein Gutachter meiner Diplomarbeit eine meiner Formulierungen als »teleologisch« kritisierte. Ich hatte die Lebens- und Ausbreitungsstrategien von Pflanzen in einer südspanischen Pflanzengemeinschaft erforscht und die Ergebnisse in einem abschließenden Satz anschaulich zusammengefasst: »Diese Pflanzen vereinen Pioniergeist und Sicherheitsdenken.« Das ließ vermuten, ich würde denken, dass Pflanzen etwas mit Absicht täten, ein Ziel verfolgten, einem Zweck dienten – und das war in einer naturwissenschaftlichen Arbeit fehl am Platz. Doch genau diesen Gedanken wollte ich mir in Zukunft erlauben dürfen, ihn nicht von vornherein ausschließen müssen.

Statt der Doktorarbeit wollte ich mich nun meinen Lieblingsthemen widmen, der Begegnung von Menschen und Pflanzen und insbesondere dem Heilen mit Pflanzen. Außerdem wollte ich herausfinden, warum ich mich für Pflanzen eigentlich so begeistern konnte: Was ist es, was mich in ihrer Nähe so glücklich macht? Was ist es, was die Beschäftigung mit ihnen so spannend macht? Woher kommt dieser Drang, in der Auseinandersetzung mit Pflanzen nach Erkenntnis zu suchen?

All diese Fragen wurden während meines Studiums der Lehre vom Leben (Biologie) an der Universität leider nicht beantwortet. Auch während meiner Aus- und Fortbildungen in Pflanzenheilkunde und Heilpflanzenkunde traf ich damals nur selten auf Menschen und Meinungen, die in meinem Herzen Widerhall fanden. So machte ich mich einfach selbst auf den Weg, die Welt der Pflanzen so zu erforschen, wie es mir richtig erschien.

Ich suchte die Pflanzen in der Natur auf und fand im direkten Austausch mit ihnen endlich erlösende Antworten auf meine Fragen. Meine erstaunlichen Erlebnisse bestärkten mich, immer weiter danach zu forschen, wie man das Schöne und Heilsame in der Begegnung von Menschen und Pflanzen kultivieren könnte. Ich studierte verschiedenste Formen der Heilkunde mit Pflanzen in Vergangenheit und Gegenwart, und ich war erstaunt, wie die Heilwirkung einer Pflanze zu unterschiedlichen Zeiten, im Rahmen verschiedener Kulturen und Erkenntnistheorien ganz unterschiedlich bewertet und genutzt werden kann. Ich wollte nicht einsehen, dass nur die eine oder die andere Herangehensweise richtig sein könnte, wo es sich doch um ein- und dieselbe Pflanze handelte! Ich suchte nun auch danach, die

Heilkräfte der Pflanzen auf einer ganzheitlich sinnvollen Ebene zu verstehen, die die differierenden Ansichten vereinen könnte. Ich übte mich immer mehr darin, das Wesen der Pflanzen wahrzunehmen, durch intensive Sinneswahrnehmung und durch ein meditatives Schauen. Ich beschäftigte mich mit dem schamanischen Weltbild und schamanischen Heilmethoden, mit der Signaturenlehre und der traditionellen abendländischen Kosmologie. Ich suchte in Märchen und Mythen und in Überlieferungen zum Brauchtum unserer Vorfahren nach weiteren Hinweisen auf die Bedeutungen der Pflanzen und die Möglichkeiten, ihre Kräfte für ein heilsames Miteinander auf allen Ebenen zu nutzen. Im Laufe der Zeit entwickelte sich eine Form der Kommunikation mit den Pflanzenwesen und ich begann zu begreifen, dass das »Wesen der Pflanze« wohl die Antwort auf die Frage ist, was all die unterschiedlichen Sichtweisen und Heilweisen mit Pflanzen verbindet.

Es war am 14. August 2001 nachmittags in einem kleinen Wäldchen in der Lüneburger Heide, als der Haselnussstrauch mir etwas Entscheidendes mitteilte:

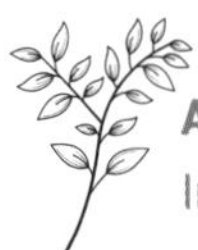

AUS MEINEM PFLANZENTAGEBUCH

Interview mit der Haselnuss, *Corylus avellana* L., Lüneburger Heide

Pass auf: Wir haben uns etwas ausgedacht.
Was denn?
Du wirst für uns etwas tun. Für den Wald, für die Pflanzen, für die Elfen, den Himmel, die Wolken, die Vögel – du verstehst schon. Schreib ein Buch über uns. Ein Buch, das die Menschen wieder mehr dazu bringt, uns zu beachten und zu achten. Erzähl ihnen, was du von uns erfahren hast. Sei lieb zu uns. Wir haben es so nötig. Du musst dein Denken nicht von unserem trennen. Es ist eh eins.
Und wann wird man mich in die Anstalt einliefern?
Wenn du es geschickt anstellst: nie.
Es kommt wirklich auf alles sofort eine Antwort. Sie steht im Raum. Ohne Zweifel. Das ist ein komisches Gefühl.
Schön?
Ja.
Dann genieß es doch!
Ich bin so skeptisch.
Himmelherrgottnochmal! Was hast du davon! Was soll schiefgehen?
Weiß ich auch nicht.
Na also.
Wie kann ich das schaffen?
Wir helfen dir.

Nun ist das Buch fertig. Es war sehr viel Arbeit, aber es hat mir auch viel Freude gemacht, und ich habe dabei so vieles von den Pflanzen gelernt, was ich niemals mehr missen möchte. Vieles hat sich in den letzten zehn Jahren verändert: Man muss heute nicht mehr ganz heimlich vom »Wesen der Pflanzen« sprechen, die neue (und eigentlich uralte) Idee der Ganzheitlichen Pflanzenheilkunde entwickelt sich. Pflanzen werden nicht mehr nur als Heilmittel für den Körper, sondern auch für Geist und Seele und die spirituellen Bedürfnisse des Menschen verstanden.

Immer wieder habe ich während meiner Begegnungen mit Pflanzen deutlich gespürt, dass sie sich unsere Aufmerksamkeit wünschen und dass sie gern mit uns Menschen zusammenarbeiten wollen. Mit diesem Buch möchte ich Sie an meinen Erkenntnissen teilhaben lassen, die ich durch die Auseinandersetzung mit der Pflanzenwelt und der Pflanzenheilkunde gewinnen durfte. Ich möchte Sie anregen, Ihren eigenen Weg zu finden, die »Sprache der Pflanzenwelt« zu verstehen und Inspirierendes und Heilsames im Kontakt mit den Pflanzen zu erfahren. Die traditionelle Signaturenlehre, die einen Schwerpunkt dieses Buches bildet, ist eine große Hilfe dabei, die Verbindungen zwischen Menschen- und Pflanzenwelt zu erkennen. Es ist in meinen Augen wichtig, dass wir das Wissen und Wirken unserer Ahnen ehren und auch eigene, neue Verbindungen zu den Pflanzen aufbauen.

Ganzheitliche Pflanzenheilkunde ist für mich viel mehr als der Umgang mit pflanzlichen Heilmitteln: Es ist ein ganzes Leben mit den Pflanzen – heilsam für die Menschen, heilsam für die Pflanzen. Es ist NaturBewusstSein. Ich hoffe, dieses Buch kann dazu beitragen, dass wir ein Stück weit mehr das große Heilungspotenzial der Pflanzen entdecken und zu einem freundschaftlichen, beglückenden Umgang mit der Natur finden – im Außen und in uns selbst.

Im Sommer 2010
Svenja Zuther

Vorwort zur aktualisierten Neuauflage 2023

Ich freue mich sehr, dass dieses Buch nun wieder verfügbar ist und danke dem AT Verlag, dass diese aktualisierte Neuauflage, wie immer in sehr angenehmer Zusammenarbeit, realisiert wurde.

In den 13 Jahren seit der Erstauflage ist viel passiert – aber in meinen Augen noch lange nicht genug: Noch immer ist es eine Pionierarbeit, zu zeigen, dass Spiritualität etwas ganz Natürliches ist und Spiritualität und Naturwissenschaft sich nicht ausschließen – sie gehören zusammen und ergänzen sich. Es war ein Wagnis, mich mit meinen »Pflanzeninterviews« zu outen und gleichzeitig meine Anerkennung als fachlich kompetente Person in Sachen Phytotherapie bewahren zu wollen. Heute weiß ich, dass ich vielen Menschen damit Türen geöffnet habe, insbesondere auch Menschen, die wie ich einen naturwissenschaftlichen Hintergrund haben.

Jetzt gibt es immer mehr Menschen, die von den Pflanzen lernen wollen, für ihre persönliche Gesundheit und Entwicklung und für eine möglichst glückliche Zukunft der Menschheit auf unserem Planeten. Auch Wissenschaftlerinnen und Wissenschaftler äußern sich dazu in der Öffentlichkeit, denn Pflanzen verfügen über eine andersgeartete Intelligenz als wir Menschen und über interessante Problemlösungsstrategien (vgl. Mancuso 2018). Insbesondere die Erforschung der Neurobiologie der Pflanzen und die Erkenntnis der Bedeutung der Pilze für alle Lebewesen auf unserem Planeten Erde verändern unser Verständnis von der Kommunikation und der Vernetzung der Lebewesen untereinander momentan ganz radikal.

Noch hat sich am »Naturbewusstsein« der meisten Menschen in unserer zivilisierten Welt und ihrem Verhalten nicht viel geändert. Kaum hatte ich alle Unterlagen zur Erstauflage dieses Buches abgegeben, machten die Pflanzen mir klar, dass unsere Arbeit noch lange nicht zu Ende ist. Sie wollten noch mehr, als endlich wieder bewusst wahrgenommen und wertgeschätzt zu werden, sie machten noch eindrücklicher darauf aufmerksam, dass es unser Miteinander ist, das viel bewirken kann, ein zielgerichtetes Handeln gemeinsam mit den Pflanzen – das Zaubern. So entstand ein weiteres Buch »Die Zauberkraft der Pflanzenwelt« (erschienen 2020).

»Die Sprache der Pflanzenwelt« erzählt, wie alles begann, wie ich lernte, die Heilkräfte der Pflanzen auf einer tieferen Ebene zu verstehen und Geborgenheit fand in einem Weltbild, in dem alles mit allem verbunden ist. Es leitet Leserinnen und Leser an, eigene Erfahrungen zu machen, im »Buch der Natur« zu lesen, die Signaturenlehre zu verstehen und anzuwenden, mit Pflanzen bewusst zu kommunizieren und ganzheitliche Pflanzenheilkräfte zu erleben. In den Pflanzenportraits – von Arznei bis Zauberei – habe ich altes und neues Wissen, magisches und naturwissenschaftliches über Pflanzen ganzheitlich verbunden. Damit wird auch ein wichtiger, alter Wissensschatz über Möglichkeiten des Heilens mit Pflanzen bewahrt, wertgeschätzt und verbunden mit unserer Gegenwart. Ich sehe darin einen wichtigen Akt der Heilung – des zwischenzeitlich abgerissenen Bandes der Beziehungen zwischen uns und den Heilpflanzen und unseren Ahnen.

Pflanzen heilen ganzheitlich. Sowohl mit ihren Wirkstoffen als auch mit ihrem Wesen und ihren Botschaften. Im Austausch mit ihnen erleben wir etwas Heiliges – und Heilung. Mehr denn je erscheint es mir dringlich, dass wir die Wahrnehmung für unsere Natur wieder erweitern und verfeinern und überhaupt in den Mittelpunkt unseres Seins stellen. Wieder ganz und heil werden, ist heute auf so vielen Ebenen vonnöten.

Natürlich gehe ich weiterhin in »die Schule der Pflanzengeister« (siehe Seite 42), dort lernt man nie aus. Ich lerne immer mehr zu verstehen über ihr Wesen, ihre Heilkräfte und über einfach alles, und damit entwickle ich mich selbst noch mehr zu dem, was ich sein kann und will. Mit anderen Menschen auf diesem Weg tausche ich mich über meine Erkenntnisse und Erfahrungen aus und bin ständig dabei, meinen Horizont zu erweitern und meinen Wissensschatz zu ergänzen.

So konnte ich für diese aktualisierte Neuauflage die Beschreibungen der ganzheitlichen Pflanzenheilkräfte um einige neue Aspekte erweitern. Weiterhin habe ich neue Erkenntnisse aus der Botanik und der Phytotherapie eingepflegt. Auch das Bildmaterial habe ich teilweise ersetzt beziehungsweise ergänzt. So möge dieses Buch nun nicht nur sachlich auf dem neuesten Stand sein, sondern auch noch kraftvoller das eigentlich Wesentliche des Heilungspotenzials der Pflanzen darstellen.

Ich freue mich, dass dieses Buch schon so viele Menschen begeistert hat und ihnen Mut gegeben hat, ihre Freundschaft mit den Pflanzen noch intensiver auszuleben und das Heilen mit Pflanzen um seelische und spirituelle Dimensionen zu erweitern. Möge es weiterhin der Erkenntnis, der Heilung und der Freude dienen.

Im Frühlingserwachen 2023
Svenja Zuther

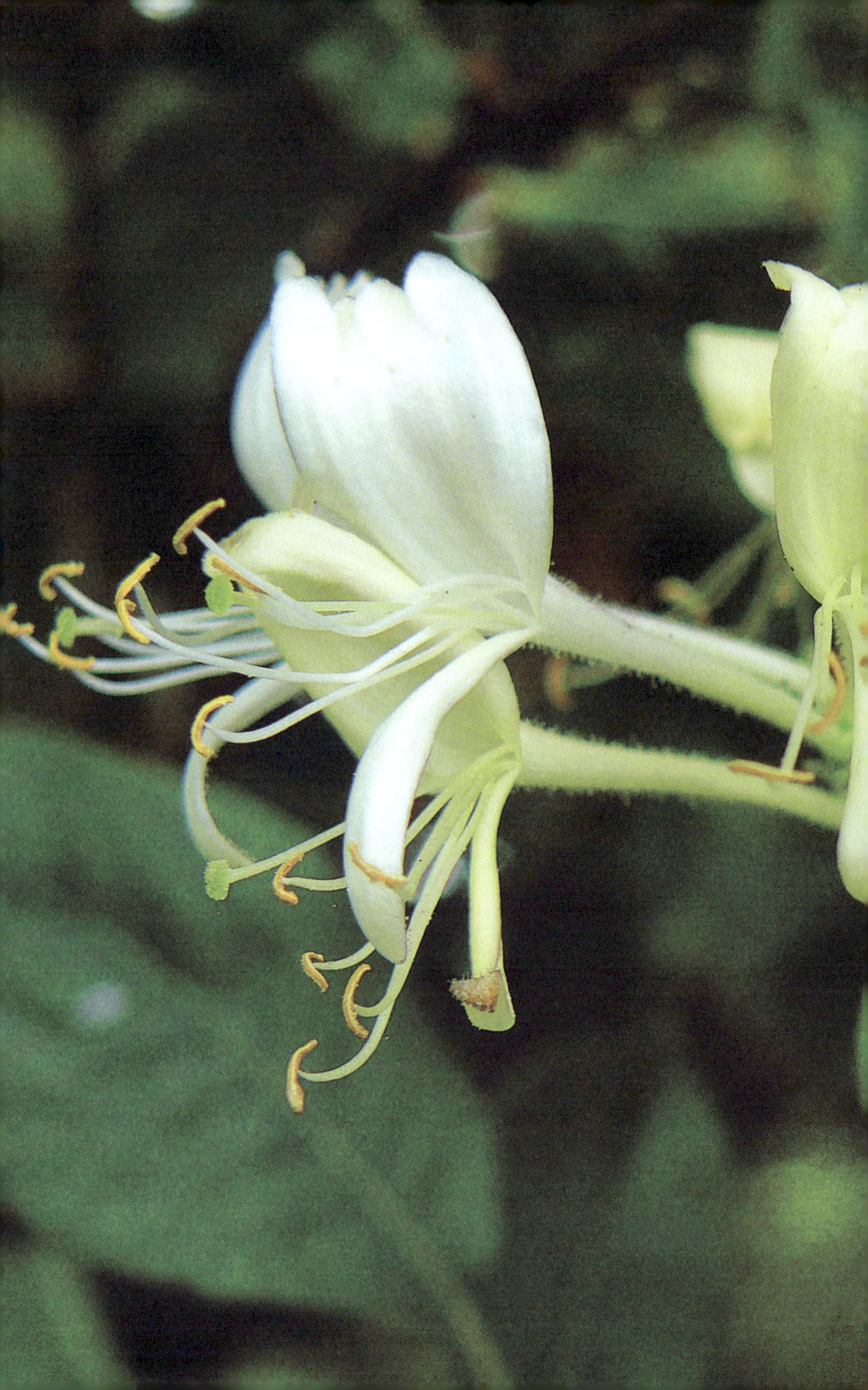

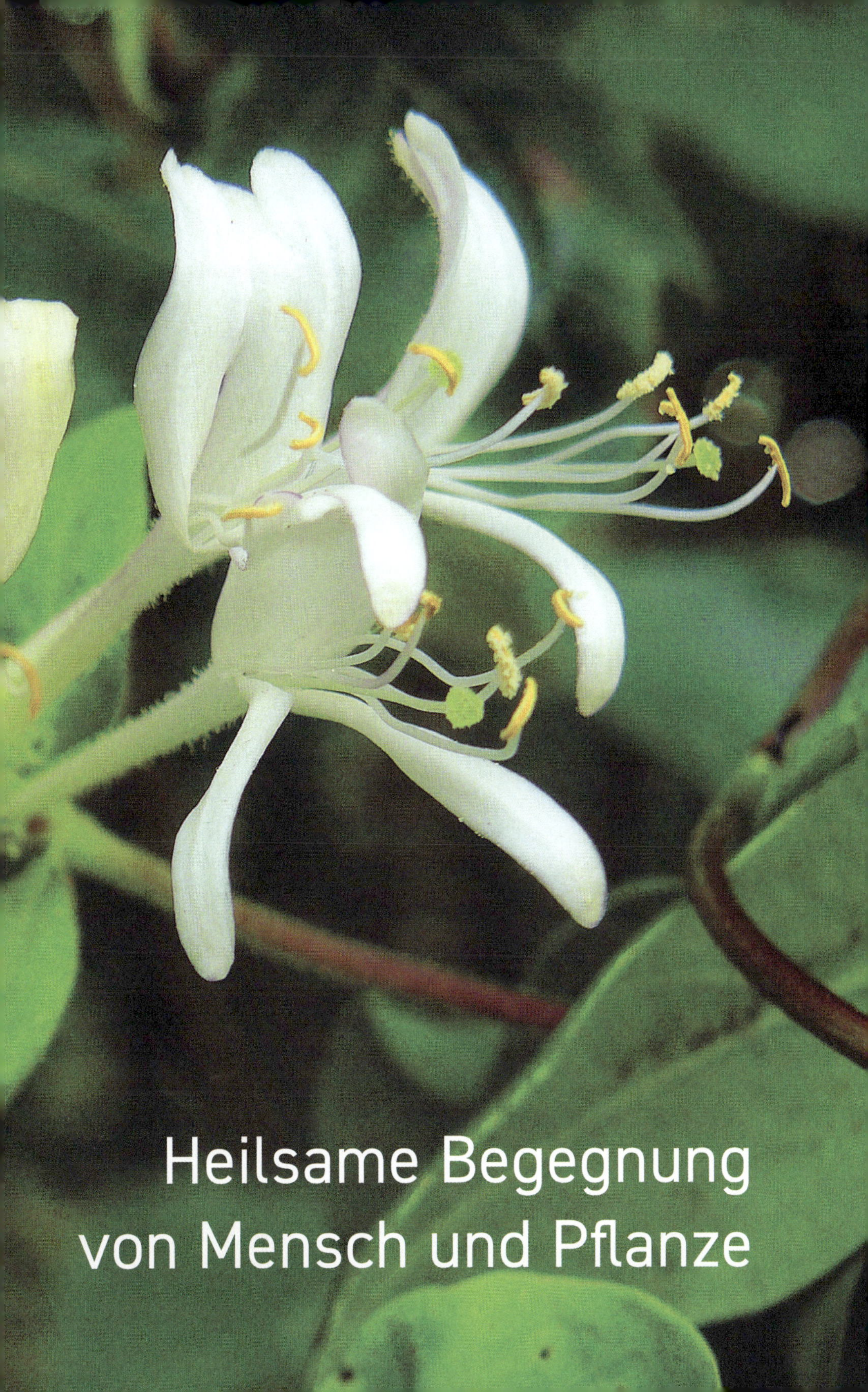
Heilsame Begegnung
von Mensch und Pflanze

Mensch und Pflanze – Von Sicht und Absicht

»Nicht einen einzigen Gedanken kann das Menschenhirn ausbilden ohne die Kraft der Pflanze.« (HUGO HERTWIG 1954: 12)

Die Beziehungen zwischen Menschen und Pflanzen sind sehr vielfältig und gestalten sich in verschiedenen Kulturen und Zeiten immer wieder neu und anders. Eines gilt immer: Pflanzen sind unsere unabdingbare Lebensgrundlage. Sie produzieren den Sauerstoff, den wir atmen. Sie sind unsere Nahrungs- und Energiequelle. Sie bieten uns viele wichtige Rohstoffe. Sie gestalten die Landschaft, in der wir leben, mit ihrem Charakter, ihren Formen, Farben und Düften. Pflanzen sind unsere wichtigsten Heilmittel.

Wir nutzen sie, mitunter sehr brutal und radikal. Im positiven Fall hegen und pflegen wir sie auf Äckern und Feldern, in Wäldern und Forsten, in Parks und Gärten, auf Balkonen und Fensterbänken. Wir schützen die nur noch seltene Wildnis in Nationalparks und Naturschutzgebieten. Wir bewahren die Kulturlandschaften, die aus dem lange währenden Miteinander von Mensch und Natur entstanden sind, in Landschaftsschutzgebieten und Naturparks.

Unser Miteinander ist zum einen von praktischen und wirtschaftlichen Gesichtspunkten bestimmt, zum anderen ist es eine emotionale und liebevolle Zuwendung. Die wohl intensivste Begegnung zwischen Menschen und Pflanzen ist ein Kontakt geistig-seelischer Art, eine Kommunikation zwischen zwei Lebewesen dieser verschiedenen Naturreiche. Auch eine heilsame Begegnung von Mensch und Pflanze kann auf verschiedenen Ebenen stattfinden. Wie sich unsere Partnerschaft gestaltet, hängt immer von der Sichtweise ab, von unserem Bild von der Welt – und unserer Absicht.

Heilen mit Pflanzen – Von Arznei bis Zauberei

Warum können manche Menschen mit Pflanzen erstaunliche Heilerfolge erzielen, während andere klagen, dass die gleiche Heilpflanze gar nichts tauge? Wie kann es sein, dass Pflanzen sehr beeindruckend auf geistig-seelischer Ebene auf uns wirken, unser Empfinden, Denken und Handeln verändern können, wo doch Tausende von Menschen ständig pflanzliche Arzneimittel wie Thymianhustensäfte und Johanniskrautpillen schlucken, ohne tiefgründige Erkenntnisse zu gewinnen oder bemerkenswerte Verwandlungen zu erfahren?

> »Suchst du das Höchste, das Größte? Die Pflanze kann es dich lehren.
> Was sie willenlos ist, sei du es wollend – das ist's.« (Friedrich Schiller)

Unsere Vorstellung über die Wirkungen und Wirkweisen der Pflanzen hängt eng mit der Frage: »Was ist die Pflanze?« zusammen. Für unser modernes naturwissenschaftliches Weltbild zeichnet sich die Pflanze dadurch aus, dass sie Plastiden besitzt und damit zur Fotosynthese fähig ist. Das unterscheidet sie von Pilzen und Tieren und macht sie zum wichtigen Primärproduzenten der Ökosysteme. Nach weit verbreiteter Ansicht sind alle Lebewesen mit ihren Eigenheiten unter dem Druck der Anpassung an bestimmte Umweltbedingungen und im Kampf des Überlebens der Arten entstanden. Die Vegetation, das grüne Pflanzenkleid der Erde ist dieser Ansicht nach bewusst- und willenlos – »es vegetiert«. Pflanzen werden entsprechend als »Chemiefabriken« betrachtet, die rein zufällig Stoffe herstellen, die wir als Arzneimittel oder auch als Rohstoffe verwenden können. Die Rationale Phytotherapie, der schulmedizinisch anerkannte Zweig der Pflanzenheilkunde, sieht die chemisch definierten Inhaltsstoffe als das einzig wirksame Prinzip der Heilpflanzen an.

Heute wissen wir, dass für die Entwicklung der Lebewesen nicht nur die Konkurrenz, sondern vor allem auch die Symbiose, das heißt die Verbindung von unterschiedlichen Arten zum beiderseitigen Nutzen, ein entscheidender Faktor war und ist (vgl. Margulis 2017). Und auch das Bild von den Pflanzen hat sich in den letzten Jahren rasant gewandelt. 2005 wurde ein neuer Wissenschaftszweig in der Biologie formuliert: die Neurobiologie der Pflanzen. Wissenschaftlerinnen und Wissenschaftler aus aller Welt entdecken immer mehr faszinierende Fakten über die vielfältigen Sinneswahrnehmungen und offensichtlich Intelligenz-gesteuertes Verhalten von Pflanzen. Pflanzen können unter anderem verschiedene Farben unterscheiden, Schallwellen wahrnehmen, ein riesiges Spektrum an Duftstoffen erkennen und gezielt darauf reagieren, sie haben ein Gedächtnis und lernen aus Erfahrung, sie tauschen Informationen mit Artgenossen und anderen Lebewesen aus, und so weiter. Wie die Verarbeitung der Sinneswahrnehmungen bei den Pflanzen funktioniert, ist unklar, da sie kein zentrales Gehirn besitzen. Und gerade das begeistert heute, zumindest eine bestimmte Gruppe von Naturwissenschaftlerinnen und Naturwissenschaftlern. Sie sehen in der Andersartigkeit der Lebensäußerungen der Pflanzen großes Potenzial, von den Pflanzen zu lernen, wie auch der Mensch neue Lösungen entwickeln kann, die momentanen Krisen unseres Planeten zu meistern (vgl. MANCUSO 2018).

> »›Selbständige‹ Lebensformen haben die Neigung, sich zu verbinden und auf einer höheren Organisationsebene in neuer, größerer Gesamtheit wiederzuerstehen. Nach meiner Vermutung wird es für die Zukunft der Spezies Homo sapiens schon sehr bald notwendig sein, sich der Verschmelzung und Vermischung unserer Mitbewohner auf der Erde, die uns im Mikrokosmos vorausgegangen sind, bewusster zu werden.«
>
> (LYNN MARGULIS 2017:21)

Es gibt eine große Vielfalt an Heilmethoden, die mit Pflanzen arbeiten. Ihre Sicht auf das Lebewesen Pflanze, die Zubereitungsformen und Anwendungsmöglichkeiten und die Erklärungen der Wirkmechanismen unterscheiden sich zum Teil drastisch. Heute existieren zum Beispiel die Lehren der Rationalen Phytotherapie, der Homöopathie, der Aromatherapie, der Bach-Blütentherapie und der Antroposophischen Medizin nebeneinander. Früher orientierte man sich an der Vier-Säfte-Lehre, um die Wirkungen von Pflanzen systematisch zu erfassen oder hielt sich einfach an überlieferte praktische Erfahrungen. Besonders deutlich werden die Unterschiede, wenn man die empfohlenen Heilanwendungen für eine Pflanze in der Volksheilkunde und in der Rationalen Phytotherapie vergleicht. Während man bei der Betrachtung der älteren oder populären Heilpflanzenliteratur oft darüber staunt, dass jede Pflanze für nahezu alles gut zu sein scheint, sind die Anwendungsempfehlungen in der modernen Phytotherapie auf sehr wenige Indikationen beschränkt.

Wie aber kann es sein, dass ein und dieselbe Pflanze zu unterschiedlichen Zeiten und im Rahmen unterschiedlicher Weltanschauungen so unterschiedliche Bewertungen erfährt? Welche Idee über die Heilwirkungen ist nun die richtige? Gibt es eine Möglichkeit, die beschriebenen Anwendungen auf körperlicher, geistiger und seelischer Ebene im Zusammenhang zu verstehen?

Um dieser Frage nachzugehen – auf der Suche nach der Quintessenz der Heilpflanzenwirkung –, habe ich es mir angewöhnt, eine Pflanze aus allen mir möglichen Blickwinkeln, von A bis Z, von Arznei bis Zauberei, zu betrachten. Macht man sich klar, welch unterschiedliche Bedeutung diese beiden Begriffe haben, erhält dieses Wortspiel eine tiefe Bedeutung, denn es zeigt die ganze, große Bandbreite der möglichen Anwendungen von Heilpflanzen. Laut Brockhaus-Definition ist ein Arzneimittel, Medikament oder Pharmakon ein »Stoff zur Erkennung, Verhütung und Behandlung von Krankheiten«; Zauber hingegen sind »geheimnisvolle Verfahren, die im Glauben der Naturvölker oder im Volksglauben Wirkungen auf Lebewesen, Naturvorgänge, Geister, Götter auszuüben vermögen (...). Mittel des Zaubers sind Zauberhandlung und Zauberspruch« (Brockhaus 1992: 46, 544). Während es sich also bei der Arznei um Materie, um eine Substanz handelt, die vom Körper aufgenommen werden muss, stehen bei der Zauberei Handlungen und Worte im Vordergrund.

Mit der Arznei, mit dem Stofflichen, kennen wir uns heute ganz gut aus. Zauberei hingegen ist für uns alles, was nicht sein kann, was mit unserem materiellen

Ganzheitliche Pflanzenheilkunde
Rationale Phytotherapie
Bach-Blüten-Therapie
Anthroposophische Medizin
Aromatherapie
Homöopathie
Traditionelle Abendländische Medizin
Paracelsusmedizin
Baumheilkunde
Traditionelle Pflanzenheilkunde
Pflanzenbrauchtum im Jahres- und Lebenslauf
Schutzzauber für Haus, Hof und Bewohner
Schamanische Pflanzenrituale
Kultspeisen
DK

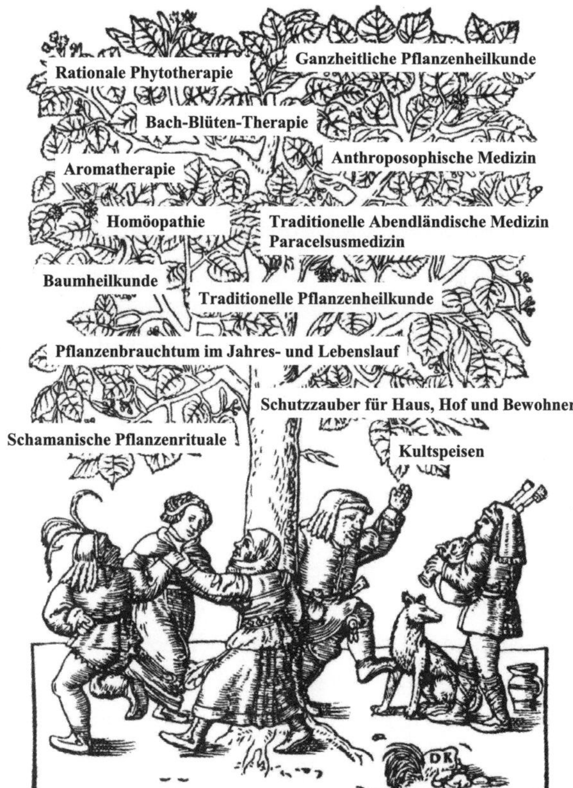

Der Umgang mit Pflanzen zum Zweck der Heilung ist in Vergangenheit und Gegenwart immer wieder sehr unterschiedlich gestaltet worden. Heute existieren verschiedenste Heilmethoden mit Pflanzen nebeneinander. (Holzschnitt aus Hieronymus Bock 1577)

Weltbild nicht konform geht. Daher wird es ausgeblendet, missachtet. Dabei zeigt uns der mittlerweile gut untersuchte Placeboeffekt eigentlich nichts anderes, als dass Zauberei wirksam ist (vgl. Zuther 2020: 102f.). Allzu schnell denken wir beim Begriff der Zauberei an die Tricks der Showmagier mit ihren weißen Kaninchen, an »faulen Zauber« und an die uns unheimlichen Abgründe der Schwarzen Magie. Doch Zauber ist auch etwas, das uns »magisch anzieht«, uns fasziniert (lat. *fascinare* bedeutet »verzaubern, beschreien, behexen«). Eigentlich lieben wir die Vorstellung, dass es hinter dem Vorhang der Alltagswelt und des Gewöhnlichen noch etwas märchenhaftes Anderes gibt. Wir sind glücklich, wenn wir von etwas Schönem »verzaubert« werden oder auf etwas »Bezauberndes« treffen.

Wie wirksam Worte und Handlungen – zentrale Elemente beim Zauber – in der Behandlung von Krankheiten sein können, erleben wir bei den heute noch traditionell arbeitenden Schamanen, die mit Ritualen und Mantren oft erstaunlich rasche Heilerfolge erzielen. Magischer Heilzauber mit Pflanzen ist uns aus der eigenen kulturellen Tradition durch fleißige Volkskundler vielfach überliefert. In den »Deutschen Pflanzensagen« des Ritter von Perger (1864), der »Volksmedizinischen Botanik der Germanen« von Max Höfler (1908) und der »Geschichte und Volkskunde der deutschen Pflanzen« von Heinrich Marzell (1938) finden sich zahlreiche Beispiele. Heute lächeln wir oftmals über umständliche Zubereitungs- und Einnahmevorschriften aus älteren Heilkräuterbüchern, die uns wie Zauberformeln aus Märchenbüchern erscheinen. Oft sind sie eigenartig überformt durch christliches Gedankengut. Doch wenn wir uns in das naturverbundene, schamanische Weltbild unserer Vorfahren hineinversetzen, können wir die seltsamen Zaubersprüche und magischen Handlungen mit Pflanzen als Anwendung ganzheitlich verstandener Pflanzenkräfte begreifen. Wenn wir uns der Bedeutung von Set und Setting[1] einer Heilpflanzenanwendung bewusst werden, erkennen wir, wie die Kraft einer Heilpflanze durch Worte und Gesten verstärkt werden kann.

Viele Heilverfahren in Vergangenheit und Gegenwart arbeiten mit der Pflanze, ohne dass Inhaltsstoffe am Menschen appliziert werden. Früher war es üblich, bestimmte Pflanzenteile als Amulett bei sich zu tragen. An einer Kette um den Hals oder in einem Beutelchen umgegürtet, sollten Wurzeln, Blätter oder Früchte Zahnschmerzen oder Krämpfe vertreiben und vor weiterem Unheil bewahren. René Strassmann hat den Begriff der »Baumheilkunde« geprägt. In seinem gleichnamigen Buch beschreibt er, wie heilsam allein die Begegnung mit einem Baum, das Sitzen unter seiner Krone oder das sogenannte Anstellen am Baumstamm sein kann. Die Homöopathie und die Bach-Blütentherapie sind Heilverfahren, die mit einem Informationsprinzip bzw. mit dem »Schwingungsmuster« der Pflanze arbeiten. Dieses Wirkprinzip wird auf ein Wasser-Alkohol-

---

1 Siehe Seite 54.

Gemisch, auf Milchzuckerkügelchen oder reines Quellwasser übertragen. So kann es »eingenommen« oder in Form von Umschlägen oder Bädern genutzt werden. Eine Besonderheit in der Pflanzenheilkunde stellen die »wesenhaften Urtinkturen« dar, die die Möglichkeit bieten, gleichzeitig die Inhaltsstoffe zu verabreichen und die wesensgemäße informative und energetische Heilkraft der Pflanze wirken zu lassen.

Die Pflanze wirkt, im Rahmen verschiedenster Weltbilder, im stofflichen und im nichtstofflichen Bereich – als Arznei und in Form der »Zauberei«. Wenn man so unterschiedliche Wirkungen aus ihr herausholen kann, wo ist dann das Gemeinsame, das Verbindende, das große Ganze: Was ist die eigentliche Pflanze?

Auf der Suche nach der Quintessenz – Bekanntschaft mit den Pflanzenwesen

> »Viele starren wie gebannt nur auf den anderen Menschen, sie sind zwanghaft darauf fixiert, als ob es nur hetero- oder homoerotische Liebe in ihrem Leben gäbe. Wenn ich von Liebe spreche, meine ich die Liebe zur und von der gesamten Natur. Wir bekommen täglich Liebe von der Sonne, von den Pflanzen, von den Tieren – viele sind seelisch stumpf gegenüber dieser Energie. Du wirst geliebt in einem Strom der Energie – wie kannst du da jemals einsam sein oder gar isoliert?« (Peter Lauster 1988: 93)

Als ich begann, mich intensiv mit einzelnen Heilpflanzen zu beschäftigen, wollte ich immer auch meine ganz eigenen Erfahrungen mit ihnen machen, ihre Wirkung am eigenen Leib spüren. Ich wollte sie als Erstes ganz unvoreingenommen persönlich kennenlernen. Ich ging mit einem Notizbuch hinaus, stellte oder setzte mich zu ihr und schaute sie an. Wenn möglich kostete ich ein wenig von ihren Blättern, Blüten oder Früchten und versuchte zu beschreiben, was das alles für einen Eindruck auf mich machte. Dabei kam ich von einem Gedanken zum nächsten, und ich gewöhnte mir an, alles einfach aufzuschreiben. Immer wieder tauchten Fragen in mir auf, Fragen zu meinen eigenen Beobachtungen und Wahrnehmungen und zu dem, was ich schon über diese Pflanze gehört oder irgendwann einmal gelesen hatte: »Warum bildet sie so viele Dornen aus?«, »Warum wächst sie an so schattigen Plätzen?«, »Warum hilft sie bei Augenerkrankungen?«, »Warum soll es eine Pflanze Jupiters sein?«

Manchmal kamen mir dann plötzlich Antworten in den Sinn und in dem, was ich aufschrieb, entwickelten sich Dialoge. Meine Aufzeichnungen wurden zu Protokollen von Interviews. Ich war fasziniert, aber auch verwundert und irritiert. Woher kamen diese Antworten? Entsprangen sie meinem Wunschdenken? Schrieb ich einfach meine inneren Dialoge auf? Oder war es tatsächlich etwas außerhalb von mir, das mir etwas mitteilte, das ich nur in meine menschliche Sprache übersetzte? Spreche ich der Pflanze aus der Seele? Oder spricht »die Pflanze« mir aus der Seele?

Oft kam es mir völlig sinnlos vor, was ich aufschrieb. Ich verstand die Zusammenhänge nicht und fürchtete, einfach wahllos vorhandene Elemente aus meinem Unterbewusstsein herauszufischen. Doch wenn ich dann über die jeweilige Pflanze in den Büchern las, was man über ihre Heilwirkungen und ihre Bedeutung in Mythologie und Brauchtum weiß und was andere Pflanzenkundige über sie berichten, war ich sehr erstaunt: Meine eigenen Eindrücke und die Botschaften der Pflanzen wurden hier bestätigt. Offenbar hatte sie sich anderen Menschen genau so mitgeteilt wie mir! Und vieles von dem, was ich zuerst nicht verstand, machte in der Gesamtschau durchaus einen Sinn. Es erweiterte meinen Horizont.

Ich intensivierte meine Beobachtungen, schulte meine Sinneswahrnehmung und meine Fähigkeit, sie zu beschreiben. Und ich begann mehr Fragen zu stellen, mit den Pflanzen zu kommunizieren[2]. Mit der Zeit wurden mir immer mehr Zusammenhänge klar. Ich begann zu verstehen, wie sich das Wesen der Pflanze zeigt und wie es mit ihrer Heilwirkung auf körperlicher und seelisch-geistiger Ebene korrespondiert. Ich begriff, dass natürlich auch die Bedeutung der Pflanze im Brauchtum mit ihren Wesenseigenschaften zusammenhängt und eng mit ihrer Heilkraft im nichtstofflichen Bereich verbunden ist. Die persönliche Begegnung mit dem Wesen der Pflanze offenbarte mir einen Einblick in ihre *wesen*tlichen Heilkräfte.

Die Pflanzen lehrten mich nicht nur, sie selbst besser zu verstehen, sondern ließen mich zunehmend grundlegende Prinzipien des Lebendigen erkennen. Ich bekam eine Ahnung davon, was es heißen kann, an ein universelles Wissen angeschlossen zu sein, ein »natürliches« Wissen, das immer da ist, das einem niemand nehmen kann. In dieser Schule, in der die Pflanzen meine Lehrer sind, bekomme ich ein Wissen vermittelt, das mir hilft, das Leben zu meistern. Der innige Kontakt mit der Pflanzenwelt, die freundschaftliche Verbundenheit mit der Natur ist zudem ein äußerst beglückendes Gefühl. Ich fühle mich angeschlossen, bin Teil dieser wunderschönen Welt. Nie mehr bin ich allein, an jeder Straßenecke habe ich Freunde! Die Natur hat natürlich auch unschöne Seiten – alles, was es gibt, gehört dazu – und ich auch. Das empfinde ich als eine Form von unromantischer Geborgenheit, die sehr heilsam ist, weil sie ganz macht.

---

2 Das lat. Wort *communicare* bedeutet »teilen, mitteilen, gemeinsam machen, vereinigen«, es definiert ein gemeinschaftliches Handeln, in dem Gedanken, Ideen, Wissen, Erkenntnisse und Erlebnisse (mit)geteilt werden und auch neu entstehen.

»Die Pflanze, die uns ehedem leiblich nahe war und auf uns wirken konnte wie Mensch zu Mensch, wurde zum fremden, rätselhaften Wesen, fremd all unseren Empfindungen, unsere Phantasie nicht rührend und unseren Glauben nicht stärkend. Salze, Düngung und sorgsamstes Kalkül ersetzen die Leidenschaft nicht, Gelehrte nie den Eingeweihten der Natur, der allem Zauber und aller Wunder mächtig ist.« (Gustav Schenk 1937: 20f.)

Was ist die Pflanze?

Für unser modernes Weltbild mutet es seltsam an, mit Pflanzen in persönlichen Kontakt zu treten. Doch damit steht es ziemlich allein da. Viele Kulturen – nach Wolf-Dieter Storl sind es alle Kulturen mit Ausnahme der gegenwärtigen in unserer westlichen Welt – berichten von fühlenden Seelen und einem erkennenden Geist, der sich in der Pflanzenerscheinung offenbart (vgl. Storl 1997: 38). Ihnen gemein ist die Ansicht, dass in/über/hinter der Pflanze eine göttliche Kraft steckt, die dem Menschen wohlgesonnen ist und ihn in seiner Entwicklung unterstützen will.

»Sie sind heilig, weil sie den Kontakt zur Anderswelt, zur unsichtbaren Welt, zur wahren Wirklichkeit, zu Göttern, Geistern, Dämonen ermöglichen. Sie sind heilig, weil in ihnen Pflanzengeister, Pflanzengötter oder Devas leben, mit denen man sich verbinden kann, die als Lehrer, »Mütter«, Botschafter, *doctores* anderer Wirklichkeiten geschätzt werden. Außerdem haben diese heiligen Pflanzen Heilkraft. Sie können Kranke von ihrem Leiden befreien, sie können schädliche Krankengeister vertreiben, sie können aber auch gesunden Menschen spirituelles Wachstum bringen und mystische Erfahrungen ermöglichen.« (Christian Rätsch 2001: 10)

So schreibt der Ethnopharmakologe Christian Rätsch im Vorwort zu seiner »Enzyklopädie der psychoaktiven Pflanzen«. Diese können unser Bewusstsein sehr drastisch verändern. Von vielen wissen wir, dass sie Substanzen bilden, die den Neurotransmittern in unserem Nervensystem ähnlich sind und daher offenbar gezielt in unseren Gehirnstoffwechsel eingreifen können. Man nennt sie auch »Entheogene«, also »Pflanzen, die das Göttliche in uns hervorrufen« (Rätsch 2001: 10). Damit ist unschwer erkennbar, dass auch diese »Pflanzen der Götter«[3] heilsam sind oder zumindest sein können. Es sind zudem die Pflanzen der Schamanen, ihre

3 »Plants of the Gods« ist der Titel eines Buches von Richard Schultes und Albert Hofmann. Es erschien erstmals 1979 und war eines der ersten ethnopharmakologischen Werke über bewusstseinserweiternde Pflanzen und ihren Nutzen.

Verbündeten, die ihnen helfen, in die Ebenen jenseits des Alltagsbewusstseins zu sehen und die spirituellen Ursachen von Erkrankungen zu entdecken. Die Gruppe der psychoaktiven Pflanzen ist ähnlich schwer einzugrenzen wie die Gruppe der »Heilpflanzen« – die Grenzen sind fließend. Auch »normale« Heilpflanzen wie Kamille, Schafgarbe und Löwenzahn können auf geistig-seelischer Ebene Lernprozesse anstoßen, uns Botschaften vermitteln, uns mit dem Göttlichen verbinden. Sich mit Heilpflanzen auseinanderzusetzen, von diesen Wesentliches zu lernen, kann ein tiefgreifender Weg der Erkenntnis sein.

> »Wir wollten gern diese Trägheit aus euch herausschütteln, damit ihr seht, wie Leben immer lichter und fließender ist, schöpferisch, blühend, sich wandelnd, ewig eins.«
>
> (Die Pflanzendevas zu Dorothy Maclean, Maclean 1996: 140)

Dorothy Maclean hat den Begriff der Pflanzendevas geprägt. Sie war es, die im berühmten Garten von Findhorn mit den »intelligenten Wesen hinter den Gemüsesorten« Kontakt aufnahm (Maclean 2006: 14). Mehrere Jahre mit geistiger Schulung und dem Experiment der Kontaktaufnahme mit einer göttlichen Stimme in ihrem Inneren lagen hinter ihr, als sie sich 1962 mit Peter und Eileen Caddy in einer Bucht im Norden Schottlands niederließ. Um ihre Nahrung aufzubessern, begannen sie in den Sanddünen, in denen sonst nur Stechginster und Seegras wuchsen, einen Gemüsegarten anzulegen. In ihren Meditationen erhielt Dorothy dann die Botschaft, dass sie die Aufgabe hätte, mit der Natur zu kommunizieren. Sie begann einen täglichen »Nachrichtendienst mit den hinter der Natur stehenden Kräften« (Maclean 1996: 67). Der Gemüsegarten wurde in echter Zusammenarbeit mit den Pflanzenwesen betrieben. Dorothy stellte fest, dass sie mit gestaltlosen Energiefeldern kommunizierte, nicht mit dem Geist einer einzelnen Pflanze, sondern mit der »Seelenebene« der jeweiligen Art. Sie suchte nach einem Begriff dafür. Die Bezeichnung »Engel« lag nahe, aber sie missfiel ihr, weil sie die Assoziation an geflügelte, Harfe spielende Wesen unpassend fand. Das aus dem Sanskrit stammende Wort *Deva,* was so viel wie »Lichtwesen« bedeutet, hielt sie für geeignet (Maclean 2006: 14)[4]. Die Pflanzendevas erlebte sie als Wesen, die ein höheres Bewusstsein besitzen als das menschliche und mit der göttlichen Urquelle, der Schöpfung, der Ganzheit verbunden sind. Sie helfen den Menschen gern, sich zu entfalten und Teil dieser göttlichen Einheit und Schönheit zu sein bzw. zu werden – wenn die Menschen ihnen Liebe und Offenheit entgegenbringen.

---

4 Nichtsdestotrotz heißen die Titel der deutschsprachigen Ausgaben ihrer Berichte über die Botschaften der Pflanzen »Du kannst mit Engeln sprechen« Band 1 und 2.

Findhorn wurde weltberühmt. Schilderungen über den märchenhaften, von engelsgleichen Wesen beseelten Garten, über Rosen, die im Schnee blühen und Vierzig-Pfund-Kohlköpfe zogen viele Menschen aus aller Welt an und machten die entstandene Gemeinschaft zu einem Vorzeigemodell der »New Age-Bewegung« des ausgehenden 20. Jahrhunderts (vgl. HAWKEN 1996).

> »Die Pflanzen verbinden alles; sie sind nicht gespalten, sie sind heil, das heißt heilig. Deswegen können sie heilen und Zerbrochenes wieder herstellen: kaputte geschundene Körper ebenso wie leidvolles Schicksal, das die karmische Folge von Neid, Gier, Geiz, Hass und anderen Dummheiten ist.« (WOLF-DIETER STORL 2005: 8)

Der Ethnobotaniker und Kulturanthropologe Wolf-Dieter Storl ist wohl der bekannteste Pflanzenkundige unserer Zeit. Neben seinen zahlreichen Büchern über Pflanzendevas, Naturrituale, bekanntes und vergessenes Gemüse, Pflanzen der Kelten etc. hat er auch ein ganzes Buch über seine persönlichen pflanzlichen Verbündeten geschrieben (STORL 2005). Ein indianischer Medizinmann lehrte ihn, dass es wichtig ist, nicht über, sondern mit den Pflanzen zu reden und so die Pflanzengeister als machtvolle, selbstbewusste Persönlichkeiten zu erkennen. Storl ist überzeugt, dass die Pflanzen die Menschen suchen, um sie zu Verbündeten zu machen und mit ihnen Freude zu haben. Immer wieder vertraute er auf die Hinweise aus der Pflanzenwelt, um seine eigenen Erkrankungen zu heilen. Für ihn sind die Pflanzen »große Meister der Meditation – einer Meditation der reinsten Wonne«. Dadurch werden sie zu Quellen, an denen sich alle Wesen laben können. Pflanzen bilden eine Brücke in die Anderswelt, können die Menschen dort hinüber- und wieder zurückführen (STORL 2005: 7f.). Storl weist auch darauf hin, dass ein wahrer Pflanzenkundiger sein Wissen von den Pflanzen selbst erhält. Diese adoptieren den Menschen und lehren ihn die Rituale des Sammelns und Heilens.

Die Verbindung der Heilpflanzen zum Göttlichen zeigt sich auch in der christlichen Ansicht, dass Gott für jede Krankheit habe ein Kraut wachsen lassen. Die bekannte Kräuterheilerin Maria Treben sagt in dem Vorwort zu ihrem Buch »Gesundheit aus der Apotheke Gottes«, dass sie keine präzise Antwort darauf wisse, woher sie ihr Heilpflanzenwissen habe: »(…) und allmählich wuchs ich mit einem sicheren Gefühl in die Heilkräuter aus der Apotheke Gottes hinein. Es war, als ob mich eine höhere Macht lenken, vor allem die Gottesmutter, die große Helferin aller Kranken, mir den sicheren Weg weisen würde« (TREBEN 1982: 4).

Viele Pflanzen wurden vor langer Zeit bestimmten heidnischen Gottheiten zugeordnet. Sie tragen ihren Namen, wie zum Beispiel »Augenbraue der Venus« (Schafgarbe) oder gelten der Überlieferung nach der Freya, dem Thor oder Baldur geweiht, dem Apollon oder der Artemis. Ihre Eigenschaften entsprechen dem Cha-

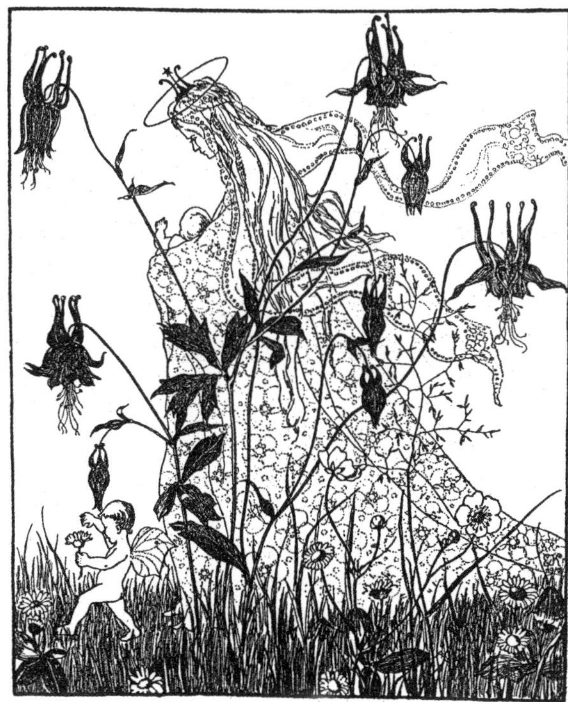

Diese »Mutter Gottes« wirkt bezaubernd elfengleich. Nach der christlichen Überformung des heidnisch-schamanischen Weltbildes übertrug sich die Verehrung einer Vegetationsgöttin häufig auf die Heilige Maria. (Zeichnung von Elisabeth Kellermann)

rakter der Göttinnen oder Götter, und so wurden sie in Ritualen bei der Anrufung dieser Gottheiten bzw. ihrer speziellen Kräfte verwendet.

> »Zugleich werden dem Patienten jene wundervollen Arzneien gegeben, die mit göttlicher Heilkraft angereichert sind, damit das Licht der Seele und die Heilkraft diesen ganz erfüllen kann. (...) Wie schöne Musik oder andere wundervolle Erfahrungen, verfügen sie über die Fähigkeit, uns innerlich zu erheben und uns mit unserer Seele in Kontakt zu bringen. Und indem sie derart auf uns wirken, schenken sie uns Frieden und befreien uns von unseren Leiden.« (Edward Bach 1932: 101)

Für Edward Bach, den Entdecker der sogenannten Bach-Blütenessenzen, haben die Pflanzen die Fähigkeit, den Menschen wieder in Kontakt mit seinem Höheren Selbst zu bringen. Dadurch kann er zu seiner göttlich bestimmten Lebensaufgabe zurückfinden. In seiner 1932 verfassten Schrift »Befreie dich selbst« hat Bach seine radikal einfache und sehr hoffnungsvolle Vision von Gesundheit und Heilung beschrieben, in der seine Heilpflanzen die wichtigste Rolle spielen: »Gesundheit ist gleichbedeutend mit der Erkenntnis und Verwirklichung dessen, was wir ohnehin schon sind: Wir sind Gotteskinder« (Bach 1932: 72). »Jeder von uns hat in dieser Welt einen göttlichen Auftrag zu erfüllen, und unsere Seele bedient sich unseres Geistes und unseres Körpers, um dieser Aufgabe gerecht zu werden. Wenn alle drei Aspekte unseres Wesens in Einklang miteinander arbeiten, so sind vollkommene Gesundheit und ungetrübtes Glück die Folge« (1932: 70). Demnach gibt es nur einen Weg zur Heilung, nämlich den, seinen innereigensten Wünschen und Sehnsüchten Folge zu leisten. Ein Mensch, der in Freiheit von der Beeinflussung anderer seiner ureigenen Bestimmung folgt, ist so stabil, dass ihm kein Keim dieser Welt etwas anhaben könnte, davon war Bach, selbst Arzt und Bakteriologe, überzeugt. Bachs Ansicht nach sind alle Krankheiten seelischen Ursprungs und auf wenige Untugenden wie Gier, Neid, Zweifel, Ungeduld und Unentschlossenheit zurückzuführen. Weiterhin sah er den größten Feind der Gesundheit in der Angst. »Da die Pflanzen unsere Ängste und Befürchtungen, unsere Fehler und Schwachstellen heilen, entziehen sie der Krankheit den Boden, sodass unsere organischen Beschwerden im Laufe der Behandlung rasch verschwinden« (Bach 1932: 207f.).

> »Es gibt ein geistiges Band, das alles mit allem verbindet. Wer dieses Band entdeckt, erkennt, dass das Leben, das Universum und alles, was sich darin befindet, nach den gleichen Prinzipien und Gesetzmäßigkeiten gebaut ist. Wer dies erkennt, wird in allem das Verbindende und Gemeinsame suchen und finden – und dadurch erscheinen die vielen Dinge nicht mehr kompliziert, sondern einfach und überschaubar.«
>
> (Roger und Hildegard Kalbermatten 2020: 8)

Nach Roger Kalbermatten treten wir aktuell in eine neue Dimension der Heilpflanzentherapie ein (vgl. 2002: 9). Der Erfinder und Hersteller der Ceres-Urtinkturen hat mit seinen dynamisierten, »wesenhaften Urtinkturen« eine neue Auseinandersetzung mit dem »Wesen der Pflanze« maßgeblich geprägt und eine moderne Form der Ganzheitlichen Pflanzenheilkunde mitbegründet. Auf der Suche nach der optimalen Zubereitung von Arzneipflanzen entdeckte er, dass es neben den Wirkstoffen noch zwei weitere Wirkprinzipien der Pflanzen gibt: die Information und »das Wesen« beziehungsweise die Lebensenergie. Durch die wesenhaften Urtinkturen, die alle drei Wirkprinzipien verfügbar machen, wird eine »phytodynamische Therapie« möglich (vgl. Kalbermatten und Kalbermatten 2020: 136). Die Heilwirkung der Pflanze führt dann über ihre Wirkung auf der körperlichen Ebene hinaus auch zur Unterstützung von Bewusstwerdungsprozessen. Sie hilft dem Menschen, seine Veranlagungen zu entfalten und ganz er selbst zu werden.

Das Pflanzenwesen, das beseelende und verbindende Prinzip zwischen Idee (Informationskraft) und Materie (Wirkstoff), bezeichnet er als eine höhere Kraft, die die äußere Erscheinung der Pflanze weise leitet (Kalbermatten 2002: 18).

Daher kann durch die Deutung der Signatur der in der Pflanze verborgene Sinn erkannt werden. Diese Wesenserkenntnis beschreibt er als einen spiralförmigen Prozess, der sich über längere Zeiträume erstreckt und sich durch eine ständige gegenseitige Anregung äußerer und innerer Wahrnehmungen immer weiter entwickelt (KALBERMATTEN 2002: 27, 29). Die Intuition, verstanden als Synthese der Erkenntnisfähigkeiten von Herz und Kopf, Gefühl und Intellekt, sei dabei das wichtigste Instrument. Kalbermatten ist überzeugt, dass die Pflanzenwesen den Kontakt zum Menschen suchen und ihm Heilung bringen wollen, »weil das Herz der natürlichen Dinge unser Herz, unsere Seele erreichen will« (KALBERMATTEN und KALBERMATTEN 2005: 12).

Was auch immer es ist, was durch die Pflanze mit uns kommuniziert, es scheint, als ob sie uns einen recht einfachen, praktikablen Zugang zum Göttlichen, zur Anderswelt bieten. Alle wahren Heilpflanzenkundigen sind zutiefst spirituelle Menschen. Der intensive Kontakt mit der Natur hat ihnen einen Zugang zur Welt hinter den äußeren Erscheinungen eröffnet.

Vom Lesen im »Buch der Natur«

Die Schule der Pflanzenwesen ist die Schule der Natur – die natürlichste Schule der Welt. Wir lernen die Natur im Außen und in uns selbst zu entdecken. Wie wir die Natur wahrnehmen, hat immer auch etwas mit uns selbst zu tun. Diese Wahrnehmungsschulung ist überaus kostbar: Sie lehrt uns nicht nur den bewussten, achtsamen Umgang mit allen Erscheinungen, mit anderen Lebewesen wie Pflanzen und Tieren, sondern auch mit uns selbst.

Wahrnehmen und Deuten der Signaturen

> »Durch die widerspruchslos gelebte intensive Begegnung, die kein Wenn und Aber kennt, wird es möglich, den Baum und damit sich selbst in ihrer [sic!] vollkommenen Erscheinung wahrzunehmen. Allein die bedingungslose Offenheit – ohne zu fragen, zu fordern oder zu erwarten – ermöglicht es, den Baum als Ausdruck des Lebens zu erkennen.« (René Strassmann 1999: 8)

Das erste und vielleicht wichtigste, was die Pflanzen mir beibrachten, war, die Dinge genau so zu sehen, wie sie sind und meine Empfindungen genau so zuzulassen, wie sie erscheinen. Um sich dem Wesen einer Pflanze zu nähern, muss man sie genau beobachten. Wie sieht sie aus, welche Gestalt hat sie, welche Formen haben ihre Blüten, ihre Blätter, ihre Früchte? Welche Farben haben die einzelnen Pflanzenteile zu unterschiedlichen Jahreszeiten und in unterschiedlichen Entwicklungsstadien? Wie verändert sich die Pflanze im Tagesverlauf und bei wechselnden Wetterverhältnissen?

Auch meine übrigen Sinne lernte ich intensiv zu gebrauchen: Wie fühlt sich der Stängel an, wie schmecken die Blättchen, wie riechen die Blüten, wie klingt das Rauschen der Nadeln im Wind? Schwierig ist es, diese Wahrnehmungen zu beschreiben, sie in unserer Sprache festzuhalten. Am besten, man nutzt dazu Vergleiche: Die hoch gewachsenen Kiefern rauschen im Wind wie die Brandung im Meer, die Staubblätter des Johanniskrauts erscheinen mir wie kleine Antennen, die kugeligen grünen Knospen der Braunwurz wecken in mir die Assoziation von kleinen grünen Marsmännchen ...

Um die Wahrnehmungen zu deuten, empfiehlt es sich, weitere Fragen zu stellen: Wie wirkt der Geschmack, der Geruch, die Gestalt auf mich, was machen diese Eindrücke mit mir? So komme ich der Resonanz zwischen mir und der Pflanze auf die Spur. Hier entdecke ich, wie die Pflanze individuell auf mich wirkt. Im Vergleich meiner persönlichen Erfahrungen mit den Erfahrungen anderer und in Zusammenhang mit überlieferten Kenntnissen kann ich das Wesen der Pflanze allmählich erfassen. In einer umfassenden Gesamtschau vieler Aspekte der Beziehung einer Pflanze zum Menschen lässt sich ihr Charakter, das wesentliche Thema ihrer Botschaften herauskristallisieren. Wenn wir üben, unsere Wahrnehmungsinstrumente klug zu gebrauchen, können wir so die wesentlichen Heilkräfte der Pflanze erfassen.

Wahrnehmungsschulung: Pflanzen erleben mit allen Sinnen

Für eine bessere Wahrnehmung können Sie Ihre Sinne trainieren. Wenn möglich sollten Sie sich dabei zunächst auf nur einen der Sinne konzentrieren. Am einfachsten ist es, mit dem Geruchssinn zu beginnen.

Riechen: Manche Pflanzen riechen von sich aus beeindruckend, anderen muss man ihren Geruch erst entlocken, indem man ein wenig Blütenblatt, Laubblatt, Rinde oder Wurzel unter der Nase zerreibt. Gerüche sprechen direkt unsere Gefühle und Erinnerungen an. Düfte zu beschreiben ist oft sehr schwierig, weil sie so komplex sind. Ein Duft kann ein ganzes Gedicht in uns hervorrufen.

Übung zur Sinneswahrnehmung – Düfte
Bereiten Sie sich verschiedene Geruchserlebnisse und versuchen Sie, sie zu beschreiben. Nehmen Sie Fläschchen mit reinen ätherischen Ölen oder ein paar Ihrer Gewürze oder Kräutertees. Geben Sie einen Tropfen ätherisches Öl auf ein Vliespapier oder zerreiben Sie etwas getrocknetes Kraut unter Ihrer Nase. Können Sie Ihre Wahrnehmung des Geruchs in Worte fassen? Weckt er Assoziationen, Bilder, Erinnerungen in Ihnen? Finden Sie den Geruch angenehm oder unangenehm? Was macht er mit Ihnen? Wird Ihnen warm oder eher kalt, werden Sie entspannt oder angeregt, fröhlich oder traurig? Spüren Sie sich auf diese Art in mehrere unterschiedliche Düfte hinein, aber nicht mehr als fünf auf einmal. Düfte wirken sehr stark auf unser Gefühlsleben. Zu viele verschiedene Reize verwirren und können mitunter Kopfschmerzen verursachen.

Wiederholen Sie diese Übung von Zeit zu Zeit, denn sie schult Ihre Wahrnehmung und Ausdruckskraft.

Sehen: Mit den Augen erfassen wir die Formen und Farben, die Größe und Anordnung der verschiedenen Pflanzenteile und die Gestalt, die Geste der ganzen Pflanze. Welchen Ausdruck hat sie? Wie wirken ihre Farben und Formen auf mich? Die eigenen Gefühle und Assoziationen auf das, was man sieht, zu beschreiben, ist für viele Menschen besonders schwierig. Doch das Üben lohnt sich. Es macht uns im Umgang mit unserer Umwelt insgesamt bewusster. Beim Betrachten einer Pflanze lässt sich der Blickwinkel immer wieder verändern, von nah zu fern, von klein zu groß, von oben nach unten: Wie sieht die Pflanze aus, wenn ich von oben auf sie herab schaue? Wie sieht sie aus, wenn ich vom Erdboden aus zu ihr empor schaue? Ich kann auch versuchen mir vorzustellen, wie die Pflanze für mich aussähe, wenn ich eine Biene, ein Käfer oder ein Vogel oder gar ein Zwerg oder eine Elfe wäre ... Vor allem ist es hilfreich, vom genauen Betrachten der einzelnen Teile der Pflanze immer wieder zu einem ganzheitlichen Schauen überzugehen, in dem die Geste, der Ausdruck der Pflanze als solcher erfasst werden kann.

Übung zur Sinneswahrnehmung – Farben

Machen Sie einen Spaziergang in der Natur. Konzentrieren Sie sich auf die Farben, die Ihnen begegnen, bleiben Sie ab und zu stehen und stimmen Sie sich auf bestimmte Farben ein. Für jede Farbe gibt es zahlreiche Nuancen, die wir ganz unterschiedlich wahrnehmen: helle und dunkle, intensive und blasse, strahlende und »schmutzige«, glänzende und matte. Auch die Farbkombinationen sind interessant. An welchem Pflanzenteil tritt die Farbe auf? Wie reagieren Sie darauf? Gibt es Farben, die Sie besonders ansprechen? Warum?

Tasten: Um die Konsistenz eines Pflanzenteils wahrzunehmen ist es oft hilfreich, die Augen zu schließen und nur zu fühlen. Ist das Blatt kuschelig weich oder abweisend rau? Ist der Stängel angenehm glatt oder kantig oder knotig?

Schmecken: Beim Kosten unbekannter Pflanzen sollte man natürlich sehr vorsichtig sein! Die stark giftigen Pflanzen muss man kennen, man darf sie nicht probieren! Von den weniger gefährlichen Pflanzen nimmt man ganz vorsichtig ein winziges Stückchen vom Blatt oder der Blüte. Oft teilt sich der Geschmack in unterschiedlichen Phasen mit, so kann ein Blatt zunächst seifig, dann bitter und dann frisch grün schmecken.

Hören: Pflanzen drücken sich im Vergleich zu Menschen und Tieren wenig über Geräusche aus. Und doch hören sich zum Beispiel Blätter im Wind ganz unterschiedlich an. Pflanzen können knacken oder knistern, knarzen oder quietschen oder auch summen oder brummen durch ihren geflügelten Besuch.

Übung zur Sinneswahrnehmung – Blätter
Es ist nicht leicht, die Wahrnehmungen zu isolieren. Beim Schmecken spielt auch die Konsistenz dessen, was wir in den Mund genommen haben, eine Rolle sowie die Farbe, die wir vor dem Verspeisen wahrgenommen haben. Letztendlich müssen wir unsere Wahrnehmungen auch wieder zu einem Gesamtbild zusammenfügen. Das lässt sich am besten an einzelnen Pflanzenteilen üben.

Suchen Sie sich bei einem Spaziergang durch einen Park, in Ihrem Garten, im Wald oder auf Wiesen verschiedene Blätter zusammen. Legen Sie diese nebeneinander auf einer glatten, möglichst neutralen Fläche aus. Betrachten Sie ein Blatt nach dem anderen und nehmen Sie sich Zeit für jedes einzelne, aber auch für den Vergleich mit den anderen Blättern. Wie würden Sie die Formen und Farben beschreiben? Und wie wirken diese auf Sie? Wie empfinden Sie ovale, glatt gerundete Blätter im Gegensatz zu fiederigen? Wie empfinden Sie dunkles Grün, graues Grün, silbern behaartes Grün, helles Grün, grelles Grün? Woran erinnern Sie diese Wahrnehmungen, haben Sie Ähnliches schon einmal woanders gesehen? Nehmen Sie die Blätter auch in die Hand und fühlen Sie: glatte, harte, weiche, lederne, kühle, warme, streichelzarte, raue ... Blätter.

Allein die intensive Beobachtung und Wahrnehmung der Pflanze kann uns weitreichende und tiefgreifende Erkenntnisse offenbaren. Wir sehen die Natur genau so, wie sie ist. Das verhilft uns zu oft ganz banalen Erkenntnissen, die wir dennoch im alltäglichen Leben ausklammern: Wir sehen Werden und Vergehen, Aufblühen und Absterben, Geburt und Tod. Wir sehen, wie alles in der Auseinandersetzung mit der Umwelt seinen Platz findet. Wir sehen, wie jeder seine Eigenheiten, Stärken und Schwächen hat. Wir lernen diese besonderen Fähigkeiten zu unterscheiden und die Vielfalt zu schätzen. Wir sehen die Schönheit und den Sinn in den Erscheinungen des Lebens.

Begegnung mit der Pflanzenseele – Kontaktaufnahme und Kommunikation

> »Jedes Ding wird mit dir reden, wenn du es genügend liebst.«
>
> (George Washington Carver, zitiert in Cornell 1991: 15)

Über diese äußere Begegnung hinaus können wir dem Wesen der Pflanze noch näher kommen. Das intensive Empfinden der Natur mit unseren Sinnesorganen kann eine gute Einstimmung auf eine tatsächliche Kommunikation mit den Pflanzenwesen sein. Es ist wie eine Meditation, die den Fokus auf das lenkt, was sich in bzw. hinter den Erscheinungen offenbart – und was könnte den Kanal für eine Unterhaltung mit dem Pflanzengeist besser öffnen?

Die Pflanzen suchen den Kontakt zu uns. Sie gehen dankbar auf jene zu, die sich in ihr Reich vorwagen. Wer also von der Sehnsucht getrieben ist, sich mit seinen grünen Schwestern und Brüdern zu verbünden, hat gute Chancen, auf der anderen Seite erhört zu werden. Wichtig ist es, reinen Herzens zu sein. Liebe ist die Sprache, die die Pflanzengeister verstehen.

Um störende Zweifel und das Hinterfragen der Pflanzenbotschaften zunächst auszuschließen, erfand ich für mich die Methode des »Aufschreibens ohne Nachdenken« oder auch »Schreibens im Fluss«. Ich protokolliere einfach alles, was mir an Worten in den Sinn kommt. Wenn ich etwas nicht verstehe, frage ich nochmals nach. Die für mich anfangs so drängende Frage nach der Herkunft der Worte verlor mit der Zeit an Bedeutung. Die Antworten in Form von menschlicher Sprache entstehen natürlich in mir. Aber ich begann zu begreifen, dass sie nur im Kontakt (lat. *contingere,* »berühren«) mit der Pflanze entstehen können. In der Berührung zwischen uns beiden Lebewesen entsteht eine Zwiesprache.

Die Botschaften der Pflanzen sind natürlich bei jedem Menschen individuell ganz verschieden und oft sehr persönlich. Dennoch lassen sich bei jeder Pflanze bestimmte Charakterzüge bzw. Themen finden, die immer wieder – auch in den Wahrnehmungen unterschiedlicher Menschen – auftauchen. Das Wissen der Pflanzen ist sehr komplex. Wir können nur die Teilbereiche davon verstehen, für die wir empfänglich sind, nur das von der Pflanze wahrnehmen, was in uns eine Reaktion hervorruft. Das bedeutet auch: Je offener wir sind, je mehr in unser Vorstellungsvermögen hineinpasst, desto mehr können wir an diesem kosmischen Wissen teilhaben. Diese Offenheit beinhaltet, sich von Vorwissen und Vorurteilen und vor allem von Wünschen und Erwartungen freizumachen. Ich muss der Pflanze und meinen Wahrnehmungen unvoreingenommen gegenübertreten, mit einem leeren Blatt Papier. Ich muss auch meinen Assoziationen und Empfindungen gegenüber ehrlich sein, die möglicherweise nicht mit dem anerkannten Weltbild unserer Zeit konform gehen, mit gängigen Moralvorstellungen, mit dem, wie ich selbst gern wäre oder wie andere mich gern hätten. Nur dann kann ich wirklich etwas über das Pflanzenwesen und seine Wirkung auf mich – und auch über mich – erfahren. Mit sich selbst ehrlich umzugehen, kann zunächst ungewohnt und auch schmerzhaft sein. Doch wahrhaft authentisch zu sein, ist auch überaus heilsam. Es macht unabhängig und glücklich. Und wer sich einmal auf den ureigenen Weg gemacht hat, den, der sich wirklich richtig – richtig gut – anfühlt, der macht bald die Erfahrung, dass es auch hier Wegbegleiter gibt und dass sich unerwartete helfende Kräfte einstellen.

»Aber was auch immer wir tun, es ist an der Zeit für uns Menschen, zwei wesentliche Gesichtspunkte in unsere Beziehungen mit anderen Lebensformen (und untereinander) zurückzubringen: Achtung und Dankbarkeit.« (Fred Hageneder 2004: 238)

Eine wahrhaftige, intensive Begegnung mit einer Pflanze kann nur geschehen, wenn wir uns ganz bewusst auf den Kontakt mit einem anderen Reich von Lebewesen einstellen. Wir müssen die Alltagswelt des Menschen im 21. Jahrhundert hinter uns lassen und uns für den Zeitraum der Pflanzenbegegnung auf das besinnen, was ein lebendiges Natur-Erleben möglich macht – im Außen und in unserem Inneren. Die Grundvoraussetzungen dafür habe ich in vielen Pflanzenbegegnungen eindrücklich erfahren können.

Stille

Wenn man Tieren in der Natur begegnen will, empfiehlt es sich, ruhig an einem Ort zu verweilen und zu warten. Mitunter kommen sie dann näher an uns heran, als wir es jemals für möglich gehalten hätten. Ähnlich verhält es sich mit den Pflanzengeistern. Wir müssen anhalten, innerlich zur Ruhe kommen, möglichst still und leer sein. Störende Alltagsgedanken sollten wir zunächst anschauen, um uns klarzumachen, in welcher Verfassung wir gerade sind, dann sollten wir sie freundlich vorüberziehen lassen.

AUS MEINEM PFLANZENTAGEBUCH

Interview mit dem Breitwegerich,
Plantago major L., Wernersdorf bei Berlin

Hi Wegerich, warum bist du in der Stadt?
Na wegen der Füße!
Was ist mit den Füßen?
Die müssen auf mich treten. Schade, dass nicht barfuss, das wäre schöner für mich, würde mir mehr Kraft zurückgeben. Fuß und ich, wir passen einfach aufeinander.
Liebst du die Menschen?
Keine Antwort.
Was wünschst du dir?
Liebe.
Wo kommst du her?
Ich komme von den Sternen. Wie alles.

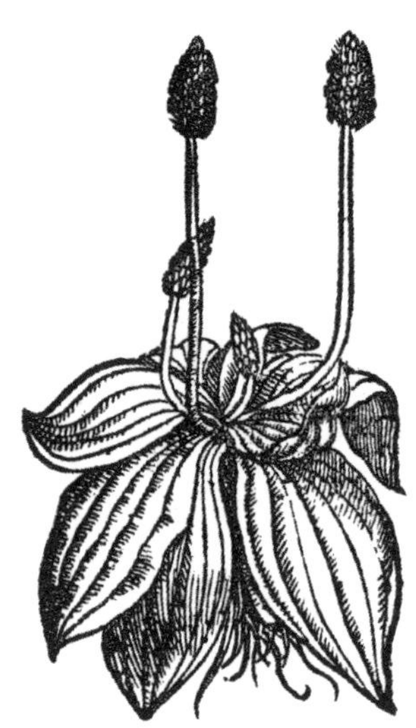

Der Breitwegerich, *Plantago major* L. (Holzschnitt aus Adamus Lonicerus 1679)

Jede Sekunde. Alles strahlt von dort. Durchdringt das Leben. Ist das Leben. Sonst wäre es keins. Ich fühle mich wie ein Flüchtling auf einem Boot. Nicht geliebt. Immer unterwegs, auf der Flucht.
Was würde dich retten?
Stehenbleiben und lieben.
Danke, Namasté! Ich werde das für dich tun.

Offenheit und Ehrlichkeit

Offenheit ist das oberste Gebot für eine ehrliche Wahrnehmung. Wir müssen uns frei machen von Vorurteilen, von eigenen Vorstellungen oder angelesenem Wissen über die Pflanze. Wir müssen sie genau so annehmen, wie sie uns in diesem Moment erscheint. Das Gleiche gilt für uns selbst: Unsere Gefühle, Assoziationen und Erinnerungen, die während der Pflanzenbegegnung auftauchen, müssen ehrlich gesehen werden, so wie sie sind, und nicht so, wie wir sie gern hätten. Unsere Wahrnehmungen dürfen nicht von Wunschdenken überschattet sein.

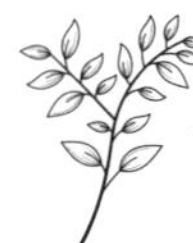

AUS MEINEM PFLANZENTAGEBUCH

Interview mit dem Weißen Gänsefuß, *Chenopodium album* L., Berlin

Ich sitze auf einem Holzzaun. Vor mir ein *Chenopodium album.* Es ist eine der häufigsten Pflanzen hier. Seine Blätter sehen oft aus wie mit Mehl bestäubt. Er hat mich eingeladen, hier bei ihm zu sitzen. Ich möchte so gern auch mit den Pflanzen in der Stadt sprechen. Ich weiß mittlerweile, dass es die Pflanzen und die Landschaft tatsächlich verändert, wenn ich mich liebevoll damit beschäftige.

Es ist windig hier und riecht sogar nach Wasser! Es gibt viel Brachland, ein bisschen Wildnis auf diesem vergessenen Stück Land in Berlin. Ich fühle mich sehr kraftlos heute, fast krank! Wo soll ich meine Kraft in dieser Stadt eigentlich hernehmen? Weder das Trinkwasser, noch die Nahrung aus dem Supermarkt, noch die »Atmosphäre« der Orte bieten besonders viel Gelegenheit dazu.

Lieber Weißer Gänsefuß, möchtest du mir etwas erzählen?
Ja, Märchen, aber du wirkst zu schwach dafür.
Kann ich mir Kraft besorgen, weißt du wo? Ich möchte dir doch gern zuhören!
Er bietet sich selbst an, sein »Mehl«, als Kraftnahrung. Das ist irgendwie nett, und ich fühle mich schon ein wenig besser.
Was für Märchen erzählst du also?
Vom Wolf! Es ist das Märchen von Rotkäppchen. Der Wolf bin ich.
Was willst du damit sagen?

Du wirst es später verstehen.
Warum immer später! Ich habe immer das Gefühl, ich muss warten.
Wie empfindest du Zeit?
Hauptsächlich mit der Uhr.
Aber du kannst sie selbst gestalten! Das Weißliche an mir ist Zauber! Den suchst du doch immer!
Bringst du uns also etwas Zauber in die Stadt?
Ja, und Nebel. Dunst. Dreck. Das seid ihr! Schmutzig grau. Und das bin auch ich. Das ist das Prinzip, weswegen wir da sind.
Ist dann alles gut so, wie es ist?
Nein, ich zeige euch, was ist. Ihr seid die Gestalter. Gestalten müsst ihr allein. Wir Pflanzen zeigen nur. Sind da oder nicht da. Kreativ und beweglich, das seid ihr Menschen! Gemeinsam wären wir stark!

Ich bin erstaunt, was er mir alles erzählt. Man macht sich doch Vorurteile von so schlichten Pflanzen. Aber alles hat eben seinen Platz und ist wichtig dabei. Ich schäme mich geradezu. Denn besonders viel von ihm gehalten hab ich vorher nicht. Es ist wie mit so vielen Pflanzen: Wenn ich sie einmal kennengelernt habe, wächst meine Achtung, meine Verehrung und mein Verständnis!

Und wer ist Rotkäppchen?
Rotkäppchen ist dumm, lässt sich überreden von Vorurteilen und entwickelt kein eigenes Denken und Empfinden. Wie so viele von euch Menschen heute.
Kannst du uns helfen, eigenständiger zu denken und zu empfinden?
Ja, aber die Voraussetzung ist, dass ihr die Zeit anders gestaltet. Ihr dürft die Zeit niemals »totschlagen«! Das ist gefährlich, denn sie schlägt zurück!
Bist du mit der Zeit verbunden?
Ich bin mit allem verbunden!
Was sollen wir also mit der Zeit machen?
Anschauen! Verehren.
Und was passiert dann?
Ihr seid glücklicher! Und bewusster! Und kräftiger! Das ist es, wie die Welt funktioniert:

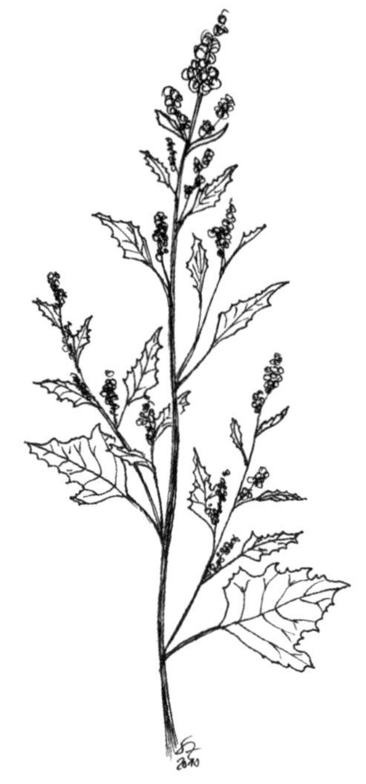

Der Weiße Gänsefuß, *Chenopodium album* L. wird heilkundlich nicht genutzt, kann aber zu Kräutersuppen und Wildspinat verarbeitet werden.

Glück ist Leben im Einklang, im Zeitstrom. Schwimmen. Das ist Fülle und Erfüllung! Das wollt ihr doch! Jetzt geh für heute.
Danke. Namasté.

Respekt
Achtung im Umgang mit der Pflanze ist wichtig! Auch Pflanzen wollen respekt- und liebevoll behandelt werden. Sie »ernähren« sich von unserer Zuneigung und Bewunderung. In vielen Kulturen ist es üblich, die Pflanze zu begrüßen, sich vorzustellen, ihr ein Geschenk oder Opfer zu bringen. Selbstverständlich sollte man ihr mitteilen, mit welchem Anliegen man zu ihr kommt. Die Begegnung mit der Pflanze ist ein Geben und Nehmen: ein Austausch.

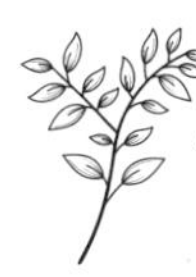

AUS MEINEM PFLANZENTAGEBUCH

Interview mit dem Beifuß, *Artemisia vulgaris* L., Lüneburger Heide

Hallo Beifuß! Warum gehst du in die Städte?
Weil ich gebraucht werde. Ich will euch glücklich sehen. Was glaubst du, wie viel schlechter es euch gehen würde, wenn ich euch nicht gefolgt, nicht bei euch wäre? Sehr, sehr schlecht. Das Leben wäre unerträglich für euch. Es wäre düster, kalt und furchtbar! Je mehr ihr mich beachtet, desto schöner wird die Welt. Je mehr ihr alle beachtet, desto individueller, toleranter und friedvoller wird die Welt. Die Aufmerksamkeit, die du uns jeden Tag gibst, ist wichtige Arbeit. Sei stolz auf dein Tagwerk. Glaub nicht, dass es nutzlos ist. Auch du bist in der Stadt. Ich aber bin überall und kann meine Kräfte überall sammeln. Das musst du auch lernen. Dann wird es dir besser gehen und du wirst kraftvoller sein. Vernetze dich, breite dich aus. Schaffe dir Standorte. Dann wird es gehen.
Danke für diesen Hinweis! Ich brauche unbedingt mehr Kraft.
Du kannst sie haben. Nimm sie dir. Täglich. Sei! Nimm! Gib! Liebe! Una! Wir sind alle eins.
Danke. Namasté!

Der Beifuß, *Artemisia vulgaris* L. (Holzschnitt aus Hieronymus Bock 1577)

Demut

Demut bedeutet, die Weisheit der Natur zu ehren und dankbar zu sein für das, was man bekommt. Auch wenn es vielleicht etwas anderes ist, als was man sich erhofft hatte. Es ist die Achtung vor dem Anderen, dem Unbekannten. Demut heißt zufrieden sein, in Frieden sein mit dem, was geschieht. Leistungsdenken, Erfolgsstreben und gieriges, konsumierendes Verhalten wirken sich kontraproduktiv auf die Kontaktaufnahme mit den Pflanzenwesen aus.

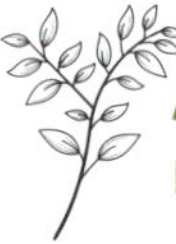

AUS MEINEM PFLANZENTAGEBUCH

Interview mit der Stechpalme, *Ilex aquifolium* L., Lüneburger Heide

Ich bin kreuz und quer durchs Gebüsch und habe Heidekraut gepflückt. Jetzt steht hier mitten im Gehölz ein ziemlich großer Ilex. Beeindruckend, grünmächtig sieht er aus.

> Hallo!
> *Haaalooh!*

Er dröhnt mit einer tiefen Stimme, und die Welle geht bis in mein Herz. Mein ganzer Körper wird von einer angenehmen tiefen Schwingung erfasst, dunkelgrün erscheint sie mir.

> Ich bin Svenja. Wer bist du? Bitte erzähl mir über dich!
> *Okay, mach dich ganz leer. Schreib nur auf. Meine Wellen, die ich aussende, gehen weit und tief. Das sind sozusagen meine Arme. Ich bin wie ein Krake, ein dunkelgrüner Erdkrake. Meine Welt entfernt sich von eurer, meine Arme*

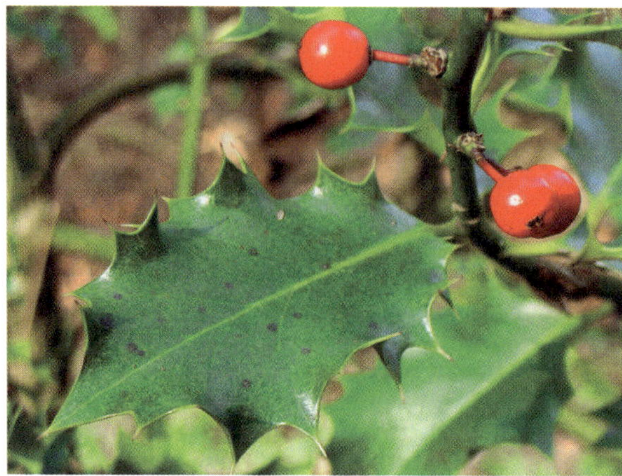

Die Stechpalme,
Ilex aquifolium L.

werden immer länger und mein Zentrum zieht sich immer weiter zurück. Ich bin grau, ich bin alt. Meine Stimme wird leiser und weniger kräftig. Alte Zeiten. Zeiten sind vorbei.

Wir haben Geheimnisse und erzählen nicht immer. Sei nicht so ehrgeizig. Du willst zu viel. Du willst sammeln und Sicherheiten anhäufen. Das mögen wir nicht. Sei frei von solchen Zielen. Wir wollen Liebe. Deine Liebe. Wer sonst liebt uns schon? Du hast viel Material. Mach Pause, mach was daraus. Verlier allen Ehrgeiz! Geiz ist etwas Schlechtes! Frag dich jeden Tag wieder, was du wirklich tun willst. Denk nicht so viel. Schau dein Herz an. Fühl es. Lass sein. Komm zu mir. Sei du selbst. Sei.

Überlisten der Verstandeskontrolle

Unsere Verstandeskontrolle muss vorübergehend ausgeschaltet werden, damit wir uns auf eine ungewöhnliche Pflanzenbegegnung überhaupt einlassen können. Alles Zweifeln daran, dass Pflanzen uns etwas mitteilen können, alles Grübeln über die Botschaften hat erst in der Nachbetrachtung wieder Platz. Dann darf und soll die Verstandeskontrolle wieder eingeschaltet werden, um das Erlebte zu reflektieren. Sie bei der eigentlichen Begegnung mit der Pflanze zu überlisten, gehört in der Regel zu den schwierigsten Übungen. Es gibt aber einige Tricks: Es empfiehlt sich, die Wahrnehmungen festzuhalten, bevor sich die Verstandeskontrolle einschalten kann, zum Beispiel durch das Aufschreiben ohne Anhalten, ohne nachzudenken (»Schreiben im Fluss«), das Aufsprechen auf ein Diktiergerät oder auch Zeichnen. Auf jeden Fall sollten die Wahrnehmungen direkt festgehalten werden; im Nachhinein löscht die Verstandeskontrolle oft wichtige Informationen.

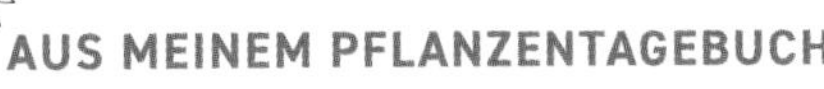

AUS MEINEM PFLANZENTAGEBUCH

Interview mit dem Wald-Geißblatt, *Lonicera periclymenum* L., Lüneburger Heide

Jetzt stehe ich wieder vor »meinem« Geißblatt. Ich sehe einen Blütenstand, an dem alle Blüten noch Knospen sind. Mit seiner weiß-rosa Färbung sieht das wunderschön aus. Es hat etwas Erhabenes, Empfangendes, auch Zentrierendes. Gleichzeitig erscheint mir die ganze Pflanze wie ein sehr filigranes Wesen aus einer anderen Welt.

Hallo!
Halloh! (eine glockenhelle Stimme)
Willst du mir etwas erzählen?
Ja. Über meine roten Beeren wollte ich dir noch erzählen. Rot! Lust! Liebe!

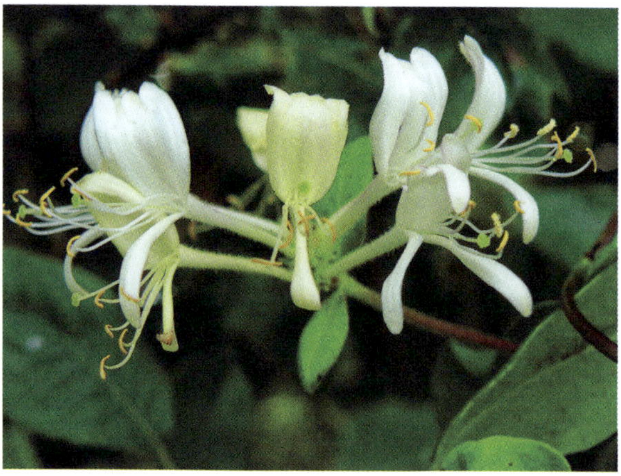

Das Wald-Geißblatt, *Lonicera periclymenum* L.

Frucht! Blut! Alles das Gleiche. Nur ihr versteht es nicht, wegen eurer Sprache. Sie trennt die Bilder, trennt die Einheit, schneidet euch ab. Versucht, es wenigstens so zu sehen. Versucht, es zu umgehen. Ich liebe es nicht zu sprechen, aber ich spiele manchmal damit. Was willst du noch wissen, darfst Fragen stellen, nur dich nicht verstellen ... haha! Aller Sprachwitz ist ein Schritt auf dem Weg, auf dem Weg zum Lachen (ich höre dröhnendes Gelächter), Lachen über all die Sachen, die sonst keinen Spaß machen! Lachen über das, was lächerlich ist. Das solltet ihr Menschen euch angewöhnen. Ihr wäret die fröhlichsten Menschen in eurer Welt. Nimm das. Und geh jetzt. Danke! Namasté.

Pflanzen begegnen in der Natur

Wie kann man von den Pflanzen lernen und sich mit ihnen verbinden; wie stellt man es an, wenn man einem Pflanzenwesen begegnen möchte? Aus allen Anregungen und meinen eigenen Erfahrungen, die ich im Laufe der Jahre gesammelt habe, habe ich die folgenden Empfehlungen zusammengestellt.

Vorbereitung

Bei einer Pflanzenbegegnung sollte man möglichst ungestört sein. Suchen Sie sich einen Ort in der Natur, wo Sie Ruhe finden können und sich nicht unangenehm beobachtet fühlen. Nur wenn man sehr geübt ist, kann man auch Pflanzenbegegnungen auf der Mittelinsel einer großen Verkehrskreuzung machen, für den Anfang ist das nicht zu empfehlen. Mitunter ist es auch wichtig, die richtige Zeit für die Begegnung zu wählen. So kann zum Beispiel auch ein Park in der Stadt sehr früh am Morgen oder in der Abenddämmerung genügend Ruhe bieten. In diesen

»Zwischenzeiten« fällt es ohnehin manchen Menschen leichter abzuschalten, ins Pflanzenreich einzutauchen und Kontakt aufzunehmen. Nehmen Sie alles mit, was Sie benötigen, um sich ganz auf eine Pflanzenbegegnung einlassen zu können, auf jeden Fall eine Sitzunterlage und ein Notizbuch samt Stift. Kleiden Sie sich so, dass der Kontakt mit der Natur und das Wetter Ihnen nichts ausmacht. Vielleicht wollen Sie im nassen Gras sitzen, den Baum umarmen oder unter ihm liegend in seine Laubkrone schauen. Auch Pflanzenbegegnungen bei strömendem Regen können sehr eindrucksvoll sein. Nehmen Sie etwas zu Trinken und zu Essen mit, vor allem natürlich, wenn sie eine längere Exkursion planen. Nahrung kann auch sehr hilfreich sein, um sich nach der Begegnung wieder zu »erden«.

Einstimmung

Wer mag, kann sich durch Fasten, eine rituelle Reinigung, ein Bad, eine Schwitzhütte oder Ähnliches auf die Pflanzenbegegnung vorbereiten.[5] Dadurch zeigen Sie, welche Bedeutung Sie ihr geben und schaffen körperlich und geistig gute Voraussetzungen für die Kommunikation. Perfektionistische Vorstellungen von einer komplizierten Vorbereitung sollten Sie jedoch nicht von Ihrem Vorhaben abhalten.

Unmittelbar vor der Begegnung sollten Sie sich einstimmen und für Ihre Intuition, die Inspiration und die Botschaften der Pflanzenwesen öffnen. Hier kann eine kurze Meditation hilfreich sein oder ein kleines Ritual, das symbolisiert, dass Sie sich nun auf eine andere Art der Wahrnehmung einlassen als im Alltag. Gut geeignet ist eine Räucherung mit getrocknetem Beifußkraut, das Zerreiben von etwas Beifußkraut unter der Nase ist im Gelände oft praktischer. Auch ein längerer Spaziergang oder eine Wanderung bieten eine gute Möglichkeit, sich in das Miteinander mit der Natur einzuschwingen.

Kontaktaufnahme

Zunächst sollte man die Pflanze begrüßen, durch Worte, mit Gesten oder Berührung. Sie können sich vorstellen und Ihr Anliegen darlegen oder eine Bitte aussprechen. Das muss nicht laut sein, sondern kann ganz im Stillen geschehen.

Erster Eindruck

Wie bei Begegnungen mit Menschen auch ist der erste Eindruck oft der wichtigste und richtigste. Lassen Sie die Pflanze kurz auf sich wirken und versuchen Sie dann, diesen Eindruck in Worte oder Bilder zu fassen.

---

5 Eine gute Übersicht über traditionelle Verhaltensregeln und vorbereitende Maßnahmen zum Umgang mit Pflanzengeistern findet sich bei STORL 1998a: 154f.

Eingehende Betrachtung
Nun können Sie einzelne Eigenschaften der Pflanze erfassen und ihre Signatur beschreiben. Welche Farbe, Form, Konsistenz haben Stängel, Blätter, Blüten, Früchte (vielleicht auch die Wurzeln), welchen Geruch, welchen Geschmack haben die einzelnen Pflanzenteile usw. Betrachten Sie auch den Standort der Pflanze und ihr Verhalten in Bezug auf das Wetter, andere Pflanzen und Tiere usw. Sie können natürlich immer nur eine bestimmte Auswahl an Zeichen an der Pflanze wahrnehmen. Mit zunehmender Erfahrung im Erkennen der inneren und äußeren Natur werden Sie schnell begreifen, warum Ihnen zu bestimmten Zeiten ganz bestimmte Teile und Eigenschaften der Pflanze besonders auffallen.

Bewertung der Signatur
Bewerten Sie nun die äußeren Zeichen, die Sie an der Pflanze wahrgenommen haben. Fragen Sie sich, welche Assoziationen (Gedanken, Gefühle, Bilder) oder auch Wirkungen sie bei Ihnen wecken. Am besten geht dies mit Vergleichen: »Das sieht aus wie ...«, »Das erinnert mich an ...« oder »Das ruft bei mir ... hervor«. So treten Sie mit der Pflanze in Resonanz und kommen der Bedeutung der Zeichen auf die Spur. Diese Bewertung kann durch Zuordnungen der Signaturenlehre (siehe Seite 62) oder ähnlicher Systeme ergänzt werden, doch vor allem ist die eigene Wahrnehmung wichtig!

Direkte Kommunikation
Sie können in eine direkte Kommunikation übergehen, indem Sie der Pflanze eine Frage stellen oder sie um etwas bitten. Sie sollten auch darauf achten, ob die Pflanze Ihnen von sich aus etwas mitteilen möchte. Ich nenne das gern ein »Pflanzeninterview« und notiere wie eine Reporterin den Verlauf. An diesem Punkt ist es besonders wichtig, die Verstandeskontrolle kurzfristig auszuschalten. Die Pflanzen »reden« oft in Rätseln, die zunächst nicht verständlich sind. Halten Sie trotzdem alles fest, denn vielleicht werden Sie später mehr davon verstehen.

Wenn Sie nicht so gern reden, sondern lieber fühlen möchten, können Sie sich auch darin üben, Ihr Empfinden und Erspüren auszudehnen: Konzentrieren Sie sich zunächst auf die Wahrnehmung des eigenen Körpers. Welche Haltung haben Sie selbst, wie fühlen Sie sich? Wenn Sie sich selbst gut durchdrungen haben, dehnen Sie Ihre Wahrnehmung langsam auf Ihre Umgebung aus, auf die Pflanze oder auch auf ganze Orte und Landschaften. Bleiben Sie auch bei dieser Art der Kontaktaufnahme unbedingt respektvoll und achten Sie Grenzen. Gehen Sie gedanklich nur dorthin, wo Sie sich willkommen fühlen.

Dank und Verabschiedung

Vielleicht möchten Sie der Pflanze etwas schenken, ihr ein Opfer darbringen. In schamanischen Kulturen gibt man den Geistern gern Speisen, Getränke und schöne Düfte. In Nepal sind es Reis, Früchte, Blüten und Räucherstäbchen sowie ein paar Tropfen »heiliges Wasser«. In Europa spendete man Honig und Milch oder Bier und Brot. Oft wird auch etwas von roter Farbe gegeben, um die aufrichtige Achtung vor dem fremden Wesen zu signalisieren – man gibt symbolisch das eigene Blut. Auf jeden Fall sollten Sie sich bei der Pflanze bedanken. Unsere Achtung, Aufmerksamkeit und Liebe können große Geschenke für die Pflanze sein. Fred Hageneder formuliert es folgendermaßen: »Vergiss nie, dem Baum zu danken. Singe ein Lied oder sprich einen Segen, drücke etwas aus wie: Danke dir für unser heutiges Zusammensein. Empfange meine Liebe für dein Wachstum. Mögest du gedeihen und möge deine Art blühen und Liebe und Achtung auf einer gesunden Erde empfangen! Sei beschützt, sei lebendig, sei gesegnet!« (Hageneder 2004: 239). Ich verwende – etwas kürzer gefasst – gern die nepalesische Grußformel: »Namasté«, die übersetzt soviel bedeutet wie: »Ich grüße das Göttliche in dir!« Eine Verabschiedung ist übrigens auch wichtig, um wieder bewusst in den Alltag hinauszutreten.

Reflektion

Nun können die Erlebnisse im Alltagsbewusstsein gedeutet und hinterfragt werden. Es ist zum Beispiel sehr wichtig, sich noch einmal klarzumachen, ob die Wahrnehmungen wirklich ehrlich waren oder von Wunschdenken und eigenen Fantasien geprägt. Dies muss unbedingt getrennt werden! Oft gelingt das nicht auf Anhieb, aber mit ein wenig Übung werden die Wahrnehmungen zunehmend klarer, und die Kommunikation kann tiefer, bedeutungsvoller und immer berührender werden.

In der Schule der Pflanzengeister – Heilpflanzenkunde als Weg der Erkenntnis

> »Heutzutage zerstört sich die Menschheit selbst durch den Gedanken des Getrenntseins. Wie könnt ihr nur denken, ihr seid getrennt, wie könnt ihr nicht wissen, dass der Wind Teil von euch ist, wie auch die Sonne euch nicht nur ihre Strahlen sendet, sondern Teil von euch ist. Aus Wasser seid ihr gemacht und Wasser umgibt euch. Ohne die Luft, die ihr atmet, würdet ihr nicht leben. Wie könnt ihr so engstirnig sein und nicht wissen, dass, wenn einer leidet, das gesamte Bewusstsein der Erde daran Teil hat, und wenn einer sich freut, dieses das ganze Bewusstsein weiß und sich mit freut?« (Der »Elemente-Deva« in Maclean 1996: 184)

Meine ersten Pflanzenbegegnungen waren die intensivsten. Nachdem ich mein Biologiestudium abgeschlossen und eine Ausbildung in Pflanzenheilkunde begonnen hatte, habe ich in zwei aufeinanderfolgenden Jahren sehr viel Zeit in diese Experimente investiert. Da ich damals noch in meiner Heimatstadt Berlin lebte, beschäftigte ich mich viel mit den sogenannten Unkräutern an Straßenrändern, auf Verkehrsinseln und Brachland. Immer wieder suchte ich auch den Kontakt zu den Pflanzen, wenn ich eine Zeit auf dem Land verbringen konnte. Zunächst halfen mir ihre Botschaften dabei, ihren Charakter, ihr Wesen und ihre Heilkräfte besser zu verstehen. Die bekannten Heilanwendungen und -wirkungen bekamen dadurch einen neuen Sinn, eine zusätzliche Dimension. Die verwirrende Vielzahl von Indikationen, die sich bei vielen Pflanzen in der Literatur findet, bekam durch den tieferen Zugang über das Pflanzenwesen eine mögliche Erklärung. Ich entdeckte das Pflanzenwesen als verbindendes Element auf einer anderen Ebene.

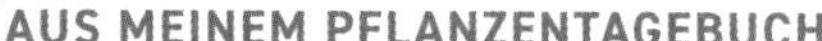

AUS MEINEM PFLANZENTAGEBUCH

Interview mit dem Johanniskraut, *Hypericum perforatum* L., Lüneburger Heide

Goldgelbe Blitze auf der Wiese. Strahlig, sehr feinstrahlig nach oben gerichtet – die Staubblätter sind wie kleine Fühler – sie erscheinen mir wie feine Antennen für das Universum. Die Blüten nehmen Licht und sehr feine Schwingungen auf. Auch die Blätter sind zum Empfang nach oben gebogen und wirken sehr feinfühlig. Getragen werden sie von einem festen, etwas holzigen Stängel. Sie leiten das Sonnenlicht und die anderen Informationen in den Erdboden. Wie Nachrichtenempfänger. Satellitenschüsseln für die Zwerge, die unter der Erde leben, fürs Gestein, für das Innere von Mutter Erde. Es sind ihre Augen, ihre Fühler.

Johanniskraut,
Hypericum perforatum L.

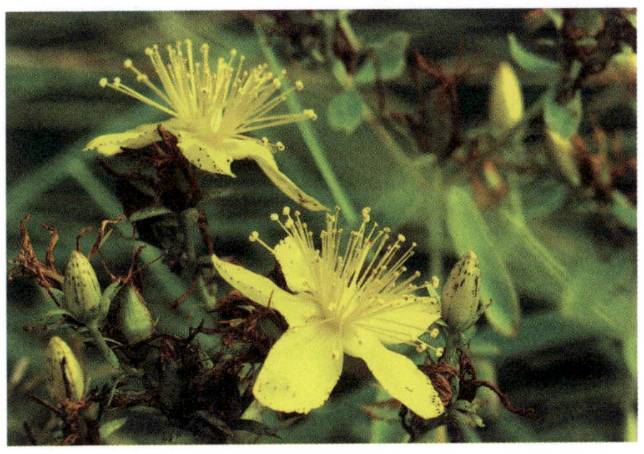

»Was soll ich dir erzählen?«, fragt sie mich. »Du, du hast doch auch feine Antennen, kannst gut meine Nachrichten empfangen. Du weißt viele Dinge, weil du in dir lesen kannst. Ihr Menschen, ihr bekommt alle Informationen, die ihr braucht! Ich kann euch helfen, wenn ihr den Empfang verloren und das Verstehen verlernt habt. Ich bin Informationsempfänger und -vermittler, so wie du jetzt. Dass ich gegen Depressionen helfe, ist sehr plump ausgedrückt und nur ein Aspekt. Was ich dir hier sage, beschreibt mein Wesen wirklich. Trag es hinaus an die Welt. Es ist wichtig. Sei ein Informationsvermittler, so wie ich!«

Mit der Zeit wurden die Mitteilungen der Pflanzen tiefgründiger und persönlicher. Die Pflanzen erzählten mir wichtige Dinge über den Aufbau der Welt, vor allem über die Welt hinter den äußeren Erscheinungen, und ich konnte mit ihnen viele Fragen klären, auch solche, die mich selbst betrafen. Zu einigen Pflanzen entwickelte ich eine ganz besondere Beziehung. Immer wieder war ich überrascht, welche weitreichenden Erkenntnisse sich mir auch durch eher unauffällige kleine Pflanzen offenbarten. »Was für eine mächtige Pflanze! Das habe ich wirklich nicht geahnt!«, schrieb ich zum Beispiel nach meiner ersten Begegnung mit dem Stinkenden Storchschnabel in mein Pflanzentagebuch.

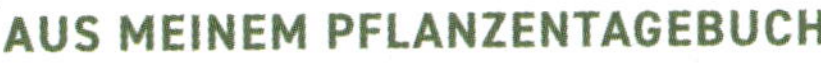

AUS MEINEM PFLANZENTAGEBUCH

Interview mit Haselnuss *Corylus avellana* L.,
und *Holunder Sambucus* nigra L., Lüneburger Heide

Liebe Haselnuss, es gibt etwas, das ich mich immer wieder frage: Es gibt so viele Heilpflanzen, die für so vieles angewendet werden können. Wie kann ich einen guten Weg finden, die richtige Pflanze für einen Menschen auszuwählen, die ihm helfen kann?

Vertrauen. Vertrau dir, vertrau mir. Sei grün und sei leicht. Die Pflanze ist tatsächlich nicht so entscheidend. Die Wahl kann/muss nicht hundertprozentig sein.

Aber wie funktioniert es dann?

Es ist deine Verbindung zu uns und eben dein Vertrauen. Durch das Vertrauen schaffst du die nötige Bindung.

Und wo sind nun Unterschiede oder Gemeinsamkeiten in eurer Wirkung?

Wir wissen viel, aber nicht alles. Wir haben viele Kräfte, aber nicht alle. So kann deine Wahl schon besser oder schlechter sein. Aber dein Vertrauen ist am wichtigsten. Und auch du hast Kraft – ohne uns. Auch sie wirkt. Nimm stets Pflanzen, die du gut kennst, denen du vertraust.

Das tut sehr gut, was du sagst, es vermittelt mir Leichtigkeit!

Und so soll es sein! Die großen Kräfte sind nicht das Wissen und das Differenzieren. Die großen Kräfte sind Liebe und Vertrauen. Alles ist sehr einfach, wenn man diese Stärken besitzt.

Es ist ein großes Rätsel gewesen, das du heute für mich gelöst hast!

Du hast es selbst gelöst. Oft sind wir nur Mittler zu deinem Selbst. Ihr Menschen wart schon früher mit uns verbündet. Ihr müsst euch erinnern. Wir Pflanzen können die gestörten Leitungen in euch wiederherstellen. Das Erfassen in der Ganzheit ist schwierig. Der Blick ist euch verlorengegangen. Aber die Liebe kann alles vereinen. Alles, was ihr zuvor getrennt habt. Verstand und Herz können zusammenarbeiten. So wird sich euer Blick wieder weiten. Jetzt geh zum Holunder, er wird dir auch noch etwas mitteilen.

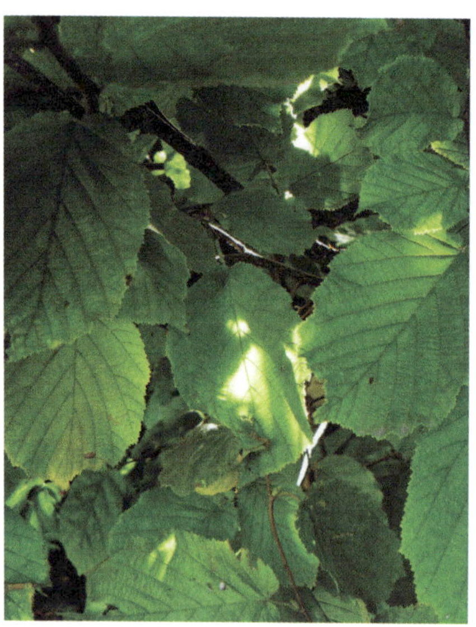

Die Hasel, *Corylus avellana* L.

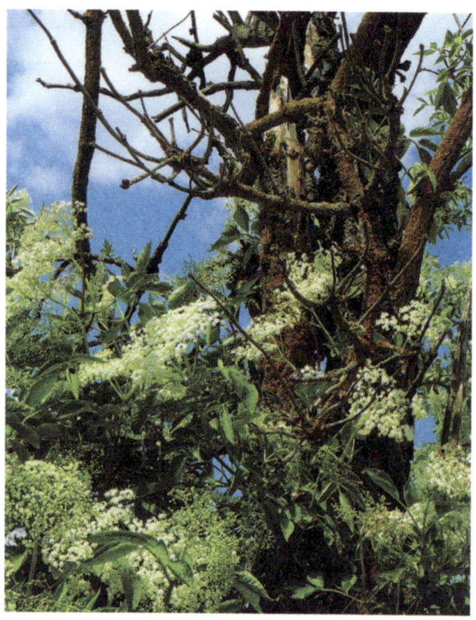

Der Holunder, *Sambucus nigra* L.

Einige Meter entfernt steht der Holunder, er sagt:

> *Erinnere die Menschen an die uralte Verbundenheit! Ich hüte ihre Seelen ja noch immer. Alle haben die Erinnerung daran in sich. Sie haben nur keine Möglichkeit dafür. Euer Bewusstsein für die Dinge hat sich verändert. Alle kehren in meinen Schoß zurück und sind aus mir geboren. Erinnere sie daran! Alle schweren Krisen kann man mit mir heilen, denn man stirbt viele kleine Tode im Leben. Schlaf, Krankheit, Krise und Tod sind verbunden. Ich helfe, wenn ihr krank werdet, weil ihr euch dem Kreislauf und dem Wandel des Lebens nicht unterwerfen wollt.*

Wer sich offen auf eine Begegnung mit den Pflanzenwesen einlässt, kann erfahren, dass sie tatsächlich über einen anderen Horizont, ein anderes Wissen verfügen als wir. Der Kontakt mit diesen Wesen fördert unsere Auseinandersetzung mit den vielfältigen Erscheinungsformen des Lebens. Die Pflanzen bringen uns bei, klarer zu sehen, andere Sichtweisen einzunehmen und dadurch den Erkenntnisspielraum zu erweitern. Sie verändern unser Bewusstsein. Sie ermöglichen uns, uns selbst und unsere Mitwelt besser zu verstehen und dadurch besser damit umgehen zu können. Aber die Pflanzen lehren nicht nur, sie schließen auch gern Freundschaft mit uns, sie werden uns gern zu Verbündeten.

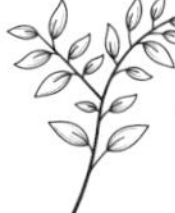

AUS MEINEM PFLANZENTAGEBUCH

Interview mit dem Roggen, *Secale cereale* L., *Poaceae*, im Roggenfeld (konventionelle Landwirtschaft), Lüneburger Heide

Ich sitze im Roggenfeld. Es ist mein erstes Experiment mit vom Menschen auf dem Feld angebauten Nahrungspflanzen. Kann ich auch mit ihnen kommunizieren? Was für eine Beziehung haben wir zu diesen Pflanzen bzw. sie zu uns? Die erste Botschaft, die mir beim intensiven Betrachten der Roggenpflanzen in den Sinn kommt, heißt: *Die Schönheit will beachtet werden – sie ist im Großen und im Kleinen sichtbar. Ursprünglich haben wir die Ideen gemeinsam entwickelt.* Was ist passiert? *Irgendein Bruch ... Der Mensch hat seine Gefühle vergessen, seine Seele vergessen, sein Herz verschlossen, die Ehrfurcht vor dem Leben, seinen Wurzeln, seinem Ursprung, das Paradies.* Meine Lippen brennen. Der Ort macht mich müde. Die Pflanzen sehen krank aus.

> Geht es euch nicht gut? Warum?
> *Zu viele auf einem Haufen. Ist nicht alles so, wie wir es brauchen.*
> Wie braucht ihr es denn?
> *Mehr Zuwendung, nahrhafter! Boden ist nicht gut.*

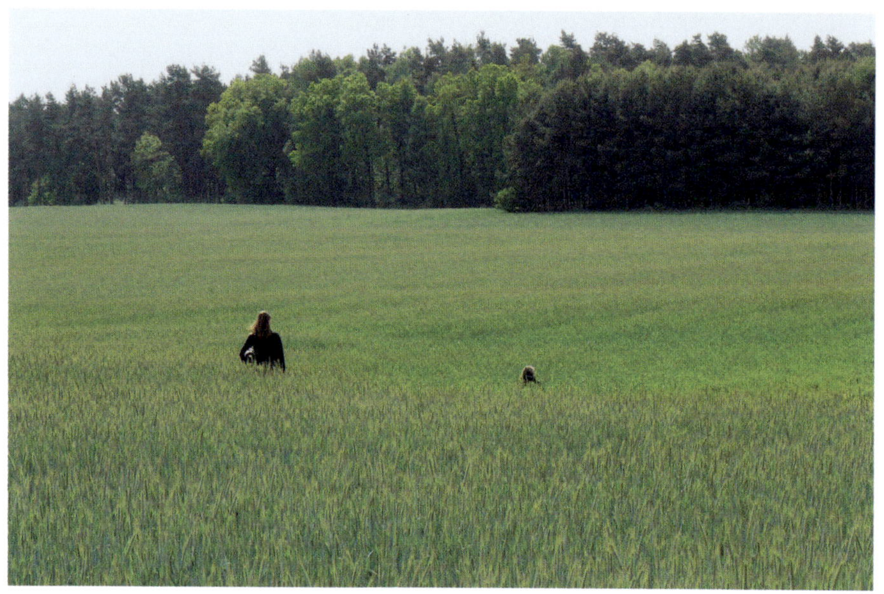

Exkursion ins Roggenfeld, Juni 2009.

Was ist mit dem Boden?

Ist nicht natürlich, keine Regenwürmer und all die anderen, nicht lebendig!

Fühlt ihr euch isoliert hier, allein mit eurer Art, ist es euch langweilig?

Ja, an Lebendigkeit ist es hier schon sehr karg! Energie ist schwach.

Wo ist euer Bewusstsein, das mit mir kommuniziert?

Oh, wir sind immer bei den Pflanzen unserer Art.

Wer seid ihr?

Wir sind ... (nicht fassbar, überall, durchdringen alles)

Was könnte diesen Ort beleben, dafür sorgen, dass es euch besser geht?

Euch? Uns! Warum seht ihr euch immer getrennt. Das ist der große Fehler! Entscheidet aus eurem Herzen, mit Liebe, mit Gefühl! Aber nicht mit »anerlernten Gefühlen«, sondern wahren, echten Gefühlen. Unsere materielle Erscheinung könnt ihr nicht schänden. Wenn ihr das zu negativ verändert, schadet ihr nur euch selbst. Aber unser Herz, unsere Seele, wenn ihr die missachtet, das tut uns weh – und das spürt ihr auch. Es ist gar nicht so entscheidend, mit welchen Maschinen und Mitteln ihr uns bearbeitet, wichtig ist euer Bewusstsein dabei, euer Bewusstsein dafür, dass wir wirkliche Lebewesen sind, nicht irgendetwas, keine »Dinge«! Wir ziehen uns zurück, wir sind traurig. Eigentlich wollen wir Feste mit euch feiern, bunt und rauschend, voll guter, wunderbarer Wellen von Energie. Das Leben wollen wir als Fest feiern mit euch!

Also, was sollen wir konkret machen?

Erstens: Leben! Zweitens: Wieder echte Gefühle entwickeln und danach handeln. Drittens: Feiern. Viertens: Die Schönheit beachten.
Wie können wir unsere echten Gefühle fördern und sichere Entscheidungen treffen? Wir sind so verunsichert.
Üben! Im Hier und Jetzt sein und fühlen.

Viel Wissen um den Umgang mit Pflanzen und die Möglichkeiten, ihre Kräfte zu nutzen, ist verlorengegangen. Aber jeder, der aufrichtig den Wunsch hegt, sich mit der Natur zu verbünden, hat die Möglichkeit, dieses Wissen wieder in Erfahrung zu bringen. Die Bereitschaft, den Pflanzen in Achtung gegenüberzutreten, die Bereitschaft, Neues zu lernen und sich zu verändern – das sind die Voraussetzungen, damit sich uns Türen in eine zauberhafte Welt öffnen. Wer seine Augen und sein Herz öffnet, der wird erkennen, dass im »Buch der Natur« ein großer Schatz verborgen ist. Darin zu lesen heißt immer auch in sich selbst hineinzuschauen. Naturerkenntnis im Außen und Selbsterkenntnis im Innen gehen Hand in Hand.

> »Es waren nicht mehr Blumen für mich, die mich durch Farbe, Form oder ihren Duft erfreuten, ich erriet, wie sie dachten, Luft sammelten und in Lust und Kampf vergingen. Ich sah sie leben, das war es.«
>
> (Gustav Schenk 1937: 12)

Bibliothek der Menschheit – Pflanzenbücher in Vergangenheit und Gegenwart

Es gibt sehr viele Wege, etwas über (Heil-)Pflanzen in Erfahrung zu bringen. Auch das Literaturstudium ist ein wichtiger Beitrag zur Pflanzenerkenntnis. Zahlreiche Bücher aus Vergangenheit und Gegenwart stehen uns zur Verfügung, um unsere eigenen Erkenntnisse mit den Wahrnehmungen anderer Menschen verschiedenster Disziplinen, Kulturen und Zeiten zu vergleichen, sie zu überprüfen und zu erweitern. Neben den Büchern der Rationalen Phytotherapie und der traditionellen Pflanzenheilkunde gibt es zahlreiche Werke über spezielle Heilmethoden, die mit Pflanzen arbeiten, wie zum Beispiel die Aromatherapie, die Bach-Blütentherapie, die Homöopathie, die Anthroposophische Medizin, die Spagyrik und die sogenannte Paracelsusmedizin bzw. Traditionelle Abendländische Medizin. Sehr lohnend ist es auch, sich mit der Ethnomedizin zu beschäftigen, der Heilkunde anderer Kulturen. Die Wissenschaftsdisziplin der Etymologie versorgt uns mit Kenntnissen über die Herkunft der Pflanzennamen. In vielen Märchen und Mythen spielen Pflanzen eine interessante Rolle. Bücher über Volksglauben und Volksbräuche in Bezug mit Pflanzen sind äußerst spannend, um der Bedeutung der

Pflanzen für unsere Vorfahren auf die Spur zu kommen. Erläuterungen zur Botanik und Ökologie geben wichtige Hinweise auf Fähigkeiten und Eigenschaften der Pflanzen, die wir nicht alle selbst beobachten können. Und natürlich gibt es noch viel mehr im Beziehungsgeflecht von Pflanzen und Menschen zu entdecken: das Verarbeiten von Holz, von Pflanzenfasern, das Färben mit Pflanzen, das Kochen, das Räuchern, das Gärtnern, das Schmücken ... Alle Eigenschaften von Pflanzen, zum Beispiel auch die des Holzes, der Fasern, der Harze, Farben und Düfte bieten Möglichkeiten, das Wesen der Pflanze kennenzulernen. Je mehr verschiedene Bereiche wir untersuchen, desto umfassender und plastischer wird unser Bild von der Pflanze.

Es ist nicht nur interessant, sich mit den unterschiedlichsten Facetten des aktuellen Pflanzen-Menschen-Beziehungsgeflechts zu beschäftigen, sondern auch mit der geschichtlichen Dimension unseres Miteinanders. Die alten Quellen zu studieren ist nicht nur lehrreich, sondern auch eine Form des Respekts für die Leistungen, die unsere Ahnen erbracht haben. In Bezug auf die Pflanzenheilkunde stehen uns unter anderem antike Werke wie die »Materia Medica« des Dioskurides und die »Naturgeschichte« von Plinius zur Verfügung sowie die zahlreichen Kräuterbücher der Frühen Neuzeit von Leonhart Fuchs, Pietro Andrea Matthiolus, Adamus Lonicerus und anderen. Hier lohnt es sich stets, die Texte zu vergleichen und kritisch zu betrachten. Auch in früheren Zeiten hat der eine vom anderen abgeschrieben, und mitunter haben sich dabei Fehler eingeschlichen oder wurden die Zuordnungen zu den Pflanzenarten verändert. Überhaupt wurden Arten früher ganz anders erfasst als heute, so sind einige Beschreibungen der alten Kräuterbücher nicht eindeutig bestimmten Pflanzen zuzuordnen. Trotz aller Schwierigkeiten im Umgang mit alten Texten bieten sie ein großes Potenzial, um das Wesen der Pflanzen und ihr ganzes Heilungsspektrum besser zu verstehen. Die alten Quellen zeigen uns oft andere Sichtweisen auf die Pflanzen und ihre Wirkungen, die uns anregen können, über unser momentan gängiges System des Erfassens, Benennens und Behandelns von Krankheiten nachzudenken. Wenn wir versuchen, die alte Weltanschauung zu verstehen, können wir Hinweise auf heilsame Pflanzeneigenschaften und -anwendungen erhalten, die wir vielleicht zuvor übersehen haben. Besonders deutlich wird dies, wenn wir uns mit dem Pflanzenbrauchtum beschäftigen.

Pflanzenrituale – Unser schamanisches Erbe im Brauchtum

> »Sogar im abstrusesten Aberglauben steckt verborgen wie der Funken im Stein die heilige Scheu vor den Wunderkräften der Natur und ihrer Gottesgabe, der Heilkräuter. Sage und Märchen ranken sich um die Kräuter, die nach den uralten Überlieferungen der Volksmedizin große Heilkräfte in sich bergen, wie der knorrige Efeu um die alten Burgen.«
>
> (Eckstein und Flamm 1932: 12f.)

Was uns heute noch an Brauchtum mit Pflanzen in unserer Kultur überliefert ist, können wir in vielen Fällen als Rudimente von schamanischen Pflanzenritualen deuten. Wenn wir uns in ein schamanisches Weltbild hineinversetzen, können wir im überlieferten Brauchtum die schamanischen Heilmethoden unserer Vorfahren und besondere Heilwirkungen der Pflanzen wieder entdecken. Auch dieser Weg bietet uns einen Zugang zum Verständnis *wesen*tlicher Pflanzenheilkräfte.

Der Schamanismus ist die wohl älteste gemeinsame Wurzel der Menschheit. Der Begriff »Schamanismus« bezeichnet im engeren Sinne die Technik der gezielten Bewusstseinsveränderung zum Zwecke der Heilung. Diese Technik der kontrollierten Ekstase kann von Menschen mit besonderen Fähigkeiten ausgeübt werden, von Berufenen: den Schamanen. Das schamanische Weltbild umfasst auch nichtsichtbare, andersweltliche Ebenen des Daseins: Neben der Mittelwelt, die unserer Alltagswelt entspricht, existiert eine Oberwelt und eine Unterwelt. Der Mensch ist hier untrennbar mit seiner vielschichtigen Mit-Welt verbunden, auch mit Pflanzen und Tieren, Geistern und göttlichen Kräften. All sein Tun ist in eine spirituelle Welt eingebunden. Der Schamane ist in diesem Kosmos Sehender, Vermittler und Ratgeber – und sorgt für eine gute Zusammenarbeit.

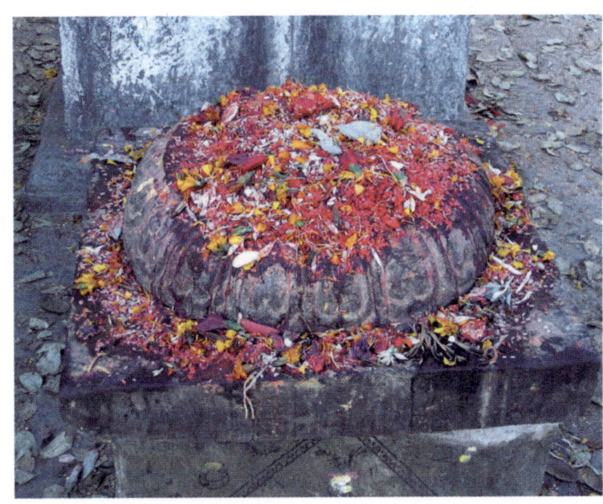

Blumen für die Götter. Einer der zahlreichen kleinen Tempelplätze in Kathmandu, Nepal.

Mit den Pflanzen sind die Menschen seit jeher besonders eng verbunden. Pflanzen bieten dem Menschen Nahrung und Heilmittel, Rohstoffe für seine Kleidung, sein Haus und seine Werkzeuge sowie Energie für Wärme und die Zubereitung seiner Nahrung. Mensch und Pflanze erleben gemeinsam den Wechsel der Jahreszeiten und die Anpassung an unterschiedliche Wetterverhältnisse. Zu den Zeiten, als die Menschen diese Verbundenheit mit der Natur noch direkt erlebten, hatten die Pflanzen mit ihren speziellen Eigenschaften und Besonderheiten wichtige Bedeutungen, sowohl im Alltagsgeschehen als auch in Ritualen zu besonderen Anlässen und Heilzwecken. Pflanzen wurden zum Beispiel für Abwehr- und Schutzzauber verwendet, für Liebes- und Fruchtbarkeitszauber, als Mittler der Sonnen- und Wärmekräfte, als Symbole der Unsterblichkeit (vgl. Zuther 2020: 113f.).

Um die Bedeutungen, die unsere Vorfahren den Pflanzen gaben, heute zu verstehen, müssen wir uns in ihre Lebenswelt und ihr Weltbild hineinversetzen. Das ist kein unnötiger Anachronismus, sondern hilft uns, die wir heute künstlich von unseren eigentlichen Lebensgrundlagen abgekoppelt sind, wichtige grundlegende Prinzipien des Lebens wieder zu erkennen. Das ursprüngliche Weltbild unserer Vorfahren war durch intensive Naturbeobachtung geprägt. Dazu gehörte ganz selbstverständlich auch das Anerkennen von nichtalltäglichen Wirklichkeiten, von Anderswelten und Andersweltlichen, von Göttern und Geistern, Energien und Kraftfeldern.

Das Leben als solches war unseren Vorfahren ein hochverehrtes und geschätztes Wunder, für das sie bei allen Gelegenheiten ihre Dankbarkeit ausdrückten. Diese Lebenshaltung können wir heute bei noch vorhandenen traditionell schamanischen Kulturen beobachten. Man verehrt dort die Ahnen und andere Geister, die Ritualgegenstände ebenso wie die Werkzeuge für die Feldarbeit. Man achtet den das Haus beschützenden Hund ebenso wie das wärmende Feuer im Hof. Man versorgt die Andersweltlichen mit Nahrung und heiligem Wasser, erfreut sie mit Blumen und Gebeten – und vor allem mit Aufmerksamkeit. Das Göttliche ist hier allgegenwärtig.

Vieles, was wir heute als lächerlichen Aberglauben unserer Vorfahren abtun, ist hier erfahrbare, gelebte Realität: Unerlöste Seelen können uns besetzen und krank machen, böse Hexen können uns verfluchen, Naturgeister können uns attackieren, wenn wir ihre heiligen Plätze nicht ehren, Götter können uns berufen, ihnen Aufmerksamkeit zu zollen. Die Schamanen kennen daher viele Rituale, um mit den für uns nicht sichtbaren Wesenheiten zu kommunizieren und zu verhandeln und allen den richtigen Platz zuzuweisen. Pflanzen werden in schamanischen Heilritualen vielfach gebraucht. Aus bestimmten Pflanzen werden Ritualgegenstände gefertigt. Pflanzenteile wie Reiskörner, Maismehl, Beifußblätter, rote Früchte und schöne Blüten werden als Opfergaben verwendet. In Form von Räucherwerk dienen Pflanzen der Reinigung und der Unterstützung der Kontaktauf-

Opferschale aus Blättern für ein schamanisches Heilungsritual, Nepal 2005.

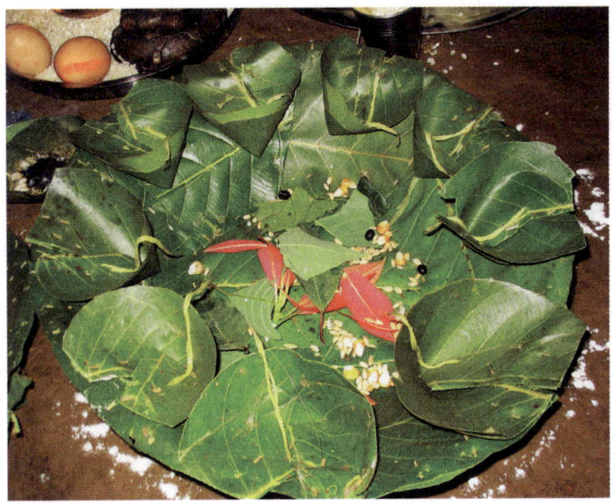

nahme zu Geistern und Göttern. Pflanzengeister können für schamanische Heilung, auch ohne Anwesenheit der Pflanze selbst, zu Hilfe gerufen werden.

Das naturverbundene Weltbild mündet in einer standortbezogenen kultureigenen Kosmologie. Jede Kultur hat ihre eigene Kosmologie und Mythologie, ihr eigenes System, um die unendlich komplexe Wirklichkeit zu erfassen, sich darin zu bewegen und zu handeln. Naturgemäß muss die Kosmologie einer Kultur mit einem ausgeprägten Jahreszeitenwechsel wie in Mitteleuropa sich von der einer Kultur in Äquatornähe oder im ewigen Eis unterscheiden. Die den Kosmos beschreibende Mythologie ist ein Modell, das der Mensch benutzt, um das Universum (das All-Eine) zu verstehen und Erkenntnisse zu vermitteln (vgl. Rätsch 2005: 11f.). Heute ist unsere Vorstellung von der Natur der Erscheinungen von der modernen Naturwissenschaft mit ihren Fachgebieten Physik, Biologie und Chemie geprägt. Wir dürfen nicht vergessen, dass es sich auch hier nur um Abbilder der Wirklichkeit handelt, um Gedankenkonzepte, um das zu erklären, was ist. Die Naturwissenschaft unserer Vorfahren war eine schamanische Natur-Wissenschaft. Sie war ganz eng mit der Natur verbunden, die sie mit allen Sinnen erfahren haben und mit der sie auf Gedeih und Verderb aufs Engste verwoben waren. Der Wandel der Jahreszeiten und der ständig erlebte Zyklus von Werden und Vergehen, die Fruchtbarkeit der »Mutter« Erde, das Spannungsfeld der Polaritäten zwischen Mann und Frau, das Wunder der Geburt und des Sterbens, die Überschreitung von Grenzen der sichtbaren Lebendigkeit, Vorstellungen von der Anderswelt und einem Weltenbaum, der als Orientierungshilfe zwischen den Welten dient – das waren die zentralen Punkte einer naturverbundenen Kosmologie, die uns in den Pflanzenbeschreibungen unserer Vorfahren immer wieder begegnen.

Ganzheitliche Pflanzenheilkunde

> »Das Krankenhaus der Zukunft wird sich durch Schönheit und einen positiven Geist auszeichnen und dem Patienten ein willkommener Zufluchtsort sein, wo er nicht nur von seiner Krankheit befreit, sondern auch motiviert wird, fortan den Weisungen seiner Seele größere Bedeutung beizumessen als in der Vergangenheit.« (Edward Bach 1932: 100)

Wenn wir Pflanzen als Wesen erleben können, die über ein höheres Bewusstsein, ein göttliches Wissen und starke Wandlungskräfte verfügen, erfahren wir ihre Heilkräfte in einer neuen Dimension: Durch die Wahrnehmung des Pflanzenwesens können wir unser Bewusstsein und unseren Horizont erweitern. Das Pflanzenwesen kann uns helfen, unsere Sichtweise zu verändern und neue Erkenntnisse zu gewinnen. Die Pflanze kann uns mit ihrer Kraft auch dabei unterstützen, entsprechend unser Verhalten zu verändern.

Der Begriff der »Ganzheitlichen Pflanzenheilkunde« möchte ausdrücken, dass die Heilung durch die Begegnung von Mensch und Pflanze geschieht. Hier wird die Pflanze als partnerschaftliches Lebewesen gesehen und der (kranke) Mensch als Individuum mit allen Ebenen seiner Existenz: mit seinen Gedanken und Gefühlen, seinen Freunden und seiner Familie, seiner Bildung, seinem Beruf und seiner Berufung, seinem Körper und seiner Energie, seinen Zielen, Träumen und Sehnsüchten. Der, der diese Heilkunde ausübt, der Therapeut, Heiler, Pflanzenkundige, ist der liebevolle Vermittler zwischen Pflanze und Mensch, der seine Tätigkeit zum Wohle aller Beteiligten ausübt.

Unter Ganzheitlichkeit versteht man in der Heilkunde die Berücksichtigung von Körper, Geist und Seele. Während wir uns heute mit dem Körper ganz gut auskennen, ist uns weniger klar, was Geist und Seele eigentlich sind. Beide sind unsichtbar und lassen sich nicht sezieren. So beschäftigen wir uns mit Geist und Seele nicht im Rahmen der Medizin, sondern der Philosophie, Theologie und Psychologie. Vielfach herrscht die Vorstellung, dass Geist und Seele auch unabhängig vom Körper existieren, dass sie aus dem Alltagsbewusstsein hinaus in jenseitige Ebenen reichen. Sie ermöglichen dem Menschen eine Verbindung mit dem Transzendenten, einen Zugang zur Spiritualität. Der Geist wird zumeist mehr mit kognitiven Fähigkeiten assoziiert, die Seele eher mit dem Gefühl, sie wird oft mit dem

Ich-Bewusstsein in Verbindung gebracht und gilt auch als der göttliche Lebensfunke im Menschen. Das Wort »Seele« ist vermutlich mit dem Wort See[6] verwandt. Die See (das Meer) und der See, Teiche und Brunnen wurden im Volksglauben immer als Eingänge in die Unterwelt, ins Jenseits, in das geheimnisvolle Reich, aus dem wir kommen und in das wir gehen, gesehen.

Wir können Körper, Geist und Seele einzeln oder im Zusammenhang betrachten. Auf jeden Fall sollten wir uns immer klar darüber sein, auf welcher Ebene wir uns gerade befinden. Die Bedürfnisse von Geist und Seele können nicht allein mit materiellen Dingen befriedigt werden! Vor allem die Seele wird in unserem Weltbild, und entsprechend in unserer Heilkunde, heute sehr vernachlässigt. Die Ganzheitliche Pflanzenheilkunde sieht hier hingegen ihren Schwerpunkt. Pflanzen können nicht nur auf körperfunktionaler, organbezogener Ebene wirksam werden, sie können ihre Heilkräfte auch auf geistig-seelischer Ebene entfalten. Hier können die Schlüsselthemen von Erkrankungen und Entfaltungsschwierigkeiten angegangen werden.

> »Die wunderbaren Qualitäten, die ich bei ihnen fand – in jeder Pflanze andere –, sind Eigenschaften, die auch wir Menschen in uns tragen. Indem wir auf dem inneren Weg eins mit ihnen werden, fördern wir jene Qualitäten in uns selbst und werden wahrhaft zu dem, was wir in Wirklichkeit sind.« (Dorothy Maclean 2006: 16)

Allein das Wort »heil« bedeutet eigentlich schon »ganz, gesund, unversehrt« (auch »Glück«). Es ist wortgeschichtlich verwandt mit dem Begriff des »Heiligen«. Etwas Heiliges gehört zur göttlichen Sphäre bzw. ist einer Gottheit geweiht. Unsere Sprache macht deutlich: Ganz und gesund zu sein, hat auch eine spirituelle Dimension. Deshalb sind die Pflanzen als göttliche Wesen, als Mittler zum Göttlichen ideale Heilmittel. Bei dieser Heilung geht es um Erkenntnis und Entwicklung, um die Entfaltung von Potenzialen. Es geht nicht nur um die Geschichte des Patienten und um seinen Zustand in der Gegenwart, sondern vor allem um seine Ziele in der Zukunft. Pflanzen können uns so in jeder Phase unseres Lebensweges unterstützen, auch wenn wir nicht wirklich krank sind, aber den Wunsch haben, etwas zu lernen, uns weiterzuentwickeln, unseren Horizont zu erweitern – wenn wir einfach noch ein kleines Stückchen heiler und glücklicher werden wollen.

---

6 Vermutlich stammt das deutsche Wort »Seele« vom urgermanischen *saiwaz* (See) ab. Es wird auch ein Zusammenhang mit dem lappischen Wort *saivo* angenommen, das Örtlichkeiten im Jenseits bezeichnet.

> »Es wäre für die zukünftige Heilpflanzenkunde wichtig, nicht nur die molekularen Wirkstoffe zu erforschen, sondern auch ihre lebendige Energie und deren Wirkung auf unseren ›ätherischen‹ Leib. Das lässt sich nicht mit Ratten- oder Affenexperimenten anstellen, das muss der Forscher an sich selbst erfühlen.« (Wolf-Dieter Storl 2008: 135)

Ganzheitliche Pflanzenheilkunde ist die Kunde vom ganzheitlichen, liebevollen, individuellen und ursachenorientierten Heilen mit Pflanzen. Ihre Ausübung ist eine Kunst, die Inspiration und viel Kreativität erfordert. Es geht darum zu erkennen, wie der Patient den zu erstrebenden Zustand von Gesundheit bzw. Wohlbefinden für sich definiert und was ihm im Wege steht, diesen Zustand zu erreichen. Welche Ziele und Wünsche hat der Patient? Welches Lebensthema beschäftigt ihn gerade bzw. seit dem Beginn seiner Erkrankung? Welchen Konflikt kann er dabei nicht lösen? Und welche Pflanze spricht dieses Lebensthema an? Welche Pflanze kann ihm helfen, neue Qualitäten kennenzulernen und zu entwickeln? Auch die individuelle Gestaltung der heilsamen Begegnung von Mensch und Pflanze wird zum Bestandteil der Heilung (vgl. Zuther 2020: 207). Die Form der Zubereitung und Anwendung, die Dosierung und das ganze Umfeld der Verabreichung spielen eine wichtige Rolle für die Heilwirkung.

Wie wirkt die Pflanze? Von Dosis, Set und Setting

Pflanzen verfügen über verschiedene Wirkprinzipien, und wir müssen wohl erkennen, dass ihre materielle Erscheinung und ihre Inhaltsstoffe nur ein Ausdruck ihrer Lebensäußerungen sind. Mit dieser Sichtweise können wir alle Möglichkeiten des heilsamen Gebrauchs von Pflanzen nutzen. Mit der Wahl der Zubereitungs- und Anwendungsform kann die eine oder andere Wirkweise in den Vordergrund gestellt werden. Wie die Pflanze wirkt, hängt auch vom Umgang mit ihr, der Liebe und Achtung, die wir ihr entgegenbringen, von der Art der Ernte und Verarbeitung ab, weiterhin von der Verbundenheit des Therapeuten mit der Pflanze, von seinem Vertrauen in die Wirkkräfte, ebenso aber auch von den Erwartungen des Patienten und seinem Vertrauen in den Therapeuten und sein Heilmittel.

Um die komplexe Heilwirkung von Pflanzen zu verstehen, lohnt es sich, das Modell von Dosis, Set und Setting anzuschauen, das in den 1960er Jahren von den Psychologen Timothy Leary, Ralph Metzner und Richard Alpert in Hinsicht auf die Verwendung von psychoaktiven – stark bewusstseinsverändernden – Substanzen formuliert worden ist (vgl. Leary et al. 1964: 13). Ich möchte dieses Modell auf die Anwendung von Heilpflanzen übertragen: Nicht nur die Dosis, sondern auch Set und Setting zu berücksichtigen, erweitert die Möglichkeiten der Pflanzenheilkunde.

Die Dosis – Das Heilmittel

Die Frage nach der richtigen Dosierung ist wohl mit die schwierigste im Umgang mit Heilpflanzen. Wie viel der Inhaltsstoffe mit einer bestimmten Menge der Pflanze verabreicht werden, ist von vielen Faktoren abhängig. Die Pflanze selbst ist sehr variabel in der Produktion und Speicherung von Wirkstoffen. Das steht in enger Verbindung mit ihrem Standort, dem Boden, dem Wetter, den umgebenden Pflanzen und Tieren usw. Auch das Alter der Pflanze und der Zeitpunkt der Ernte bestimmen über den Wirkstoffgehalt des Ausgangsmaterials für die weitere Verarbeitung. Die Form der Zubereitung, ob Teedroge, Tinktur, Frischpflanzenpresssaft oder anderes, die einzelnen Schritte des Herstellungsverfahrens, wie das Trocknen, Schneiden, Mazerieren etc. und die Anwendungsform, ob innerlich oder äußerlich, ob in heißem oder kaltem Wasser gelöst usw. – alle diese Faktoren bestimmen mit über Qualität und Quantität der Wirkstoffe (vgl. STERN und ELLBEISER 2022: 21). Pflanzen haben zudem heilsame Fähigkeiten, die über die Ebene der Wirkstoffe hinausgehen. Das Herstellungsverfahren entscheidet auch darüber, ob noch andere Wirkprinzipien der Pflanze, wie die Information und die Wesenskraft, wirksam werden können (vgl. Seite 25 und KALBERMATTEN 2005: 16f.).

Selbst wenn das pflanzliche Präparat auf bestimmte Inhaltsstoffmengen standardisiert ist, wie von der Rationalen Phytotherapie gefordert, ist auf der anderen Seite noch der Mensch, der ganz unterschiedlich auf die Inhaltsstoffe und erst recht auf andere, nichtstoffliche Wirkprinzipien der Pflanze reagieren kann. Jeder Mensch ist anders, hat einen individuellen Stoffwechsel, eine spezielle Rezeptorendichte, eine eigene Geschichte und Lebenssituation, eigene Gedanken und Überzeugungen. Er nimmt bestimmte Nahrungsmittel und vielleicht weitere Arzneimittel ein. So ist es eigentlich ein Wunder, dass wir bei dieser Fülle an Faktoren überhaupt bestimmte Regeln für Kausalitäten von Wirkstoffen und Wirkungen in Abhängigkeit von der Dosierung feststellen können.

> »Die meisten Völker kennen keine standardisierte Dosierung von pflanzlichen Heilmitteln. Das hat auch seinen guten Grund. Es gibt keine standardisierten Menschen, keine standardisierten Infektionen.«
>
> (WOLF-DIETER STORL 2008: 152)

Manche Heilpflanzen machen es uns einigermaßen leicht oder zumindest ungefährlicher: Sie haben eine große therapeutische Breite, zwischen wirksamen und schädlichen Dosierungen liegt ein weites Feld. Diese Heilpflanzen, zu denen zum Beispiel Kamille und Weißdorn gehören, nennt man »Mite-Phytotherapeutika« (WEISS 1990: 17). Anders verhält es sich mit den »Forte-Phytotherapeutika«, zu denen man unter anderen den Fingerhut und die Tollkirsche zählt. Hier darf man sich in der Dosierung nicht vergreifen – das könnte tödlich enden.

Das Ziel der Therapie kann entscheidend für die Dosierung sein. Im Allgemeinen werden niedrige Dosierungen bzw. höhere Verdünnungen gewählt, wenn besonders die informativen, energetischen bzw. wesensgemäßen Heilkräfte der Pflanzen genutzt werden wollen. Erfahrungsgemäß sprechen höhere, stoffliche Dosierungen eher die körperliche Ebene des Menschen an. Noch mehr Einfluss hat hier die Wahl der Art des pflanzlichen Heilmittels. Unter den verschiedenen Arzneiformen – Trockenextraktpräparate, Pulver, Tee, Tinktur, Frischpflanzenpresssaft, ätherische Öle, Bach-Blütenessenzen usw. – hat jede ihre besonderen Eigenheiten; erstere sprechen mehr den Körper, letztere mehr die Seele an. Möchte man zusätzlich zu einer körperlichen Wirkung ganz gezielt auch geistig-seelische Bewusstwerdungs- und Entwicklungsprozesse unterstützen, sollte man Heilmittel anwenden, die auch alle Ebenen ansprechen, wie zum Beispiel wesenhafte Urtinkturen.

Weiterhin muss die richtige Menge des Heilmittels abhängig vom Zustand und der Sensitivität des Patienten bestimmt werden. Für Kinder, geschwächte, ältere oder chronisch kranke Menschen mit eingeschränkter Reaktionsfähigkeit, besonders sensible Menschen und schwangere Frauen wählt man in der Regel niedrigere Dosierungen als für Erwachsene, kräftigere und eher robuste Menschen.

Das Set – Die Ausrichtung

Unter einem »Set« verstanden Leary und seine Kollegen die innere Einstellung und die Gemütsverfassung des Menschen, also seine persönliche Struktur (zum Beispiel Flexibilität, Offenheit, Mut), seine geistige Vorbereitung, seine Erwartungen, Wünsche und Ängste hinsichtlich der bevorstehenden Erfahrung durch die Einnahme einer bewusstseinsverändernden Substanz.

> »Immer muss dem Rezept auch eine rezeptive Bereitschaft zur Seite stehen.«
> (Ernst Jünger 1978: 27f.)

Jeder Therapeut kann bestätigen, dass die Einstellung des Patienten zu seiner Krankheit, seinem Heilmittel und seinem Therapeuten sowie zu seiner Eigenverantwortlichkeit für sein Befinden entscheidend für den Heilungserfolg ist. Um zu ermöglichen, dass eine Heilpflanze auf allen Ebenen wirksam werden kann, ist die Bereitschaft zu lernen und die Offenheit für neue Erfahrungen sehr wichtig. Wenn wir krank sind, müssen wir uns auf völlig neue Sichtweisen einlassen, denn krank sind wir nicht ohne Grund. Heilpflanzen können uns dann mit Eigenschaften und Fähigkeiten bekannt machen, die wir vergessen oder verlernt haben oder vielleicht auch noch nie zuvor gekannt haben. Der Mensch sollte sich jedoch über sein Ziel im Klaren sein: Was möchte ich erreichen, wie sieht der Zustand aus, in dem ich mich heil fühlen und zufrieden sein kann?

> »Die Therapie von morgen wird sich primär darum bemühen, den Patienten mit vier Grunderfahrungen vertraut zu machen: erstens mit der Liebe, zweitens mit der Hoffnung, drittens mit der Freude, viertens mit dem gläubigen Vertrauen.« (Edward Bach 1932: 101)

Zum »Set« gehört auch das Vertrauen in den Therapeuten und seine Verbundenheit mit der Heilpflanze. Möglicherweise sind es eben dieses Vertrauen und diese Verbundenheit, die die Heilpflanzen in den Händen mancher Therapeuten zu ganz besonders potenten Heilmitteln machen. Als die Menschen noch in enger Naturverbundenheit lebten, vertrauten sie darauf, dass sie zusammen mit der Natur Großes vollbringen konnten. Heute bestimmt uns eher die Angst, etwas falsch zu machen. Wir haben unsere innere Sicherheit, unsere Intuition und unsere Anbindung an unsere Mutter Erde verloren. Damit verbunden fehlt uns die Akzeptanz dafür, dass es auch Dinge gibt, die nicht in unserer Macht liegen – dass nicht jede Krankheit zu jeder Zeit heilbar ist und dass Leben nicht immer verlängert werden kann.

Das Setting – Ritual und Mythos

Das »Setting« ist der äußere Rahmen, in dem die Einnahme der Substanz stattfindet: der Ort, die Zeit, das Wetter, die anwesenden Personen usw. Entsprechend kann man den Gebrauch einer Heilpflanze in ein Ritual einbinden und mit der Ausgestaltung des Settings die Wirkung der Pflanze lenken und verstärken (vgl. Zuther 2020: 209f.). Im weiteren Sinne muss man hier jedoch auch das komplexe soziale und kulturelle Umfeld, also die Eingebundenheit der möglichen Erfahrungen in die Kultur, berücksichtigen. Dass es uns und unserer Heilkunde heute an kultureller Geborgenheit fehlt, erschwert in dieser Hinsicht die Wirkung der Heilpflanzen. Es ist ein Problem, dass wir in unserer Kultur kein allgemein anerkanntes Konzept über die Entstehung von Krankheiten und die Prinzipien der Heilung haben. Viele verschiedene Anschauungen und Weltbilder bestehen hier nebeneinander. Patient und Therapeut müssen jeder für sich eine eigene Position und entsprechend zueinander finden. Oft weiß der Therapeut nicht, auf welches Heilungskonzept der Patient anspricht, und der Patient weiß nicht, wem und welcher Methode er sich anvertrauen soll. Set und Setting bedingen einander.

Die meisten Heilpflanzen haben sehr viele verschiedene Inhaltsstoffe und ein großes Wirkungsprofil. Von vielen Pflanzen ist bekannt, dass sie konträre Wirkungen entfalten können. Der Baldrian zum Beispiel kann angstlösend und beruhigend wirken, er kann aber auch eine nervöse Unruhe verstärken. Möglicherweise hängt die Art der Wirkung nicht nur von der Dosierung ab, wie es oft postuliert wird. Durch entsprechende rituelle Handlungen und Worte können wir eine »Bewusstseinsprogrammierung« in die erwünschte Richtung vornehmen und

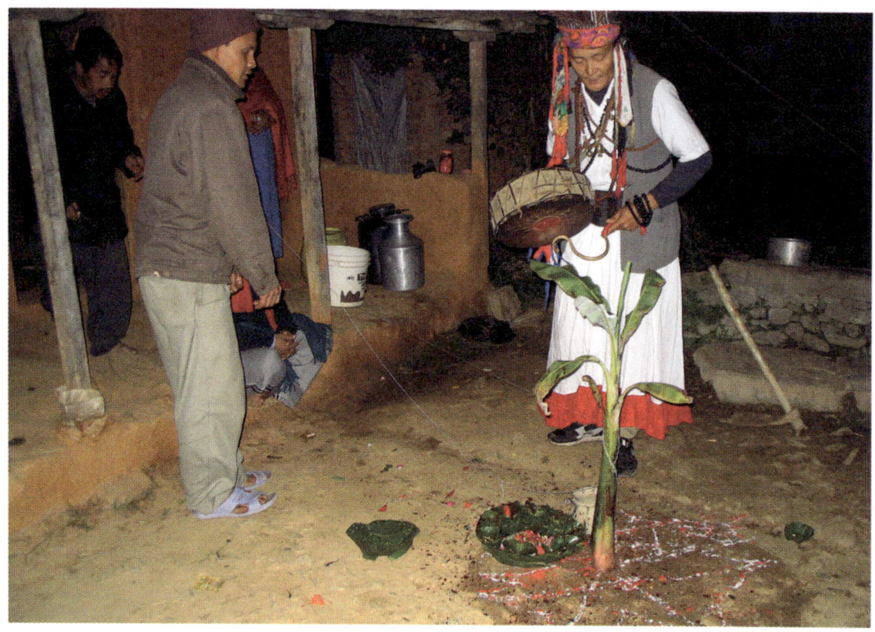

Der nepalesische Schamane Indra Gurung bei einem Heilungsritual, Kathmandu 2005.

dadurch die Wirkung mitbestimmen. Und wir können dem Pflanzenwesen vertrauen, dass es die Wirkung zu unserem Wohle zu lenken vermag.

Ein umfassendes Setting für eine Heilung können wir beobachten, wenn wir einem traditionellen Schamanen bei seiner Arbeit zuschauen: Die Heilungszeremonien müssen oft zu einer bestimmten Zeit stattfinden, manchmal auch an einem bestimmten Ort. Der Schamane trägt ein spezielles Kostüm, das zahlreiche Symbole beinhaltet, er baut einen Altar auf, führt mit Ritualgegenständen symbolische Handlungen aus und spricht Mantren, die einer langen Tradition entstammen oder von geistigen Lehrern übermittelt wurden. In noch funktionierenden schamanischen Gesellschaften ist das Heilungsritual eingebunden in eine Kultur, die Heiler und Patient teilen.

Den stimmigen rituellen Rahmen für eine zeitgemäße ganzheitliche Heilpflanzenanwendung in unserer eigenen Kultur müssen wir für uns heute völlig neu entdecken. Das Wichtigste ist meiner Meinung nach die innere Haltung der Aufmerksamkeit, mit der wir in die Begegnung mit einer Heilpflanze gehen, egal ob es sich um die Kontaktaufnahme oder die Zubereitung für eine stoffliche oder nichtstoffliche Anwendung handelt. Wir sollten uns ein wenig Zeit nehmen für die Achtsamkeit – gegenüber der Pflanze und uns selbst –, denn Liebe und Respekt verstärken die Heilkräfte beachtlich. Es gibt viele Möglichkeiten, wie wir zeigen können, dass wir der Heilpflanzenanwendung eine große Bedeutung beimessen, zum Beispiel empfehle ich, für die Zubereitung und Einnahme besondere Gegenstände und Gefäße zu verwenden, die nicht im Alltag gebraucht werden. Der äußere Rahmen für die Heilpflanzenanwendung sollte so gestaltet werden, dass er eine positive Ausrichtung auf das Heilungsziel fördert. Das muss keinesfalls kompliziert sein: Ein besonders schöner Becher und ein wenig Zeit zum Innehalten, für ein paar Gedanken daran, welches Ziel man mit der Einnahme der Heilpflanze verfolgt, können schon sehr viel ausmachen.

Worte und Gedanken haben eine große Kraft! Wenn wir die spärlichen Rudimente überlieferten Pflanzenbrauchtums studieren, können wir erahnen, dass unsere Vorfahren Heilpflanzen sehr häufig zusammen mit Worten verabreicht haben, so wie es auch in anderen Kulturen heute noch üblich ist. Dr. Fabio Ramirez, ein kolumbianischer Arzt, der nach seinem Medizinstudium bei einem Schamanen der Huitoto (ein Stamm im Südosten Kolumbiens) in die Lehre gegangen ist, hat mich einmal darauf aufmerksam gemacht, dass die Huitoto-Heiler nur mit Pflanzen heilen, »die eine Geschichte haben«. Als Beispiel nannte er die Coca-Pflanze, die in der traditionellen Kultur Kolumbiens ein großes Heilmittel ist. In Europa kennt man die Geschichte der Coca-Pflanze nicht, und so bringt sie weniger Nutzen, sondern richtet vor allem viel Unheil an. Beim traditionellen Duga-Ritual werden bei den Huitoto schon die kleinen Kinder mit den Mythen über Pflanzen, Tiere, Menschen und Götter vertraut gemacht.

Da unsere Heilpflanzenkultur, unsere Tradition des Heilens mit Pflanzen verschiedene Einbrüche erlebt hat, kennen wir heute die »Geschichten« unserer einheimischen Heilpflanzen kaum. Dieses Buch möchte sie erzählen, möchte anregen, sie wieder zu entdecken, damit unsere Heilpflanzen ihr volles Potenzial an Heilkräften auf körperlicher, geistiger und seelischer Ebene neu entfalten können.

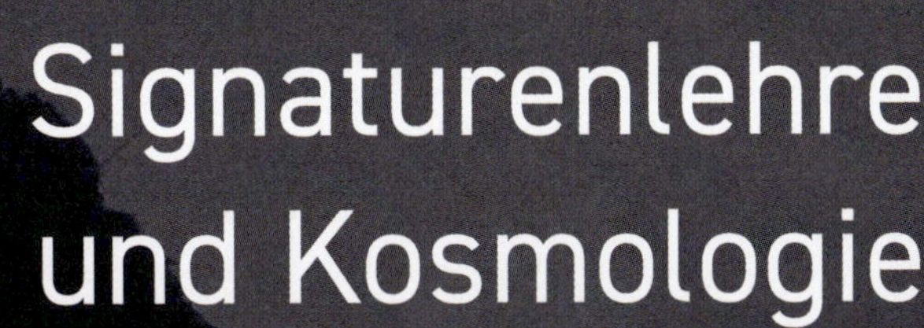

Signaturenlehre und Kosmologie

In der Auseinandersetzung mit den Pflanzenwesen fand ich mehr und mehr zu einer alten »Sprache«, mit der ich meine Erkenntnisse erweitern und auch besser ausdrücken konnte: die sogenannte Signaturenlehre. Ohne sie ist die Heilpflanzenkunde für mich heute nicht mehr vorstellbar. In der Signaturenlehre geht es um die Kunst, die Zeichen der Natur zu deuten (lat. *signum,* »Zeichen«). Gern wird sie mit vereinfachten Formeln wie »Gelbe Pflanzen sind gut für die Leber« und »Blaue Pflanzen sind gut für die Augen« als unwissenschaftlicher, dummer Irrglaube unserer Vorfahren abgetan. Doch es handelt sich hierbei keinesfalls um einfache schematische Zuordnungen. Die Signaturenlehre ist ein tiefgreifender Weg der Erkenntnis, eine schamanische Natur-Wissenschaft, die eng mit unserer traditionellen abendländischen Kosmologie verknüpft ist.

Die Signaturen – Zeichen und ihre Bedeutung

> »So musste ich mich umsehen, um Gleichnisse zu finden, denn niemals ist ein Gesetz der Natur ausschließlich an ein Lebewesen gebunden. Ist es ein Gesetz, dann war es überall zu finden.« (Gustav Schenk 1937: 90)

Die Signatur einer Pflanze zu deuten, ist eine komplexe Angelegenheit. Alle Einzelteile können für sich betrachtet werden. Auch die Gestik der ganzen Pflanze und die Betrachtung ihres Umfeldes sind wichtig. Wie ist der Standort beschaffen, mit welchen anderen Pflanzen und Tieren teilt sich die Pflanze ihren Lebensraum? Wie ist das Verhalten der Pflanze? Wie wird sie bestäubt, wie breitet sie sich aus, wie entwickelt sie sich im Jahreslauf und in ihrem Lebenszyklus? Wie erscheint sie zu verschiedenen Tageszeiten? Wie reagiert sie auf das Wetter, wie lebt sie im Zusammenspiel mit Wind und Wasser, Licht und Trockenheit? Alle Lebensäußerungen der Pflanze künden uns von ihren Eigenheiten, ihren besonderen Fähigkeiten, ihrem Charakter. Betrachtet man die unterschiedlichen Teile der Pflanze, zu verschiedenen Zeiten und bei wechselnden äußeren Einflüssen, kann man eine verwirrende Vielzahl von Zeichen wahrnehmen. Zumeist braucht es viel Übung, um im »Buch der Natur« gut lesen zu können.

Um eine Signatur zu deuten, können wir uns selbst fragen: Wie verstehen wir diese Zeichen, wie wirken Formen, Farben, Gerüche etc. auf uns, »was machen sie mit uns«? Es ist eine große Hilfe, wenn wir darüber hinaus auf altbewährte traditionelle Systeme von Zuordnungen zugreifen können, um unsere eigenen Erkenntnisse in einen größeren Zusammenhang zu stellen, zu hinterfragen und zu erweitern.

Signaturenlehre – Denken in Analogien

Grundlage der Signaturenlehre ist ein Weltbild, das von wechselseitigen Entsprechungen auf allen Ebenen des Daseins ausgeht. Damit greift sie auf eine uralte Weisheit zurück: »Wie oben, so unten. Wie innen, so außen.«[7] In einem Makrokosmos wie dem Planeten Erde finden sich viele Mikrokosmen: Menschen, Pflanzen, Tiere etc. – alles ist aus den gleichen Prinzipien oder Archetypen aufgebaut. Sie finden sich mit ihren Eigenschaften in unendlicher Vielfalt an Kombinationen in der Natur wieder. Sie zeigen sich in Landschaften und Jahreszeiten, in Pflanzen und Tieren, in Farben und Formen, in Wirkstoffen und Fähigkeiten usw. Im Menschen finden sie sich zum Beispiel in seinen Organen und Körperfunktionen, in seiner seelisch-geistigen Verfassung und in seinem Charakter. Und selbst in Teilen des Körpers lassen sich wieder Abbilder des ganzen Körpers finden. Diese Idee nutzt man beispielsweise in der Fußreflexzonentherapie.

> »Der gesamte Kosmos besteht aus unsichtbaren Kräften, die sich in verschiedenen Gestalten manifestieren können.«
>
> (Christian Rätsch 2008: 259)

Das Denken in Analogien scheint sehr alt zu sein, es findet sich weltweit in den traditionellen Kosmologien und Heilsystemen und ist die Grundlage der Arbeit mit Symbolen. Wir kennen es auch aus der volkstümlichen Sympathiemagie und dem Pflanzenbrauchtum. Das Analogiedenken schafft Verbindungen, es überschreitet Grenzen. Je mehr Verbindungen wir zwischen den Erscheinungen des Lebens erkennen, desto mehr nähern wir uns einem Erfassen des Ganzen. Heute allerdings fällt uns das Analogiedenken sehr schwer, weil wir es gewohnt sind, die Dinge isoliert zu betrachten. Zudem haben wir gelernt, uns als Menschen von den anderen Wesen der Natur, von Pflanzen und Tieren, abgespalten zu sehen. Doch wer sich einmal auf diese grenzüberschreitende Sichtweise einlässt, erhält oft sehr

---

7 Sie findet sich beispielsweise auf der sagenumwobenen Tabula Smaragdina, die vermutlich aus hellenistischer Zeit stammt. Ihre Herkunft ist unklar. Es heißt, sie stamme von Hermes Trismegistos, einer Verschmelzung des griechischen Gottes Hermes mit dem ägyptischen Gott Thot, der als Gott der Weisheit und des Wissens, vor allem des okkulten Wissens galt (Luck 1990: 463).

schnell faszinierende Einblicke in Zusammenhänge, die sofort »logisch« erscheinen, weil wir sie auf einer ganz natürlichen Ebene unmittelbar verstehen.

> »Darum lässt sich alles in der Natur ins Menschliche spiegeln.
> Dabei enthüllt sich die Wahrheit der Welt nicht auf linear-logische,
> sondern auf symbolisch-poetische Weise.« (Andreas Weber 2008: 137)

Die Signaturenlehre ist ein Ordnungssystem. Sie ordnet die Vielzahl der Analogien einigen wenigen Grundprinzipien zu. Sie lehrt uns die Sprache, in der das »Buch der Natur« verfasst ist. Diese Sprache kennt nur wenige Buchstaben, die Grundprinzipien, die aber jeweils ein ganzes Feld an Bedeutungen umfassen.

Signaturenlehre und Pflanzenheilkunde

Wer die Bedeutungsfelder der Grundprinzipien verstanden hat, kann sie auf den verschiedensten Ebenen wiederfinden – auch im Menschen und in den Heilpflanzen. Die Signaturenlehre ist ein uralter Weg der Heilpflanzenerkenntnis und mit großer Wahrscheinlichkeit die Grundlage unserer traditionellen Pflanzenheilkunde. Heute angewandt, erschließt sie uns alte und neue Wege zu einer wahrhaft ganzheitlichen Heilkunde, die nicht nur Körper, Geist und Seele des Menschen umfasst, sondern auch seine Mit-Welt. Damit eröffnet sie uns nicht zuletzt den Blick auf ein schamanisches Weltbild, auf die schamanischen Wurzeln unserer eigenen Kultur.

Der Kosmos – Unser Bild von der Welt

Jede Kultur schafft sich in Auseinandersetzung mit ihren Lebensumständen ihre eigene Lehre vom Kosmos wie auch ihre eigene Sprache. Das griechische Wort *kosmos* bedeutet »Weltordnung« oder auch »Schmuck« bzw. »Juwel« (vgl. RÄTSCH 2005: 11). In der griechischen Mythologie ist der Kosmos das Gegenstück zum ursprünglichen Chaos. Er entspricht unserer Sichtweise, unserem Bild von der Welt; er ist ein Modell, das hilft, sich im gewaltigen Universum (der Gesamtheit aller Dinge) zurechtzufinden. Unser Weltbild entsteht durch Naturbeobachtung und Erkenntnisfähigkeit, die Wahrnehmungen werden zusammengefasst und geordnet.

In der Heilkunde kennen wir heute verschiedene Systeme, Entsprechungen zu erfassen und bestimmten Grundprinzipien zuzuordnen. Im Ayurveda kennt man die drei Doshas, die Temperamente oder Lebensenergien: Vata (Wind, Luft und Äther), Pitta (Feuer und Wasser) und Kapha (Erde und Wasser). In der Traditionellen Chinesischen Medizin werden die Entsprechungen von Mikrokosmos und Makrokosmos auf der Grundlage der fünf Wandlungsphasen, denen die fünf Elemente Wasser, Feuer, Erde, Holz und Metall zugeordnet sind, beschrieben. Der anthroposophische Weg der Heilpflanzenerkenntnis sieht einen besonderen Bezug zwischen der »dreigliedrigen Pflanze« und dem »dreigliedrigen Menschen« (vgl. PELIKAN 1999/I: 12f.): Die Blätter der Pflanze stehen in Verbindung mit dem rhythmischen System des Menschen (vor allem der Atmung), die Wurzeln mit dem »Sinnes-Nerven-System« und die Blüten mit dem Stoffwechselsystem. Immer steht die Signaturenlehre in Zusammenhang mit der entsprechenden Kosmologie, die in jeder Kultur und in jeder Erkenntnistheorie eine andere ist.

Unser heutiges Weltbild ist in vielen Teilen sehr weit von einer direkten, nachvollziehbaren Naturbeobachtung entfernt. Die traditionelle Kosmologie, das naturverbundene Weltbild unserer Vorfahren in der abendländischen europäischen Kultur ist uns heute nur in Relikten erhalten. Ergänzt man die wenigen Überlieferungen jedoch mit einer intensiven eigenen Beobachtung der Natur und übt das Denken in Analogien, lässt sich eine für unsere Kultur und Natur stimmige Kosmologie wieder herausarbeiten. Anhaltspunkte hierfür finden wir in der germanischen und keltischen Mythologie und in der Mythologie der Antike, denn Mythen sind Erzählungen, die den Kosmos beschreiben oder erklären. Die Lehren der Hermetik und der verwandten Alchemie geben uns ebenfalls Einblick in das Weltbild unserer Vorfahren, und auch in der Tradition der Astrologie ist einiges erhalten geblieben. In den Überlieferungen von Paracelsus, dem großen Heilkundigen und Alchemisten, finden wir einen reichen Schatz an Mitteilungen über die traditionelle abendländische Kosmologie. Die daraus entwickelte »Paracelsusmedizin«, die Traditionelle Abendländische Medizin (vgl. Rippe et al. 2001), arbeitet mit drei übereinandergelagerten Systemen von Entsprechungen: den »Tria Principia« (Sal, Sulfur und Mercurius), den vier Elementen (Erde, Feuer, Wasser, Luft) und den sieben Planeten (Mond, Merkur, Venus, Sonne, Mars, Jupiter, Saturn)[8].

---

8 Die übrigen Planeten unseres Sonnensystems waren noch nicht entdeckt, dafür zählte man auch Sonne und Mond zu den Planeten bzw. »Wandelsternen«.

Die sieben Planetenprinzipien – Entwicklungsphasen des Lebendigen

Die nach den sieben Planeten benannten Grundprinzipien können in Verbindung mit verschiedenen Entwicklungsphasen des Lebendigen gesehen werden: mit dem Kommen und Gehen, dem Wachsen, dem Blühen und Fruchten. Sie eignen sich besonders gut, um die Beziehungen zwischen Pflanzen und Menschen zu erfassen. Vermutlich sind sie deshalb auch von den alten Heilpflanzenkundigen Europas so gern verwendet worden. Das Naturerleben in unserer Klimazone ist stark durch die Jahreszeiten geprägt, die uns das Werden und Vergehen immer wieder eindrucksvoll erleben lassen.

Ich stelle die sieben Planetenprinzipien gern anhand einer Schwingungskurve dar, die das zyklische lebendige Geschehen symbolisiert und Wandlungsprozesse auf den unterschiedlichsten Ebenen beschreiben kann: Sie kann das ganze Leben umfassen, von der Geburt bis zum Tod, einen Tag, ein Jahr oder auch ein Projekt, das wir anpacken. Das Aufwachen, das Aufsteigen aus dem Unterbewusstsein, der frühe Morgen, eine nebulöse Idee, die Geburt, die ersten Lebensstadien – sie alle entsprechen dem Mondprinzip. Bewegung, Wachstum, Entwicklung und die Jugend können wir im Merkur-Archetyp wiederfinden. Das Stadium der Blütezeit, der männlichen und weiblichen Fruchtbarkeit finden wir in Mars und Venus. Auf dem Höhepunkt unserer Schaffenskraft, wenn wir voller Energie strahlen, haben wir am meisten Ähnlichkeit mit der Sonne. Wenn wir die Früchte unserer Arbeit ernten bzw. abgeben, im Herbst, sind wir Jupiter nahe. Wenn sich die Lebenskräfte zurückziehen, im Winter, am Lebensabend, dann sind wir von Saturns Herrschaft gezeichnet. Mond und Saturn sind damit die Tore in die jenseitige Welt, sie sind auch in der Anderswelt zuhause, während die Sonne den Höhepunkt des diesseitigen Bewusstseinszustandes markiert.

Die Planetenarchetypen zeichnen sich auch dadurch aus, dass sie Gegensatzpaare bilden, die sich ergänzende Polaritäten beschreiben. Die untersonnigen Planeten Mond, Merkur und Venus bilden mit den obersonnigen Planeten Mars, Jupiter und Saturn drei Gegensatzpaare – diesen Polaritäten begegnen wir auch im täglichen Leben. Mars und Venus, das männliche und das weibliche Prinzip, spielen in unserem Liebesleben und im gesellschaftlichen Miteinander eine ebenso große Rolle wie auf der zellulären Ebene unseres Körpers. In Merkur und Jupiter stehen sich das suchende und forschende Denken und die Ruhe des »Gefundenhabens« gegenüber. Merkur ist die Bewegung, die Neugier, das Ausprobieren, Jupiter der Zustand der Reife, der Meisterschaft. Mond und Saturn stehen für Anfang und Ende, den Auf- und den Abbau der Kräfte, die mit Saturn in einen neuen Zyklus, eine neue Dimension, übergehen können. Die Sonne als zentrales Gestirn hat keinen direkten Gegenspieler. Sie repräsentiert die All-Einheit und die Selbsterkenntnis. Die Sonne scheint über allem, aus ihr ist alles hervorgegangen, sie ist die Energie, die alles am Leben erhält, der göttliche Lebensfunke.

> »Das Universum ist nicht dualistisch, sondern polar. Auch der schamanische Kosmos ist polar. Die Gegensätze sind nichts weiter als die sich gegenseitig ergänzenden Pole einer Einheit. Die Einheit ist die Harmonie. Dualismus ist Abspaltung, Polarität ist Vereinigung. Dualismus ist ein Ausdruck von Krankheit.« (Christian Rätsch 2005: 13)

Alle Planetenkräfte, all diese kosmischen Prinzipien, sind weder gut noch schlecht. Erst im Übermaß oder im Mangel entfernen sie uns von einem Zustand der Ausgeglichenheit. Die Bewusstheit über das Spiel der Kräfte fördert unsere Erkenntnisfähigkeit und unseren selbstbestimmten Umgang mit dem Leben. Die große Kunst besteht darin, die unterschiedlichen Pole nicht als sich gegenseitig ausschließende absolute Gegensätze, sondern als sich ergänzende Polaritäten zu sehen und in sich selbst harmonisch zu vereinigen.

Die Planeten, die mit den sieben hier beschriebenen Urprinzipien verbunden sind, wurden zumeist nach Göttergestalten benannt: Merkur, Venus, Mars, Jupiter und Saturn stammen aus dem Götterhimmel der römischen Antike und haben ihre

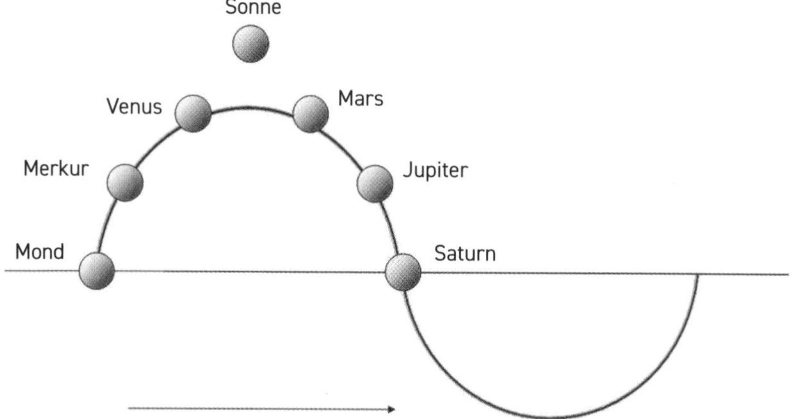

Die sieben Planetenprinzipien können als Entwicklungsphasen aller lebendigen Prozesse gesehen und entsprechend anhand einer Schwingungskurve dargestellt werden.

Entsprechungen in griechischen und germanischen Gottheiten ebenso wie in den verschiedensten Mythologien der Welt. Der Charakter, die Eigenschaften und Fähigkeiten wichtiger Göttergestalten umschreiben oft einen Archetyp, eben ein kosmisches Grundprinzip. Die anschaulichen Erzählungen über ihre Erlebnisse in Form der Mythen können uns das Verstehen der Archetypen und auch ihrer Beziehungen und Auseinandersetzungen untereinander sehr erleichtern. So können uns auch die sehr alten griechischen, römischen und germanischen Mythen helfen, die Natur zu erkennen und damit umzugehen, denn sie tragen die Naturbeobachtungen und Erfahrungen unserer Vorfahren in sich.

Im Folgenden werden die sieben nach den Planeten benannten Urprinzipien mit ihren Entsprechungen in der Götterwelt (Mythologie), der Natur, insbesondere in der Pflanzenwelt, und beim Menschen vorgestellt. Daraus ergeben sich vielfältige in der Pflanzenheilkunde nutzbare Bezüge. In verschiedenen Lebenssituationen und -phasen, konfrontiert mit bestimmten Krankheiten, sollten, können oder müssen wir uns mit dem einen oder anderen Grundprinzip deutlicher auseinandersetzen, um uns unserer Situation bewusst zu werden, Konflikte zu lösen und heil zu werden. In der Anwendung der Heilpflanzen unter diesem Gesichtspunkt gibt es stets zwei Möglichkeiten: Wir können Pflanzen einnehmen, uns mit ihnen umgeben oder beschäftigen, weil sie die Kräfte in sich tragen, die wir auch gern vermehrt in unser Leben holen möchten. Wir können uns von ihren Kräften und ihrer Ausstrahlung einfach unterstützen und mitreißen lassen. Oder aber wir sehen die Pflanzen als Lehrer, durch die wir die kosmischen Grundprinzipien, ihre vielfältigen Kombinationen und Beziehungen untereinander kennenlernen können, um mehr Bewusstheit zu erlangen. Dann sollten wir uns nicht nur dem Prinzip zuwenden, zu dem wir uns hingezogen fühlen, sondern uns auch mit seinem Gegenspieler befassen.

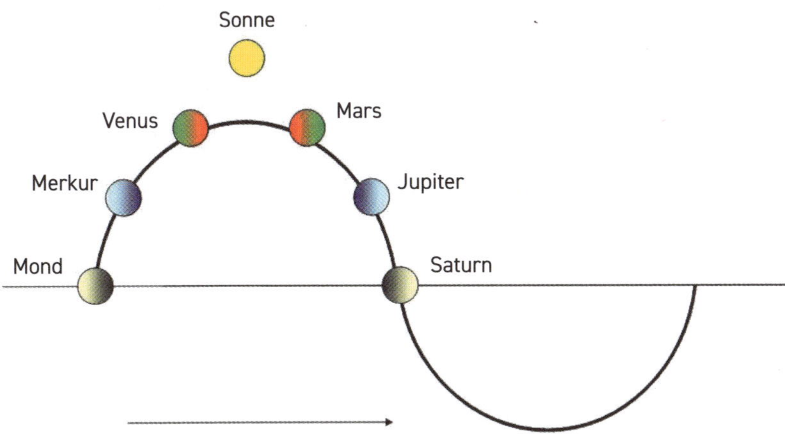

Die Planetenprinzipien bilden Gegensatzpaare, die sich ergänzende Polaritäten beschreiben.

	Mond	Merkur	Venus
Allgemein	Ursprung Beginn Gestaltlosigkeit Fruchtbarkeit Regeneration	Wachstum Entwicklung Schwingung Verbindung Vermittlung Kommunikation Transport Verwandlung Überwindung Suche	Liebe Schönheit Reinheit Anziehung Hingabe Lust Glück Harmonie Heilung Erhaltung Pflege
Natur und Pflanzen	weiß, silbern, schillernd, glänzend, milchig	blau, bunt, komplementärfarben, gemustert, kariert	rosa, grün, pastellfarben
	passiv, amorph, träge, dumpf, saftig, eigenartig, seltsam, betörender Geruch, fader Geschmack	beweglich, flexibel, schnell, kletternd, windend, kriechend, geflügelt, flüchtig, wirr	sanft, rund, weich, anmutig, edel, zart, schmuckreich, wohlschmeckend, wohlduftend
	neblig		
	Wasser, Nebel, Sümpfe, Pfützen, Teiche, Moore	Wasser, Wellen, Flüsse, Bäche, Luft, Wind, Wege	(Blumen-)Gärten, Hügel, Blumenwiesen
	Dämmerung	Morgen Frühling	
	Quellen, Keimen	Wachsen	Blühen
	Keimblätter, Wasserspeicherorgane, Zwiebeln, Wurzeln	Blätter, Luftpolster, »Flügel«, »Fallschirme«, Ausläufer	Schmuck, Duft, weibliche Blüten(organe), Narbe, Fruchtknoten
	Schleimstoffe, Milchsäfte	ätherische Öle, Saponine	Fruchtsäuren, Ester
	Schlaf- und Traumpflanzen	Zauberpflanzen	Aphrodisiaka, »Blumen«, Frauenheilpflanzen
Mensch	Geburt Kreativität Idee Unterbewusstsein Träume Fantasie Reflektion Innenschau Gefühle Launen	Bewegung Sprache Neugier Schnelligkeit experimentieren erfinden entdecken lernen Humor Listigkeit Leichtigkeit	Empfängnisfähigkeit Fruchtbarkeit Empfindsamkeit Vertrauen Passivität Wohlgefühl Entspannung Miteinander Fürsorge
	Weibliche Geschlechtsorgane, Busen, Muttermilch, Lymphe, Speichel, Sperma, Schleimhäute, Tränen, vegetatives Nervensystem	Atmung, Stoffwechsel, Neurotransmitter, Hormone	Weibliche Geschlechtsorgane, Nieren, Harnwege, Herz, Sinnesorgane, venöses Kreislaufsystem, Parasympathikus

nne	Mars	Jupiter	Saturn
-Eins ttliches ntrum cht ahrheit ergie ärme armonie höpfung acht	Schutz Abwehr Abgrenzung Impuls Potenz Kraft Auflösung Zerstörung Reinigung	Reife Ernte Frieden Weltordnung Fülle Glück Gerechtigkeit Form Position Herrschaft Meisterschaft	Ende Grenze Reduktion Tod Horizont Ewigkeit Struktur
ange, golden, gelb	rot	goldgelb, purpur	blau, grau, schwarz, immergrün
rahlend, aufrecht, diär-symmetrisch	wehrhaft, stechend, feurig, scharf, schneidend	majestätisch, klar, fest, dauerhaft, kräftig, lederig, dick, nahrhaft	trocken, dunkel, kalt, starr, karg, »lebensfeindlich«, spröde, alt
nnig			schattig
ergwiesen, Steppen	Feuer, heiße Quellen, Vulkane	Erde, (Gemüse-)Gärten, Äcker, Laubwälder	Eis, Schnee, Nadelwälder, Hochgebirge
ittag ittsommer		Abend Herbst	Nacht Winter
ein	Blühen	Frucht-, Samenreife	Absterben
anze Pflanze	Dornen, Stacheln, Brennhaare, männliche Blüten(organe), Staubfäden, Pollen	Stängel, Stamm, Früchte	Holz, Überdauerungsstadien, Wurzeln, Samen
itterstoffe, fette Öle, therische Öle	Starke Säuren, Senföle	Fette Öle, Stärke, Zucker	Gerbstoffe, Alkaloide, Mineralien
llheilmittel, Lebens-ixiere	Schutzpflanzen	Nahrungspflanzen, Nutzpflanzen	»Giftpflanzen«, Mysterienpflanzen
rientierung hythmus elbst-Bewusstsein ufrichtigkeit Vahrhaftigkeit onzentration Ieditation rkenntnis rleuchtung estaltung Iandlungskraft	Abwehrkraft Entgiftung Tatkraft Wille Aktivität Aggression Anspannung Wut Mut	Ruhe Weisheit Erfahrung Intuition unterscheiden ordnen lehren Würde Güte Standhaftigkeit	Begrenzung Degeneration Sterben Transzendenz Einsicht Weitsicht Durchblick Schicksal Prüfung Potenzial
Ierz, Seele, Augen, ehkraft	Männliche Geschlechtsorgane, Galle, Muskulatur, arterielles Kreislaufsystem, Sympathikus	»3. Auge«, Leber, Bindegewebe	Milz, Knochen, Skelett, Horn, Zähne, Haare, Haut

Die von mir entwickelte Darstellung der sieben Planetenprinzipien und ihrer Beziehungen untereinander ist aus umfangreichem Literaturstudium und intensiver Naturbeobachtung hervorgegangen. Aus den mir vorliegenden Quellen habe ich das übernommen, was mir durch die unmittelbare Naturerfahrung nachvollziehbar ist, und ich habe es durch meine eigenen Beobachtungen und Überlegungen ergänzt, bis sich ein für mich schlüssiges und gut anwendbares System ergeben hat. Die Grundprinzipien sind große, komplexe Bedeutungsfelder. Sie in all ihren Einzelheiten, Bedeutungen und Beziehungen untereinander zu erfassen, ist mehr als eine Lebensaufgabe. Ihre Beschreibung kann daher niemals vollständig sein, und ganz natürlich ist sie subjektiv.

Sonne, Mond und Saturn

Sonne, Mond und Saturn werden auch als die drei Lichter des Kosmos beschrieben: der Mond als das Licht der Nacht, die Sonne als Licht des Tages, Saturn als die Abwesenheit von Licht. Sie sind mit dem Grundrhythmus des Lebendigen verbunden. Der Mond verkörpert den Beginn, das Anschwellen der Kräfte. Die Sonne gleicht dem Höhepunkt der schöpferischen Kraft. Saturn herrscht über das Ende, den Sterbeprozess. So bilden Mond, Sonne und Saturn die Eckpunkte einer Schwingungskurve, die jeden Rhythmus nachzeichnen kann: Tag und Nacht genauso wie die Jahreszeiten, den monatlichen Wandel der Mondkräfte oder das ganze Leben.

Die sieben Planetenkräfte beschreiben die Elemente der diesseitigen Welt. Mond und Saturn bilden die Übergänge ins Jenseits, in die Anderswelt, während die Sonne das Höchstmaß an Wachbewusstsein im Diesseits repräsentiert. Das Jenseits entspricht der Kehrseite des uns bekannten Lichts: dem Schatten, der Nacht, dem Schlaf und dem Tod. Es ist die Anderswelt, in der die Ahnen und die ungeborenen Seelen zuhause sind.

Die Auseinandersetzung mit dem Mond-, Sonnen- und Saturnprinzip hilft uns vor allem bei der Orientierung unseres Bewusstseins. Benötigen wir mehr Licht, mehr Wachheit, mehr Zentrierung? Dann sollten wir uns Sonnenkräfte zuführen. Brauchen wir »Zwielicht«, um ins Unterbewusstsein zu gehen, um Träume, Fantasie, Reflektion und erholsamen Schlaf zu fördern? Laden wir den Mond ein! Oder sollten wir gar ganz in die Dunkelheit gehen, ganz in die Tiefe, um uns dem Wesentlichen zu nähern? Willkommen Saturn!

Das Mondprinzip

> »Wenn der Mond schien, war Artemis gegenwärtig, und es tanzten Tiere und Pflanzen.« (Karl Kerényi 2003: 119)

Das Mondprinzip repräsentiert den ersten Lebensabschnitt, den Beginn. Nebel und Gestaltlosigkeit, das Quellen und Keimen werden ihm zugeordnet. Er hat einen besonderen Bezug zum Wasser. Alles Leben kommt aus dem Meer, aus der sprichwörtlichen »Ursuppe«. Beim Wachstum erfolgt immer zunächst eine Wassereinlagerung, dann die Zellteilung und entsprechende Differenzierung. Der Mond ist die Pforte, durch die wir bei der Geburt ins Leben treten und durch die wir jeden Morgen, beim Aufwachen, aus der Schlaf- und Traumwelt zurückkommen.

Der Mond ist das geheimnisvolle Licht der Nacht, das Licht in der Dunkelheit. Er kann uns Zugang zu den Tiefen unserer Seele bieten, zu den unbeleuchteten schattigen Abgründen unserer Selbstwahrnehmung. In der Dunkelheit und im Mondlicht fühlen sich nur diejenigen wohl, die keine Angst vor verdrängten Wahrheiten haben. Sie lieben den zauberhaften schillernden Glanz des fahlen Lichts. Die Elfen, die keine Moral kennen, tanzen ebenso im Mondenschein wie die Hexen, die Zauberer und die Diebe. Es sind die »zwielichtigen Gestalten«.

Der Mond hat keine eigene Leuchtkraft, er ist der Spiegel der Sonne. Er beschert uns die Träume und bietet uns einen Zugang zum Reich der Fantasie. So ist er ein Tor in die Welt der unbegrenzten Möglichkeiten. Hier können Ideen aufgegriffen und Gedankenspiele durchgeführt werden. Dieser Zugang zum Unterbewussten und zum »kosmischen Archiv« wird seit jeher mit Techniken der Bewusstseinsveränderung zum Beispiel durch Trance oder Psychedelika gefördert und von Schamanen, Psychotherapeuten oder auch Künstlern genutzt.

Die Mondkraft steht zudem mit der Fähigkeit zur Reflektion in Verbindung: Hier wird unser tägliches Lebenswerk kritisch hinterfragt – und damit wird uns die Möglichkeit zur Korrektur gegeben. Im Mond-Spiegel dem eigenen Ich in vol-

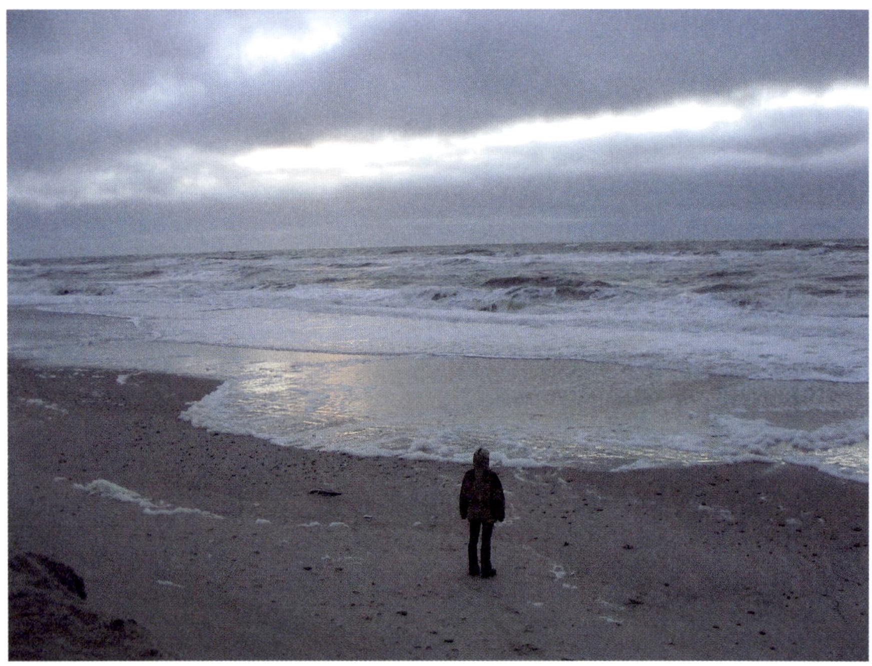

Das Meer, der Ursprung des Lebens. (Foto: Wolf Winkelmann)

ler Wahrheit zu begegnen, erfordert Mut! Aber es hilft uns, unseren Kurs im Leben immer wieder zu korrigieren, damit wir unsere ureigensten Träume und Pläne wirklich realisieren können. Damit ist Mondkraft auch Regenerationskraft, wie ein erholsamer tiefer Schlaf ihn bieten kann. Der Mond führt uns immer wieder an unseren Ursprung zurück, in die Heimat unserer Seele. Über den Mond können wir auch Kontakt zu unseren Ahnen aufnehmen, unseren heiligen göttlichen Wurzeln.[9]

Nur im Wechselspiel mit der dumpfen, feuchten, kühlen Mondkraft können wir Menschen das Sonnenfeuer überhaupt verkraften. Der Mond ist der Spiegel, in dem wir die Sonne in uns selbst entdecken können.

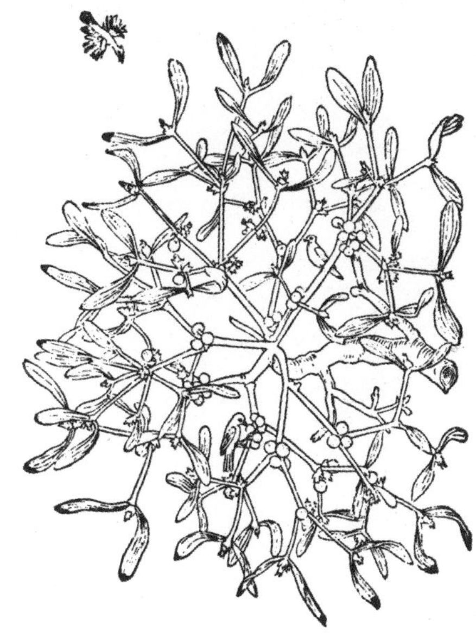

Die Mistel ist eine ausgesprochene Mondpflanze. (Holzschnitt aus OTTO BRUNFELS 1532)

Götterwelt

Die griechische Mondgöttin Artemis, die Schwester des Sonnengottes Apollon, ist eine Fruchtbarkeits- und Muttergöttin. Als göttliche Hebamme ist sie die Hüterin des weiblichen Schoßes. Sie gilt auch als Herrin der Wildnis und der wilden Tiere, die jenseits der Grenzen der Zivilisation zuhause ist. Selene ist eine weitere Mondgöttin, von der die alten Griechen erzählten: Wenn der Mond hinter den Bergen von Latmo in Kleinasien verschwindet, dann besucht Selene ihren Geliebten Endymion, einen schönen Jüngling, den sie mit ewigem Schlaf beschenkt hat – sogar offenen Auges kann er schlafen. Auf diese Weise kann sie ihn küssen, so oft sie will ... Endymion bedeutet: »Der-sich-innen-Befindende« (vgl. KERÉNYI 2003: 156f.).

Natur und Pflanzen

Alles Wasser in der Natur ist mit dem Mond verbunden. Vor allem die trägen bis stehenden Gewässer, wie moorige und sumpfige Feuchtgebiete, Teiche und Pfützen, sind deutlich von Mondkräften gezeichnet – Wasser, das mehr Aktivität zeigt, wie das rauschende Meer oder ein quirliger Bach, hat auch deutlichen Merkurcharakter. Eine Quelle repräsentiert die Mondqualität in einer sehr reinen Form.

---

9 In Nepal bezeichnet man die Ahnen als »Kuladevas«, was übersetzt »die leuchtenden, himmlischen, göttlichen Wurzeln« bedeutet.

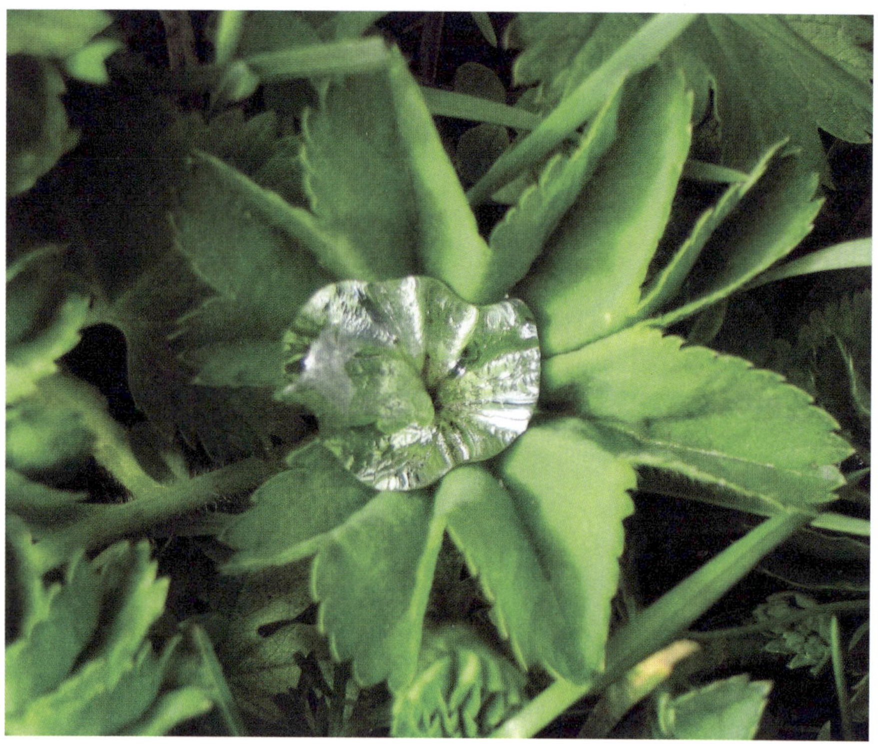

Der Frauenmantel hat einen besonderen Bezug zum Wasser und offenbart darin seinen Mondcharakter. (Foto: Wolf Winkelmann)

Auch hohe Luftfeuchtigkeit, Tau und Nebel sind mit dem Mondelement verwandt. Insbesondere der Nebel, der die Welt mit einem geheimnisvollen Schleier überzieht, lässt uns ahnen, dass die Mondkraft ein Tor in andere Welten ist ...

Der frühe Morgen und der späte Abend, die dämmerigen Zwischenzeiten, sind die Zeit des Mondes. Viele Menschen bevorzugen diese Phasen für ihre intuitiven Pflanzenbegegnungen. Entsprechend der Mondqualität fällt es ihnen in dieser Zeit leichter, einen Zugang zum Andersweltlichen und zu ihrem eigenen unbewussten Wissen zu erhalten. Im Jahresverlauf liegt die »Mond-Zeit« zwischen Wintersonnenwende und Frühling, wenn die Natur ganz langsam aus dem Winterschlaf erwacht.

Das Quellen und Keimen der Samen entspricht dem Mondprinzip. Die Keimblätter, die zumeist eine völlig andere, sehr viel einfachere und undifferenziertere Form aufweisen als die späteren Laubblätter der adulten Pflanze, zeigen sehr deutlich den Charakter dieser Phase des Beginns.

Pflanzen, die einen deutlichen Bezug zum Wasser zeigen, die besonders »saftig« sind, vielleicht über besondere Wasser speichernde Organe (zum Beispiel Zwiebeln) verfügen, ebenso wie solche, die im und am Wasser wachsen, zeigen

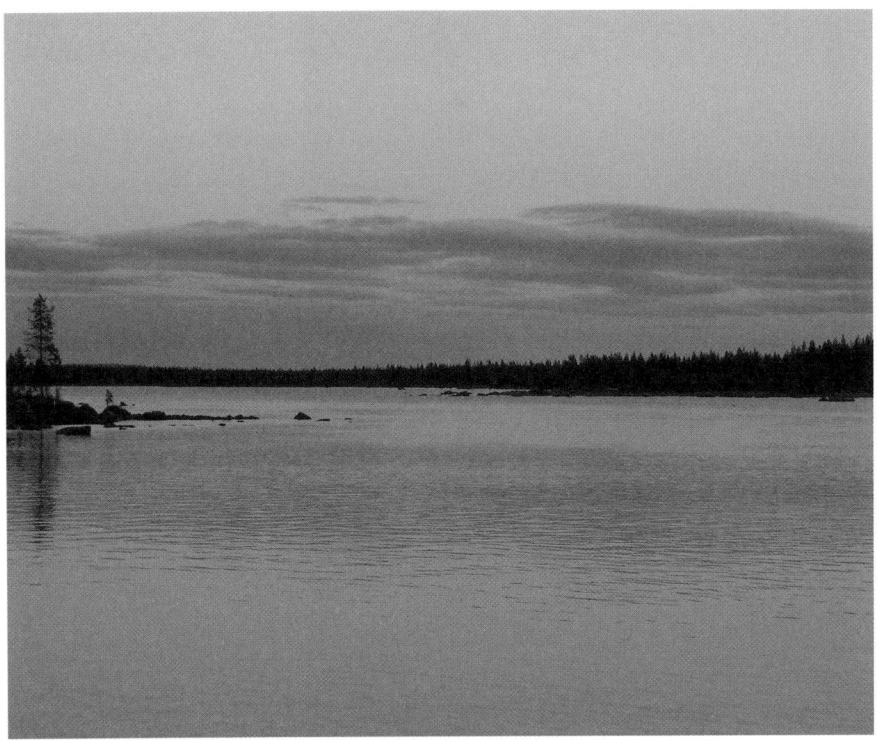

Die dämmerigen Zwischenzeiten sind die Zeiten des Mondes.

damit ihre Verwandtschaft mit dem Mond. Die Wurzeln haben einen besonderen Bezug zu Mond und Saturn, denn sie verbinden die Pflanze mit der »Unterwelt« und versorgen sie mit Wasser und Mineralstoffen.

Die Mondsignatur hat zwei Seiten. Zum einen wird alles Weiße, Milchige, Trübe, Träge und Dumpfe, alles Weiche, Formbare und Passive dem Mond zugeordnet, zum anderen aber auch das silbern Glänzende, das geheimnisvoll Schillernde, das die Dunkelheit leuchtend durchdringt.

Die Signatur des Mondes an Pflanzen zeigt sich zum Beispiel in weiß gefärbten Blüten, weißer Blattaderung, silbernem Blattwerk, großer Fruchtbarkeit (Samenreichtum, Bildung von Tochterpflanzen, schnelles Wachstum mit schnellem Generationenwechsel), fadem, käseartigem oder süßem Geschmack und betörend-betäubenden Düften. Die Zahl Neun wird dem Mond zugeordnet, und so wird auch ihr Auftauchen an den Pflanzen als Zeichen der Mondkraft gewertet. Pflanzen, die seltsame Formen zeigen, die uns wie »Gewächse aus einer anderen Welt« vorkommen und uns vielleicht sogar ein wenig unheimlich sind, sind Pflanzen des Mondes. Weißliche Milchsäfte, Schleimstoffe und quellbare Substanzen in Pflanzen zeigen ebenfalls deren Mondsignatur. Die Mondkraft wirkt kühlend und reiz-

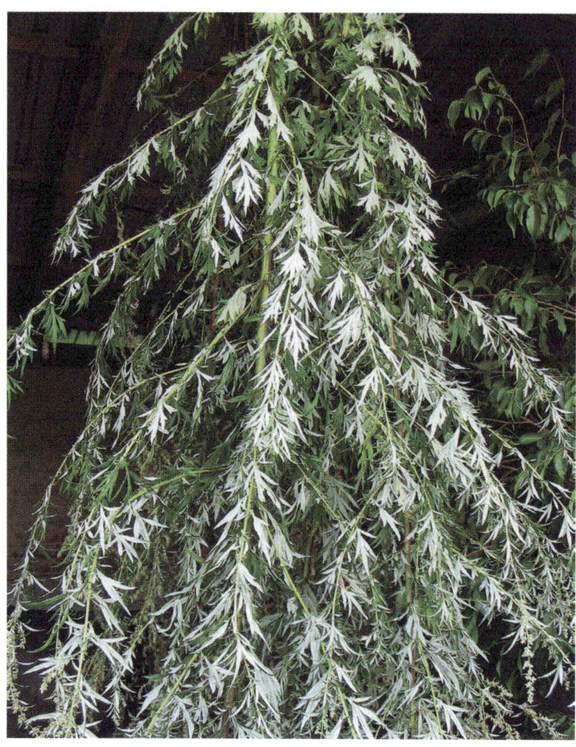

Die Unterseite der Blätter des Beifußes sind silbern behaart – eine Mondsignatur.

lindernd. Sie kann einhüllen und schützen, unsere klare Wahrnehmungsfähigkeit deutlich dämpfen – uns »einlullen« – oder aber auch unsere Wahrnehmung ins Fantastische verschieben.

Entsprechungen des Mondprinzips im Menschen

Der Mond – la Luna – gilt als launisch: Ständig wechselt er seine Form, verändert sein »Gesicht«. So wie er Ebbe und Flut des Meeres bedingt, sind auch unsere inneren Flüssigkeiten seiner wechselnden Anziehungskraft ausgesetzt, und unser Gefühlsleben ist eng mit dem Wasser verbunden. Das Wort Seele bedeutet »kleiner See« bzw. »zum See gehörig«. Der Mond gilt als weiblich, so wie ja auch das weibliche als das passive, empfangende Geschlecht angesehen wird. Die Frauen sind den »Launen« des Mondes durch den Monatszyklus besonders verbunden.

Im menschlichen Körper sind alle weißlichen, trägen und trüben Flüssigkeiten dem Mond zugeordnet, wie zum Beispiel Lymphe, Speichel, Schleim und Eiter, Sperma und Muttermilch. Die Schleimhäute in unserem Inneren bilden eine feuchte, durchlässige Schutzschicht an den Grenzflächen. In der salzhaltigen Tränenflüssigkeit können wir einen Ausdruck unseres »inneren Meeres« sehen. Mit ihr treten unsere Gefühle, tritt unsere Seele nach außen.

Die weiblichen Geschlechtsorgane der Säugetiere dienen dem Empfangen, Gebären, Behüten und Beschützen sowie dem Nähren. Sie geben den Seelen aus der Anderswelt die Möglichkeit, sich im Diesseits zu inkarnieren, Form anzunehmen und geboren zu werden – einen Lebenszyklus zu beginnen. Hier zeigt sich deutlich ihre Verwandtschaft mit dem Mond. Analog dazu geben kreative Menschen den Eingebungen aus der Anderswelt die Möglichkeit, in diese Welt zu kommen und hier Gestalt anzunehmen. Künstler und Erfinder schöpfen aus dem Urmeer des Möglichen. Sie bieten den Einfällen einen »fruchtbaren Boden«. Die weibliche Brust ist die sprudelnde Quelle von Geborgenheit und süßer, nahrhafter Milch für den Säugling. Durch das »Stillen« steht die Frau in direkter Beziehung zum Mondprinzip. Auch das männliche Sperma ist eine milchig-trübe Flüssigkeit. Die Befruchtung der Eizelle mit dem Samen muss in einem feuchten Milieu stattfinden. Die feuchten lebenspendenden Mondkräfte stehen den austrocknenden Alterungsprozessen (Saturn) entgegen.

Das vegetative Nervensystem steuert ganz ohne unseren bewussten Einfluss die lebenswichtigen Vorgänge im Inneren unseres Körpers. Schon immer hat man vor allem den Bauch in Verbindung mit der geheimnisvollen Weisheit der Intuition gesehen – wie sich im sprichwörtlichen »aus dem Bauch heraus Entscheiden« zeigt. Heute weiß man, dass im Darm viele Neurotransmitter hergestellt werden, und spricht entsprechend vom »Bauchhirn«. Gehirn und Bauch sind also offenbar eng miteinander verbunden und haben beide einen Bezug zum Mond.

Recht häufig ist beim Menschen die Verbindung mit der ursprünglichen Lebensquelle, dem Mondprinzip gestört. Dies drückt sich in einem mangelnden Kontakt mit den Ahnen und der Anderswelt an sich aus und zeigt sich zum Beispiel in den weit verbreiteten Schlafstörungen. Damit einher geht oft der Verlust der Anbindung an die eigenen Träume, an die ureigensten, ursprünglichen Lebensziele und -wünsche. Die Regenerationskraft ist geschwächt. Schlafstörungen sind auch Folge eines »Nicht-Loslassen-Könnens«; sie sind Zeichen eines Mangels an Vertrauen. Der im Leben nötige Wechsel von Aktivität und Passivität ist gestört. Auch Unfruchtbarkeit kann als mangelnde Fähigkeit, sich auf die Mondkräfte einzulassen, gedeutet werden.

Das Mondhafte ist weich, formbar und empfänglich. Eine Überbetonung der passiven, trägen und feuchten Mondkräfte kann daher Infektionen begünstigen. Der Mensch wird für Manipulationen von außen anfällig, wenn ihm die eigene Gestalt (Jupiter), Grenzen (Saturn), Abwehrkräfte (Mars) sowie Wärme und strahlende Lebenskraft (Sonne) fehlen. Stets verträumte Menschen mit Realitätsverlust zeigen einen zu starken Mondeinfluss. Müdigkeit und Trägheit sind ebenso Zeichen einer ungesunden Mondkraft wie vermehrte Wassereinlagerungen und Ödeme.

Im Zusammenspiel mit Sonne und Saturn, durch Bewusstheit und Lernfähigkeit, kann das dumpfe milchige Wasser zum glänzenden Spiegel werden und

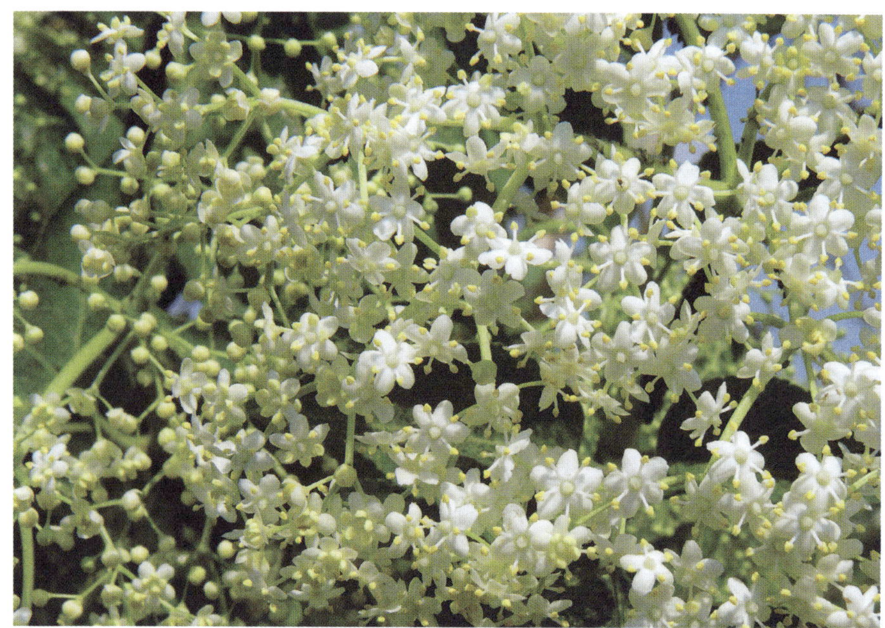

Die weißen Blüten des Schwarzen Holunders mit ihrem betörend-betäubenden Duft zeigen den Einfluss des Mondes.

uns die fantastischen Möglichkeiten des Erlebens zeigen. Der Umgang mit Mondpflanzen kann uns helfen, einen besseren Zugang zu unserem Unterbewusstsein zu erhalten. Der Kontakt zur Seele wird erleichtert – so können wir uns selbst besser erkennen. Der Mond hilft uns, zu erinnern, wo wir herkommen, und uns an die Quelle anzubinden, an den Ursprung, an unsere Ahnen. Wann immer wir etwas Neues beginnen wollen: Die Mondkräfte können uns dabei unterstützen.

Mondpflanzen in der Anwendung

Zu den Pflanzen mit auffälliger Mondsignatur gehören die Birke mit ihrer weißen Rinde sowie Holunder und Baldrian mit ihren weißen Blüten und ihrem betörend-betäubenden Duft. Der Frauenmantel zeigt seine Mondverwandtschaft dadurch, dass er selbst Wassertropfen in Form der Guttation gebiert. Bei Wermut und Beifuß sind es die beidseitig oder nur unterseits silbern behaarten Blätter, die uns ihre Mondkräfte offenbaren. Die runden, weißen und schleimigen Früchte der Mistel wirken wie Miniaturausgaben des Mondes, hinzu kommt ihre »Eigenartigkeit«, in der Art und Weise, wie sie sich dem Jahreszyklus und der Schwerkraft scheinbar entzieht.

Die Kombination mit anderen Zeichen und Eigenschaften macht das einzigartige Wesen und die besonderen Heilkräfte jeder einzelnen Pflanze aus. Birke und Baldrian weisen auch Merkur- und Venuskräfte auf. Birke und Holunder tragen zusätzlich Saturnisches. Der Löwenzahn, der auf den ersten Blick durch seine auffälligen sonnenhaften Blüten einen wachen und strahlenden Eindruck macht, trägt in Form des weißlichen Milchsaftes auch ein wenig Mondkraft in sich. Die sonnige und merkurielle Kamille enthält reichlich mondhafte Schleimstoffe, die einen großen Teil ihrer reizlindernden Wirkung ausmachen. Die Schafgarbe ist so kräftig, würzig, ausdifferenziert und aufrecht – und doch sind ihre Blüten weiß und entfalten ihre ganze Leuchtkraft und Ausstrahlung vor allem in der Dämmerung: Ein Mondeinfluss ist unverkennbar.

Unter den Heilpflanzen mit starker Mondsignatur finden sich beruhigende und schlaffördernde Pflanzen wie der Baldrian, besonders sanfte, reizlindernde Pflanzen wie Taubnessel, Malve und Eibisch sowie bedeutende Frauenheilpflanzen wie Beifuß, Schafgarbe und Frauenmantel. Häufig sind es auch Pflanzen von enormer Wichtigkeit für Schamanen, wie die Birke – der wohl wichtigste Schamanenbaum im eurasiatischen Norden – und der Beifuß – das weltweit verbreitete »Reisekraut« der Schamanen.

Alle wässrigen Zubereitungen haben Mondcharakter, ganz besonders der früher empfohlene Kaltwasserauszug für schleimhaltige Drogen, der sehr anfällig für eine Keimbesiedelung ist[10]. Eine sehr mondhafte Anwendungsform von Heilpflanzen ist das Baden in Kräuterauszügen. Das Baden am Abend ist dabei besonders gut für Menschen, die Schwierigkeiten haben, sich in die Passivität zu begeben, sich zu entspannen, zu schlafen und zu empfangen.

Heilpflanzenbäder

Für ein Vollbad werden 50 bis 100 g getrocknete Pflanzenteile mit 1 l Wasser wie ein Tee zubereitet (aufgekocht oder mit heißem Wasser übergossen, je nach Pflanzenart und Pflanzenteil). Der durch ein sehr feines Teesieb gefilterte Auszug wird dem Badewasser beigegeben. Die Wassertemperatur sollte 35 bis 38 °C betragen, die Badedauer 10 bis 15 Minuten. Danach sollte man es sich in Ruhe gemütlich machen. Bei manchen Kräuterauszügen muss nach dem Bad die Wanne sofort gereinigt werden, damit es nicht zu Verfärbungen kommt. Wenn möglich sollte das jemand anderes für den Badenden übernehmen, damit dieser sich ganz der Passivität hingeben kann.

Bei größeren Verletzungen oder unklaren Hauterkrankungen, bei schweren fieberhaften und infektiösen Erkrankungen sowie bei Herz-Kreislauf-Schwäche und Bluthochdruck dürfen keine Vollbäder vorgenommen werden.

10 Heute weiß man, dass die Annahme, dass Schleimstoffe durch heißes Wasser zerstört werden, falsch war, und bereitet auch Heilpflanzen wie zum Beispiel Kamille und Isländisch Moos als Infus (Auszug in heißem Wasser) zu (vgl. Stern und Ell-Beiser 2022: 49).

Das Sonnenprinzip

> »Es ist die Pflanze, die die Sonnenenergie, in engster Verbindung mit dem Wasser, in die tausendfachen physischen, psychischen und geistigen Energien unseres Lebens verwandelt.« (Hugo Hertwig 1954: 12)

Sonnenpflanzen sind Lebenselixiere, denn die Sonne vermittelt Licht, Wärme und Freude, intensive Lebens- und Gestaltungskraft. Sie erweckt alles zu Leben und Aktivität. Pflanzen machen in ihrem Fotosyntheseprozess die Energie der Sonne für uns auf wunderbare Art und Weise verfügbar. Häufig spüren wir selbst sehr deutlich, dass die Sonne eine enorme Energiequelle ist: Wir haben mehr Elan, sind besser gelaunt, fühlen uns wohler, wenn die Sonne scheint. In gewisser Hinsicht ist sie der Gegenspieler des Mondes: Sie ist das Licht des Tages, macht uns wach und aktiv und ermöglicht uns klares weites Sehen. Sie gilt als männliche, zeugende, gestaltende Kraft.

Doch die Sonne ist auch das zentrale Gestirn, die Eine, der Ursprung unseres Sonnensystems. Sie repräsentiert die allumfassende, allerhöchste Schöpferkraft. Damit ist sie über die Polarität erhaben. Ihr Licht, ihre Wärme strahlt über allem. Als das Licht des Göttlichen ist sie mit unserer Sehkraft und auch mit der Fähigkeit zu Erkenntnis und Erleuchtung verbunden.

Die Sonne gibt allen Lebewesen wichtige Rhythmen und Orientierung. Am Stand der Sonne können wir uns bezüglich Tageszeit, Jahreszeit und Himmelsrichtung orientieren. Die Veränderungen von Lichtintensität und Tageslänge im Jahreslauf lösen Verhaltensänderungen bei Pflanzen und Tieren aus, wie zum Beispiel das Keimen und Blühen, das Paarungsverhalten oder die Vorbereitungen auf den Winterschlaf. Von den äußeren natürlichen Rhythmen weitgehend abgekoppelt, lebt der Mensch heute ein eintöniges gleichförmiges Dasein zu allen Jahreszeiten. Auch die verschiedenen Qualitäten des Tageslichts und der Tageszeiten sind in unserem All-Tag kaum mehr von Bedeutung. Mit selbstgebauten Lichtern, die Tag und Nacht unseren Planeten erhellen, haben wir es zu einem Zustand der »Lichtverschmutzung«[11] (in Analogie zur Luftverschmutzung) gebracht. Lichtemissionen führen in immer mehr Gebieten der Erde zu anhaltender Abwesenheit völliger Dunkelheit und damit zu erheblichen Störungen des Lebens von Mensch, Tier und Pflanze. Beim Menschen äußert sich dies zum Beispiel in Rhythmusstörungen, Schlafstörungen, Orientierungslosigkeit und Depressionen.

Die Sonnenkraft ist aufs Engste mit unserem Herzen verbunden. Paracelsus beschrieb nach alter Tradition die menschlichen Organe mit ihren Entsprechun-

---

11 So gibt es Forderungen nach »Schutzgebieten für den Sternenhimmel« (vgl. Hänel 2007: 12 sowie www.lichtverschmutzung.de, abgerufen am 31.01.2023).

gen in unserem Sonnensystem: »Das Herz ist die Sonne, und wie die Sonne auf die Erde und sich selbst wirkt, also wirkt auch das Herz auf den Leib und sich selbst. Und ist dieser Schein auch nicht der der Sonne, so ist er doch der Schein des Leibes, denn der Leib muss an dem Herzen Sonne genug haben« (I: 40). Im Herzen sahen unsere Vorfahren auch den Sitz der Seele und des Ich-Bewusstseins. Unser Herzschlag gibt uns einen wichtigen inneren Rhythmus. Wenn er aus dem Takt gerät, ist unser Leben bedroht. Selbsterkenntnis und wahres Selbst-Bewusstsein können uns in Einklang mit den kosmischen Rhythmen bringen. Sie führen uns zur »Herzensweisheit« und sind die höchsten Tugenden der Sonnenkraft. Im Herzen nehmen wir die Liebe wahr. Wenn uns »die Sonne im Herzen lacht«, ist wohl der größte Zustand von Wohlbefinden erreicht. Das Herz verbindet uns nicht nur mit der mächtigen Schöpferkraft, sondern ist auch unsere Verbindung zu anderen Lebewesen. Wer ein »großes Herz« hat, verfügt über Güte und Mitgefühl und setzt sich liebevoll für andere ein.

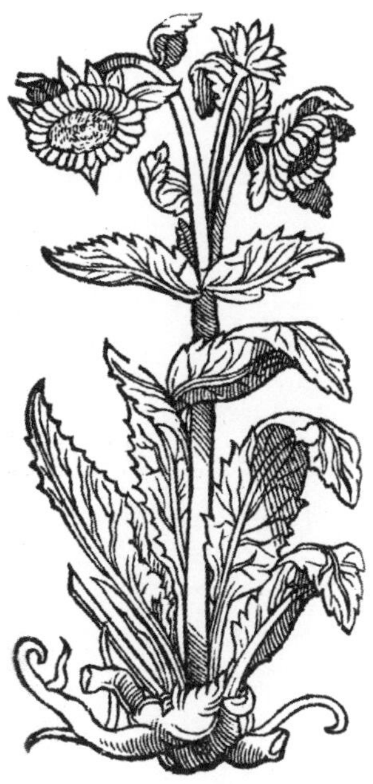

Stolze Pflanzen mit sonnenähnlichen Blüten, wie hier der Alant, haben ausgeprägten Sonnencharakter. (Holzschnitt aus Adamus Lonicerus 1679)

> »Würde ein Mensch in vollständiger Übereinstimmung mit seiner Sonne (seinem Selbst) handeln, gelänge es ihm, eine Art von Meisterschaft zu erringen. Er könnte seine unterschiedlichen Talente und Vorstellungen nutzen, um alle seine Ziele zu verwirklichen.« (Alan Oken 1996: 216)

Götterwelt

Apollon, der Sonnengott der Griechen, galt als der große Herr über die Sterblichen und die Unsterblichen. Er war ein Arzt, dessen Heilkunst nur dort versagte, wo er selbst tötete (Kerényi 2003: 114). Über den Toren seiner Orakelstätte in Delphi stand: »Erkenne dich selbst.« Der schöne und strahlende Gott, der die ganze Natur mit dem wunderbaren Klang seiner Leier in Harmonie bringen konnte, wurde ebenso als unbarmherziger Verfechter der Wahrheit gefürchtet.

Natur und Pflanzen

Als Pflanzen werden all jene Lebewesen bezeichnet, die zur Fotosynthese fähig sind, also Sonnenlicht in eine Form von Energie verwandeln, die auch für andere Lebewesen nutzbar ist. Pflanzen, die besonders viel Biomasse erzeugen, haben

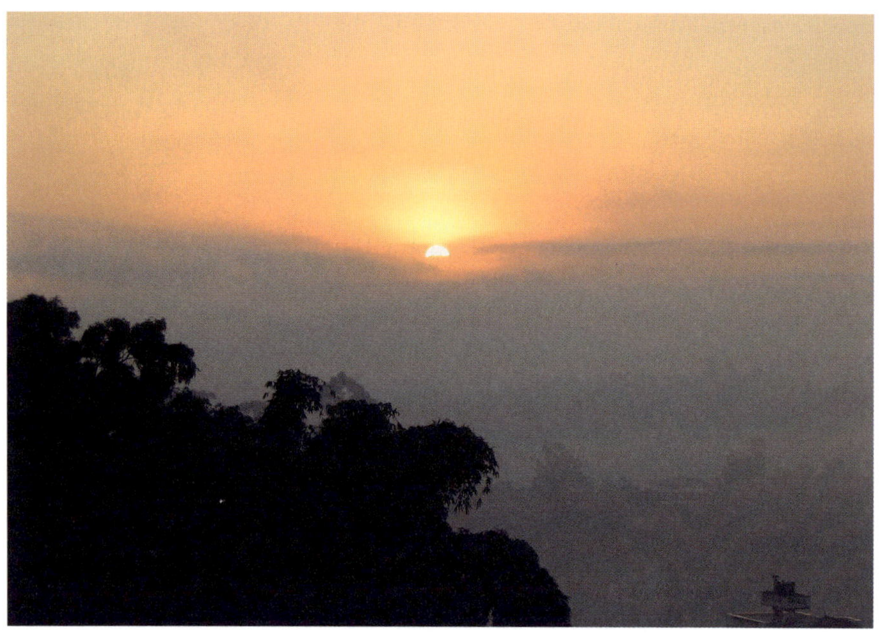

Die Sonne ist das Licht des Tages. Sonnenaufgang über Kathmandu, Nepal.

demnach einen besonders hohen Durchfluss von Sonnenkraft. Vor allem jedoch sind es sehr aufrechte, große, kräftige Pflanzen mit majestätischer Gestalt, die dem Sonnenprinzip zugerechnet werden. Die Einzahl entspricht der zentralen Sonnenkraft, manche Pflanzen repräsentieren diese, indem sie nur einen Stängel oder Stamm oder nur eine Blüte aufweisen. Zeichen der Verwandtschaft mit der Sonne sind auch leuchtende und strahlende gelbe, orange und goldene Farbtöne. Radiäre Blüten, wie die der Korbblütler, ähneln der Sonne mit ihren Lichtstrahlen. Pflanzen, die stark dem Licht zugewandt sind, die viel Sonne benötigen oder deutlich auf die Anwesenheit oder Abwesenheit von Sonnenlicht reagieren (zum Beispiel sogenannte Sonnenbräute, die ihre Blüten mit dem Licht öffnen und wieder schließen, wie Ringelblume, Gänseblümchen, Löwenzahn), zeigen damit ebenfalls ihre Verbundenheit mit der Sonne.

Während der Mond den Beginn einer Entwicklung anzeigt, steht die Sonne für ihren Höhepunkt – das ist die Zeit, wenn eine Pflanze in voller Blüte steht. Stark besonnte und erhabene Standorte wie exponierte Bergwiesen und sonnige Südhänge sind die »Orte der Sonne«. Im Jahreslauf ist die Zeit der Sommersonnenwende, wenn die Sonne am höchsten steht, die Phase der stärksten Sonnenkraft.

Bitterstoffe wirken stärkend und tonisierend, sie machen wach, zentrieren das Bewusstsein und erhöhen allgemein die Lebenskraft. Der Volksmund kennt auch die Tatsache, dass das Erkennen der Wahrheit »bitter« sein kann. Hier zeigt sich die Sonnenkraft im übertragenen Geschmackserlebnis. Doch das unange-

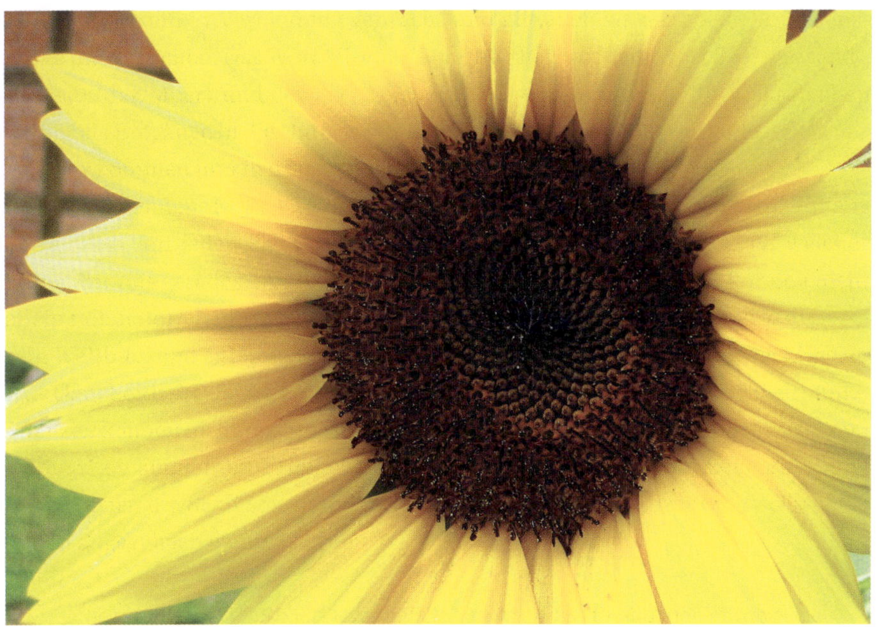

Radiäre Blüten wie die der Sonnenblume symbolisieren die Sonne mit ihren Lichtstrahlen.

nehm bittere, aber vielleicht heilsame Erlebnis verschwindet zunehmend aus unserer Erfahrungswelt. Bittere Gemüsesorten wie zum Beispiel Chicorée und Kopfsalat wurden durch Züchtung und sonnenarmen Anbau zunehmend milder im Geschmack. Bittere Heilpflanzentrünke wie zum Beispiel der berühmte Theriak galten hingegen unseren Vorfahren als wahre Lebenselixiere! Die flüchtigen ätherischen Öle sind neben ihrer Merkursignatur auch deutlich von der Sonne gezeichnet. Je mehr Sonnenlicht eine Pflanze erhält, desto mehr ätherisches Öl produziert sie und umso aromatischer werden ihr Duft und Geschmack. Sonnenpflanzen sind also zumeist auch besonders würzig. Fette Pflanzenöle gelten als gespeicherte Sonnenwärme und haben einen hohen Energiegehalt.

Entsprechungen des Sonnenprinzips im Menschen

Die Sonne gibt dem Menschen Lebenskraft, Wärme und Freude. Das Herz pumpt das warme Blut, den roten Lebenssaft durch den ganzen Körper. Es ist das menschliche Organ, das die Sonnenkraft vermittelt. Auf der Ebene der Chakren, der feinstofflichen Energiezentren, ist das Herzchakra das mittlere Chakra, das zwischen den unteren mehr körperbetonten und den oberen, mehr geistig orientierten vermittelt. Die Sonnenkraft ist auch eng mit der Fähigkeit zur Zentrierung, zur Konzentration verbunden. Wer in seiner Mitte zuhause ist, dem fällt es leicht, ein harmonisches Leben zu führen, im Einklang mit seiner Lebensaufgabe, seinem göttlichen Auftrag. Das Sonnenlicht ist für unser Wohlbefinden ebenso wichtig wie

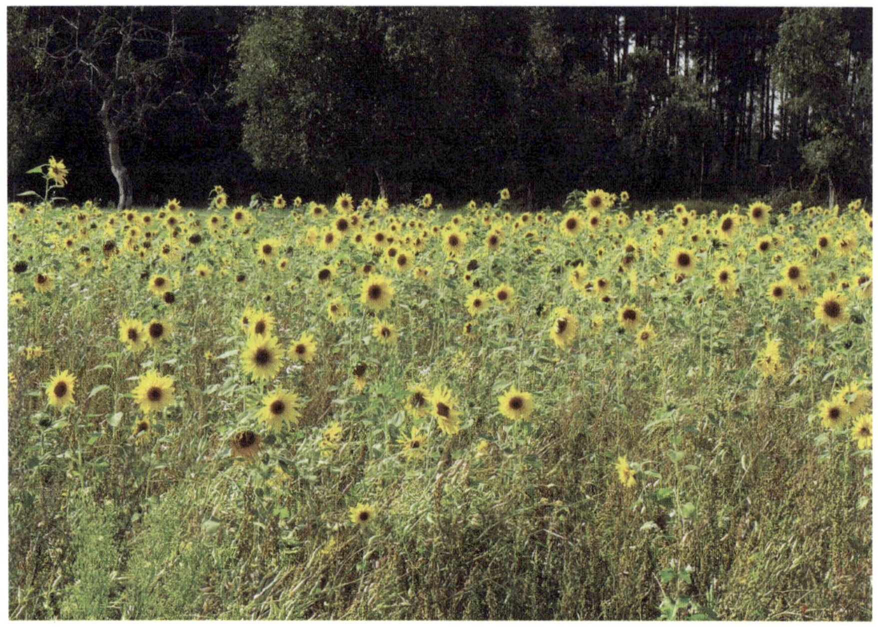

Sonnenblumenfelder lassen uns strahlen vor Freude, sie holen die kosmische Sonnenkraft für uns auf die Erde herab.

ein freudiges, zuversichtliches, ungebrochenes Herz. Wer die Sonnenkraft nicht auch in sich selbst entwickeln kann, der wird sehr abhängig von der Wetterlage, vom äußeren Sonnenschein, und leidet schnell an Schwermut und Depression.

Die Augen und der Sehsinn sind der Sonne zugeordnet. Augenerkrankungen können oftmals Zeichen einer Orientierungslosigkeit sein oder einer Weigerung, der Wahrheit ins Auge zu sehen. Die Abnahme der körperlichen Sehkraft kann mit der Entwicklung des »geistigen Auges« einhergehen bzw. eine Aufforderung sein, die Fähigkeit »zu sehen« auf anderer Ebene zu entwickeln. Die germanische Mythologie erzählt, dass Wotan eines seiner Augen opferte, um aus Mimirs Brunnen, dem Quell der Weisheit, trinken zu können.

Sowohl die Depressionen, die wir als geistig-seelische Erkrankung auffassen, als auch vorübergehende Niedergeschlagenheit und Antriebslosigkeit können wir als einen Mangel an Sonnenkraft deuten. Unser Herz muss im Leben oft mit vielen Verletzungen klarkommen. Das kann zu körperlichen und seelischen Erkältungen und Verkrampfungen führen, die uns starr und rigide machen und den lebensnotwendigen Fluss des Blutes und der Liebe behindern. Das Herz muss wiederbelebt, das Selbstbewusstsein wiedergewonnen, die Liebe wieder zugelassen werden. Die Sonne ist das Vollkommene, das Göttliche. Oft ist die Erkenntnis heilsam, dass wir Menschen das nicht sind, weder wir selbst noch die anderen, mit denen wir zu tun haben. Sich selbst und anderen zu vergeben, das ist der Weg zur Heilung des Herzens.

Erkrankungen des Herzens, des Blutes, des Kreislaufs und der Durchblutung werden als Störungen der Sonne in uns angesehen: zu hoher und zu niedriger Blutdruck, Arteriosklerose, Herzinfarkt und Herzschwäche sind sehr häufige Erkrankungen unserer Zeit.

Die Sonnenkraft zu verwirklichen, bedeutet aufrecht und aufrichtig zu sein. Wer die Wahrheit in sich selbst und über sich selbst finden kann, der kann dem Ruf seines Herzens folgen und genug Herzenswärme produzieren, um auch andere mit zu erwärmen. Er kann selbstbewusst sich selbst verwirklichen.

Sonnenpflanzen in der Anwendung

Manche Pflanzen haben ausgesprochen sonnenhafte Blüten, wie zum Beispiel Johanniskraut, Löwenzahn, Ringelblume und Kamille. Sonnenblumen sind ein beliebtes Geschenk, weil sie genau das ausdrücken, was wir dem anderen wünschen: Freude, Kraft und Sonnenschein. Andere Pflanzen zeigen ihre Sonnensignatur vor allem in ihrer majestätischen Gestalt, wie die Engelwurz, der Gelbe Enzian und die Königskerze oder wie die Zitrusbäume in ihren gelb-orangefarbenen rundlichen Früchten. Sonnenpflanzen durchwärmen, erhellen, erfrischen, machen uns wach und stärken unser Bewusstsein. Sonnenpflanzen gelten als Allheilmittel, weil sie allgemein die Lebenskraft und Freude vermehren und dem Menschen helfen, seine göttliche Lebensaufgabe zu erkennen und aktiv zu verwirklichen. Oft sind es verdauungsfördernde, wundheilungsfördernde (»ganz machende«), stimmungs-

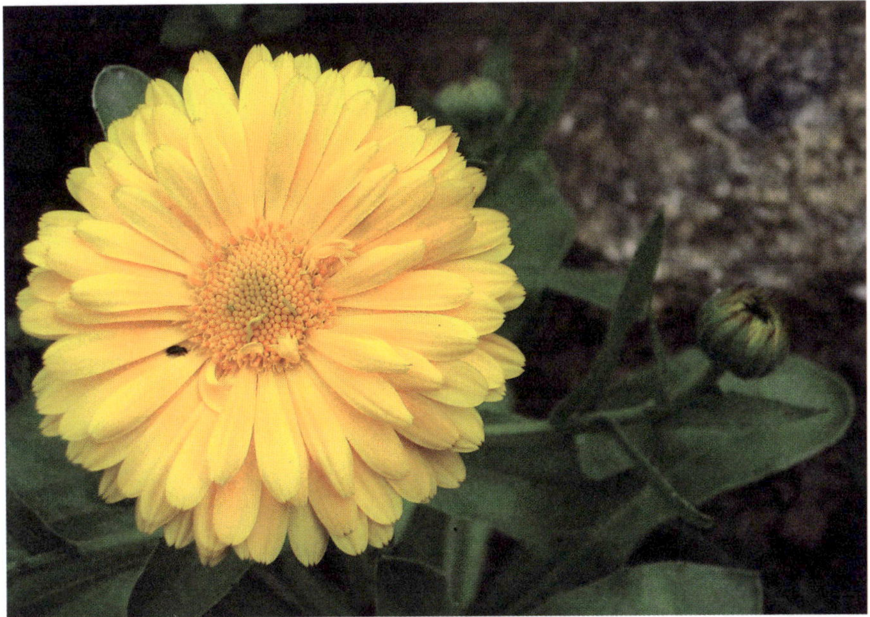

Ringelblumenblüten eignen sich vorzüglich für eine Meditation.

aufhellende, aufrichtende und stärkende Pflanzen. Johanniskraut und Engelwurz sind ausgesprochen starke Heil- und Schutzpflanzen, die Sonnen- und Marssignaturen vereinen.

Eine sehr sonnenhafte Zubereitung von Heilpflanzen sind Ölauszüge. Besonders beliebt sind Auszüge aus den sonnengleichen Johanniskraut- oder Ringelblumenblüten in Olivenöl. Auch die Bach-Blütenessenzen sind eine Zubereitungsform, die das Sonnenprinzip betont, die Blüten werden hierzu in Wasser im Sonnenschein ausgezogen. Nach der Idee von Edward Bach haben diese Essenzen die Fähigkeit, den Menschen wieder in Einklang mit seinem höheren Selbst und seiner Lebensaufgabe zu bringen. Sonnenpflanzen können ihre Wirkung übrigens oft sehr gut über das Sehen vermitteln: Das Strahlen und Leuchten der gelb-orangen, radiärsymmetrischen Blüten tut nicht nur unseren Augen gut!

Johanniskrautöl

Man füllt die bei trockenem Wetter gesammelten Blüten in ein Schraubglas und gießt naturreines kaltgepresstes Oliven- oder Weizenkeimöl darüber, sodass alle Pflanzenteile bedeckt sind. Diesen Ansatz lässt man 2–3 Wochen im Dunklen ausziehen, da das enthaltene Hyperforin lichtempfindlich ist (Stern und Ellbeiser 2022: 393). Dann wird das Öl abgeseiht und in dunklen Flaschen, gut verschlossen, vor Licht geschützt und kühl aufbewahrt.

Das Johanniskrautöl wird aufgrund seiner Färbung auch »Rotöl« genannt. Es ist ein hervorragendes Öl zur Wundheilungsförderung und für erwärmende Einreibungen oder Massagen bei schmerzhaften muskulären Verspannungen. Nach Rippe (2001: 116f.) hat das Johanniskraut eine reinigende Wirkung auf die Aura und ist die beste Pflanze, um sich gegen bösen Zauber zu schützen.

Das Saturnprinzip

> »Wie jede Blüte welkt und jede Jugend
> dem Alter weicht, blüht jede Lebensstufe,
> blüht jede Weisheit auch und jede Tugend
> zu ihrer Zeit und darf nicht ewig dauern.«
>
> (aus »Lebensstufen« von Hermann Hesse)

Saturn ist der Hüter der Schwelle. Wie der Mond bildet auch er ein Tor in die Anderswelt, jenseits unseres Alltagsbewusstseins. Doch ist Saturn nicht mit dem Anfang, sondern mit dem Ende verbunden, mit dem Abnehmen der Kräfte. Saturn hat alles durchlebt und führt uns nun zur Reduktion auf grundlegende Strukturen und bis hin in die Vergänglichkeit. Doch auch wenn letztendlich das Gerüst zerfällt, düngt die Asche den Boden und macht ihn für Zukünftiges fruchtbar. Wenn der Tod zum Leben gehört, dann ist Leben unsterblich!

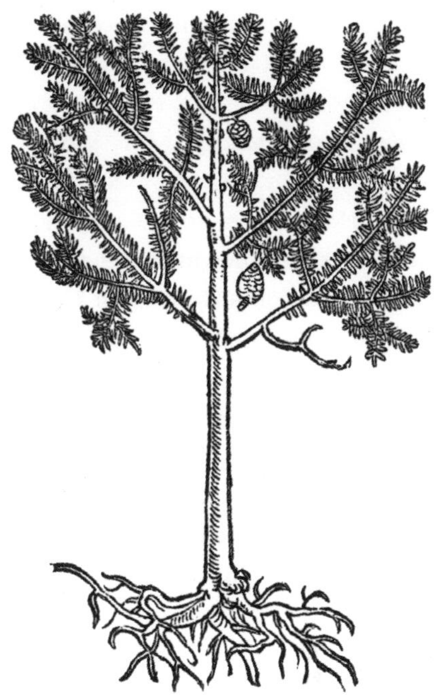

Die immergrünen Tannen und Fichten zeigen mit ihren zu Nadeln reduzierten Blättern sowie ihrer Resistenz gegen Trockenheit und Kälte deutlich saturnischen Charakter. (Holzschnitt aus ADAMUS LONICERUS 1679)

Saturn ist weise, weil er weiß, was elementar ist. Er verfügt über die Einsicht in kosmische Zusammenhänge. Sein Reich liegt jenseits von Zeit und Raum. Oft wird er als schauerlicher Sensenmann dargestellt, als der grausame Schnitter, der personifizierte Tod. Aber auch im Laufe unseres Lebens begegnen wir dem knöchernen Alten schon häufig, wenn er uns Schicksalsschläge und Stolpersteine in den Weg legt. Saturn wird auch als »dunkle Sonne« bezeichnet, denn auch er birgt ein Licht der Erkenntnis. Er setzt uns die Grenzen, an denen wir scheitern oder wachsen können. Saturn erweist sich als unermüdlicher Wegweiser, der uns immer wieder daran erinnert, unserer wahren Berufung zu folgen. Er ist die Grenze ins Unbekannte. Oft zwingt er uns, Liebgewonnenes aufzugeben, loszulassen. Wenn wir den Mut haben, uns mit den harten Brocken, die er uns plötzlich in den Weg stellt, auseinanderzusetzen und diese zu überwinden, wachsen wir über unsere bisherigen Kräfte hinaus, und es ergeben sich für uns völlig neue, ungeahnte Perspektiven. Saturn lädt uns immer wieder ein, uns von eigenen Begrenzungen zu befreien und in neue Dimensionen des Erlebens einzutauchen. Er ist ein Lehrer, der uns hilft, unser Potenzial voll auszuschöpfen.

Götterwelt

Das Saturnprinzip wird in der griechischen Mythologie durch folgende Geschichte deutlich: Der griechische Gott Kronos (die Entsprechung des römischen Saturn) überwältigte seinen Vater Uranos, der alle seine Kinder, die er mit Gaia gezeugt hatte, in einer Höhlung der Erde gefangenhielt. Er schlug dem Vater das Geschlechtsteil ab und warf es ins Meer. Doch dann tat Kronos es dem Vater gleich: Um zu vermeiden, dass wiederum eines seiner Kinder seine Macht übernehmen könnte, verschlang er sie. Und wiederum war es der jüngste Sohn, nämlich Zeus, der den Vater zwang, die Geschwister wieder auszuspeien, und der von da an die Weltherrschaft übernahm. Saturn/Kronos ist damit Ende und Ewigkeit zugleich.

Natur und Pflanzen

Die Saturnkraft begrenzt das irdische Leben und wird daher oft auch als »lebensfeindlich« bezeichnet. Wir finden sie in der Natur überall dort, wo die Lebensbedingungen extrem schwierig sind: in »unwirtlichen«, kargen, steinigen, trockenen, dunklen und kalten Gegenden. Das können (Hoch-)Gebirge, Sand-, Fels- oder Eiswüsten und finstere Wälder oder auch Plätze mit energetischen Störzonen über Wasseradern und Erdverwerfungen sein. Zunehmend entdecken wir, dass sich auch dort, wo wir lebensfeindliche Umstände vermuteten, erstaunliche Lebenskraft zeigt. Auch in der Tiefsee sind vielfältigste Lebensformen zu Hause und sogar in radioaktiv verstrahlten Gebieten wie zum Beispiel in Tschernobyl haben sich erstaunlich schnell Tiere wieder eingefunden. So wird uns mitunter auch bewusst, wie unser Wissen und unsere Vorstellungskraft saturnisch begrenzt sind. Zu Beginn des Winters, wenn das Leben sich dicht an die Erde, unter die Erde, in Höhlen und Häuser zurückzieht, beginnt die Herrschaft des Saturn, denn die dunkle Winterzeit mit schneidender Kälte, Eis und Schnee ist seine Zeit. Auch die tiefe, rabenschwarze Nacht gehört Saturn.

Typische Saturnpflanzen sind schmucklos, klar strukturiert, weisen einfache geometrische Formen auf, sind eher hart, trocken, starr und spröde. Oft sind sie stark verholzt oder verfügen über einen hohen Gehalt an Mineralien. Saturnpflanzen lieben den Schatten und haben mit Kälte und Trockenheit ein gutes Auskommen. Sie sind grau oder blau gefärbt, können sehr dunkel oder gar schwarz sein. Auch immergrüne Pflanzen werden dem Saturnprinzip zugeordnet: Sie repräsentieren den Aspekt der Ewigkeit. Saturnpflanzen sind langlebig, und wenn sie ein

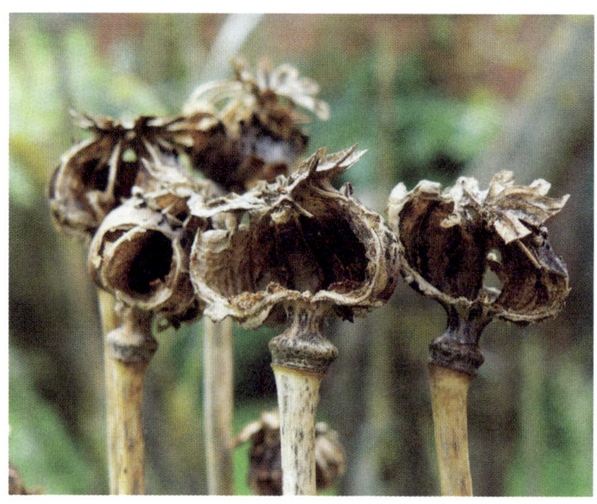

Alter und Vergänglichkeit sind saturnisch. Die harten Wände der Mohnkapsel bleiben am längsten erhalten.

hohes Alter erreicht haben, strahlen sie besonders viel saturnische Kraft aus. Überdauerungsstadien, insbesondere die harten Samen, die die Grenze zwischen zwei Generationen überwinden, entsprechen dem Saturnprinzip. Auch die Wurzeln haben einen besonderen Bezug zu Saturn, sie versorgen die Pflanze mit Wasser (Mond) und Mineralstoffen und stellen in vielen Fällen auch das Überdauerungsorgan dar, mit dem ungünstige Zeiten überbrückt werden können.

Unter den Inhaltsstoffen repräsentieren vor allem die Gerbstoffe das Saturnprinzip. Sie wirken austrocknend und zusammenziehend, gehen mit Eiweißen unlösliche Verbindungen ein, können daher das Blut gerinnen lassen und verletzte Hautschichten abdichten. Sie stellen lokal lebensfeindliche Bedingungen dar, entziehen Keimen ihren Nährboden: Sie wirken antibiotisch – wider das Leben (griech. *bios,* »das Leben«). Auch stark giftige Inhaltsstoffe wie zum Beispiel die Alkaloide können Zeichen des Saturneinflusses sein. Dem Saturnprinzip entspricht die Verlagerung vom irdischen, fleischlichen Leben hin zum geistigen.

Minerale sind saturnischer Natur. Es sind elementare Bausteine des Lebens, obwohl sie selbst und die aus ihnen gebildeten Gesteine leblos erscheinen. Doch sie sind gar nicht so ewig und unveränderlich: Durch Neubildungen aus Magma, Verwitterungen und Metamorphosen kommt es zu Wachstum, Zerfall und Verwandlung. Nur die gigantischen Zeitdimensionen, in denen sich geologische und mineralogische Veränderungen abspielen, können in unserer kurzen irdischen Existenz kaum erfasst werden.

Entsprechungen des Saturnprinzips im Menschen

Alles Harte und Mineralische und die grundlegenden Strukturen im menschlichen Körper haben Bezug zu den Saturnkräften: Knochen, Knorpel, Zähne, Haare, Hornhaut, Nägel. Die Saturnkraft finden wir im Rückgrat – in der Wirbelsäule

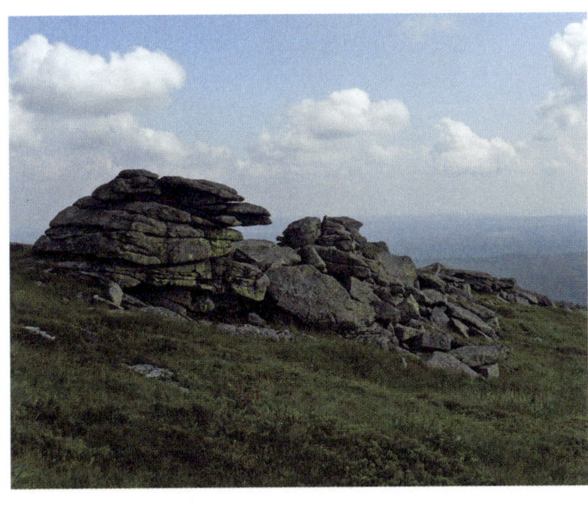

Unwirtliche Gegenden werden häufig mit unheimlichen, potenziell gefährlichen Wesen in Verbindung gebracht, hier Teufelskanzel und Hexenaltar am Brocken im Harz.

ebenso wie in unserer Standhaftigkeit, in unseren tiefsten Überzeugungen. Diese können uns ein wichtiger Halt sein, uns aber im negativen Falle auch unflexibel machen und in unserer Freiheit einschränken. Mit zahlreichen Gesetzen und Formularen regulieren und strukturieren wir Menschen unser Zusammenleben. Mitunter wirkt das hilfreich und vereinfachend, es kann aber auch stark einengen und beschränken.

Auch die Haut, die Grenzfläche des Körpers untersteht Saturn. Nach alter Tradition ist die Milz das saturnische Organ. Sie übernimmt wichtige Funktionen im Abwehrsystem des Körpers sowie den Abbau überalterter und abnormer Blutkörperchen.

Das Altern ist ein saturnischer Prozess. Es geht zumeist mit einer Austrocknung und Abnahme der Elastizität einher. Die Haare werden grau, die Vitalität der Körperfunktionen lässt nach. Und irgendwann verlässt das »Leben« den Körper. Zuletzt überdauern das Skelett und die Zähne, mitunter noch viele tausend Jahre. Im Prinzip haben alle Erkrankungen einen saturnischen Charakter. Es ist das Wesen der Krankheit, uns zum Innehalten, zum Nachdenken, zur Korrektur unseres Lebensweges zu bewegen. Wenn wir lernen, die Schwierigkeiten zu überwinden, gehen wir gestärkt aus der Krise hervor. Durch unsere Erkenntnisse und Erfahrungen begegnen wir fortan dem Leben auf einer anderen Ebene als zuvor.

Besonders negative Saturnkräfte sehen wir in schweren, langwierigen und lebensbedrohlichen Erkrankungen. Sie sind zumeist Ausdruck einer Erstarrung, einer starken Blockade des Lebensflusses. Weiterhin sind es Prozesse wie Eintrocknung, Abmagerung, Lähmung, Verhärtung, Verkapselung, Ablagerung und Verhornung, die deutlich saturnischen Charakter zeigen. Auf der geistig-seelischen Ebene sind saturnische Zustände weit verbreitet: Angst, Enge, Zwänge, Geiz, Intoleranz, Misstrauen, Pessimismus (»Schwarzseherei«), Verschlossenheit, Einsamkeit.

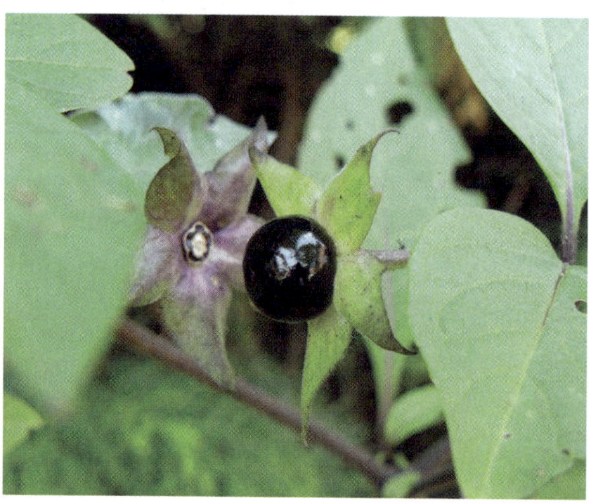

Die schwarz-glänzenden, giftigen und bewusstseinsverändernden Früchte der Tollkirsche enthalten reichlich Alkaloide.

Lavendel ist eine gute Pflanze für Situationen, in denen man Abschied nehmen muss bzw. sich befreien kann.

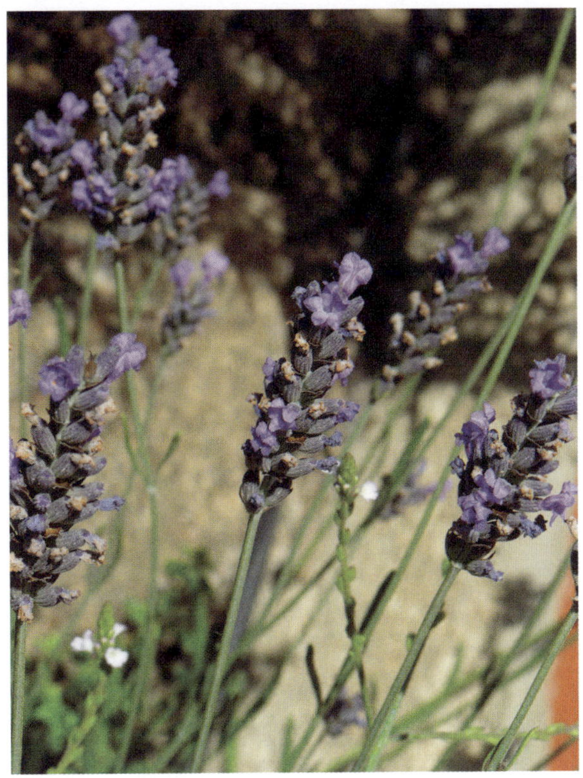

Saturn kann uns Halt geben, uns mit der Ewigkeit verbinden und uns zu Einsicht und Durchblick verhelfen. Das Saturnprinzip zu meistern, bedeutet, ihn als Lehrer willkommen zu heißen. Wer der Sehnsucht nach Erkenntnis nachgibt und bereit ist, sich auf das Unbekannte, auf die Leere und auf Schwierigkeiten einzulassen, dem kann das Saturnische zum Jungbrunnen werden, der das Leben lebenswerter und lebendiger macht.

Saturnpflanzen in der Anwendung

Eine ausgesprochene Saturnpflanze ist der Ackerschachtelhalm. Er ist in seiner Erscheinung vollkommen auf wesentliche Grundstrukturen reduziert und kann entsprechend Halt und Ordnungskraft vermitteln. Häufig sind Saturnsignaturen mit Merkureinflüssen kombiniert, zum Beispiel auch bei Lavendel, Beifuß und Wegwarte. Als Saturnpflanzen bewohnen sie trockene Standorte und haben gräuliches Blattwerk. Lavendel und Beifuß zeigen ihr merkurielles Wesen durch stark duftende ätherische Öle, Wegwarte und Beifuß durch ihren Standort am Wegesrand, Lavendel und Wegwarte zusätzlich durch ihre blauen Blüten. Diese Pflanzen können besonders gut helfen, Grenzen zu überwinden bzw. mit Schicksalsschlägen fertigzuwerden.

Unsere wenigen einheimischen immergrünen Pflanzen wie Efeu, Eibe, Stechpalme, Mistel und die meisten Nadelbäume haben in unserer Kultur eine große Bedeutung. Vielleicht sind es die heute noch am weitesten verbreiteten Pflanzenbräuche, Efeu und Eiben auf Friedhöfe zu pflanzen und Mistelsträußchen, Stechpalmenzweige, Fichten und Tannen zur Weihnachtszeit ins Haus zu holen – als Zeichen der Verbindung mit der Ewigkeit und der Hoffnung, dass das Lebendige überdauert bzw. wiederkommt.

Der Holunder zeigt mit seinen dunkellila-schwarzen Früchten und seinem trockenen spröden Holz eine starke Saturnsignatur. Holunder und Efeu gelten als Mysterienpflanzen, die uns zur Einsicht in kosmische Zusammenhänge verhelfen können. Sie unterstützen die Auseinandersetzung mit den eigenen dunklen Seiten und können uns helfen, Begrenzungen zu erkennen – und darüber hinauszuwachsen.

Eine saturnische Anwendungsform von Heilpflanzen ist die Einnahme getrockneter und pulverisierter Pflanzenteile. Das Räuchern hat Mars-, Saturn- und Merkurcharakter. Das Verglühen getrockneter aromatischer Pflanzenteile gehört zu den ältesten rituellen Praktiken der Menschheit. Der aufsteigende Rauch symbolisiert den Übergang vom Materiellen zum Geistigen und ist damit dem Saturn verwandt. Häufig dient das Räuchern dem Kontakt mit den Andersweltlichen, mit Geistern und Göttern: Der schöne Duft ist eine Opfergabe, der Rauch eine Brücke zwischen den Welten.

Räuchern mit Pflanzen

Man füllt ein feuerfestes Gefäß, zum Beispiel aus Keramik, Metall oder Speckstein, mit Sand und stellt es auf eine wärmeundurchlässige Unterlage, um den Boden oder Tisch darunter zu schützen. Nun entzündet man Räucherkohle an einer Seite, legt sie hochkant in den Sand und lässt sie einmal komplett durchglühen. Dann wird sie mit einer Metallzange flach hingelegt. Nun können getrocknete Pflanzenteile oder Harze auf die glühende Kohle aufgelegt werden. Mit den Händen, mit Vogelfedern oder Ähnlichem wird der Rauch verteilt. Das Räucherwerk muss immer wieder nachgelegt werden; eventuell muss man Verglühtes zwischendurch von der Kohle abkratzen.

Räuchern kann zur Unterstützung einer Meditation oder eines Rituals angewendet werden und eignet sich hervorragend zur atmosphärischen Reinigung. Manche Räucherstoffe werden auch zu medizinischen Zwecken verwendet.[12]

---

12 Umfangreiche Informationen zur Verwendung von Räucherstoffen finden sich zum Beispiel im Buch «Der Atem des Drachen» von Christian Rätsch.

Mars und Venus

Mars und Venus sind die beiden kosmischen Kräfte, in die wir am engsten emotional verwickelt sind. Sie tanzen um unser Herz, das Zentrum unseres Wohlbefindens. Gemäß der Anordnung der Planeten in der traditionellen Signaturenlehre befinden sie sich direkt oberhalb und unterhalb der Sonne. In der Mythologie kennen wir sie als Krieger und Liebesgöttin. Wir können sie als die männliche und die weibliche Energie bezeichnen, als kosmisches Liebespaar. Meist suchen wir diese Kräfte im Außen und glauben, dass der richtige Liebespartner die Erfüllung all unserer Sehnsüchte bedeutet. Doch es geht vor allem auch um das innere Gleichgewicht der Kräfte. In jedem von uns wohnen der Krieger und die Liebesgöttin.

Die Polarität der archetypischen Gegenspielerpaare wird uns bei Mars und Venus am deutlichsten. Der Konflikt zwischen Abgrenzung und Öffnung, Eigenwille und Hingabe begegnet uns im Leben immer wieder. Stets müssen wir uns entscheiden, was wir an uns heranlassen wollen und wovor wir uns schützen müssen, mit was oder wem wir in Austausch gehen oder wo wir uns abgrenzen möchten. Hier das richtige Maß, die richtige Mitte zu finden, entscheidet über unsere gesunde Grenze als Individuum.

> »Der Schamane ist Krieger und Liebesgöttin in einem. Gesundheit ist ein Ausdruck der Harmonie. Deshalb ist das Heilen ein Harmonisieren.«
>
> (Christian Rätsch 2005: 13)

Die Kräfte von Mars und Venus in Einklang zu bringen, gilt als eine hohe Kunst, als Ausdruck der höchsten Vollendung. In der griechischen Mythologie zeugen Ares (Mars) und Aphrodite (Venus) eine Tochter mit dem schönen Namen Harmonia. In der Vereinigung von Mars- und Venuskräften liegt die höchste Glückseligkeit. Auch Gesundheit ist ein Ausdruck der Harmonie. Pflanzen mit starken Mars- oder Venuskräften können uns mit diesen Prinzipien vertraut machen. Pflanzen, die Mars- und Venuskräfte in sich vereinen, können uns Vorbilder sein in der Fähigkeit, das scheinbar Gegensätzliche zu vereinen.

> »Liebe ist ein Sich-Öffnen, eine Öffnung in eine Welt ohne Grenzen, eine Welt, die nirgendwo endet. Liebe beginnt, doch sie endet nie. Sie hat einen Anfang, aber kein Ende.« (Osho 2002: 106)

Venus ist Liebe. Sie ist die große Liebesgöttin, die Lust und Sinnesfreuden schenkt. Sie verbindet innere Reinheit mit äußerer Schönheit. Der Venus bzw. Aphrodite unterstehen die Aphrodisiaka – Mittel, die die Liebesfähigkeit, den Genuss und die Wonne fördern. Die Venus ist das weibliche Prinzip der Hingabe und Verführung. Dem damit verbundenen Kontrollverlust kann man skeptisch gegenüberstehen. Man kann sich von Venus aber auch zur Hingabe an seine Lebensaufgabe verführen lassen. Schönheit und Freude sind ihre Wegweiser. Venus ist das Lustprinzip. Sie vermittelt Entspannung und Entkrampfung und macht das Leben runder und weicher.

Venus ist allumfassende Liebe. Sie ist die Liebesgöttin, die bedingungslos allen Wesen Liebe schenkt. Sie kann unser Herz mit einer göttlichen Herzensenergie erfüllen, uns für die Weisheit höherer Ebenen öffnen und uns mit der kosmischen All-Einheit verbinden. Mit dieser Vereinigungskraft öffnet sie ein Tor in eine Welt jenseits der quälenden Auseinandersetzungen im Spannungsfeld der Polaritäten und jenseits der Angst.

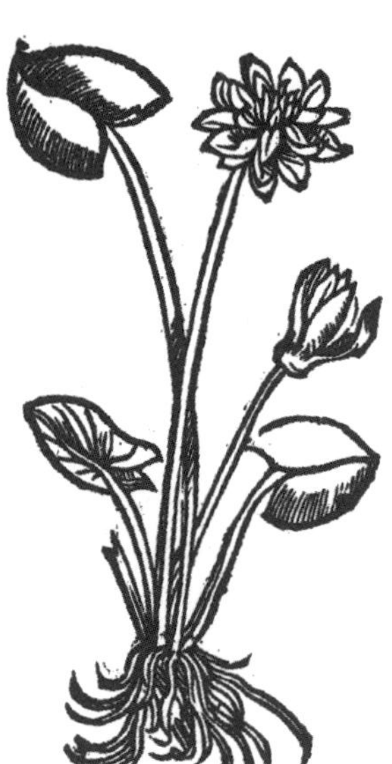

Die weiß-rosa blühende Seerose ist von bezaubernder Schönheit. (Holzschnitt aus Adamus Lonicerus 1679)

Venus, die verführerische Frau, wird mit dem Fall aus dem Paradies in Verbindung gebracht, wir misstrauen ihr. Doch tatsächlich ist sie es, die uns in die Harmonie bringen kann. Venuskräfte fördern die Liebesfähigkeit, die sich nicht nur auf Lebenspartner, Familie und Freunde erstreckt. Die Venus gilt in der Astrologie als der Planet des »kleinen Glücks« – im Unterschied zu Jupiter, das »große Glück«. Es heißt, dass sie all unsere Sehnsüchte in Glückseligkeit verwandeln kann. Sie ist das erhaltende Prinzip des Universums, der Planet der Regeneration und der Heilung.

Götterwelt

In der griechischen Mythologie wird berichtet, wie Aphrodite geboren wurde: Nachdem Saturn bzw. Kronos seinem Vater Uranos die Geschlechtsteile abgeschlagen und sie ins Meer geworfen hatte, bildete sich weißer Schaum – griech. *aphros* –, dem ein Mädchen entsprang: Aphrodite. Sie schwamm zur

Insel Zypern, stieg dort aus dem Wasser und überall, wo sie hintrat, entsprossen junges Gras und Blumen unter ihren zarten Füßen. Eros und Himeros – altgriech. »Sehnsucht« – begleiteten sie. Bekleidet, bekränzt und geschmückt wurde Aphrodite bei den Göttern eingeführt. Alle küssten sie, als sie sie erblickten, hielten ihre Hand und wünschten sie zur Frau in ständiger Ehe (vgl. Kerényi 2003: 27f.). Aphrodite hatte viele Liebhaber, zum Beispiel den schönen Jüngling Adonis. Manche Geschichten nennen sie als Ehefrau des Ares. Andere berichten, sie sei die Gattin des Hephaistos, habe diesen aber mit Ares betrogen. Aphrodite wurde in vielen Aspekten verehrt, unter anderem auch als Schutzgöttin der Geburt. Das Venus- und das Mondprinzip stehen sich sehr nahe. Weibliche Göttinnen verkörpern oft beide Aspekte.

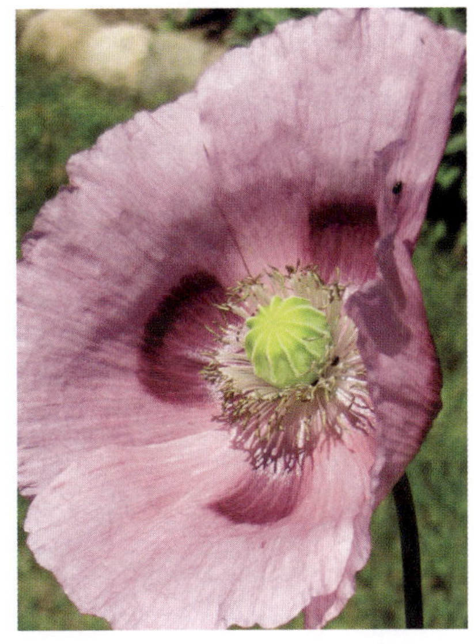

Venus ist das Prinzip der allumfassenden Liebe und Glückseligkeit, hier repräsentiert in der Blüte des Schlafmohns.

Die germanischen Göttinnen Frigg und Freya[13] werden ähnlich wie die römische Venus und die griechische Aphrodite als Fruchtbarkeit spendende Göttinnen der Liebe beschrieben. Doch anders als diese wurden sie auch mit Sehertum, Magie und Zauberei in Verbindung gebracht. Frigg weiß wie Odin die Schicksale der Menschen voraus. Von Freya heißt es, sie habe Zauber geübt. Freya besitzt einen Wagen mit einem Katzengespann und ein magisches Falkenhemd, durch das sie sich in den flinken Greifvogel verwandeln kann. Freya war vermutlich die Göttin der Völvas, der germanischen Seherinnen (vgl. Metzner 1994: 149). Frigg bzw. Freya gelten als Odins Gemahlin oder Geliebte. Doch ähnlich wie dieser sind sie sehr freigebig mit ihren Liebeskünsten. Nach Metzner (1994: 149) stehen sie in der Tradition der Göttinnen wie Ishtar, Inanna und Astarte, deren Kulte das Darbieten ritueller Sexualität beinhalten; durch die Anbetung der Göttin wurde die Hingabe der Frau zu etwas Heiligem gemacht.

13 Freya ist vermutlich eine nordische Abzweigung der Frigg, Sagen über Freya sind nur aus Norwegen und Island bekannt, sie wiederholen und ergänzen jedoch die Schilderungen über Frigg (Golther 1895: 348f.).

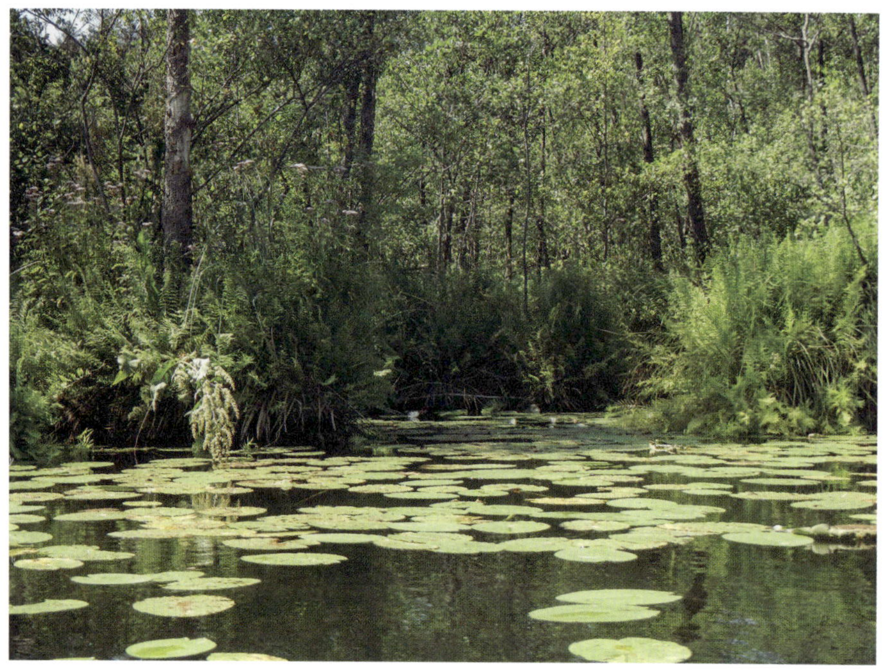

Das Venusprinzip zeigt sich in schönen Blumen und Landschaften, die dem Auge wohl tun.

Natur und Pflanzen

Alles Schöne, Anziehende, Sanfte, Rundliche und Freundliche wird der Venus zugeordnet. In der Landschaft sind es Blumenwiesen und Lärchenwälder, sanfte Hügellandschaften und fruchtbare Gärten. Der sprichwörtliche Venusgarten ist ein fiktiver, idealer Ort der Regeneration, ein Ort, um heil und schön zu werden oder zu sein, um Kraft und Herzensenergie zu tanken: Dort scheint die Sonne angenehm warm und freundlich, ein leichter Wind streichelt sanft über unsere Haut. Wenn der Blick über die hügelige Wiesenlandschaft schweift, sind die vielen Schattierungen grüner Farbe und die runden Formen eine Wohltat für die Augen. Die Bäume tragen hellgrünes Laub, das im Sonnenlicht leicht golden schimmert. Die Apfel- und Kirschbäume sind über und über mit weiß-rosa Blüten bedeckt. Die Vögel zwitschern wunderbare Melodien, und bunte Schmetterlinge schlagen zart mit ihren Flügeln ...

Venuspflanzen zeichnen sich durch besondere Schönheit aus, durch harmonische Formen, freundliche Farben, elegantes Auftreten. Unter den Farben werden vor allem Hellgrün und Rosa der Venus zugeordnet, unter den Zahlen ist es die Fünf. Venus liebt es, sich zu schmücken, mit schönen Blüten und feinen Düften. Die weiblichen Geschlechtsorgane der Pflanzen, die Narbe, der Fruchtknoten und alles, was die Bestäuber anlockt, entsprechen natürlich dem Venusprinzip.

Venuspflanzen sind dem Menschen freundlich zugewandt. Gern lassen sie sich hegen und pflegen und erfreuen im Gegenzug mit Blühfreudigkeit und gutem

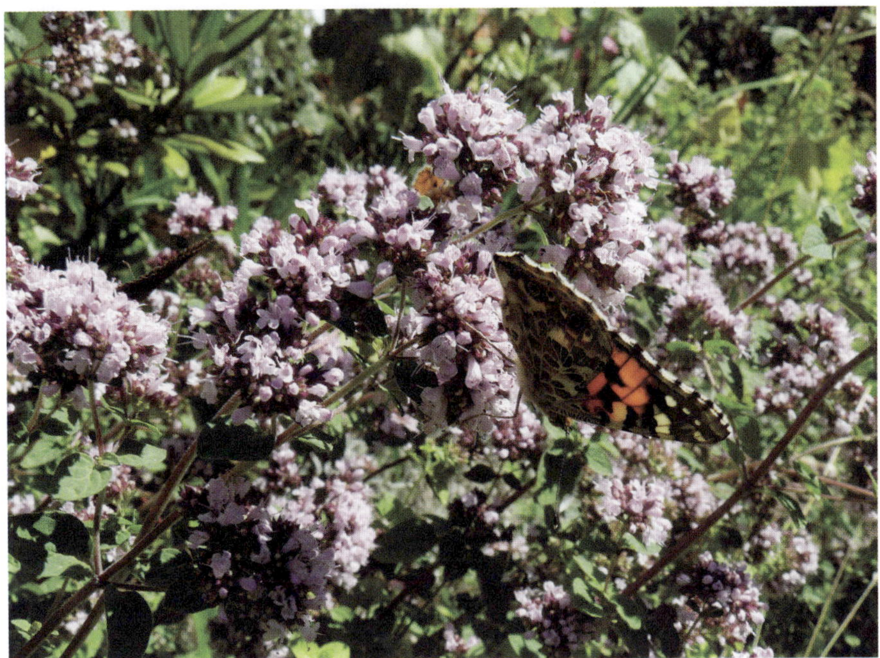

Ein Venusgarten für Schmetterlinge: der Majoran.

Aroma. Milde Fruchtsäuren und die Ester, die Gruppe der ätherischen Öle, die blumig duften und äußerst entspannende Wirkung haben, sind venustypische Inhaltsstoffe. Wohlgeschmack, Wohlgeruch, entspannende, entkrampfende, erfrischende und erfreuende Wirkung zeichnen die Venuspflanzen aus.

Entsprechungen des Venusprinzips im Menschen

Venus fördert die Empfängnisfähigkeit: die Fruchtbarkeit der Frau ebenso wie die Sensibilität unserer Sinnesorgane. Sie kann auch die Empfänglichkeit für übersinnliche Wahrnehmungen erhöhen – für die feinen Botschaften unserer Mitmenschen, der Pflanzen, Tiere und unsichtbaren Wesen, die uns umgeben. In engem Zusammenhang damit stehen die Geburt und auch die kreative künstlerische Schaffenskraft. Empfangen, Hervorbringen und mit Liebe Umsorgen, das sind die mütterlichen Kräfte der Venus. Stets kann sie Neues erschaffen oder auch Altes mit frischer Kraft beleben, sie fördert Regeneration und Heilung.

Der Venus werden die Nieren und die Harnwege zugeordnet. Auch hier sieht man ihre besondere Nähe zum Wasser und damit zum Mondprinzip. Die Heilungs- bzw. Reinigungskraft der Venus erstreckt sich vor allem auf das Wässrige, auch auf unsere Seele und unser Gefühlsleben. Der venöse passive Teil des Kreislaufsystems gehört zu ihr, ebenso wie der parasympathische Teil des vegetativen Nervensystems, der in den Entspannungsphasen des Lebens aktiv wird.

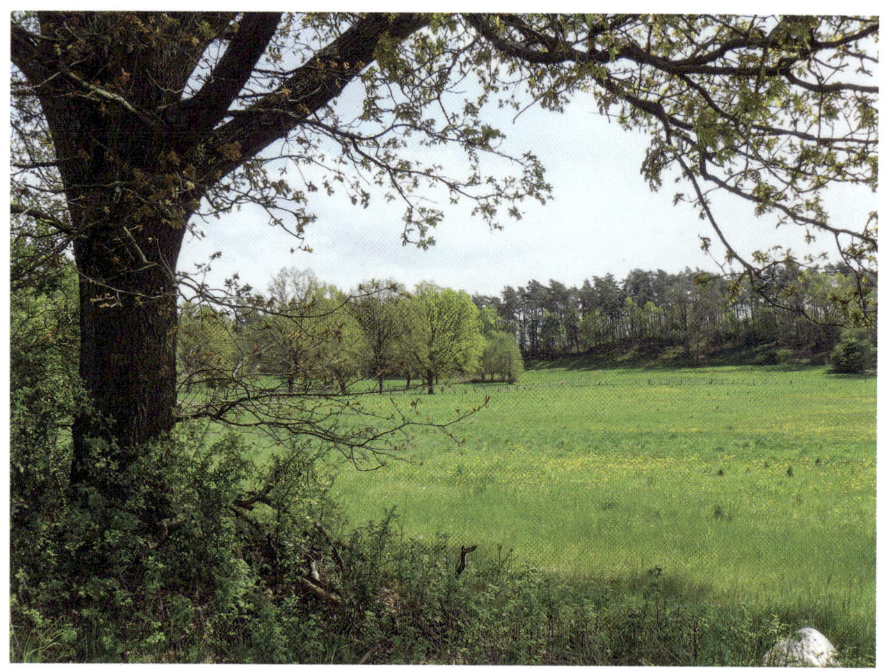

Helle freundliche Grüntöne und ein harmonisches Miteinander entsprechen dem Venusprinzip.

Auch das Herz untersteht der Venus in dem besonderen Aspekt der Öffnung für eine allumfassende Liebe. Alles, was den Menschen und das Leben schöner macht, steht mit den Venuskräften in Verbindung: schöne Haare, schöne Haut, gesunde Gesichtsfarbe, harmonische Gesichts- und Körperzüge ebenso wie die Empfindsamkeit für angenehme Sinnesreize, die Erregbarkeit für schöne Gefühle, ob im Herzen, auf der Haut oder in der Seele ...

Erkrankungen der Nieren, der Harnwege, der weiblichen Geschlechtsorgane und der Venen stehen mit dem Venusprinzip in Verbindung. Die Unfähigkeit sich zu entspannen, andauernde Anspannungen und Krämpfe zeigen einen Mangel an Venusqualität. Das Sanfte, Freundliche und Liebliche ist in vielerlei Hinsicht aus unserem Leben verbannt. Für »Gefühlsduseleien« haben wir keine Zeit. Wir benötigen jedoch Zeiträume, die uns Geborgenheit bieten, um uns Offenheit und Empfänglichkeit erlauben zu können. Genießen und Sinnesfreuden wahrnehmen, ist für viele Menschen schwierig geworden. Der Verlust an »Schönheit« und Lebensfreude kann sich auch am Körper zeigen: Hauterkrankungen und Haarausfall können ein Hinweis sein, dass man sich stärker mit dem Venusprinzip beschäftigen sollte. Auf fehlende Erholungsphasen, die oft mit mangelnden Möglichkeiten zu Rückzug und Abgrenzung einhergehen, reagieren wir oft mit erhöhter Reizbarkeit und Empfindlichkeit: Mars und Venus sind im Ungleichgewicht. Wenn die Bedürfnisse der Seele keine Erfüllung finden, können psychosomatische Krankheiten die

Folge sein. Autoimmunerkrankungen sind eine stark von Mars und Venus geprägte Krankheit. Selbstaufgabe und Selbstzerstörung zeigen einen dramatischen Verlust an Liebe für sich selbst.

Wer das Venuselement gemeistert hat, verfügt über große soziale Kompetenz, lebt im Einklang mit sich, seiner Lebensaufgabe und seiner Umwelt und strahlt eine mitreißende Schönheit aus. Venusmenschen sind fürsorglich, ohne dabei egoistisch oder vereinnahmend zu sein, aber auch ohne dabei sich selbst zu vergessen.

Venuspflanzen in der Anwendung

Es gibt viele Pflanzen, die Mars- und Venuskräfte in sich vereinen, vor allem in der Familie der Rosengewächse. Die Rose mit ihren zauberhaft schönen Blüten und dem feinen Duft erscheint uns auf den ersten Blick wie die Venuspflanze schlechthin. Wären da nicht die kleinen pieksigen und kräftigen Dornen, die uns im Rosengarten die Haut zerkratzen! Die Rosenschwestern Weißdorn und Schlehe tragen im Frühling feine, weiß-rosa Blütenkleider und sind zugleich stark bewehrte Heckenpflanzen. Ähnlich verhält es sich mit Himbeere und Brombeere. Auch der Stinkende Storchschnabel aus der Familie der Geraniengewächse thematisiert mit seinen feinrosa Blüten und den oft knallrot überlaufenen Stängeln und Blättern das Zusammenspiel von Mars und Venus. Der Apfelbaum ist mit seinen rosa Blüten

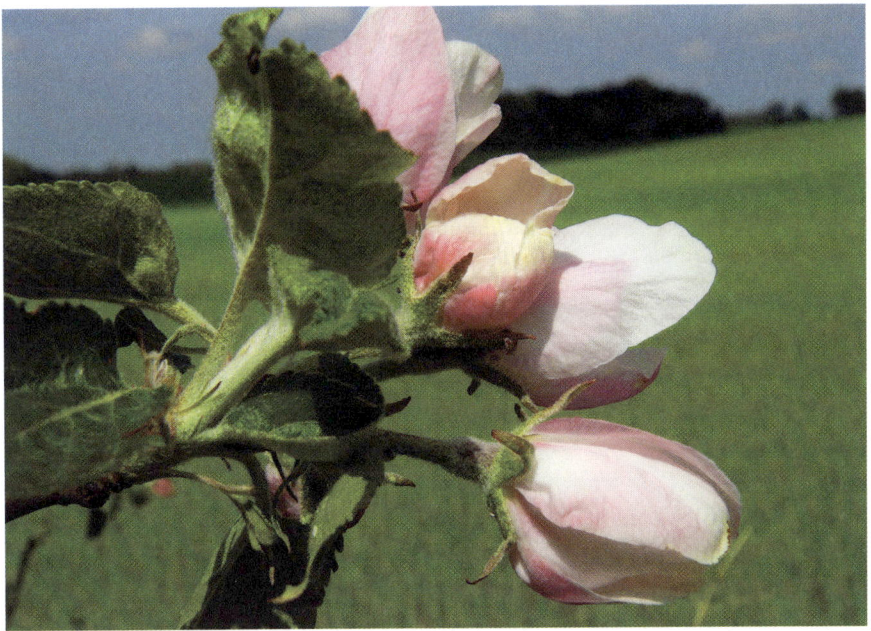

Die zartrosa Blüten des Apfelbaums und ihr leichter feiner Rosenduft sind deutliche Venussignaturen.

und den äußerst wohlschmeckenden runden Früchten ein herausragender Venusbaum. Der Frauenmantel, auch ein Rosengewächs, vereint Mond- und Venussignaturen und ist dadurch die Frauenheilpflanze schlechthin. Die Kamille zeigt neben ihren sonnenhaften Blüten viele weiche und runde Formen. Auch sie ist eine altbewährte Frauenheilpflanze, die vor allem erwärmend und besänftigend wirkt.

Pflanzen mit starken Venussignaturen wirken allgemein besänftigend und harmonisierend, oft entzündungshemmend und die Nerven beruhigend. Es sind Pflanzen der Liebe. Sie erfreuen die Sinne und fördern die Herzensqualitäten. Venuskräfte bzw. -pflanzen können uns helfen, uns zu entspannen und zu öffnen, Lust, Liebe und Freude in unserem Leben zu vermehren, einen besseren Kontakt zu uns selbst und unserer Umwelt zu finden. Sie fördern die Heilung von Herz und Seele.

Das Schmücken mit Blumen und die Verwendung fein duftender Pflanzenessenzen – in der Duftlampe, als Parfum oder als Zugabe für pflegende oder heilsame Massagen – sind stark venusgeprägte Anwendungsformen. Die Anwendung über die Haut in Form von Massagen gilt als Königsweg der Aromatherapie. Die Zuwendung, die Massage und die Wirkung der ätherischen Öle können sich wunderbar zu einem »Wellness«-Erlebnis oder auch einer ganzheitlichen therapeutischen Behandlung ergänzen.

Massageöl mit ätherischen Ölen

Für Ganzkörpermassagen werden meist ein- bis zweiprozentige Zubereitungen ätherischer Öle verwendet. Auf 100 ml eines fetten Trägeröls werden 20 bis 25 Tropfen ätherische Öle gegeben. Verwenden Sie nur qualitativ hochwertige, reine, natürliche Öle und nur ätherische Öle, deren Eigenschaften Sie kennen (umfangreiche Informationen zu ätherischen Ölen finden Sie zum Beispiel in Werner und Braunschweig, »Praxis Aromatherapie«, oder Fischer-Rizzi, »Himmlische Düfte«). Ätherische Öle sind stark konzentrierte Heilpflanzenzubereitungen, und durchaus nicht alle sind sanft und hautfreundlich.

Massageöl Venus

Gießen Sie 90 ml Mandelöl und 10 ml Wildrosenöl in eine saubere dunkle, gut verschließbare Flasche. Geben Sie folgende ätherische Öle hinzu: 7 Tropfen Rosengeranie, 3 Tropfen Benzoe, 1 Tropfen Ylang Ylang, 2 Tropfen Sandelholz, 3 Tropfen Cardamom, 3 Tropfen Blutorange, 3 Tropfen Myrrhe. Das Öl hat sehr hautpflegende und »seelenstreichelnde« Eigenschaften.

Das Marsprinzip

> »Ein Krieger greift nicht an, sondern verteidigt. Und zwar das Leben, das durch die Gunst der Liebesgöttin entsteht und behütet wird.«
>
> (Christian Rätsch 2005: 13)

Mars ist der Meister der Abwehrkraft. Er ist der selbstbewusste, eigenverantwortliche Krieger, der die Grenzen seines Selbst verteidigt. Dazu muss er sich zuerst seines Selbst bewusst sein, wissen, wo sein »Ich« beginnt und wo es endet. Die Marsfunktion entspricht einer Reinigung, einem Läuterungsfeuer, der Entgiftung von Fremdem, dem, was nicht gut für uns ist. Es ist die aktive Tatkraft, die notwendige Aggression – von *aggredere* (lat.), »etwas angehen«. Abwehr und Verteidigung unserer persönlichen Grenzen sind wichtig. Das lässt sich schon allein auf zellulärer Ebene betrachten: Ohne die Abwehrzellen unseres Körpers wären wir unfähig zu überleben.

Mars ist die Antriebskraft im Kosmos, ihm entsprechen Willenskraft und Mut und der schöpferische Drang zur Selbstverwirklichung. Auch Potenz und Zeugungskraft gehören zu ihm. Die heutige Überbevölkerung der Erde und die daraus entstehenden Kriege um Machtbereiche und Ressourcen könnten wir einer negativen Überbetonung der Marskraft zuordnen. Mars ist auch das auflösende Prinzip. Der Kampf und die Schmiede gehören zu ihm, Feuer und Waffen sind seine Werkzeuge, mit denen er sowohl zerstörerisch als auch reinigend und erlösend wirken kann. Die Marsenergie im rechten Maß gibt dem Menschen ein gutes Feuer an Lebensenergie, den Mut, seine Interessen zu vertreten, und die Kraft, seine Persönlichkeit zu schützen.

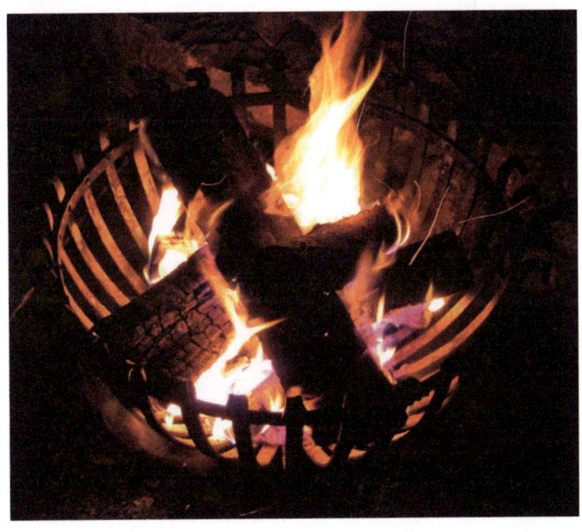

Das Feuer ist eng mit dem Marsprinzip verbunden.

Götterwelt

Der römische Mars und der griechische Ares gelten in erster Linie als Kriegsgötter. So schildert Homer Ares als Gott, der nur Freude an Streit, Krieg und Schlachten hatte (KERÉNYI 2003: 120). Ares gilt als Sohn von Zeus und Hera. Es wird jedoch auch berichtet, dass Hera mit Hilfe eines Aphrodisiakums, das ihr die Göttin Gaia gab, Ares allein zeugte. Ebenso wie Aphrodite allein aus dem männlichen Prinzip (dem Geschlecht des Kronos) gezeugt wurde, entstand Ares danach allein durch das weibliche Prinzip. Es heißt, dass Ares von Priapos erzogen wurde, einem Gott der Fruchtbarkeit, der als satyrähnlicher Mann mit übergroßen Genitalien dargestellt wird. Interessanterweise wurde er von ihm zunächst zum Tänzer ausgebildet und erst danach zum Krieger (KERÉNYI 2003: 141).

Die Germanen scheinen keinen reinen Kriegsgott gekannt zu haben. Aber nahezu jeder ihrer männlichen Götter besaß auch einen kriegerischen Aspekt. So besitzt Donar (Thor), der mit Jupiter verglichen werden kann, den Donnerkeil, eine Waffe wie eine Wurfaxt. Er ist stets unterwegs, um die Menschen vor feindlichen Mächten zu beschützen. Wotan, der stets nach Erkenntnis suchende Gott, ist auch Anführer der Wilden Jagd, die den Menschen in den Raunächten Fruchtbarkeit und Inspiration bringt, sowie Ahnherr der Berserker (»Bärenhäuter«). Diese sagenumwobenen Krieger kämpften in Ekstase, waren übermenschlich stark und unverwundbar. Tyr, den die Römer mit Mars gleichsetzten, war eher ein Gott des Rechts. Seine Funktion bestand darin, Konflikte zu lösen, entweder durch einen Kampf oder durch eine Ratsversammlung, deren Wort Gesetz war (METZNER 1994: 122).

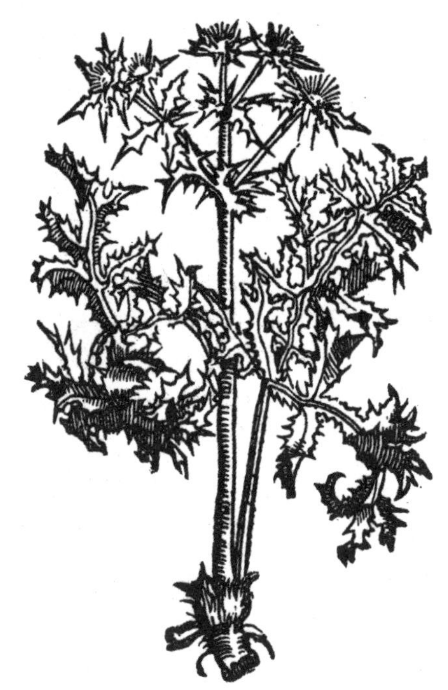

Alle wehrhaften Pflanzen mit Stacheln, Dornen oder Brennhaaren werden dem Marsprinzip zugeordnet, hier Mannstreu. (Holzschnitt aus ADAMUS LONICERUS 1679)

Natur und Pflanzen

Alles Rote, Heiße, Feurige und Wehrhafte wird dem Marsprinzip zugeordnet. In der Landschaft sind es Orte mit vulkanischer Aktivität, heiße Standorte und solche mit rotem Gestein oder rotem Wüstensand.

An den Pflanzen zeigt sich die Marssignatur in erster Linie an einer feurig-roten Färbung und an allem, was

Alles Rote und Heiße wird dem Mars zugeordnet. Heiße Quellen auf Island. (Foto: Ines Winkelmann)

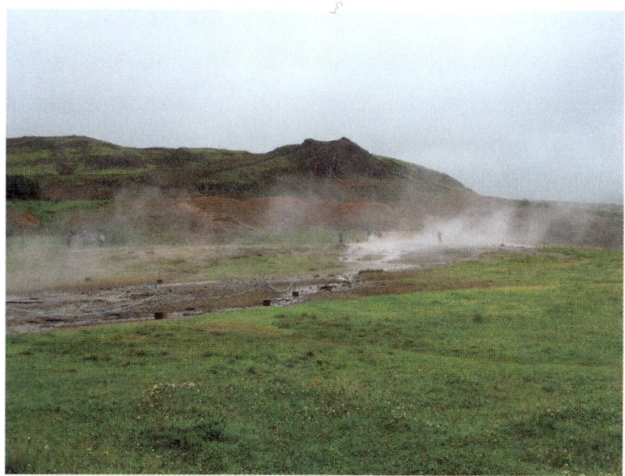

Die Früchte des Stechapfels tragen ihren Namen zu Recht. Die Stacheln schützen und warnen vor dem äußerst potenten bewusstseinsverändernden Inhalt.

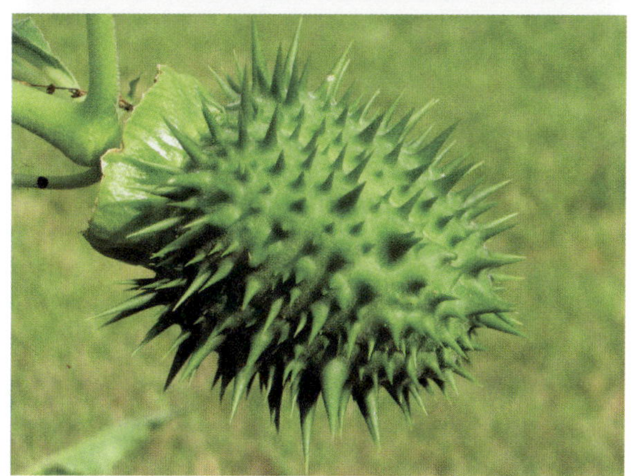

sie wehrhaft macht: Stacheln, Dornen, Borsten und Brennhaare sowie scharfe, ätzende und hautreizende Inhaltsstoffe. Marspflanzen können in uns eine große Hitze verursachen, die Haut röten, uns stechen, verletzen, zerkratzen, uns aggressiv, aber auch aktiv machen. Die männlichen Geschlechtsorgane der Pflanzen, die Staubblätter und die Pollen werden dem Mars zugeordnet. Manche Pflanzen zeigen eine erstaunliche Aktivität, können zum Beispiel den Pollen oder die Samen aktiv herausschleudern. Solche impulsiven Fortpflanzungs- oder Ausbreitungsmechanismen sind Zeichen eines starken Marseinflusses.

Die Senföle sind eine entsprechende Gruppe von Inhaltsstoffen: Sie schmecken scharf oder riechen stechend und führen zu Rötung und Erwärmung der Haut. Einige ätherische Öle haben ähnliche Wirkung. Auch ein hoher Eisengehalt spricht für einen Marseinfluss. Eisen ist das Zentralatom in unserem Blutfarbstoff und wichtig für die Zellatmung, die Bereitstellung von Energie. Viele Marspflanzen können das Abwehrsystem des Menschen unterstützen, oft wirken sie antibiotisch auf viele Mikroorganismen.

Entsprechungen des Marsprinzips im Menschen

Das menschliche Abwehrsystem ist eine Entsprechung des Marsprinzips. Hier werden die gesunden Körperfunktionen gegen Angriffe von außen verteidigt. Traditionell wird auch die Galle als Entsprechung des Mars gesehen. Sie spielt eine wichtige Rolle bei der Entgiftung des Körpers über die Leber, und sie vermag es, große Fettmoleküle zu spalten, sodass sie verdaut werden können. Das rote sauerstoff- und energiegeladene Blut, der arterielle Teil des Kreislaufsystems, kann dem Mars zugeordnet werden, ebenso wie der Sympathikus, der Teil des vegetativen Nervensystems, der Kampf- und Fluchtreaktionen unterstützt. Und natürlich sind die männlichen Geschlechtsorgane und die Erektion – alles, was die Potenz, die Zeugungskraft ausmacht – dem Mars zu eigen.

Zu viel Mars führt zu Druck, Spannung und Angriffslust, zu wenig zu Schwäche in jeglicher Form, körperlich und geistig. Im übertragenen Sinne kann man von »seelischer Blutarmut« sprechen, wenn Menschen schüchtern, ängstlich und apathisch sind und sich, stets unentschlossen, den Herausforderungen des Alltags nicht gewachsen fühlen.

Störungen der Gallefunktion und der männlichen Geschlechtsorgane, insbesondere Impotenz, gelten als Erkrankungen des Marsprinzips im Menschen. Jegliche Form von Wunden, vor allem jedoch blutende Schnittwunden, Verbrennungen, Entzündungen, auch Schmerzen allgemein sind negative Erfahrungen des Marshaften. Alle Erkrankungen des Abwehrsystems haben natürlich auch mit dem Marsprinzip zu tun: Bei Infektanfälligkeit herrscht ein Mangel an Marskraft, bei Allergien sind die Marskräfte fehlgeleitet, bei Autoimmunkrankheiten richten sie sich gegen das eigene Ich. Hier geht das Problem eines Ungleichgewichts von Mars- und Venuskräften oft einher mit einer Schwäche der Unterscheidungs- und Entscheidungsfähigkeit (vgl. Jupiter).

Eine gesunde Marskraft entspricht einem gesunden Selbstbewusstsein, einer gesunden Willens- und Entscheidungskraft. Wer das Marsprinzip meisterhaft ausführt, ist in der Lage, seine Grenzen aufzuzeigen und wenn nötig zu verteidigen, ohne dabei in fremde Territorien einzudringen oder sich selbst zu wenig Raum zu geben.

Marspflanzen in der Anwendung

Eine ausgesprochene Marspflanze ist die Brennnessel mit ihrer erfolgreichen Verteidigungskraft durch Brennhaare und hautreizende Inhaltsstoffe. Auch alle Formen von Disteln und die schon beschriebenen dornigen Heckenpflanzen wie Weißdorn, Schlehe und Heckenrose zeigen deutlich die marshafte Abwehrkraft. Pflanzen mit scharfen und antibiotisch wirksamen Inhaltsstoffen sind zum Beispiel die Kapuzinerkresse, Zwiebeln, Knoblauch und Senf. Viele Pflanzen zeigen mit einem zumindest in Teilen rötlich überlaufenen Stängel auch einen Marseinfluss an, so zum Beispiel das Johanniskraut, der Beifuß und die Engelwurz. Mit ihren knallroten Früchten symbolisieren die Rose, der Weißdorn und auch die Stechpalme das sauerstoffgeladene rote Blut und die ihm innewohnende Lebenskraft. Die majestätische Eiche, die sehr viel Ruhe ausstrahlt, und vor allem dem Jupiterprinzip zugeordnet wird, zeigt auch Marseinflüsse: Die Früchte haben große Ähnlichkeit mit der männlichen Eichel, der Same ist deutlich rot gefärbt, und allzu gern schlägt der Blitz bevorzugt in die Eichen ein.

Marspflanzen gelten als Schutzpflanzen. Zu ihnen gehören auch die sogenannten Beruf- und Verschreikräuter – das sind Pflanzen, die vor dem ungewollten Einfluss magischer Kräfte oder andersweltlicher Wesenheiten schützen können (Rippe 2001: 115). Im Brauchtum werden Disteln, stark bewehrte, deutlich rot gefärbte und auch kräftig riechende Pflanzen häufig als Apotropäon, als magisches Abwehrmittel verwendet.

Marskräfte bzw. -pflanzen können wir nutzen, um unsere Lebenskraft, unseren Willen und unsere Abwehrkräfte zu stärken und uns zu reinigen. Besonders interessante Heilkräfte haben Pflanzen, die Mars- und Venuskräfte in sich vereinen. Sie können stark ausgleichend wirken, wenn Konflikte zwischen Abwehr und Offenheit auftreten, zwischen Anspannung und Entspannung, zwischen Aktivität und Passivität.

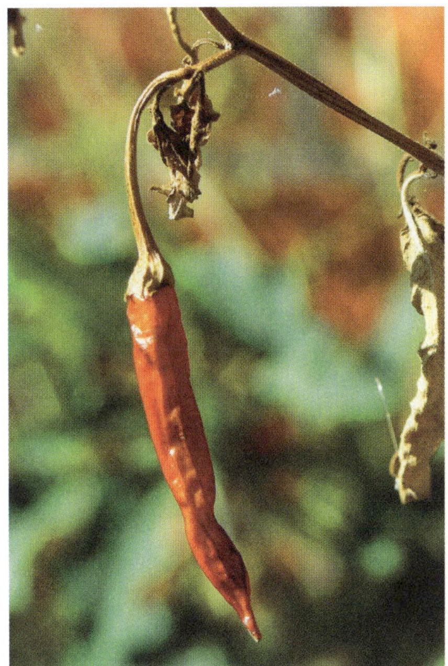

Die knallroten und scharfen Chilifrüchte wirken stark antibiotisch und verdauungsfördernd.

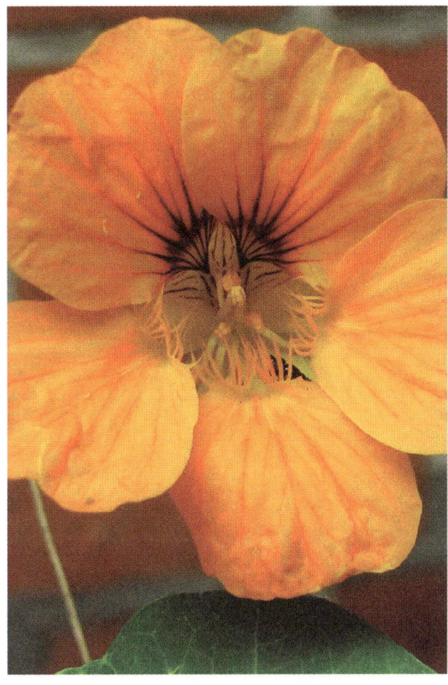

Die Blüte der antibiotisch wirksamen Kapuzinerkresse – Ausdruck von feuriger Potenz.

Heiße Pflanzenzubereitungen wie der Infus (Übergießen mit kochendem Wasser) oder das Dekokt (Abkochung) sind marshafte Anwendungsformen von Heilpflanzen. Auch alles, was den ganzen Körper oder Körperpartien erhitzt und rötet, entspricht dem Marsprinzip, so zum Beispiel die Urtifikation (das Schlagen mit frischen Brennnesselzweigen) und Senfmehlauflagen, die sogar zu starker Blasenbildung führen können, wenn sie zu lange angewendet werden.

Teezubereitung

Die häufigste Form der Teezubereitung ist ein Infus, das heißt ein Übergießen der Pflanzenteile mit kochendem Wasser. Will man die ätherischen Öle im Tee möglichst gut erhalten, wird mit heißem, nicht mehr kochendem Wasser übergossen. Nach dem Ziehen, meist zwischen 5 und 10 Minuten lang, wird der Tee durch ein Sieb abgegossen und heiß oder warm getrunken.
Besonders harte Pflanzen bzw. Pflanzenteile erfordern eine Abkochung, ein Dekokt, damit die Inhaltsstoffe herausgelöst werden können. Hier wird das Pflanzenmaterial in einen Topf mit kaltem Wasser gelegt und dann auf dem Herd erhitzt, bis der Ansatz kocht. Je nach Pflanzenart und -teil muss unterschiedlich lange gekocht und ziehen gelassen werden. Zuletzt wird der Tee durch ein Sieb abgegossen.

Engelwurzdekokt
Besonders marshaft ist ein Engelwurzdekokt. Der heiße Tee prickelt feurig auf der Zunge, macht wach und warm und wirkt stark entgiftend. Engelwurzwurzeln enthalten Bitterstoffe und ätherische Öle, die aus den Wurzeln gelöst werden wollen. Damit sich die ätherischen Öle möglichst wenig verflüchtigen, empfiehlt sich ein sehr kurzes Dekokt (zur genauen Zubereitung und Dosierung siehe Seite 313).

Merkur und Jupiter

Die Prinzipien von Merkur und Jupiter verdeutlichen uns den Perspektivenwechsel zwischen Bewegung/Schwingung und Materie/Form. Man könnte ihren Gegensatz mit den Ansichten in den beiden Sprichwörtern »Wer rastet, der rostet« und »In der Ruhe liegt die Kraft« vergleichen. Merkur entspricht dem Suchen und Forschen, während Jupiter den Durchblick hat: Er weiß, wo alles seinen Platz hat und verkörpert Reife und Weisheit. Jupiter wird auch mit dem Dritten Auge in Verbindung gebracht, mit der Kraft der Intuition, der Fähigkeit, Wissen aus der Anbindung an andere Dimensionen zu schöpfen. Merkur gilt als Zauberer, weil er die Fähigkeit zur Verwandlung, zur Transformation verkörpert. So sind Merkur und Jupiter auf ihre jeweils eigene Art mit dem »Übernatürlichen« verbunden.

Während Merkur in erster Linie neugierig und experimentierfreudig ist und völlig frei von Moralvorstellungen nach neuen Wegen und Lösungen sucht, hat Jupiter einen Standpunkt, von dem aus er bewertet, welche Dinge ihm zuträglich sind und welche nicht, er unterscheidet und entscheidet. Merkur hat die Fähigkeit, alle Grenzen zu überwinden, nichts ist unmöglich! Jupiter hat die Prinzipien der ordnenden Grenzen erkannt. Auch bei den Merkur- und Jupiterkräften wird deutlich, wie wichtig es ist, dass beide Hand in Hand, gemeinsam, arbeiten. Eine Überbetonung in die eine oder andere Richtung führt zu Unzufriedenheit und Krankheit.

Das Merkurprinzip

> »Sprich nicht von Ungewissheit – nenne es Staunen. Sprich nicht von Unsicherheit – nenne es Freiheit.« (Osho 2002: 11)

Das Merkurprinzip entspricht der Jugend, dem Forscherdrang und der Neugier, der Freude am Entdecken. Bewegung, Kommunikation und Transport – jegliche Distanzüberwindung in Zeit oder Raum untersteht dem merkuriellen Prinzip. Merkur ist der Herrscher über die Wege und den Stoffwechsel, denn er ist auch ein Verwandlungskünstler: Eben hier, gerade noch dort, kann er blitzschnell seine Gestalt und seinen Aufenthaltsort verändern. Diese Fähigkeiten geben ihm eine große Leichtigkeit und sind wohl auch der Grund für seinen Humor. Merkur kann

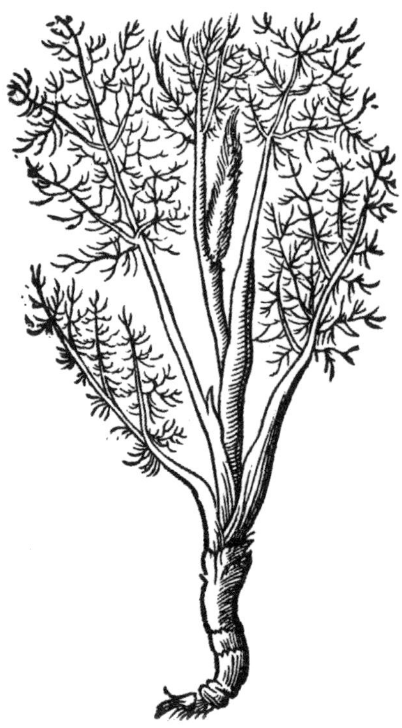

Die zerschlitzten Blätter geben dem Fenchel ein sehr luftiges Wesen und charakterisieren ihn als merkurielle Pflanze. (Holzschnitt aus ADAMUS LONICERUS 1679)

uns an der Nase herumführen und sehr verunsichern, wenn wir ihm nicht schnell genug zu folgen wissen und ihn nicht akzeptieren können, wie er ist. Merkur ist der Vermittler zwischen den Polaritäten. Er kennt kein Gut und kein Böse, keine Moral. Als Bote hat er eine extrem wichtige Funktion: Er kann die Einzelteile zu einem funktionierenden großen Ganzen verbinden. Fehlen jedoch die Übersicht und der zugrundeliegende Plan, kommt es statt zu wohlgeordneter Koordination (vgl. Jupiter) zum Chaos, und die vielen Wege verlieren sich im Irgendwo. Unser Zeitgeist ist sehr merkuriell geprägt: Kommunikationstechnologien entwickeln sich im rasenden Tempo, ebenso die Verkehrswege und -mittel. Der Informationsfluss über Handy, E-Mail, Fernsehen, Zeitung etc. überschwemmt uns geradezu. Auch in der modernen Wissenschaft verliert man sich vielfach in Einzelheiten. So wird es immer schwieriger, größere Zusammenhänge zu erkennen und die einzelnen Informationen zu wirklich hilfreichen Erkenntnissen zusammenzusetzen.

Das Merkurprinzip ist eng mit der Zauberei verbunden – Merkurpflanzen sind Zauberpflanzen. Merkur bietet mit all seinen Fähigkeiten auch ein erlösendes Prinzip: Er ist in der Lage, Grenzen zu überwinden und gegensätzliche Pole zu vereinen.

Götterwelt

Einige mythologische Gestalten können uns das Merkur-Prinzip sehr anschaulich machen: Eine dem Hermes/Merkur verwandte Figur in der germanischen Mythologie ist Loki. In vielen Göttersagen spielt der unbeständige, listige und schlaue Gott eine wichtige Rolle. Oft bereitet er den anderen Göttern schwerwiegende Probleme, andererseits hilft er ihnen auch, sich aus schlimmster Lage zu befreien. Häufig wird er um Rat und Hilfe gebeten, was nicht immer zum Guten führt. Loki scheut sich nicht vor Lug und Trug. Er besticht durch sein Geschick, seine Schlagfertigkeit, seinen Witz. Durch seine List gelingt ihm vieles. Loki hilft Dinge zu stehlen, Götter zu entführen – und wieder zurückzubringen. Er schafft ebenso Chaos wie Ordnung. Loki wird auch als Verwandlungskünstler geschildert: Mal tritt er in Gestalt eines Weibes auf, als Stute gebiert er das sagenhafte Ross Sleipnir, mal verwandelt er sich in einen Fisch oder in eine Fliege. Bei den älteren Skalden war Loki unter dem Namen Loptr, »der Luftige«, »der durch die Luft fliegende« bekannt (GOLTHER 1895: 327), was seine Nähe zum Merkurprinzip unterstreicht. Loki und Odin soll eine Blutsbrüderschaft verbinden (GOLTHER 1895: 328). Das ist interessant, da auch Odin/Wotan[14] unter anderem merkurielle Wesenszüge trägt.

Wotan ist der wütende, rasende Gott, der Anführer der Wilden Jagd, die in Form eines Sturmwindes über das Land rast. Wotan war wohl ursprünglich ein Windgott und wurde dann zum Gott des Geistes, der geistigen Kultur (GOLTHER 1895: 239f.). Wotan wird als Sprachkünstler beschrieben. Er ist der Herr der Skalden, der Meister der Dichtkunst. Wotan kann seine Gestalt wechseln, sich in einen Vogel, einen Fisch oder in eine Schlange verwandeln. Wotan wird oft als Wanderer dargestellt, mit einem blauen Mantel und einem tief ins Gesicht hängenden Hut. Oft selbst als Gast und Ratgeber erscheinend, ist er stets auf der Suche nach Wissen und Weisheit. Um Zugang zum Brunnen der Erinnerung, am Fuße des Weltenbaums, zu erhalten, opfert er eines seiner Augen. Wotan gilt als der größte Zauberer, der mächtigen Heilzauber ausüben kann (vgl. GOLTHER 1895: 242). Als Herr der Weisheit und (Er-)Finder der Runen trägt er auch jupiterhafte Wesenszüge. Wotan kann als Urschamane der Germanen gedeutet werden (RÄTSCH 2005: 15).

Dem römischen Merkur entspricht der griechische Götterbote Hermes. Die Mythen erzählen uns, dass Hermes der Sohn des Zeus und der Nymphe Maja war: »Sie gebar einen Sohn von großer Schlauheit, einen listigen Schmeichler, einen Räuber und Rinderwegtreiber, einen Traumgeleiter und nächtlichen Späher, wie diejenigen sind, die auf der Straße, vor den Toren lauern. (...) Frühmorgens wurde er geboren, mittags spielte er auf der Leier, abends stahl er die Rinder des Apollon ...« (vgl. KERÉNYI 2003: 130). Hermes ist der Einzige, der im Hades, dem Totenreich, unbeschadet ein- und ausgehen kann. Sogar diese Grenze vermag er zu überwinden. Deshalb gelten Merkurpflanzen auch als besonders potente Heilmittel, die sogar über Leben und Tod entscheiden können.

Natur und Pflanzen

Alles Leichte, Bewegliche, sich schnell Verändernde wird mit Merkur in Verbindung gebracht. In der Landschaft sind es der Wind, die Luft, schnell fließendes Wasser, Wege, Straßen und Bahnstrecken, die Merkur unterstehen. Der Frühling, wenn alles rasch wächst, wenn das Wetter häufig umschlägt (»Aprilwetter«) und

---

14 Der Göttername Wotan ist im deutschen germanischen Gebiet verbreitet, während Odin eher in nordischen norwegisch-isländischen Quellen auftritt (vgl. GOLTHER 1895: 246).

die Frühlingsstürme wehen – das ist die Zeit des Merkur. Jedes Jahr beobachten wir staunend, wie schnell sich die triste graue Erde in einen grün-bunten, summenden und zwitschernden Lebensraum verwandelt – das ist die große merkurielle Wandlungs- und Wachstumskraft der Natur.

Typische Merkurpflanzen zeigen schnelles Wachstum und eine rasche Entwicklung, sie blühen früh, sind kurzlebig, nicht verholzend, schnell vergänglich. Sie sind biegsam, elastisch und zeigen kriechenden oder windenden, schlangenähnlichen Wuchs, bilden weitverzweigte Stängelmuster oder auch Ausläufer. Als Farbe wird Merkur das Blau zugeordnet, vor allem aber sind ihm Kombinationen von Komplementärfarben und bunt gewürfelte und karierte Muster zu eigen. Auch Pflanzen mit wechselnden Blütenfarben zeigen Merkursignatur. Alles, was die Pflanze leicht und luftig macht und mit dem Wind zusammenarbeiten lässt, zeigt den Einfluss der Merkurkraft. Das sind zum Beispiel schmale lanzettliche oder stark aufgelöste, gefiederte Blätter, die an Flügel erinnern, hohle Stängel, Luftpolster im Blütenboden, geflügelte Samen, die durch den Wind ausgebreitet werden, und leichte Pollen, die der Windbestäubung dienen.

Typisch merkurielle Inhaltstoffe sind die Saponine, die Seifenstoffe. Sie vermindern die Oberflächenspannung von Wasser und können fette Öle emulgieren, weshalb sie als Reinigungsmittel verwendet werden. Saponine fördern die Verflüs-

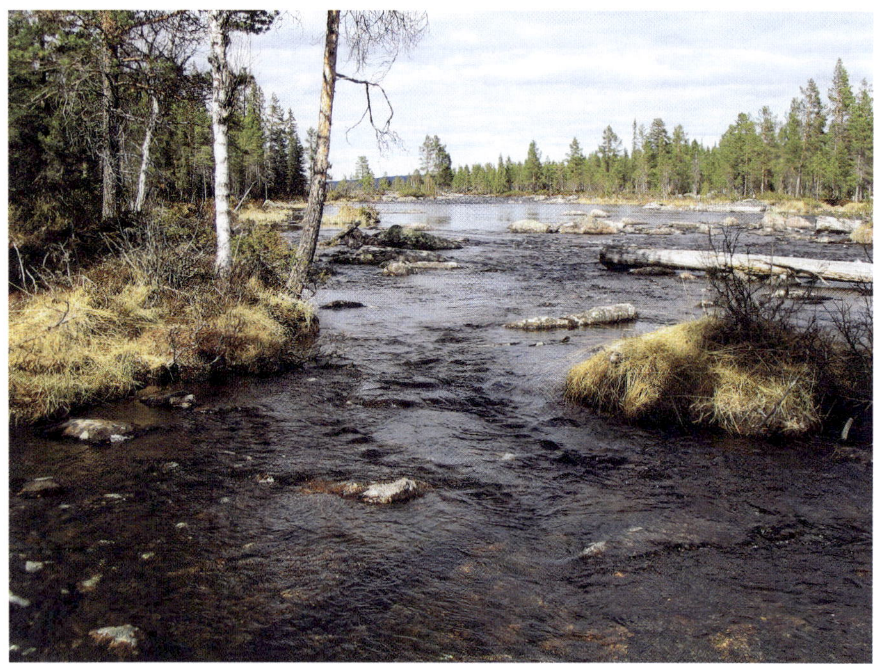

Mächtige Flüsse und rauschende Bäche zeigen die gewaltige Merkurkraft, vor allem zur Zeit der Schneeschmelze. Der Piteälv in Lappland im Mai.

Wege gehören zum Merkurprinzip ebenso wie der Frühling, die Zeit der großen Erneuerungskraft in der Natur.

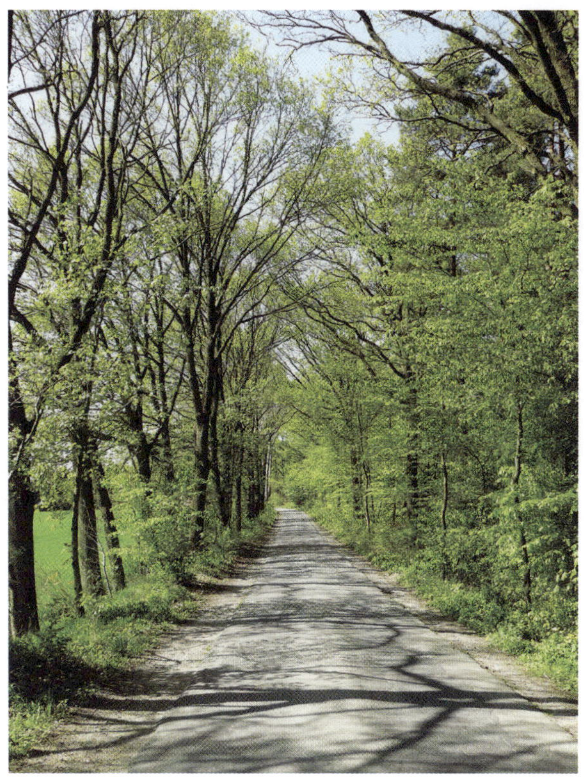

sigung von zähem Schleim in den Atemwegen. Weiterhin können sie die Resorptionsquote für andere Stoffe erhöhen und so dazu führen, dass diese besser in den Körper aufgenommen werden. Auch die ätherischen Öle haben einen deutlich merkuriellen Charakter, weil sie leicht flüchtig sind: Sie verdunsten vollständig, ohne eine Substanz zu hinterlassen.

Die Schlange ist ein traditionelles Symbol für die Merkurkraft. Auch Fische, die schnell, beweglich und schwer zu fassen sind, und alle besonders schlauen und gewitzten Tiere, wie der Fuchs, der Wolf und der Rabe, unterstehen Merkur.

Entsprechungen des Merkurprinzips im Menschen

Im Körper des Menschen stehen der Atmungsapparat, der Stoffwechsel sowie alle Transport- und Kommunikationsvorgänge zur Koordination des Gesamtorganismus mit dem merkuriellen Prinzip in Verbindung. Dazu gehören die Lungen, die Bronchien, der Mundraum, die Nase und die Nasennebenhöhlen, der Zellstoffwechsel und der Stoffwechsel im Verdauungsapparat, die Botenstoffe wie Neurotransmitter und Hormone ebenso wie die Transportsysteme in den Zellmembranen. Alles, was uns zur Kommunikation befähigt, gehört zu Merkur: unsere Stimmbänder, die Zunge, die Sprache ebenso wie unsere Arme und Hände, die

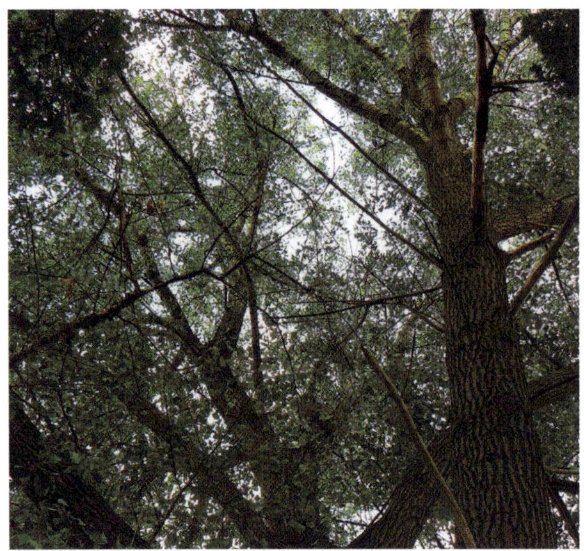

Die Blätter der Pappel werden laut, wenn der Wind durch sie hindurchrauscht: Die Pappel plappert!

einen wichtigen Beitrag zur Gestik (zur nonverbalen Kommunikation) leisten. Besondere Redegewandtheit und gute Ausrucksfähigkeit sind merkurielle Tugenden, ebenso wie die Fähigkeit, zwischen Sprachen und Kulturen zu übersetzen. Die Sprache ist ein schamanisches Heilmittel – Zaubersprüche sind oft wichtiger Bestandteil von Heilritualen.

Beine und Füße haben ebenfalls einen besonderen Bezug zu Merkur, weil sie uns befähigen, Distanzen zu überwinden, einen Ortswechsel vorzunehmen. Auch die geistig-seelische Beweglichkeit ist eine Merkurfunktion. Intelligenz und Lernfähigkeit, schnelle Gedankengänge und auch die Fähigkeit, neue Wege des Denkens zu entwickeln, sind merkurielle Eigenschaften. Kinder sind sehr merkuriell: unglaublich beweglich und sehr neugierig.

Merkur ist ein Reisender, der Distanzen und Grenzen überwinden, sich in geänderten Umständen schnell zurechtfinden kann. Er ist ein Entdecker oder Erfinder, ein Schriftsteller oder Musiker, ein Schauspieler, Clown, Akrobat oder Tänzer, ein Chemiker, ein Zauberer oder ein gewitzter Gauner.

Ein Zuviel an Merkurqualität führt zu Verwirrung und Verirrung, zu Zerstreutheit und Zerfließen. Zu viele Verbindungen werden geschaffen, wobei das Gesamtkonzept, die Übersicht, die Weitsicht fehlt. Gefährliches kurzsichtiges Handeln und Oberflächlichkeit sind die Folge. Mit diesem Zustand gehen seelische Unausgeglichenheit, Gereiztheit, Unbeständigkeit, Ungeduld, Rastlosigkeit und Hyperaktivität einher. Nervöse Unruhe und Konzentrationsstörungen sind weit verbreitete Krankheitsbilder unserer Zeit. Ein Zuwenig an Merkurkraft entspricht dem Zustand der Blockierung, der Stagnation, der Steif- und Sturheit. Die Dinge sind nicht im Fluss, es mangelt an Beweglichkeit und Leichtigkeit. Ein träger Stoffwechsel kann seinen Ausdruck in Obstipation, rheumatischen Erkrankungen oder auch chronischer Müdigkeit finden. Erkrankungen des Atmungsapparates sind merkurielle Erkrankungen. Wenn der Atem behindert ist, ist auch die Lebensenergie nicht im Fluss, und der Austausch mit unserer Umwelt ist gestört.

Das Merkurprinzip kann erleichternd, erheiternd und beflügelnd wirken, den Geist beleben, inspirieren und helfen, Grenzen zu überwinden, neue Wege, neue Räume zu öffnen. Merkur fördert die Anbindung an die Himmelsenergie. Die Atmung versorgt uns mit Lebenskraft. Das Merkurprinzip hilft uns auch, uns an den Fluss des Lebens anzubinden. So wie ein Kind auf dem Arm im Atemrhythmus der Eltern geschaukelt wird, können wir uns auf einer Welle des Urozeans gleiten lassen und mit der Wandlungskraft der Natur mitschwingen.

Merkurpflanzen in der Anwendung

Viele Pflanzen mit deutlicher Merkursignatur sind offensichtlich Zauberpflanzen – in der Literatur findet man überdurchschnittlich viele heilzauberische Anwendungen mit ihnen überliefert. Das ist zum Beispiel der Fall beim Spitzwegerich. Er wächst häufig an oder auf Wegen und ist perfekt auf Windbestäubung eingerichtet. Seine grundständigen Blätter wecken oft die Assoziation an Zungen und Schlangen. Wen wundert es, dass der merkurielle Spitzwegerich vor allem bei Atemwegserkrankungen eingesetzt wird? Pflanzen wie Gundermann und Efeu zeigen ihren Merkurcharakter durch ihren windenden Wuchs. Entsprechend kann man sie gut zu Kränzen binden. Das Stiefmütterchen hat bunte Blüten, nahezu bei jeder Pflanze andersfarbig, bemalt wie ein Clown – es wird besonders gern bei Hauterkrankungen von Kindern verwendet. Andere Merkurpflanzen zeigen vor allem ihre Verbindung mit dem Wind: Der Löwenzahn hat Früchte, die mit perfekten Flugorganen ausgestattet sind, die Blätter der Pappel flattern plappernd im Wind. Die Familie der Doldenblütler, zu denen zum Beispiel die Engelwurz, Anis, Fenchel, Kümmel und Dill gehören, haben sehr luftige Blütenstände, eindrucksvolle ätherische Öle und zumeist auch stark zerschlitzte Blätter.

Pflanzen mit deutlichen Merkurzeichen sind zumeist Heilpflanzen bei Atemwegsbeschwerden, oft auch bei Stoffwechselerkrankungen, insbesondere bei Rheuma, oder Hauterkrankungen. Sie wirken lösend und befreiend und fördern die körperliche und geistige Beweglichkeit. Oft sind es auch Pflanzen, die man besonders gern für Kinder verwendet wie zum Beispiel Fenchel, Quendel und das Stiefmütterchen. Pflanzen mit Merkur- und Saturneigenschaften wie Beifuß und Lavendel können sehr hilfreich sein, wenn Grenzen überwunden werden müssen, wenn man über seinen Schatten springen, schwierige Lebenskrisen bewältigen oder sich von anderen Menschen verabschieden muss.

Eine sehr merkurielle Anwendungsform von Heilpflanzen sind Frühjahrskuren. Die frischen Frühlingskräuter werden gegessen oder in Form von Press-

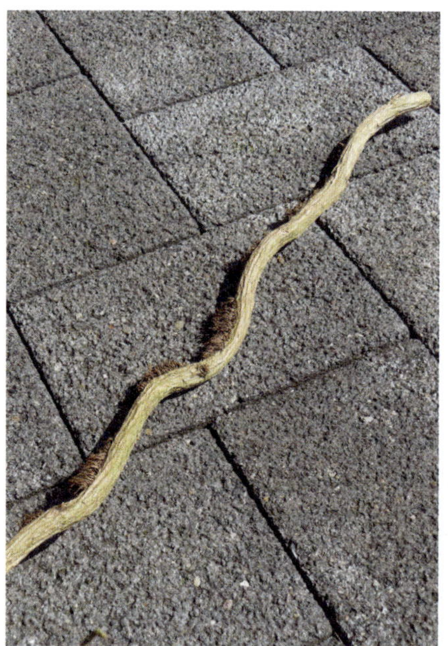

Der Efeu zeigt seinen Merkurcharakter unter anderem durch seinen windenden Wuchs – sein Stamm ähnelt einer Schlange in Bewegung.

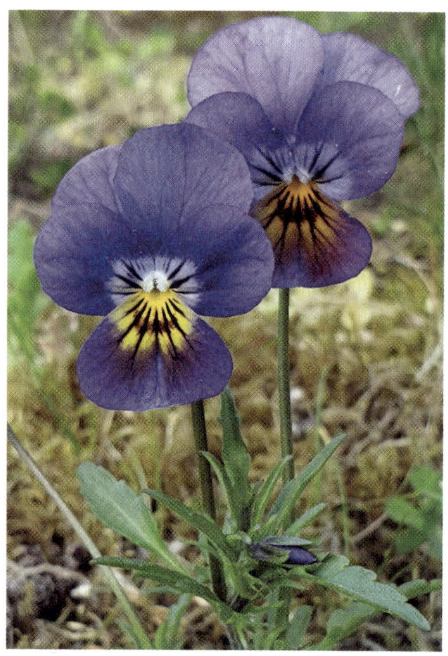

Das Stiefmütterchen mit seiner bunten Färbung wird besonders gern in der Kinderheilkunde verwendet.

säften aufgenommen. So verinnerlicht der Mensch die stürmischen Wandlungs- und Wachstumskräfte der Natur, regt seinen Stoffwechsel an, entgiftet, überwindet den Winter in sich selbst und fühlt sich »wie neugeboren«.

Wildkräuter-Pesto »Quer durch den Garten«

Sobald im Frühjahr die ersten Pflanzen wieder austreiben, kann man sich dieses sehr schmackhafte und stärkende Gericht aus wildwachsenden Pflanzen zubereiten: An sauberen schönen Standorten sucht man sich möglichst junge Blätter von Löwenzahn, Spitzwegerich, Schafgarbe, Bärlauch, Gundermann (wenig), Zitronenmelisse, Birke, Eiche (die noch ganz zarten, jungen!), Pfefferminze oder Apfelminze (wenig), die jungen Triebspitzen von Majoran, Vogelmiere und Quendel sowie Blüten vom Gänseblümchen. Die Pflanzenteile werden gewaschen, sehr gut zerkleinert und in eine Schüssel gegeben. Dazu gibt man gehackte Sonnenblumenkerne, Salz und Pfeffer. Nun wird die Kräutermischung mit Rapsöl oder Olivenöl übergossen. Das Pesto wird mit frischem Parmesankäse zu Nudeln gereicht. Je nach Verfügbarkeit der Kräuter und Baumblätter schmeckt es immer wieder anders.

Das Jupiterprinzip

> »Daß ich erkenne, was die Welt
> Im Innersten zusammenhält
> Schau alle Würkungskrafft und Saamen
> Und thu nicht mehr in Worten kramen.«
>
> (JOHANN WOLFGANG VON GOETHE 1954: 7)

Jupiter ist das Prinzip, das die kosmische Ordnung, die Weltenordnung repräsentiert. Weisheit, Wohlstand und Gerechtigkeit stehen damit in direkter Verbindung. Jupiter wird einem höheren Lebensalter zugeordnet, einem Stadium der Reife, der Erfahrung und der Erkenntnis. Seine Jahreszeit ist der Herbst, die Zeit der Ernte. Die Pflanzen haben das Frühjahr und den Sommer über Sonnenkraft getankt, Wasser und Nährstoffe aufgenommen. Sie sind gewachsen, haben geblüht und sich gegenseitig befruchtet. Nun sind Samen und Früchte reif und werden in Hülle und Fülle an die Umwelt verschenkt. Sie enthalten reichlich Fette, Öle, Zucker und Vitamine – eine Fülle an Lebenskraft! Jupiter gilt als Wohltäter, der uns reich beschenkt und unser Leben mit Freude und Fruchtbarkeit segnet. Seine Tafel ist immer reich gedeckt. Es ist unsere Aufgabe, seine Gaben zu erkennen und zu genießen. Im Jupiterzustand sind wir voller Frieden, weil wir wissen, dass wir immer versorgt werden, dass wir im Paradies, im Schlaraffenland zuhause sind. In der Astrologie gilt Jupiter als »das große Glück«.

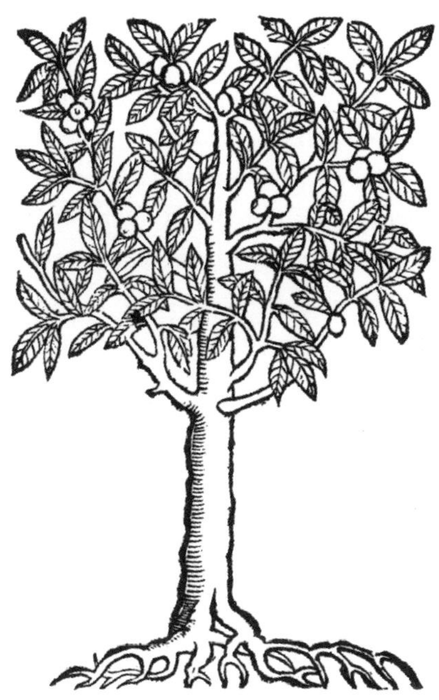

Jupiter ist das Prinzip der Reife, der Weisheit und des Wohlstandes. Bäume mit nahrhaften Früchten – wie der Walnussbaum – repräsentieren es eindrucksvoll. (Holzschnitt aus ADAMUS LONICERUS 1679)

Das geheimnisvolle Dritte Auge und die Intuition werden der Jupiterkraft zugeordnet. Über das Dritte Auge entsteht Kontakt zu anderen Welten. Erkenntnis erlangt, wer hinter die oberflächlichen Erscheinungen blickt und in der Lage ist, die Dinge im Zusammenhang zu schauen. Die Jupiterkraft wird gern als »Licht der Weisheit« bezeichnet. Sie hilft, im Einklang mit den kosmischen Gesetzen zu handeln, den richtigen Platz im Leben einzunehmen – das Leben meisterlich zu gestalten. Während Merkur das Suchen und Forschen charakterisiert, ist Jupiter der Zustand des Gefundenhabens. Er verfügt über eine äußerst klare Denkfähigkeit, die sinnvolle Klassifizierungen und Unterscheidungen ermöglicht. Durch seine Erfahrenheit, seinen übergeordneten Standpunkt und seine Intuition erkennt er die gegensätzlichen Pole, kann sich selbst zentrieren und in seiner Mitte ruhen.

Jupiter ist ein gütiger Lehrer. Er ist an göttliches Wissen und göttliche Liebe angebunden. Gern verschenkt er die nahrhaften Früchte seiner Erkenntnis und sorgt für Gerechtigkeit und Wohlergehen. Jupiter ist ein König, ein weiser Herrscher. Früher verehrte man das Jupiterprinzip sehr: Die Könige und Herrscher galten als den entsprechenden Gottheiten Geweihte. Man erhoffte sich, dass sie mit der Kraft dieser Götter regieren, weise Entscheidungen treffen und dem ganzen Volk zu Fruchtbarkeit und Wohlstand verhelfen.

Götterwelt

Zeus – die Entsprechung zum römischen Jupiter – ist der höchste Gott der Griechen, der Himmelsherrscher, der weise Regent des Olymps. Er ist das jüngste Kind der Rhea und des Saturn, das durch eine List als einziges nicht vom Vater verschlungen wurde. Zeus zwingt seinen Vater Saturn, seine Geschwister wieder auszuspeien, damit sie mit ihren vielfältigen Begabungen die Welt beglücken können. Zeus befreit auch Brüder des Vaters, die noch Uranos in Fesseln geschlagen hatte, vor allem die Kyklopen. Diese schenken ihm aus Dankbarkeit Donner und Blitz, die Zeichen und Mittel seiner Macht (vgl. Kerényi 2003: 25). Zeus beendet damit das dunkle Chaos und stellt die kosmische Ordnung wieder her. Seine Herrschaft wurde weiterhin durch seine vielen Hochzeiten begründet. Mit vielen Göttinnen und auch mit Sterblichen zeugte er Kinder, unter anderem Hephaistos und Ares, Persephone, Dionysos, Apollon, Artemis, Hermes, die neun Musen, die drei Horen und die schöne Helena.

> »Wäre nicht Thor, so vernichteten Trolle die Welt.«
>
> (Norwegisches Sprichwort, in Golther 1895: 213)

Im heidnischen Glauben der nordisch-germanischen Völker gilt Donar bzw. Thor als der stärkste und tapferste der Götter. Thors große Halle heißt Bilskirnir (»der einen Augenblick Leuchtende«, der Blitz; Golther 1895: 214), denn Thor ist ein Himmelsgott, Herrscher über das Wetter und vor allem über das wohltätige Gewitter. Durch Blitz und Donner segnet er die Erde und die Menschen mit seiner Kraft und seiner Fruchtbarkeit. Thor wurde angerufen, um den Bund der Ehe zu weihen. Bei der Vermählung wurde der Braut Thors Hammer in den Schoß geworfen (Golther 1895: 207). Thor gilt als Freund der Menschen und als Landesgott. Er beschützt und mehrt das Eigentum der Menschen. Dafür bekämpft er die feindli-

Gewitterstimmung im Herbst. Gewitter galten unseren Vorfahren als wohltätig, denn durch Blitz und Donner segnet Thor die Erde und die Menschen mit Kraft und Fruchtbarkeit. (Foto: Wolf Winkelmann)

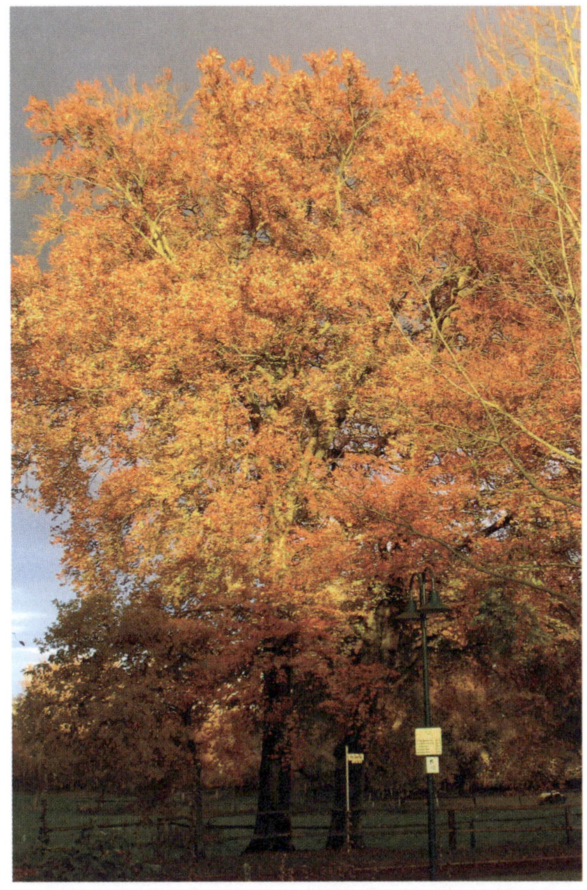

chen Kräfte in allen Welten: »Stets bereit, feindliche Riesenmächte mit Donner und Blitz zu zerschmettern, fährt er auf seinem Bocksgespann krachend in die Bergwildnis. Wenn es um die Felsen blitzt und donnert, stürmt und hagelt, dann ist Thor an der Arbeit und schlägt die Unholde« (Golther 1895: 216). Auch soll er seinen Anhängern »noch ungeschehene Dinge« verkündet haben. In heiligen Wäldern wurde ihm gehuldigt, mächtige uralte Eichen waren ihm geheiligt. Dort versammelten sich die Stämme vor wichtigen Unternehmungen und zum Thing. Mit feierlichem Eid wurde dann der höchste der Asen angerufen, um weise Entscheidungen und gerechte Urteile zu unterstützen.

Natur und Pflanzen

Die klassische Erntezeit vom Spätsommer bis in den Herbst ist die Zeit des Jupiter. Freundliches Wetter und wohlige Wärme werden ihm zugesprochen. Standorte mit nahrhaften guten Böden, die eine reiche Ernte versprechen und milde, für das Pflanzenwachstum günstige Klimalagen entsprechen dem Jupiterprinzip.

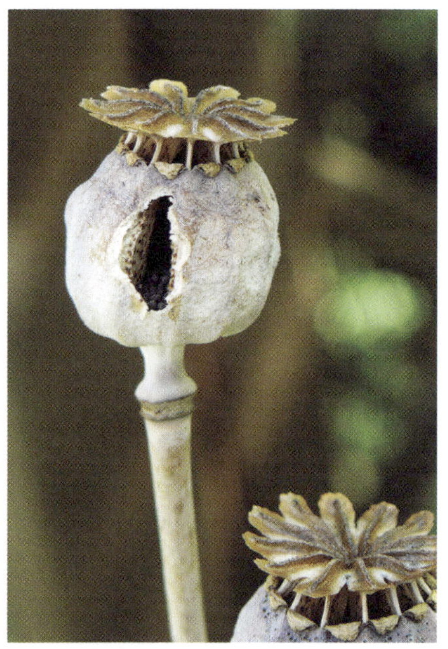

Der Mohn mit seinen ölreichen Samen ist eine uralte Kulturpflanze. Die reifen Samenkapseln sind natürliche Futterhäuschen für die Vögel.

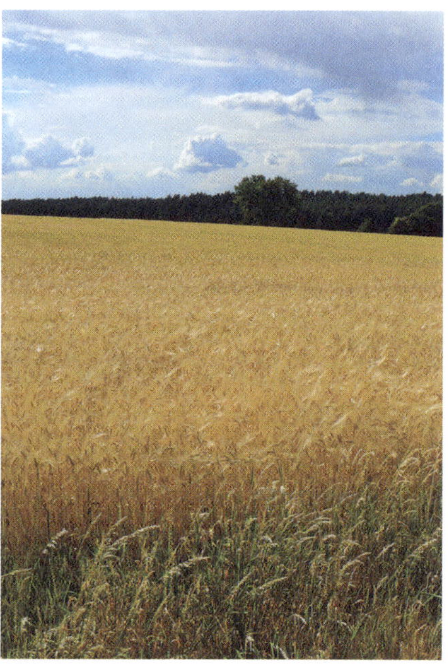

Das Getreide ist eine der wichtigsten Grundlagen für die Ernährung des Menschen.

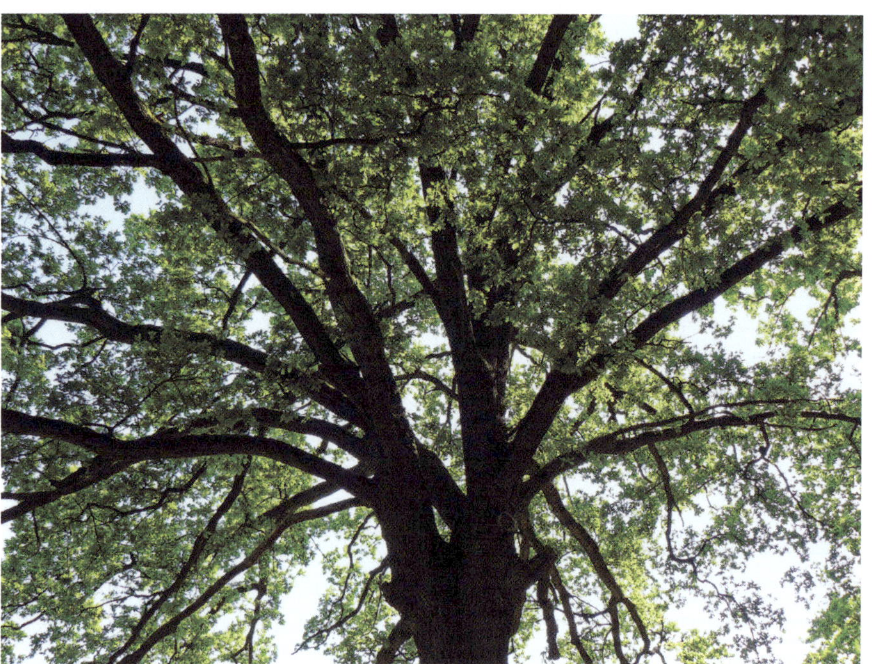

Die imposante Eiche strahlt Ruhe aus.

Ausgesprochene Jupiterpflanzen sind von stattlichem Wuchs und majestätischer, klarer Gestalt. Sie haben ein freundliches, unaufdringliches Wesen, nehmen aber selbstverständlich ihren Raum ein und strahlen Ruhe aus. Sie sind ausdauernd und kräftig, oft sind die Pflanzenteile stark verholzt, die Blätter robust und lederig. Der Stängel oder Stamm und die Früchte sind die Pflanzenorgane, die dem Jupiter unterstehen. Seine Pflanzen sind besonders gastfreundlich, bieten Tieren Unterschlupf, Wohnstätte und Nahrung. Die Blüten bieten reichlich Pollen und Nektar. Essbares, vor allem besonders Nahrhaftes wie Früchte, Getreide und Nüsse sind Ausdruck des Jupiterprinzips. Die die Ernährung des Menschen sichernden Feldfrüchte symbolisieren ebenso das Prinzip der Güte und Fülle wie gut gefüllte Vorratslager und der Winterspeck der Tiere. Verschiedene Farben werden Jupiter zugeordnet: ein sattes Goldgelb ebenso wie ein leuchtendes Blau und das Purpur, die Farbe der Könige und Herrscher.

Fette und Öle, Stärke und Zucker sind die Inhaltstoffe des Jupiterprinzips. Es sind nahrhafte Substanzen, die für längere Zeit sättigen und zufrieden machen. Die Bitterstoffe sind nicht nur der Sonne, sondern auch dem Jupiter zuzuordnen, beide Prinzipien stehen sich sehr nahe und gehen mit einem wachen, klaren Bewusstsein einher.

Entsprechungen des Jupiterprinzips im Menschen

Das Jupiterprinzip verkörpert das Feste, das eine Form und eine Position im Raum hat. Im menschlichen Körper sieht man seine Entsprechung im Gewebe und in der Gestalt sowie in der Ordnung der Körperbestandteile. Traditionell ist die Leber das Organ Jupiters. Interessanterweise gilt auch das nicht-sichtbare, nicht-stoffliche Dritte Auge, das Stirnchakra, als Entsprechung Jupiters. Es wird vor allem mit der Intuition und mit übersinnlichen Wahrnehmungen wie zum Beispiel der Telepathie in Verbindung gebracht.

Die Leber ist das größte Stoffwechselorgan des Körpers und spielt vor allem bei der Entgiftung eine wichtige Rolle. Das für uns Gute vom für uns Schlechten zu scheiden, ist wichtig für unsere körperliche, geistige und seelische Gesundheit und letztendlich für unsere Fähigkeit, ein freudvolles, erfülltes Leben zu führen. Dies hat auch seine Entsprechung in der Auswahl der Gedanken und Einflüsse auf unsere Psyche – was wollen wir an uns heranlassen, wovon wollen wir uns befreien? Hier arbeitet Jupiter eng mit Mars und Venus zusammen. Die Prüfung und Unterscheidung der Nahrungssubstanzen und Informationen sowie das Unterscheidungsvermögen des Immunsystems werden durch dieses Dreiergespann in die Tat umgesetzt. Sich gut zu nähren und zu ernähren und dabei zu genießen (vgl. Venus), ist das, was wir im Namen von Jupiter für uns tun sollten, ebenso wie wir uns entschieden von dem trennen sollten (vgl. Mars), was nicht gut für uns ist.

Jupiter entspricht der Würde, die ein Mensch ausstrahlt, dessen Denken und Handeln von Weisheit, Liebe und Güte getragen wird. Gier und Völlerei in jeglicher Form, auch Wissbegier oder spirituelle Gier sind negative Jupiterzustände. Die sogenannten Wohlstandskrankheiten wie Adipositas, Hypercholesterinämie und Diabetes können als jupiterhafte Erkrankungen gedeutet werden. Zumeist gehen sie mit einem Zuviel an nahrhafter, süßer Nahrung und einem Zuwenig an Bewegung einher. Auch Suchterkrankungen sind Ausdruck einer Störung des Jupiterprinzips. Es ist die Suche nach einer Befriedigung, die nie erreicht wird. Eine Maßlosigkeit beim Alkoholkonsum führt zu Orientierungslosigkeit, zum Verlust der Fähigkeit, wohlgeordnet zu denken, und auf Dauer zu einem Verlust der Form (»Bierbauch«). Eine geschwächte oder überforderte Leber führt oft zu Gemütsstörungen, Reizbarkeit und Konzentrationsmangel.

Wer das Jupiterprinzip meistert, ist in der Lage, klar zu unterscheiden und weise zu entscheiden. Er befindet sich in einem Zustand der Wohlordnung und des Wohlbefindens. Er kennt das rechte Maß und hat keine Schwierigkeiten, sich daran auszurichten. Insbesondere besitzt er die Fähigkeit des Zufriedenseins: Er kann sich an dem erfreuen, was er hat, und ist voller Dankbarkeit für das, was er bekommt.

Jupiterpflanzen in der Anwendung

Eine beeindruckende Jupiterpflanze ist die Eiche. Sie ist kräftig und majestätisch, erscheint uns sehr mächtig und strahlt zugleich eine große Ruhe aus – ein Symbol für die Beständigkeit. Haselnussstrauch und Walnussbaum sind mit ihren schmackhaften, nahrhaften Früchten typische Jupiterpflanzen, wobei der Haselnussstrauch auch sehr starken Merkureinfluss zeigt. Die Rosskastanie mit ihren dicken saponinreichen Früchten ist ebenfalls eine Pflanze mit Jupiter- und Merkurzeichen. Der Löwenzahn mit seinen sattgelben »Butterblumen« hat eine starke Sonnen- und Jupitersignatur und einen deutlichen Merkureinfluss. Die majestäti-

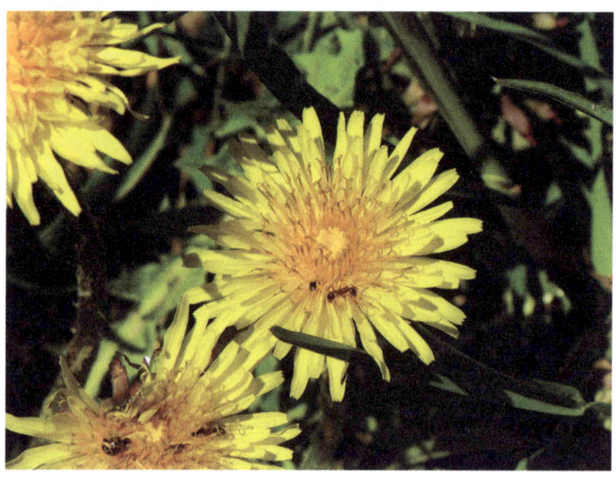

Der Löwenzahn mit seinen sattgelben Blüten wird auch »Butterblume« genannt.

sche Gestalt und die purpurfarbenen Blüten zeichnen Artischocke und Mariendistel als Jupiter- und Leberheilpflanzen aus.

Typische Jupiterpflanzen wirken stark kräftigend, oft stoffwechselanregend und entgiftend, insbesondere durch Förderung der Gallebildung und des Galleflusses. Jupiterpflanzen werden oft als »Allheilmittel« gesehen, so wie das Jupiterprinzip für eine meisterliche Ausgestaltung des Lebens steht. Die Stärkung der Leber ist bei vielen chronischen Erkrankungen der Schlüssel für die Öffnung eines Heilungsweges. Jupiterpflanzen können helfen, die rechte Form und das rechte Maß wiederzufinden. Sie fördern die Verarbeitung von Erlebnissen zu Erfahrung.

Alle besonders nahrhaften und schmackhaften Pflanzenzubereitungen wie Fruchtmuse, Marmeladen, Brei, Kuchen und Brot sind jupiterhaft. Sie stärken und erfreuen, und wenn sie nicht im rechten Maß genossen werden, fördern sie die Leibesfülle. Auch alkoholische Zubereitungen wie Tinkturen und Liköre können das Jupiterprinzip verstärken. Traditionell werden vor und nach dem Essen zur Appetitanregung und Förderung der Verdauung alkoholische Getränke, wie zum Beispiel Kräuterbitter, gereicht.

Walnusskuchen

Man nehme 125 g gemahlene Walnüsse, 125 g gemahlene Mandeln, 6 Eier, 250 g Zucker. Die Eigelbe werden mit dem Zucker cremig verrührt, dann werden die Nüsse und Mandeln hinzugegeben. Die Eiweiße zu einem steifen Schnee schlagen, der vorsichtig unter die Eigelb-Nussmasse gerührt wird. Nun eine runde Springform mit Butter fetten und ein wenig mit Mehl bestäuben. Dann wird die Teigmischung hineingefüllt. Der Ofen darf nicht vorgeheizt werden. Bei schwacher Hitze (175 Grad) wird der Kuchen 1,5 h gebacken. Zuletzt werden 2 Tafeln geschmolzene Zartbitterschokolade auf dem noch warmen Kuchen verteilt. Wenn die Schokolade etwas angetrocknet ist, können die Kuchenstücke darin vorgezeichnet werden. Dann bricht die Schokolade beim Schneiden nicht.

Und dann: Die süßen, nahr- und schmackhaften Gaben der Natur genießen – in Maßen, sonst gibt es Winterspeck!

Die Signaturenlehre als kosmische Sprache bietet uns viele Anregungen für neue Sichtweisen und Erkenntnismöglichkeiten. Sie öffnet uns die Augen für Zusammenhänge, die unserer Alltagssicht oft versperrt sind. So können wir lernen, die Ursachen von Gesundheit und Krankheit und die Wirksamkeit der Heilpflanzen auf einer tieferen Ebene zu verstehen. Die Deutung der Signaturen einer Pflanze erweitert unsere Möglichkeiten, ihre Kräfte für unser körperliches, geistiges und seelisches Wohlbefinden zu nutzen.

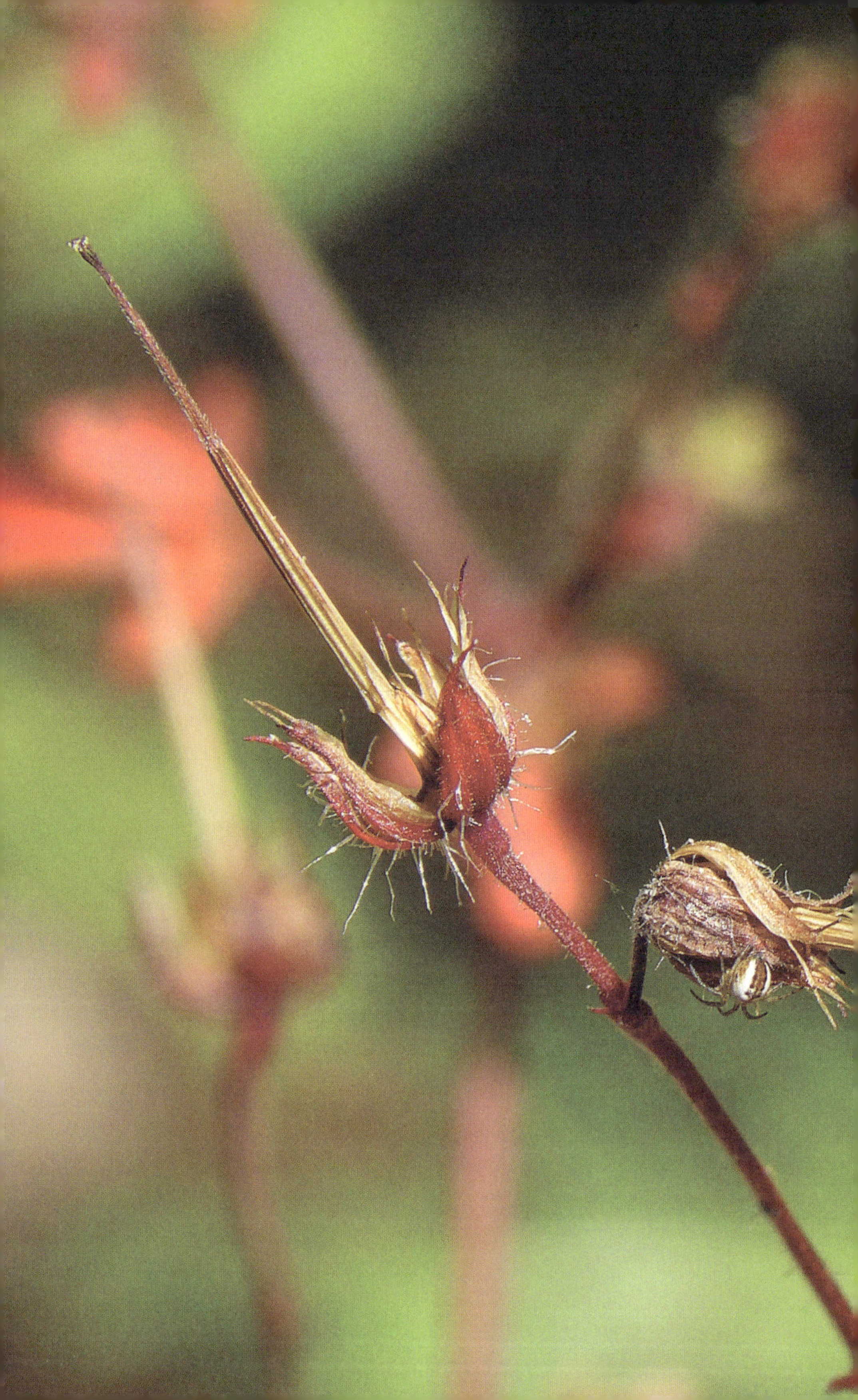

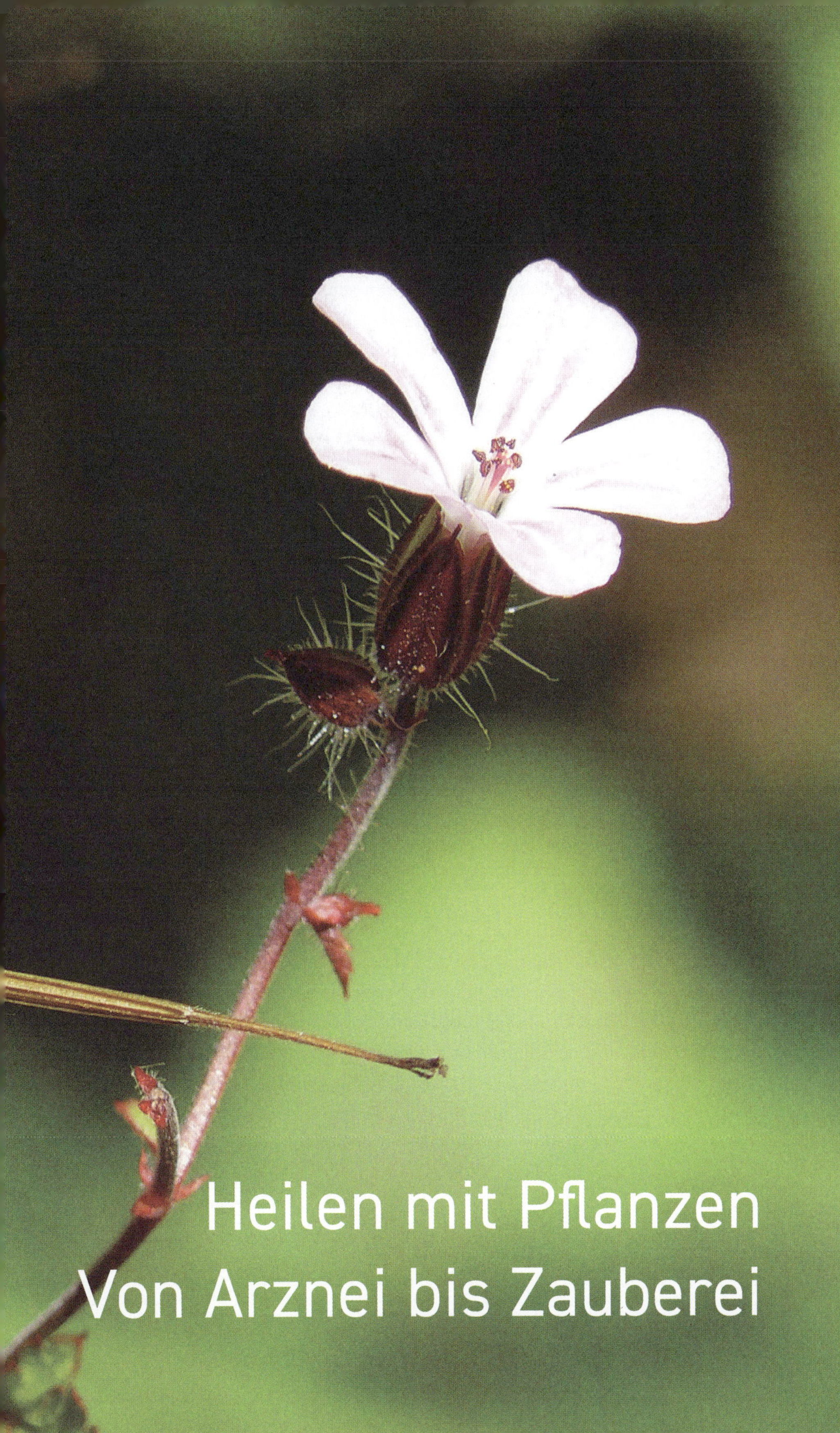
Heilen mit Pflanzen
Von Arznei bis Zauberei

Die folgenden Beschreibungen einiger heimischer Heilpflanzen beinhalten Auszüge aus meinen Forschungen, Recherchen und Gedanken zu diesen Pflanzen sowie einige meiner ganz persönlichen Erlebnisse und Erfahrungen mit ihnen. Es sind Annäherungen an ein ganzheitliches Erfassen der Pflanzen – auch durch eine Betrachtung der unterschiedlichsten Sichtweisen der Menschen. Über die Zeiten hinweg und durch die verschiedenen Kulturräume der Erde hindurch prägen unterschiedliche Weltbilder die Auseinandersetzung mit dem Reich der Pflanzen und ihren Gebrauch in der Heilkunde. Die nüchterne chemische Analyse einer Pflanzenarznei zeigt uns ebenso einen Teil der Wirklichkeit wie die uns bezaubernde Schau ihrer wunderbaren Formen und Farben und die meditative Kommunikation mit dem Lebewesen Pflanze.

In meinen Pflanzenportraits möchte ich zeigen, wie weitreichend die Beziehungen zwischen Pflanzen und Menschen sind und wie vielfältig die Pflanzenheilkunde sein kann. Daher finden Sie hier oft nebeneinander Angaben über die Empfehlungen der Kommission E[15] und die Verwendung der Pflanze in der modernen Phytotherapie, in der traditionellen Pflanzenheilkunde bzw. Erfahrungsheilkunde oder Volksheilkunde, der historischen Pflanzenheilkunde und in besonderen Formen der heilkundlichen Anwendung von Pflanzen, wie zum Beispiel der Aromatherapie oder der Anthroposophischen Medizin. Oft können wir in den Pflanzenbeschreibungen unterschiedlichster Zeiten und Kulturen die Wahrnehmung des Wesenskerns der Pflanze wie einen »roten Faden« hindurchschimmern sehen. Zudem berichte ich auch einiges über das überlieferte Brauchtum mit Pflanzen. Es zeigt sehr schön, wie eng unsere Vorfahren mit Pflanzen zusammenlebten. Wir können in den Bedeutungen, die sie ihnen gaben, wichtige Hinweise auf ihr Wesen finden. So lassen sich im Pflanzenbrauchtum uralte schamanische Rituale

15 Die Empfehlungen der Kommission E bieten bis heute die wichtigste Orientierung für die schulmedizinisch anerkannte Verwendung von Heilpflanzen in unserer Zeit. Diese Expertenkommission bewertete in den Jahren 1978–1995 das bis dahin vorhandene Erkenntnismaterial zu 378 pflanzlichen Drogen und Drogenzubereitungen und formulierte entsprechende Positiv-, Negativ- oder Null-Monografien. Mittlerweile wurden auch Pflanzenmonografien auf europäischer und internationaler Ebene erstellt, die ESCOP-Monografien der European Scientific Cooperative on Phytotherapy, die Monografien des Committee on Herbal Medicinal Products (HMPC) und die WHO-Monografien der World Health Organization. Da sie für die hier vorgestellten Pflanzen keine erheblichen Unterschiede aufweisen, habe ich es bei der Nennung der Empfehlungen der Kommission E belassen. Die moderne Phytotherapie sieht sich als Zweig der Schulmedizin. Ihr Anspruch ist es, dass die Wirkungen und Anwendungsgebiete der Pflanzen durch pharmakologische oder klinische Studien erwiesen sind, nur selten beruft sie sich auf Erfahrungswissen. Daher hat sie die Anwendungsgebiete der Heilpflanzen stark eingegrenzt.

erahnen – wir finden hier viele interessante Anregungen, wie wir die Verbindungen von Menschen und Pflanzen heute wieder beleben und stärken können.

Auch möchte ich deutlich machen, welch unterschiedliche Wege man gehen kann, wenn man dem Wesen einer Pflanze begegnen und sich ihre *wesen*tlichen Heilkräfte erschließen möchte. Die von mir hier geschaffenen Pflanzenbilder sind individuell ganz unterschiedlich gestaltet. Jede Pflanze hat den ihr ganz eigenen Charakter – genau wie ich – und so treten wir einzigartig in Resonanz zueinander. Meine Pflanzenportraits mögen Sie anregen, in der Vielfalt der Möglichkeiten Ihren eigenen Weg für einen lebendigen Austausch mit den Pflanzenwesen zu finden. Sie können sie hinterfragen und ergänzen mit Ihrem Wissen, Ihren eigenen Erkenntnissen und Erfahrungen.

Die Auswahl der hier vorgestellten Pflanzen habe ich so getroffen, dass alle sieben Planetenprinzipien, die in der Signaturenlehre beschrieben werden, vertreten sind. In diesem Pflanzenreigen werden ihre Ähnlichkeiten und Unterschiede und ihre speziellen Ausprägungen an einzelnen Pflanzen deutlich: Wir beginnen mit dem Holunder, einer Pflanze, die stark mit dem Ursprung verbunden ist, mit der geheimnisvollen Anderswelt, aus der wir kommen und in die wir gehen. Weiter geht es mit der Birke, die wie keine andere Pflanze den Neubeginn und den Frühling repräsentiert. Beide Pflanzen tragen unter anderem Zeichen eines Mondeinflusses. Es folgen stark merkuriell geprägte Pflanzen, Wegerich, Hasel und Steinklee, die Venuspflanzen Apfel und Frauenmantel, als ausgesprochene Marspflanze die Brennnessel, und dann Pflanzen, die Mars- und Venussignaturen vereinen, Stinkender Storchschnabel und Weißdorn. Als Sonnenpflanzen folgen Engelwurz und Wermut, als Jupiterpflanzen Löwenzahn, Eisenkraut, Schafgarbe und Eiche. Wir enden mit dem saturnischen Schachtelhalm, der die Reduktion auf grundlegende Strukturen thematisiert. Eine Pflanze kann in der Regel nicht auf ein einziges Prinzip reduziert werden, so ist die von mir gewählte Reihenfolge nur tendenziell zu verstehen. Jede Pflanze sollte auch in ihrer Einzigartigkeit betrachtet werden, die sich unter anderem in der spezifischen Kombination der archetypischen Prinzipien ausdrückt, die sich in ihr finden lässt.

Zu beachten
Ich möchte ausdrücklich darauf hinweisen, dass die genannten Heilanwendungen nicht in jedem Fall auch als meine Empfehlungen zu verstehen sind. In erster Linie dienen sie dem Verständnis des Wesens der Pflanze und ihrer Beziehung zum Menschen, in zweiter Linie sind sie als Anregungen für einen gewissenhaften kreativen Umgang mit Heilpflanzen gedacht. Letzteres setzt Kenntnisse in Medizin und Pflanzenheilkunde sowie ein hohes Maß an Eigenverantwortlichkeit voraus. Wer die Pflanzen in der Praxis anwenden möchte, sollte sich zunächst an die Rezepte im jeweiligen Anhang halten. Leser mit fortgeschrittenen Kenntnissen der Pflanzenheilkunde mögen die ausführlichen Pflanzenbeschreibungen auch als Anregungen verstehen, alte Anwendungsformen möglicherweise wiederzubeleben oder neue Anwendungsformen, passend für unsere Zeit, zu entdecken. Beachten Sie auch den Hinweis auf Seite 4!

Bei den angegebenen Dosierungen in den Rezepten handelt es sich um mittlere Dosierungen für Erwachsene. Die Dosierung sollte jedoch unbedingt individuell überprüft und angepasst werden – zur individuellen Dosierung siehe auch Seite 55. Ätherische Öle dürfen – zumindest vom Laien – nur äußerlich in verdünnter Form angewendet werden.

Die meisten der unter »Ernte und Einkauf« angegebenen pflanzlichen Zubereitungen sind in Apotheken und teilweise auch im Kräuterhandel, in Reformhäusern oder Bioläden problemlos erhältlich. Bei allen pflanzlichen Zubereitungen ist es wichtig, auf eine naturreine hohe Qualität zu achten.

Der Schwarze Holunder – Heimat der Seele

Sambucus nigra L., Adoxaceae[16]

Wir beginnen unsere Pflanzenbetrachtungen mit dem Holunder, denn diese Pflanze ist mit dem Ursprung verbunden, mit der Urquelle des Seins, der geheimnisvollen Welt, aus der wir kommen und in die wir gehen. Der Holunder hat mich vieles über den Fluss des Lebens gelehrt, über das Werden und Vergehen, das ewige Ein- und Ausatmen von Mutter Erde. Er ist der Baum der Frau Holle, der Großen Göttin, die im Kessel des Lebens rührt.

Das Wesen des Holunders habe ich während des Schreibens an diesem Kapitel sehr zu spüren bekommen. Unzählige Male habe ich es überarbeitet. Immer wieder habe ich nach neuen Möglichkeiten gesucht, seine Themen in eine »logische« Reihenfolge zu bringen und Wiederholungen zu vermeiden. Irgendwann musste ich einsehen, dass es unmöglich ist: Das Holunderwesen lässt sich einfach nicht in eine zweidimensionale geradlinige Form bringen. Der Holunder macht uns ganz besonders deutlich, dass das Lebendige zyklisch ist. Wenn wir ihn verstehen wollen, müssen wir Frau Holles kreisenden, spiralförmigen Bewegungen folgen ...

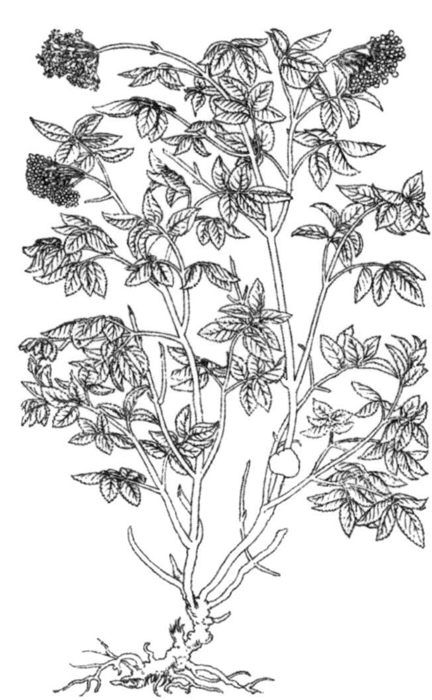

Der Holunder, *Sambucus nigra* L. (Holzschnitt aus Leonhart Fuchs 1543)

»Ein Holunder im Garten ist so wertvoll wie eine ganze Apotheke«, lautet eine viel zitierte alte Volksweisheit. Nicht nur für die Arzneizubereitung, auch in den Ritualen und im Brauchtum unserer Ahnen hat der Holunder eine herausragende Rolle gespielt. Das ganze Zusammenleben mit dieser Pflanze war

16 Früher auch: Caprifoliaceae, Viburnaceae oder Sambucaceae.

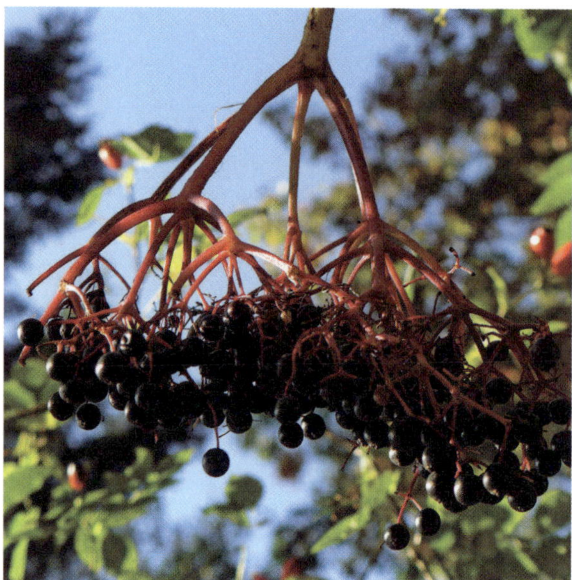

Fruchtstand des Holunders im August. Das Verzweigungsmuster gleicht einem Stammbaum.

bedeutsam für das Wohlergehen der Menschen – es war eine Grundvoraussetzung für die Gesundheit! Offenbar war der Holunder eine bedeutende schamanische Ritualpflanze, die vieles heilen konnte – nicht nur auf der Ebene der Wirkstoffe.

Ahnenkult und Anderswelt

Der Holunder ist unter unseren heimischen Pflanzen die bedeutendste für den Ahnenkult, denn sie repräsentiert die Unterwelt wie keine andere. Durch unsere Ahnen sind wir in dieses Leben gekommen. Ohne die Vereinigung unserer Eltern, ohne ihre Kraft, ihre Arbeit und ihre Fürsorge, hätten wir keine Chance gehabt, hier etwas zu erleben. Dass es unsere Eltern gibt, verdanken wir wiederum unseren Großeltern, unseren Urgroßeltern usw. Über unsere Ahnenlinie sind wir mit dem geheimnisvollen Ursprung am Anbeginn der Zeit verbunden, mit der universellen Kraft, die Leben erschafft. Nur durch das, was unsere Eltern und Großeltern wussten und was sie zum Überleben befähigte, ist unsere Existenz in dieser Welt möglich geworden. Die Dankbarkeit und der Respekt gegenüber den Ahnen ist daher die natürlichste Geisteshaltung, die es gibt. Die Verehrung der Ahnen ist in allen schamanischen Kulturen weltweit von zentraler Bedeutung. Doch für uns ist die Anbindung an unsere Ahnenlinie heute oft problematisch. Dieser Fluss der Lebenskraft, der elementaren Halt vermittelt, ist gestört. Er fehlt uns. Würden wir den Ahnenkult wieder beleben, würden vielleicht viele Krankheiten wie Rückenschmerzen und Depressionen zurückgehen.[17] Die Anbindung an die universelle Lebenskraft könnte uns stärken, schützen und uns helfen, im Leben den richtigen Platz und den richtigen Weg zu finden.

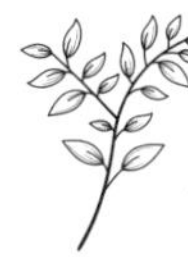

AUS MEINEM PFLANZENTAGEBUCH

Wahrnehmungsübung mit der wesenhaften Urtinktur *Sambucus nigra* Ø, Berlin, auf dem Balkon

Ich habe eine Schale mit Wasser und drei Tropfen Ceres *Sambucus nigra* Urtinktur und ein Glas stilles Wasser mit ebenfalls drei Tropfen darin vor mich hingestellt. Ich konzentriere mich auf meine Wahrnehmungen:

Die Flüssigkeit im Glas leuchtet mondhaft-silbrig – geheimnisvoll und klar zugleich. Ich nehme einen Schluck und atme tief durch. Geruch und Geschmack sind sehr frisch, sehr leicht, grün-hell. Alles, was mich momentan so beschäftigt, kommt mir in den Sinn: die Auseinandersetzung mit meinen Ahnen, meiner Kraft, meiner Aufgabe, meinem Weg – ich will klarer zu dem kommen, was ich bin. Aus meiner ganzen Geschichte heraus. Ich will stärker in die Vergangenheit vordringen! Will meine Herkunft wissen, denn ich ahne: Nur wenn ich mich selbst ganz kenne, komme ich zu meiner vollen, gewaltigen Kraft.

Ich tauche meine Stirn in die kalte Wasserschüssel und habe das Gefühl, dem Mond ganz nahe zu sein. Ich benetze mein Gesicht mit dem Holunderwasser. Am liebsten würde ich das Wasser überall an mir verteilen, darin baden. Das Gefühl, dass alles fließt, ist wunderschön. Ich verteile das Wasser in meinem Mund. Die feuchte Geschmeidigkeit gibt mir ein Gefühl von Vollkommenheit. Trockenheit und Stauungen sind aufgehoben. Mir wird klar, dass ich eingebunden bin in den Lebensfluss, genau so wie der Holunder. In mir selbst ist der Hades: das Unbekannte, Unbewusste – Alles!

Die Ahnen sind in der Anderswelt zuhause. Es gibt verschiedene Vorstellungen von dieser Anderswelt: Es könnte eine Insel am äußersten westlichen Rand der Welt sein, da wo die Sonne jeden Abend untergeht. Es könnte eine Welt sein, in der alles verkehrtherum ist, eben anders als in unserer Alltagswelt. Es könnte der Himmel oder die Hölle sein. Der Psychotherapeut und Völkerkundler Holger Kalweit beschreibt in »Das Totenbuch der Kelten« die Anderswelt als eine Art Seelenmeer,

---

17 Die Schamanen der noch traditionell schamanischen Kulturen äußern sich oftmals besorgt über den mangelnden Kontakt der Menschen in der modernen westlichen Welt zu ihren Vorfahren. Sie sehen den Verlust der Anbindung an die Ahnen als schwerwiegende Erkrankung der Seele, die unweigerlich in Verlustängste, Angstzustände, Orientierungslosigkeit, Depression und Lebensmüdigkeit mündet (vgl. MÜLLER-EBELING 2008: 9).

in das die Seelen nach dem Tode eingehen. Hier existiert ein »Leben« ohne Körper, ohne Materie. Jeder Gedanke wird hier sofort wahr, weshalb die Anderswelt im keltischen Glauben auch das Reich der Glückseligkeit ist. Nach KALWEIT (2006: 92) hatten die Kelten keine Angst vor dem Sterben, da sie den Übergang in die Anderswelt nur wie einen Dimensionswechsel in eine allzeit gegenwärtige Nachbardimension betrachteten; sie sahen im Tod eine Fortsetzung des Lebens auf rein seelischem Niveau.

In der Anderswelt sind neben den Ahnen auch Geister und Götter, Zwerge, Elfen und Kobolde zuhause. Im Volksglauben war die Vorstellung weit verbreitet, dass Brunnen und Teiche Eingänge in die Unterwelt, in die Anderswelt, in das Reich der Frau Holle sind. Davon erzählt auch das von den Gebrüdern Grimm aufgezeichnete Märchen.

Frau Holle und der Brunnen in die Anderswelt

Eine Witwe hatte zwei Töchter, eine schöne und fleißige und eine hässliche und faule, die aber ihre »rechte« Tochter war und die sie daher viel lieber hatte. Alle Arbeit im Hause musste daher die schöne ungeliebte Tochter machen. Sie musste täglich auf der großen Straße bei einem Brunnen sitzen und so viel spinnen, »dass ihr das Blut aus den Fingern sprang«. Einmal bückte sich das Mädchen in den Brunnen, um die blutige Spule zu waschen, da fiel sie ihr aus der Hand und den Brunnen hinab. Die Stiefmutter war unbarmherzig und sprach zu ihr: »Hast du die Spule hinunterfallen lassen, so hol sie auch wieder herauf.« Das verängstigte Mädchen sprang also in den Brunnen und verlor das Bewusstsein. Und als es erwachte und wieder zu sich selber kam, war es auf einer schönen Wiese, wo die Sonne schien und viele Tausend Blumen standen. In diesem anderen Land wartete Arbeit auf das Mädchen, die sie immer liebevoll erledigte. Unter anderem musste sie dort für Frau Holle jeden Tag fleißig die Betten schütteln, damit es in der Welt schneit. Obwohl es ihr bei Frau Holle sehr gut erging, verspürte sie eines Tages Heimweh und den Wunsch, zurück nach Hause zu gehen. Frau Holle selbst wollte sie zurückbringen und brachte sie an ein großes Tor. Als das Tor sich auftat, fiel ein gewaltiger Goldregen herab, der das Mädchen über und über mit Gold bedeckte. Dies waren ihr Lohn und ihre Mitgift für ihr neuerliches Leben in der oberen Welt. Auch die Spule bekam es von Frau Holle wieder. Mit all dem Gold wurde sie von der Stiefmutter wieder freundlichst aufgenommen.

Der Rest der Geschichte handelt davon, wie die gierige Stiefmutter nun auch die faule Tochter zu Frau Holle schickt. Da diese aber dort ihre Aufgaben nicht recht erledigt, wird sie nicht mit Gold, sondern mit Pech entlohnt.

(Zusammengefasst nach Grimms Märchen, KÖRNCHEN o. J.: 129ff.)

Manchmal kann man einen Blick auf die Andersweltlichen erhaschen ... Knospender Holunder im April.

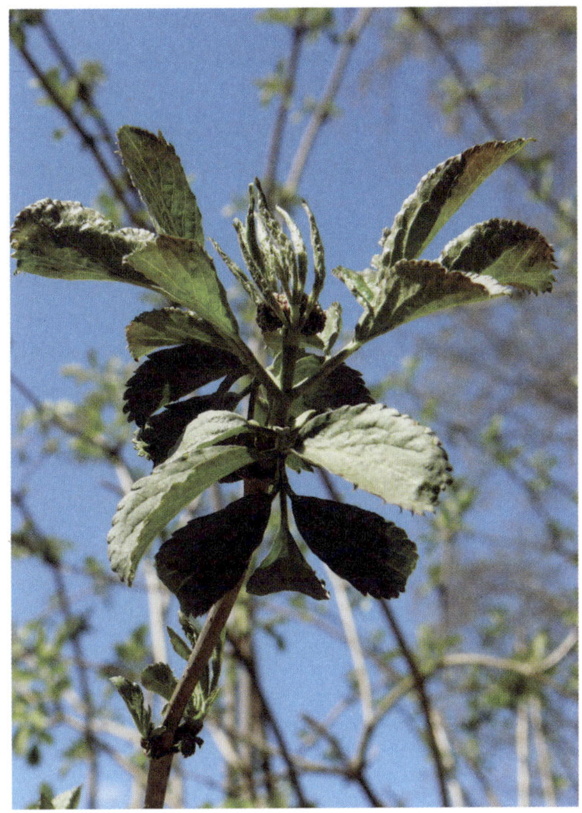

Nicht nur bestimmte Orte, auch bestimmte Zeiten und Pflanzen galten als besonders geeignet für den Grenzverkehr zwischen den Welten. Unter den Pflanzen ist es vor allem der Holunder. »Zwischenzeiten«, zu denen die Pforten zur Anderswelt durchlässiger sind, sind die Sonnenwenden und die Tag-und-Nacht-Gleichen im Jahreslauf, ebenso wie die Mitternacht, die wir auch heute noch als »Geisterstunde« kennen.

Tor zur Anderswelt

> »Niemals war der Holunder ein Strauch wie jeder andere.«
>
> (Wolf-Dieter Storl 2000a: 212)

Am Holunder konnte man Kontakt mit den Ahnen aufnehmen, unter dem Holunder opferte man ihnen. Er galt auch als Wohnstätte der guten Geister oder wurde selbst mit einem guten Hausgeist oder Heilkobold personifiziert. Nach dem Glauben der alten Prußen – dem baltischen Volksstamm, auf den der geografische Name Preußen zurückgeht – wohnt unter dem Holunder ein Erdgott namens Puschkaitis.

Sie opferten ihm Brot, Bier und andere Speisen (Bächtold-Stäubli 1927–1942/IV: 262). Nach dänischem Glauben sitzt im Holunder die Hyldemoer (Holundermutter). Ihr opferte man, indem man Milch über die Wurzeln des Baumes goss (Marzell 1938: 248). Es heißt, dass die Zwerge gern unter den Holunderbäumen sitzen (Bächtold-Stäubli 1927–1942/IV: 263). Vor allem aber sollen die Elfen eine besondere Verbindung zum Holunder haben. Man erzählt sich, dass in jeder Blütendolde des Holunders eine Fee sitzt. Der Umgang mit den Andersweltlichen ist eine ambivalente Angelegenheit; er kann auch sehr gefährlich sein. Zu Zeiten, in denen die Geister besonders umtriebig sind, suchte man die Nähe des Holunders auf, um ihn um Schutz zu bitten, sodass dieser einem die Unholde, Kobolde und andere böse oder neckende Geister vom Leib halten möge (Jaretzky und Geith o. J.: 277).

> »Die Wurzeln des Holunders reichen bis über das Höllenfeuer
> der Großmutter des Teufels.« (Altes Sprichwort)

Viel Brauchtum bei Beerdigungen war früher mit dem Holunder verknüpft. Schon die Germanen sollen ihn beim Bestatten ihrer Leichen benutzt haben (Perger 1864: 257). Tote wurden unter dem Hausholunder vergraben oder auf Holunderreisig gebettet. Der Sargschreiner musste den Sarg mit einer Holundergerte ausmessen, und bei der Totenwache wurde Holunderblütentee getrunken. Grab-

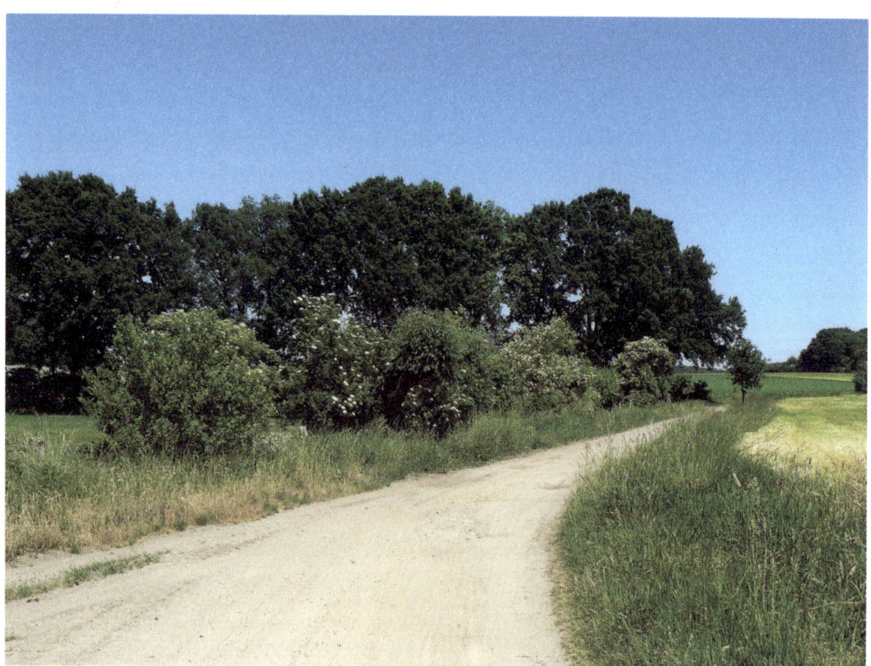

Eine Holunderhecke bereichert die Landschaft.

kreuze wurden aus Holunderholz gefertigt. Es galt als gutes Zeichen für die Seele des Toten, wenn diese Kreuze wieder ausschlugen.

Der Hausholunder half nicht nur den Alten über die Schwelle ins Jenseits, sondern auch den Neugeborenen in das Diesseits. So wurde der Holunder vielerorts als Geburtsbaum verehrt: Die Schwangeren umfassten ihn oder flehten ihn an (vgl. AIGREMONT 1907–1910/I: 43). Wenn die Braut ein Kind möchte, sollte sie einen Hollerbusch küssen (MAGISTER BOTANICUS 1992: 53). Die verführerische Erscheinung des Holunders, vor allem zur Maienzeit und im Juni, bringt ihn auch mit Liebe und Erotik in Zusammenhang. Im Thüringer Wald heißt es: »Auf Johanni blüht der Holler – da wird die Liebe noch toller« (BÄCHTOLD-STÄUBLI 1927–1942/IV: 266). MAGISTER BOTANICUS (1992: 53) empfiehlt in seinem »Magischen Kreuthercompendium« die Blüten und Beeren für Liebeszauber.

Heilzauber am Hausholunder

Der Holunder, insbesondere der zum Gehöft gehörige Hausholunder, galt unseren Vorfahren als eine Art »Lebensbaum« und wurde für vielerlei Heil- und Schutzzauber verwendet. Er galt als besonders geeignet, um dort Krankheiten wie Fieber, Zahnschmerzen oder Gicht abzustreifen. Dazu wurden mitunter auch »vielsagende« Zaubersprüche aufgesagt (vgl. PERGER 1864: 259f., MARZELL 1938: 248f.), wie zum Beispiel:

> »Holunder, ich hab die Gicht – und du hast sie nicht.
> Nimm sie mir ab – dass ich sie nicht mehr hab.«

Krankheiten wurden auch in Form der Kleider des Kranken oder der abgeschnittenen Haare dem Holunder übergeben bzw. unter ihm vergraben. Der Holunder soll die negativen Energien anziehen und binden. Das Alte, Verbrauchte und Kranke gab man sozusagen zum Recycling in den Kochtopf der Frau Holle. Auch abgeschnittene Haare und Nägel sowie das Badewasser der kleinen Kinder wurden regelmäßig unter dem Hausholunder vergraben bzw. ausgeschüttet, damit niemand bösen Zauber damit treiben könne (PERGER 1864: 258). Man war überzeugt, dass »Frau Holder« oder »Frau Ahlhorn« den Menschen Schutz gewährt.

Manche der überlieferten Heilrituale sind ganz einfach, andere etwas komplizierter. Um sich von Zahnschmerzen zu befreien, soll man in Schlesien an Karfreitag auf einen Holunderast gebissen haben, andernorts musste man mehrfach rückwärts mit einem Messer in der Hand zwischen der Stube des Kranken und dem Holunderstrauch hin- und hergehen, vom Holunder einen Span erbitten, mit diesem das Zahnfleisch des Kranken ritzen, bis es blutet, um diesen wiederum zum Holunder zu bringen und dort unter der Rinde des Strauches festzubinden (vgl. PERGER 1864: 259). Mancherorts glaubte man, dass ein kranker Mensch geheilt wird, wenn er nur im Schatten des Holunders schläft (vgl. BÄCHTOLD-STÄUBLI 1927–1942/IV: 269).

AUS MEINEM PFLANZENTAGEBUCH

Der Holunder, *Sambucus nigra* L., Lüneburger Heide

Ich stehe vor einer Hecke aus alten großen Holundersträuchern. Die meisten seiner Früchte sind schon schwarz, aber an einigen wenigen Zweigen blüht er auch – ein seltsames Bild. Die Blüten sind weißer und reiner, als ich sie je zuvor gesehen habe. Es ist unheimlich still und der Holunder wirkt so mächtig und wissend in dieser Stille. Seine weißen Blüten sind ein wunderschönes Sinnbild für die Erneuerung, die immer stattfinden kann. Dieses Bild gibt mir sehr viel Hoffnung. Und der Holunder überrascht mich mit einer Botschaft, die plötzlich in meinem Kopf auftaucht: *In allem, was geschieht, liegt immer Frieden – verborgen.*

Die Dreigestaltige

Über die alte Signaturenlehre kann man sich dem Wesen des Holunders nähern und seine Bedeutung im überlieferten Brauchtum gut verstehen. Der Holunderstrauch wandelt im Jahreslauf sehr eindrucksvoll sein Erscheinungsbild:

Weiß

Von Mai ab überziehen die zahlreichen rundlichen Blütenstände den Strauch mit einem üppigen weißen Blütenmeer. Der Holunder strahlt dann Jungfräulichkeit, Frische und Verführung aus. Wer sich in diesem Moment von ihm bezaubern lässt, der beginnt zu träumen, wie sich das Pflanzenwesen in eine verführerische Frau verwandelt, die uns in die Tiefe locken will. Der Duft der Blüten ist schwach betäubend und wirkt mitunter einschläfernd. Die weißen, betörenden Blüten zeigen damit eine deutliche Mondsignatur. Der Mond verbindet uns mit dem Wasser, mit den geheimnisvollen Tiefen unserer Seele, die sich in wahren Gefühlen offenbaren. Alles Leben entstand im Wasser – Wasser ist unser Lebenselixier. Der Mond herrscht über das Wasser und die Fruchtbarkeit.

Rot

Im Sommer gibt es eine kurze, aber eindrückliche Phase, in der die unreifen Fruchtstände sich rot färben und einen deutlichen Kontrast zum grünen Blattwerk bilden. Hier zeigt sich ein kurzes Aufleuchten von Marskräften. Die blutrote Farbe

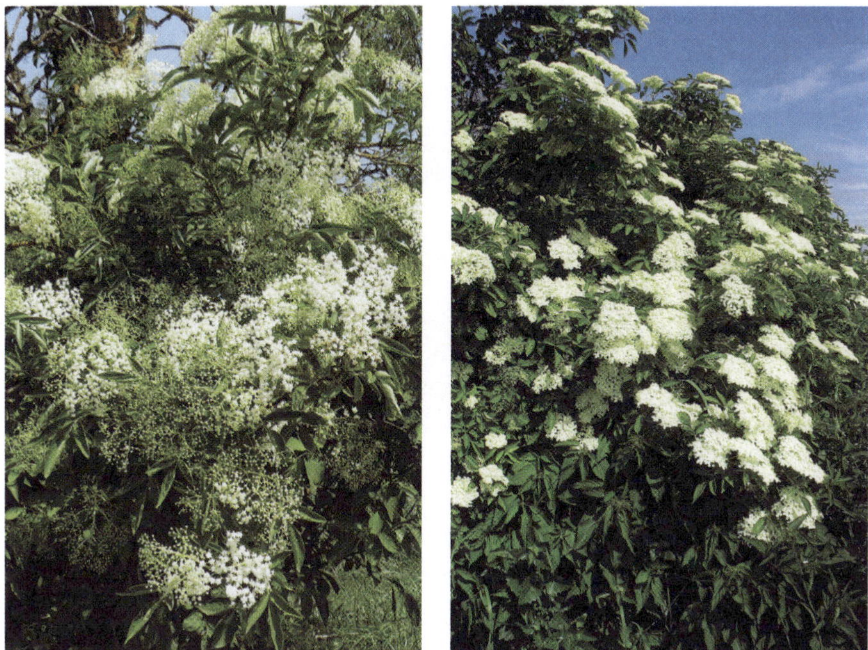

Blütenzauber im Mai. Der Holunder wirkt wie eine Braut im weißen Hochzeitskleid.

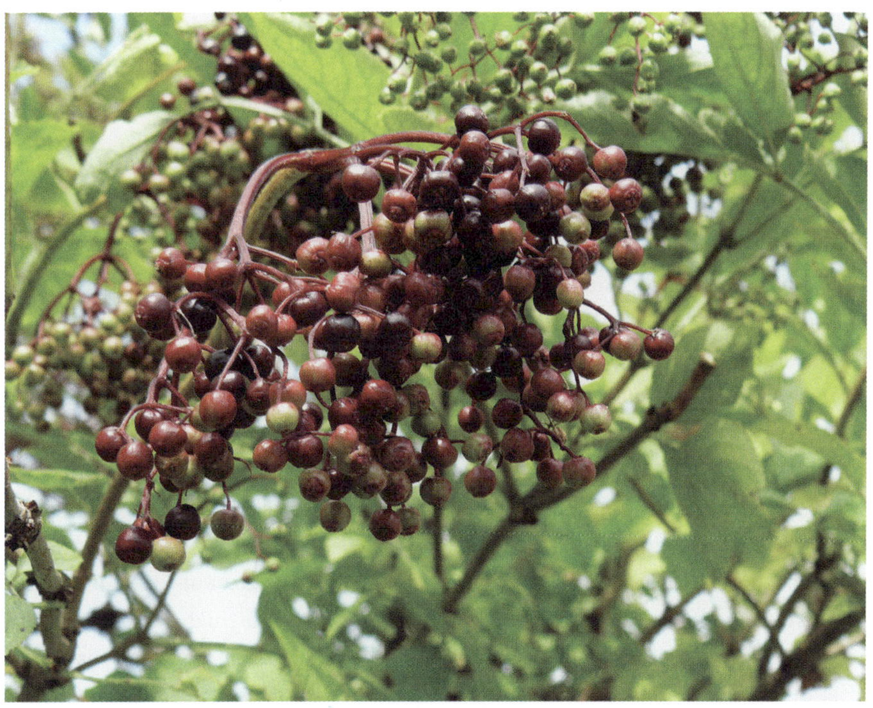

Die unreifen Früchte Anfang August sind leuchtend rot.

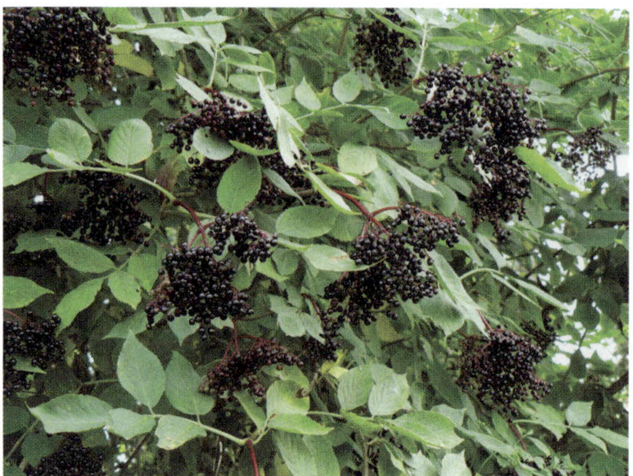

Frau Holle bietet uns ihre schwarz-glänzenden Früchte an.

verbindet uns mit der Lebenskraft, mit Körperlichkeit, mit purer Energie und Aktivität. Sie bringt uns »mitten ins Leben«. Die »rote Göttin« ist die Mutter, die Frau, die das Wunder der Geburt vollbringt. Sie ist aktiver Teil der Fruchtbarkeit, die den Fluss der Lebendigkeit über die Generationen hinweg in Gang hält.

Schwarz

Ab August, wenn die Früchte reifen und sich mehr und mehr schwarz färben, werden die Stängel purpurn, und wieder ergibt sich ein beeindruckendes Farbenspiel. Die schwarzen runden Früchte glänzen verführerisch. Sie stecken voller Vitamine und wertvoller Anthocyane und können zu vielen wohlschmeckenden Speisen und Getränken verarbeitet werden, die unser Immunsystem für die kalte und an frischer Nahrung arme Winterzeit stärken. Frau Holle bietet uns diese Früchte an, bevor sie sich, mit den meisten anderen grünen Pflanzen im Gefolge, langsam zur Winterruhe zurückzieht. Die schwarz-lila Früchte und die spröden grauen Äste des Holunderstrauchs sind Zeichen Saturns. Er ist der Hüter der Schwelle ins Jenseits, der Herrscher über die letzte Zeit eines jeden Lebenszyklus.

Die Verehrung der verschiedenen Aspekte des Weiblichen in Form einer dreigestaltigen weiblichen Gottheit, die in den Farben Weiß, Rot und Schwarz erscheint, war und ist in vielen Teilen der Erde verbreitet. Sie repräsentiert das ewige Werden und Vergehen, das Kommen und Gehen der lebensspendenden Kräfte der Natur. Der Holunder verkörpert wie keine andere Pflanze diese Große Göttin, die Dreigestaltige, die sowohl als die Eine, aber auch in all ihren einzelnen Erscheinungsformen gesehen wird. Auch die Gestalt der germanischen Holle oder Holda verkörpert sie alle drei, vor allem aber gilt sie als Göttin der Unterwelt und Herrscherin über die dunkle Jahreszeit. In der germanischen Mythologie ist Holle oder Holda gemeinsam mit Wotan die Anführerin der Wilden Jagd (vgl. Grimm 1875–1878: 222f.). Ihr jährlicher Umzug in den zwölf Raunächten, »wo es nicht recht geheuer ist«, bringt dem Land Fruchtbarkeit (vgl. GRIMM 1875–1878: 222). Die dunkle Jahreszeit ist für die Natur – auch die Natur in uns – eine Zeit des Rückzugs ins Innere. Es ist eine Zeit der Be-Sinnung – eine gute Zeit, um über die Ernte des vergangenen Jahres, das bisher Erreichte nachzudenken und neue Pläne und Ziele zu entwickeln. In der Therapie kann man den Holunder nutzen, um tiefe seelische Reinigung und Prozesse der Neuorientierung zu begleiten.

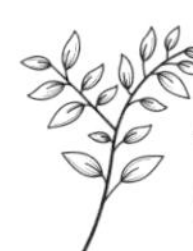

AUS MEINEM PFLANZENTAGEBUCH

Interview mit dem Holunder, *Sambucus nigra* L., Berlin-Friedrichshain

Ich mag diese wilden Ecken in der Stadt! Ich habe diese Gegend »Dead End« getauft, weil hier neben ein paar Autowerkstätten so viele ungenutzte Grundstücke sind, halb zerfallene Häuser, verwilderte Gärten. Viele große Holunder stehen hinter dem Bauzaun. Ich betrachte den Holunder längere Zeit, und mir kommt ein sehr warmes, freundliches Gefühl entgegen. Der Holunder erscheint mir anders als andere Pflanzen, als ob alle anderen Pflanzen seine Kinder seien.

> *»Sammeln und verdichten«,* sagt er. *Du darfst nicht immer nur unsere Botschaften sammeln, du musst die Informationen auch verarbeiten. Sammeln und verdichten. Sammeln und verdichten. Sammeln und verdichten.*

In mir klingt dieser Satz noch lange nach.

In Frau Holles Kessel der Regeneration

Der Holunder ist eine Pflanze, die uns Ehrfurcht einflößt. Sie lehrt uns Achtsamkeit und Respekt vor der Regenerationskraft der Natur, auch der Regenerationskraft in uns selbst. Bei meinen Begegnungen mit dem Holunder war ich stets beeindruckt von seiner Wärme und Freundlichkeit – und der Heilsamkeit dieser Kraft! Beobachtet man den Holunder im zeitigen Frühjahr, so erscheint es wie ein Wunder, wenn aus den grauen, dürren, trockenen Ästen reichlich vitale grüne Blätter austreiben und alsbald auch die knospenden Blütenstände. Es kommt zudem regelmäßig vor, dass ein

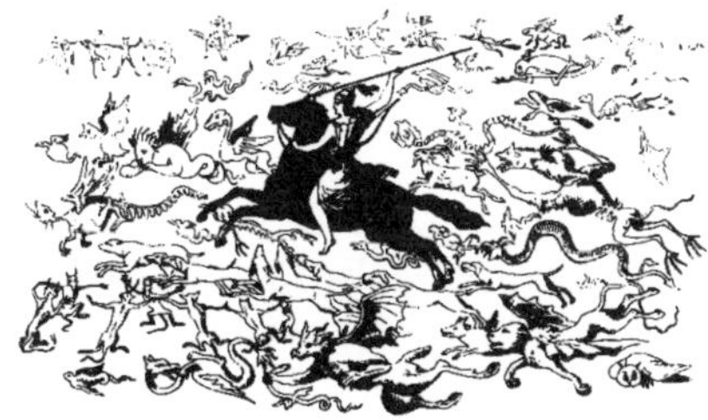

Frau Holle als Anführerin der Wilden Jagd. (Abbildung aus WILHELM VOLLMERS »Wörterbuch der Mythologie« 1874)

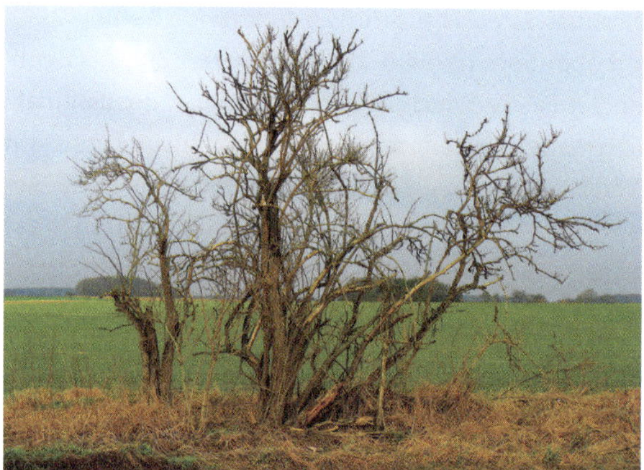

Der Holunderstrauch im März.

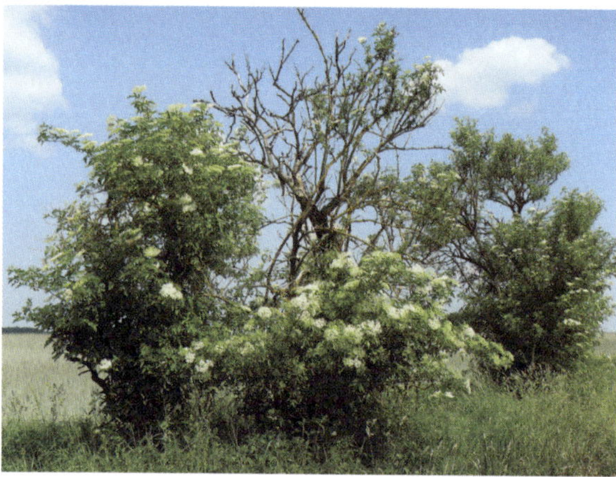

Der Holunderstrauch im Mai: Totgeglaubtes erwacht zu neuem Leben.

Holunderstrauch zu zwei Dritteln abstirbt und sich dann wieder zu einer kraftvollen vitalen Pflanze regeneriert. Der Holunder zeichnet uns damit ein deutliches Bild, wie aus dem Totgeglaubten, aus der Unterwelt, stets neues Leben entsteht. Sein Wesen bietet uns die Chance, sich mit diesem Fluss des Lebens zu verbinden, mit der unerschöpflichen geheimnisvollen jenseitigen Quelle. Mit ihm wird uns eine tiefe Reinigung möglich, porentief und von Grund auf. Der Holunder kann unser Innerstes nach außen holen. Auf der körperlichen Ebene zeigt sich das in seiner schweißtreibenden, harntreibenden, abführenden und brecherregenden Wirkung (siehe unten).

Auf der geistig-seelischen Ebene kann der Holunder uns unterstützen, wenn wir uns mit den eigenen dunklen Seiten, der inneren »Schattenwelt« auseinandersetzen wollen. Mond und Saturn sind seine auffälligsten Signaturen. Damit ist er in erster Linie ein »Schwellenholz«, eine Brücke in die unsichtbaren Welten. Wenn man sich auf den Holunder einlässt, spürt man schnell einen Sog in die Tiefe. Und es erscheint einem, als ob sein Reich unter der Erde viel größer wäre als seine

Erscheinung in der oberen Welt. Der Holunder lädt uns ein, an seinen Wurzeln hinab in die Unterwelt zu steigen, in das Reich der Frau Holle. Sie führt uns durch die Abgründe; mit ihr an der Seite können wir ohne Angst (in den Brunnen) hinabtauchen und Körper und Seele, unser Leben, von Grund auf reinigen. Dann gibt uns Frau Holle die Spule mit unserem gereinigten Lebensfaden und jede Menge »Gold« mit auf den weiteren Weg. Dieses Gold steht für die volle, eigene Kraft, die wir zur Verfügung haben, wenn wir uns selbst ganz genau kennen, wenn wir uns mit unseren Ahnen und der universalen Quelle verbinden. Nach KALBERMATTEN (2002: 76f.) hat der Holunder einen besonderen Bezug zu Reifungsprozessen, zum Erwachsenwerden und der Übernahme von Verantwortung. Das Märchen von Frau Holle lehrt uns viel über die tiefe Reinigungs- und Regenerationskraft des Holunders.

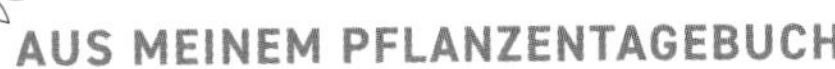

AUS MEINEM PFLANZENTAGEBUCH

Interview mit dem Holunder, *Sambucus nigra* L., Lüneburger Heide

Der Holunder hat es mir noch einmal angetan. Ich möchte mehr von ihm wissen. Bisher bin ich bei unseren Begegnungen immer eingeschlafen. Tatsächlich! Am Wegesrand bei ihm sitzend bin ich eingenickt, ich konnte nicht anders. Und jetzt werde ich schon wieder müde.

> Bitte, Frau Holle, mach mich nicht schläfrig. Erzähl mir was über dich!
> *Ich bin schön. Und ich habe viele Arme. Ich spüre vieles und ich greife nach Vielem. Mach dich leer. Vertrau mir. Hab keine Angst.*

Der Wind rauscht in ihren Blättern. Und während sie spricht, habe ich ein Bild vor Augen, von einer Hexe mit langen, ausgestreckten Fingern …

> *Schwarz wie die Nacht. Rot wie das Blut. Grün wie das Leben. Ich rühre die Energien. Ich rühre im Topf. Mit meinen vielen weißen Schneebesen. Alt und knöcherig bin ich und doch immer lebendig. Ich bin kaum totzukriegen. Dazu bin ich selbst zu sehr Tod. Leben und Tod sind eins – das zeige ich. Ich bin alles! Deshalb erschrecke ich die Menschen. Ich bin sie alle und schließe die drei Formen des Weiblichen ein: jung, reif und alt. In mir sieht sich jede Frau, wenn sie sich denn als Frau sieht. Meine runden Früchte sind mit der Welt und dem Weiblichen assoziiert und mit der Vollkommenheit. Vergiss nicht, ich bin alles. Ich gebe dir Liebe. Alles-Liebe. Jede Liebe. Und ich freue mich über deine Liebe und Zuwendung. Das ist sehr wichtig, was du tust. Es ist etwas, das wiederkommen muss.*

Der Holunder – Wesentliches auf einen Blick

Signaturen
Mond, Saturn, auch Mars

Wichtige Inhaltsstoffe
Blüten: Flavonoide, Chlorogensäure, ätherische Öle, Gerbstoffe, Schleimstoffe, Triterpene, Kaliumsalze
Früchte: Flavonoide, Anthocyane, Vitamin C, Vitamine der B-Gruppe, Vitamin A, die Samen enthalten das cyanogene Glykosid Sambunigrin
Blätter und Rinde: Alkaloide

Pharmakologische Heilwirkungen
Blüten: schleimlösend, auswurffördernd, schweißtreibend, immunstimulierend, entzündungshemmend
Früchte: nervenstärkend, immunstärkend, entzündungshemmend, antioxidativ, schweißtreibend, auswurffördernd, leicht abführend
Blätter und Rinde: stark harntreibend, abführend, brecherregend, entzündungshemmend

Rituale und Brauchtum
Ahnenkult, Kontakt mit Unterwelt/Anderswelt, Totenkult, Fruchtbarkeitszauber, Heilzauber, Krankheitsübertragung, Schutz

***Wesen*tliche Heilkräfte**
Tiefe Reinigung, Chance zur Neuorientierung bzw. »Neuprogrammierung«, Auseinandersetzung mit den eigenen Schatten, Unterstützung der Fortentwicklung, Reifung, Anbindung an die Ahnen, Anbindung an die universale Lebenskraft, Aussöhnung mit der Natur, Förderung der Akzeptanz für Wandlungsprozesse

Zu beachten
Der Holunder ist ein mächtiger Pflanzengeist. Es empfiehlt sich, ihm immer mit besonderem Respekt zu begegnen.

Die Einnahme roher Holunderbeeren führt zu Vergiftungserscheinungen wie Übelkeit, Erbrechen und Durchfall. Durch Erhitzen werden die cyanogenen Glykoside unschädlich gemacht. Daher müssen die Holunderbeeren vor dem Verzehr mit Hitze behandelt werden (STERN und ELL-BEISER 2022: 374). Blätter und Rinde wirken innerlich genommen drastisch harntreibend und abführend und sollten von Laien im Umgang damit nicht verwendet werden. Für die Blüten sind keinerlei Gegenanzeigen, Nebenwirkungen oder Wechselwirkungen mit anderen Mitteln bekannt.

Anwendungsgebiete

Erkältungskrankheiten (Blüten), Entzündungen und Infektionen der Atemwege wie Mandelentzündung, Heuschnupfen, Allergien, Raucherhusten, Stirnhöhlenentzündung, Entzündungen der Mundschleimhaut (Blütentee, Urtinktur aus Blüten und Blättern oder Beerensaft), Fieber, Erkältungskrankheiten, Ausleitung von Toxinen (Schwitzkur mit dem Blütentee), Abwehrstärkung (Blütentee oder Beerensaft), Beruhigung und Nervenstärkung, Schmerzen, Rheuma (Blüten und Beeren), Neuralgien (Beerensaft), Entzündungen, Verbrennungen der Haut (Salbe aus Blüten oder Blättern), Zusatztherapie in der Krebsbehandlung (Beerensaft), Unterstützung in Phasen der Neuorientierung, Lebenskrisen (Pflanzenbegegnung), bei Entwicklungsverzögerungen, stockenden Prozessen (wesenhafte Urtinktur)
Empfehlung der Kommission E: Erkältungskrankheiten (Holunderblüten)

Ernte und Einkauf

Man erntet die ganzen Blütendolden, wenn sie in voller Blüte sind, und legt sie in einer Schicht zum Trocknen aus. Die einzelnen Blüten werden mit der Hand vorsichtig abgerebelt, wenn sie knisternd trocken sind. Die Droge sollte ein elfenbeinfarbenes Aussehen haben und kräftig duften.

Auch die reifen schwarzen Beeren werden am besten geerntet, indem man die ganzen Dolden vorsichtig abschneidet und in einen Eimer legt. Erst zuhause streift man die einzelnen Beeren mit der Gabel vorsichtig ab und trocknet sie, wenn nötig auch bei bis zu 70 Grad im Ofen oder auf der Heizung. Im Handel bzw. in der Apotheke erhältlich sind zum Beispiel die getrockneten Blüten (*Sambuci flos*) und Beeren (*Sambuci fructus*), der Holundersaft aus den frischen Früchten und die wesenhafte Urtinktur (*Sambucus nigra Ø*) aus frischen Blättern und Blüten.

Du denkst oft an deine Heimat, nicht wahr? Ich werde dir sagen, wo das ist. Es ist das Land, wo die Apfelbäume blühen und wo ich herrsche und hüte. Behalte diesen Ort liebevoll in deinem Herzen. Er ist wichtig für diese Welt und für dich. Durch mich hindurch kannst du dorthin reisen. Nimm mich als Tor, als Medium, als Schwelle. Steig den Stamm hinab bis zu den Wurzeln unter der Erde. Siehst du schon die Äpfel, die dort liegen? Nimm dir einen. Beiß hinein, geh weiter. Nimm die Wurzeln, geh in ihnen, sie bringen dich überall hin. Alles ist vernetzt und in Kontakt. Du kannst »reisen«, wohin immer du willst. Pass auf, schütze dich mit Liebe. Nimm eine weiße Blüte mit als Zeichen von Reinheit und Frieden. Steck sie dir ins Haar. Wo willst du hin? Grüne endlose Wiesen? Davon träumst du doch! Plätschernde Flüsse, blaue Blütenmeere, rauschende dichte, wilde, grüne Wälder – hier bist du zuhause, hier bei mir.

Zweifel nicht. Es ist das Paradies. Es gibt es. Es gibt alles. Die Geschichte von Eva hat euch von mir getrennt. Sei tapfer. Bleib auf deinem Pfad, such deinen Pfad. Und nun geh, sonst schläfst du wieder. Träume heute Nacht von mir.

Von Blüten, Blättern und Beeren

Auf der physischen Ebene entfaltet der Holunder ein großes Spektrum an Heilkräften. Während die moderne Rationale Phytotherapie nur den Holunderblüten eine Heilwirkung zuerkennt, werden in der Volks- und Erfahrungsmedizin auch die Beeren verwendet. Früher nutzte man auch Blätter und Rinde, was kaum mehr praktiziert wird.

Die schweißtreibende, auswurffördernde und die unspezifische Abwehr stimulierende Wirkung der Blüten gilt als erwiesen. Ihr Haupteinsatzgebiet sind Erkältungskrankheiten und grippale Infekte. Schwerpunktmäßig werden sie bei entzündlichen Zuständen der oberen Atemwege und verwandter Bereiche angewendet, so bei Schnupfen, Stirnhöhlenentzündung, Mandelentzündung, Kopf-, Zahn- und Ohrenschmerzen (vgl. Fischer-Rizzi 1994: 103).

Die schwarzlila Holunderbeeren gehören mit den Heidelbeeren und Hagebutten zu unseren wertvollsten heimischen Wildfrüchten. Sie enthalten ebenfalls Flavonoide sowie reichlich Anthocyane und Vitamine: Vitamin A, Vitamin C und besonders viel B-Vitamine (vgl. Willfort 1975: 208, Bäumler 2007: 205). Auch die Früchte werden bei Erkältungskrankheiten als schweißtreibendes, auswurfförderndes und immunstärkendes Mittel verwendet. Besonders interessant sind sie jedoch durch die Anthocyane, die die schwarzlila Färbung bewirken und sehr wirksame Antioxidantien darstellen. Diese können sogenannte freie Radikale abfangen

Die flavonoidreichen Blüten des Holunders wirken immunstimulierend, schweißtreibend und entzündungshemmend.

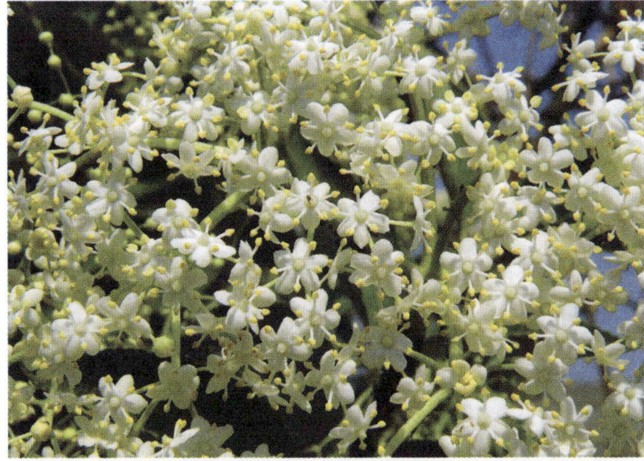

Die anthocyanreichen Früchte wirken stark antioxidativ.

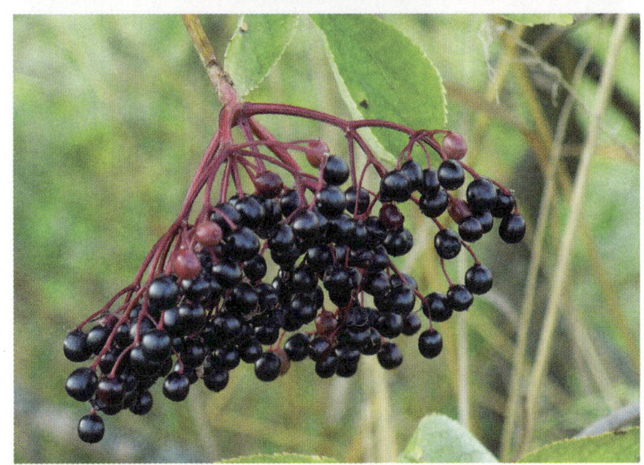

und unschädlich machen, die bei der normalen Zellatmung entstehen und durch Umweltgifte, Nikotin, UV-Strahlen und Stress vermehrt freigesetzt werden. Diese sehr reaktionsfreudigen Sauerstoffmoleküle können die DNA, Proteine und Lipide schädigen und werden mit den krankheitsverursachenden Mechanismen bei Arteriosklerose, Arthrosen, Allergien, Krebs, Diabetes mellitus und mit dem Vorgang des Alterns allgemein in Zusammenhang gebracht. Holunderbeeren bieten also einen starken Zellschutz und machen den Körper von innen heraus widerstandsfähig.

Die Vitamine der B-Gruppe sind für viele Stoffwechselprozesse wichtig, für die Energieversorgung des Organismus und vor allem für die Funktion der Nerven. Die Holunderbeeren werden entsprechend bei Rheuma und Neuralgien, insbesondere Ischiasbeschwerden, eingesetzt (Fischer-Rizzi 1994: 105) sowie unterstützend in der Behandlung von Krebserkrankungen (Strassmann 1999: 150). Blüten und Beeren werden auch als leicht harntreibende bzw. abführende »Blutreinigungsmittel«, vor allem bei Hautkrankheiten angewendet (vgl. Bäumler 2007: 205). Man kann sie zudem für eine abwehrstärkende Frühjahrs- bzw. Herbstkur verwenden.

Es gibt zahlreiche Rezepte, Holunderblüten und -beeren zu gesunden Köstlichkeiten zu verarbeiten (vgl. zum Beispiel Fischer-Rizzi 1994, Lestrieux und Belder 1993, Recht und Wetterwald 1997). Die Blüten werden gern als Hollerküchel, Holunderblütensirup oder -zucker zubereitet, die Beeren als Marmelade, Kuchen und Suppe. Auch eine lustvolle Wildpflanzenküche kann eine wertvolle Auseinandersetzung mit einer Heilpflanze sein.

Über die Inhaltsstoffe von Blättern und Rinde des Holunders weiß man wenig. Beide enthalten Alkaloide und wirken stark harntreibend und abführend, weshalb man sie innerlich nicht anwenden sollte, wenn man sich nicht genauestens mit der Dosierung auskennt. Die Blätter werden in der Volksheilkunde auch äußerlich gebraucht in Form von Breiumschlägen, in Schweinefett als Salbe gekocht oder in Leinöl ausgezogen (vgl. Wenigmann 1999: 142), zur Behandlung von Entzündungen, Rheumatismus, Verbrennungen, Prellungen, Quetschungen und Frostbeulen.

Im Brauchtum schützt der Holunder vor Unglück und bösem Zauber. Seine Blüten bringen uns zum Schwitzen, auf dass wir von innen heraus porentief gereinigt werden. Die schönen schwarzlila Früchte schenken uns die Kraft, kalte und entbehrungsreiche Zeiten gut zu überstehen und schützen uns auf zellulärer Ebene vor zerstörerischen Angriffen. So ist die Heilkraft des Holunders eine ganz grundlegende: Sie bietet uns einen stabilen, kraftvollen Körper und die Anbindung unserer Seele an ihre Heimat. So ist es wohl zu verstehen, wenn es heißt: »Ein Holunderstrauch im Garten ist so wertvoll wie eine ganze Apotheke.«

Ehrfurcht und Respekt

Voller Ehrfurcht war man vor dem Holunder, der über so große Kräfte verfügt. In manchen Gegenden war es üblich, beim Vorübergehen den Hut vor ihm zu ziehen. Wer ihn missachtete, dem konnte es passieren, dass die im Strauch gebundenen negativen Kräfte auf ihn übergehen und ihn ein Unglück oder gar der Tod ereilt. Eine Reihe von Regeln im Umgang mit dem Holunder zeugt von der Macht, die man diesem Pflanzenwesen zusprach: Das Holz des Holunders durfte nicht verbrannt werden. Anderenfalls würde man krank oder das Vieh würde sterben (Marzell 1938: 248). War es unumgänglich, den Holunder zu stutzen, so musste man ihn zuvor um Vergebung bitten und ihm ein Opfer darbringen. Auch sollte man ihn nicht verpflanzen, denn man achtete den Willen der Götter und Geistwesen, die sich in dieser machtvollen Pflanze verkörpern. Der Glaube an die göttlichen Wesen im Holunder ist bei uns verlorengegangen. Heute werden besonders ertragreiche Sorten gezüchtet (zum Beispiel *Sambucus nigra* »Haschberg«), die für den Bauerngarten empfohlen werden. In landwirtschaftlichen Zeitschriften werden unter Überschriften wie: »Vom wilden Holderbusch zum zahmen Gartenbaum« (Funke 2003: 56) Anleitungen zum Baumschnitt und Düngeempfehlungen gegeben.

In schamanischen Kulturen gilt auch heute noch ganz selbstverständlich: Wer sich mit den mächtigen Geistwesen, den Pflanzen und Tieren gutstellt, wird von ihnen mit kraftvoller Unterstützung belohnt. Wer mit ihnen jedoch respektlos umgeht, zieht ihren Zorn auf sich.

Alles Aberglaube? Für unsere Krankheiten machen wir heute andere Ursachen verantwortlich – aber auch das sind letztendlich nur Theorien, die auf unserem derzeitigen Wissensstand und dem gegenwärtigen Modell, mit dem wir uns die Welt erklären, beruhen. Auf jeden Fall lässt sich die positive Erfahrung machen: Wenn wir die bekannten Heilkräfte der Pflanzen nutzen, können wir uns wunderbar stärken, und wenn wir uns neugierig und aufrichtig, mit Liebe und Respekt den Pflanzenwesen zuwenden, bekommen wir noch allerhand Wundervolles dazu. Mitunter entdecken wir dann wichtige Zusammenhänge wieder, die auch unseren Vorfahren schon bekannt waren – und so manche traditionelle Heilanwendung und überliefertes Brauchtum erscheinen uns wieder sinnvoll. Die eigenen Erfahrungen mit den Kräften der Pflanzenwesen verbinden uns nicht nur mit der Pflanzenwelt, sondern auch mit der Natur in uns selbst und lehren uns Respekt vor dem Wissen unserer Ahnen. »Der Kreis schließt sich«, und Frau Holle rührt weiter in ihrem Kessel den ewigen Heiltrank des Lebendigen.

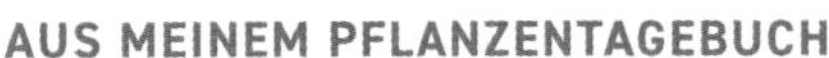

AUS MEINEM PFLANZENTAGEBUCH

Der Holunder, *Sambucus nigra* L., Berlin-Friedrichshain

Auf dem Weg zu meiner Arbeit treffe ich täglich den Holunder. Er wächst am Fuße einer alten Ruine. Immer wieder wächst er zu recht stattlicher Größe heran, und dann komme ich eines Tages – und er ist bis auf einen kläglichen Stumpf heruntergeschnitten. Dann ist es mit seiner Pracht zunächst vorbei, aber seine Kraft ist ungebändigt, denn bald setzt er von Neuem an zu wachsen.

Immer wieder fallen mir im Stadtbild Holundersträucher auf, die achtlos beim Einparken überfahren oder in Garagentore eingeklemmt werden. Es gibt wohl auch kaum einen anderen Strauch, der so raschwüchsig ist, dass er überhaupt die Chance hat, auf dem Randstreifen der Gehwege zu wachsen.

Es tut mir weh, den Holunder so verwundet zu sehen. Mir wird klar: So wie wir mit diesen Pflanzen umgehen, so behandeln wir auch uns selbst. Wir können das Heilige, das Heile nicht sehen, vielleicht können wir es gar nicht ertragen. Wenn wir es könnten, es würde die Welt verändern …

Holunderblütentee

2 TL der getrockneten Blüten werden mit 1 Tasse kochendem Wasser übergossen. Der Ansatz sollte 10 bis 15 Minuten ziehen, dann wird abgeseiht. Mehrmals täglich können 1 bis 2 Tassen getrunken werden, bis zu 3 Tassen pro Tag.

Schwitzkur bei Erkältungskrankheiten

Einige Tassen des Holunderblütentees im warmen Bett, dick eingepackt, möglichst heiß trinken. Ist man dann feucht und heiß vom Schwitzen, muss man ggf. die Kleidung wechseln, evt. auch kurz den Körper mit Wasser abwaschen. Danach sofort wieder ins warme Bett. Die beste Zeit für einen solchen Schwitztee ist der frühe Nachmittag, mit etwas Abstand zum Mittagessen.

Mus aus den Holunderbeeren

Die getrockneten Holunderbeeren können mit wenig Wasser und etwas Zucker zu einer breiigen Masse zerkocht werden, von der man dem Kranken mehrmals am Tag 1 TL gibt.

Teemischung bei beginnender Erkältung

Getrocknete Holunderblüten, Thymian- oder Quendelblätter und Eisenkraut zu gleichen Teilen mischen, 1 TL davon mit einer Tasse kochendem Wasser übergießen, 3 Minuten ziehen lassen, abseihen. Der Tee kann mit Honig gesüßt werden und sollte möglichst heiß und schluckweise getrunken werden, 3 bis 5 Tassen pro Tag.

Holunderzucker

Die getrockneten Holunderblüten mit Puderzucker vermischen. Mit dem hübschen duftenden Zucker können Pfannkuchen, Obstspeisen und -kuchen verziert und aromatisiert werden.

Holunderblütensirup

Gut gereifte, also mit Blütenstaub beladene Holunderblütendolden werden in ein großes Vorratsglas gegeben und dicht zusammengepresst. Mit Wasser auffüllen, bis alle Blüten bedeckt sind. Der Ansatz wird 24 Stunden an einen warmen Ort gestellt, am besten in die Sonne. Dann wird abgefiltert. Der Blütenbrei sollte gut ausgepresst werden, das gibt ein besseres Aroma. Pro Liter Saft werden 1,25 kg Zucker und 20 g Zitronen- oder Ascorbinsäure hinzugefügt. In Gläsern wird der Ansatz weitere 3 Tage in der Sonne stehengelassen und gelegentlich umgerührt, bis der Zucker sich gelöst hat. Dann wird der Sirup in gut verschließbare Flaschen abgefüllt. Ein Schuss Holunderblütensirup aromatisiert eisgekühltes Wasser, Sekt oder Salatsaucen.

Holundersuppe

500 g frische Holunderbeeren werden gewaschen und mit 1 l Wasser und 1 Zitronenscheibe zum Kochen gebracht. 20 g Stärke anrühren und hinzugeben. Die Suppe nochmals aufkochen lassen, 1 bis 2 EL Zitronensaft hineingeben und mit Zucker oder Honig abschmecken. Gut verrühren und durch ein enges Sieb passieren.

Ritual für die Ahnen

Unsere Ahnen sind unsere heiligen Wurzeln. Sich bewusst zu machen, dass man selbst durch die Liebe, Kraft und Fürsorge zahlreicher Generationen von Vorfahren ins Leben gekommen ist, kann uns wertvollen Halt und ein gutes Lebensgefühl vermitteln. Wenn wir den Ahnengeistern Aufmerksamkeit schenken, stärken wir letztendlich das Fundament für unsere eigene Existenz.

Ein Holunderstrauch eignet sich sehr gut für die Verehrung der Ahnen und die Kontaktaufnahme mit der Anderswelt. Wie alle Wesen der jenseitigen Welt freuen sich die Ahnengeister vor allem darüber, dass sie respektvoll beachtet werden. Üblicherweise nährt man sie zusätzlich mit symbolischen Speisen als Opfergaben und erfreut sie gegebenenfalls mit schönen Blumen, Düften oder anderen »Aufmerksamkeiten«. Da wir keine überlieferten Ahnenrituale mehr haben, bleibt uns nichts anderes übrig, als mit bester Gesinnung auf unsere Ahnen zuzugehen und sie zu fragen, was sie sich von uns wünschen oder was sie von uns vielleicht sogar ganz dringend benötigen. Ist der Kontakt zu den Ahnen hergestellt, können wir sie um Schutz bitten und um Rat fragen.

Die Birke – Zauber des Neubeginns

Betula pendula Roth. (Hängebirke), *Betula pubescens* Erh. (Moorbirke), Betulaceae

Die Birke ist der Baum des Anfangs, des Neubeginns. Sie ist voller Frühlingskraft und Jugendlichkeit, sie vermittelt Licht und Leichtigkeit, Beweglichkeit, Anmut und Frische. Wohl kaum eine andere Pflanze lässt uns die Erneuerungs- und Wachstumskraft der Natur so stark spüren. Das Wesen der Birke ist sehr merkuriell und venushaft. Unsere Vorfahren verehrten sie als Baum des Segens, des Lebens und des Wachstums. Sie sahen in ihr ein Universalheilmittel, das vor Krankheit und Unglück schützt und Fruchtbarkeit sowie Schönheit verleiht. Die Birke galt als Verkörperung der weiblichen Mutter- und Liebesgöttinnen. Ebenso war und ist sie, die häufig mit dem Fliegenpilz im Bunde wächst, für die nordischen Völker der bedeutendste Schamanen- und Weltenbaum. Sie trägt auch Zeichen von Mond- und Saturnkräften, die die Polarität von Leben und Tod verdeutlichen.

Aller Anfang ist Birke

Die Birke ist immer die Erste. In den Interglazialen der Eiszeiten und nach dem Ende der letzten Eiszeit, in den »warmzeitlichen Anfangsphasen«, war sie unter den ersten Gehölzen, die die eisfreien Steppen in Mittel- und Nordeuropa wieder besiedelten. Neben den Birkenpollen wurden auch Weiden- und Kiefernpollen in Ablagerungen aus diesen Zeiten gefunden, doch die Birke war vermutlich die vorherrschende Baumart (vgl. Frey und Lösch 1998: 129f.). Nach dem Zweiten Weltkrieg gehörte die Hängebirke mit den Weiden zu den wichtigsten Besiedlern der Trümmer in den zerbombten Städten (Hecker 1995: 211).

Auch heute ist es so: Wenn irgendwo eine zuvor vegetationsfreie Fläche wieder neu von Pflanzen besiedelt wird, dann sind neben den verschiedensten krautigen Arten auch die Hängebirke und die Salweide (*Salix caprea*) sofort mit dabei. Die meisten Sträucher und Bäume kommen erst in späteren Sukzessionsstadien dazu. Damit gehört die Birke zu den wenigen Bäumen unter den Ruderalpflanzen[18]. Mitunter wird sie sogar als »Unkraut« bezeichnet. Als ausgesprochene Pionierpflanze verfügt sie über eine relativ weite ökologische Amplitude, das heißt sie

Die Birke wurde als Baum des Lebens, des Segens und des Wachstums verehrt.

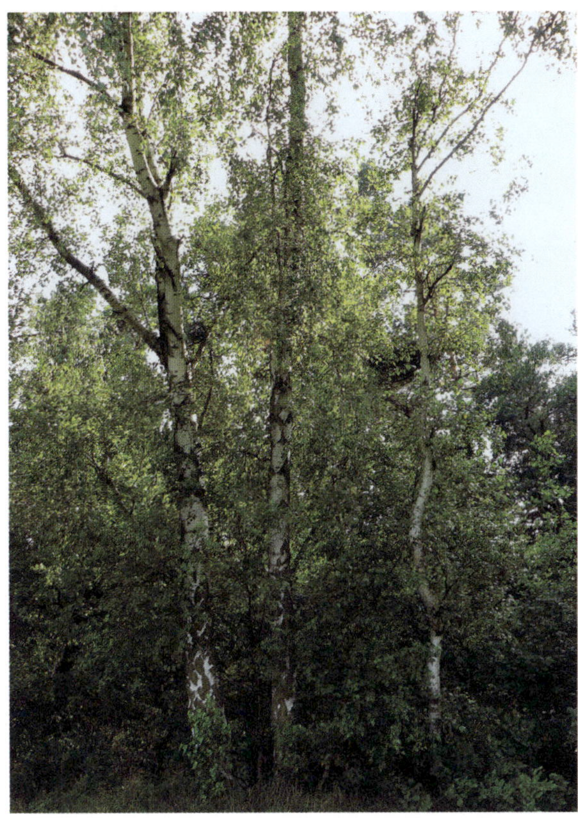

wächst fast überall. Pflanzliche Pioniere breiten sich meist durch den Wind oder durch Vögel aus und sind so in der Lage, völlig neue Standorte zu erreichen. Oft müssen sie extreme Bedingungen wie starke Temperaturschwankungen und große Trockenheit ertragen können. Im Laufe der Zeit verändern sie das Biotop so, dass dann auch andere Arten Fuß fassen können, die nach und nach die Pionierarten wieder verdrängen.

Die Tugenden der Birke als Pionier- und Ruderalpflanze können wir in ihrer Heilkraft wieder entdecken. Und sie war natürlich auch die erste Pflanze, die sich mir auf meiner ersten geplanten Exkursion zur Erforschung der Pflanzenwesen in den Weg stellte. Ich wusste noch gar nicht genau, was ich eigentlich wollte und wie ich es anstellen sollte – da half sie mir spontan, im Fluss meiner Gedanken Informationen zu empfangen, und ließ mich sogleich ihre wunderschöne lichte und inspirierende Kraft erspüren.

---

18 Als Ruderalpflanzen werden solche Pflanzen bezeichnet, die typischerweise an anthropogenen, also von Menschen geschaffenen oder stark beeinflussten Standorten und in der Umgebung von Siedlungen auftreten, also beispielsweise an Weg-, Straßen- und Bahnrändern, auf Industrieflächen, Bahnhöfen, Mauern etc.

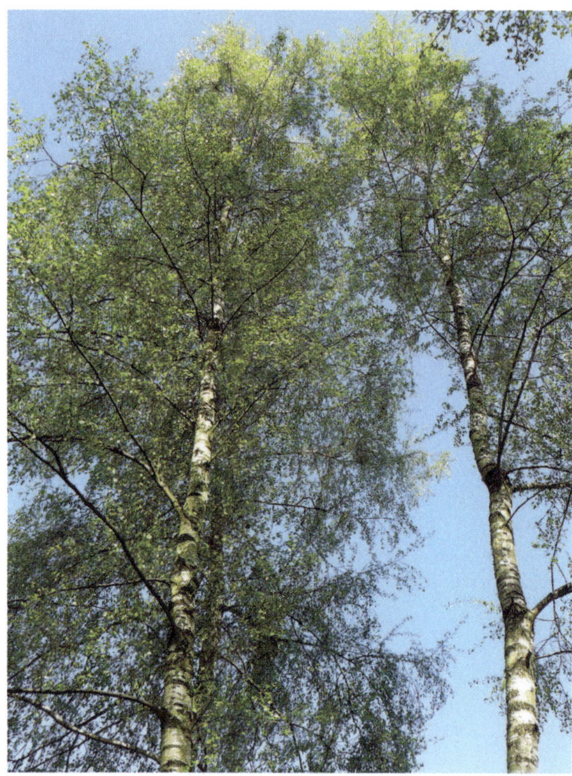

Die Birke vermittelt Lichtkräfte und wirkt inspirierend.

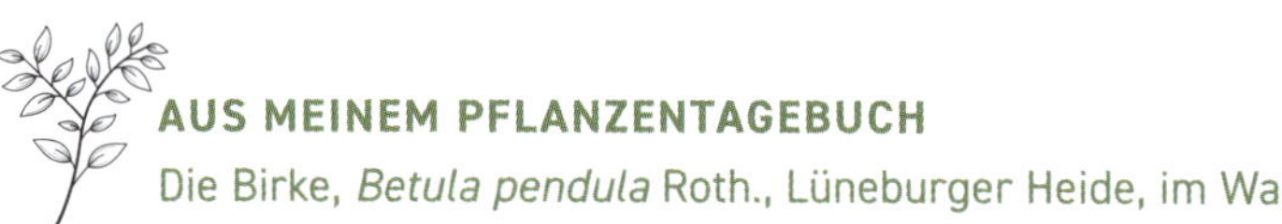

AUS MEINEM PFLANZENTAGEBUCH

Die Birke, *Betula pendula* Roth., Lüneburger Heide, im Wald

Die Birke steht auf meinem Weg. Eine junge, sehr junge Frau. Und ein verspieltes Kind. (Ich will meinen Verstand ausschalten und einfach alles durch mich hindurchfließen lassen.) Dreiecke. Rhomben. Etwas Närrisches. Schelmisch. Hell und lichtdurchflutet wartet sie mit ihren vielen Armen darauf, wie sie mich verwirren, mir einen Streich spielen kann. Schön, schlank und hoch gewachsen, blond und stolz ist sie.

> *»Spiel mit mir«,* sagt sie. *»Das Leben ist so leicht, luftig und schön! Einfach so. Das Licht durchflutet uns.«*

Es strahlt ein sehr helles Licht aus »unserem« Kronenchakra – ich fühle mich eins mit der Birke! Ich koste ein wenig von ihrem Blatt. Es schmeckt zunächst seifig, dann bitter und zuletzt grün-saftig, sehr lecker. Die Birke schenkt mir ein großes helles Licht. Ich danke ihr, und wir sind Freunde.

Vom Wesen der Birken

»Die Sonne und des Windes Spiel sind der Birke Lust.«

(Hilde Sieg 1939: 58)

Die Birke hat eine starke Merkursignatur. Sie ist schlank und elastisch, ihre Bewegungen im Wind sind anmutig und zeigen ihre große Flexibilität. Das Rascheln der Blätter vermittelt uns Frische und Leichtigkeit. Birken sind Meister der Windbestäubung und der Windausbreitung. Die männlichen Blütenstände, die sogenannten Kätzchen, sind schon im Sommer ausgebildet, damit sie zeitig im nächsten Frühjahr, bevor die Vegetation ihr Blattkleid entfaltet, ihre Pollen dem Wind übergeben können. Die Samen der Birke sind in kleine, leichte Nüsschen verpackt und mit großen Flügeln versehen. Sie können enorme Distanzen überwinden und so weit entfernt vom Mutterbaum neues Leben entfalten. Die rhombenförmigen Blätter erinnern an das Muster der Narrenkleidung und verweisen auf das Spielerische, Schelmische, Gewitzte und Zauberhafte der Birke.

Birken leben in Symbiose mit vielen Hutpilzen, zum Beispiel Steinpilzen, Birkenpilzen – und *Fliegen*pilzen. Sie wachsen sehr schnell. Die Sämlinge können schon im ersten Jahr einen Meter hoch werden. Nach fünfzig Jahren hat der Baum seine volle Größe von etwa dreißig Metern erreicht. Er blüht bereits im Alter von wenigen Jahren, stirbt aber vergleichsweise jung: mit neunzig bis einhundertzwanzig Jahren.

Die große Flexibilität der Birke hinsichtlich ihres Standortes ist ein weiterer wichtiger, merkurieller Charakterzug. Sie ist eine Pflanze der lichten Wälder, der Moore, der Heiden und Magerweiden, und ebenso gehört sie zur wilden Flora der

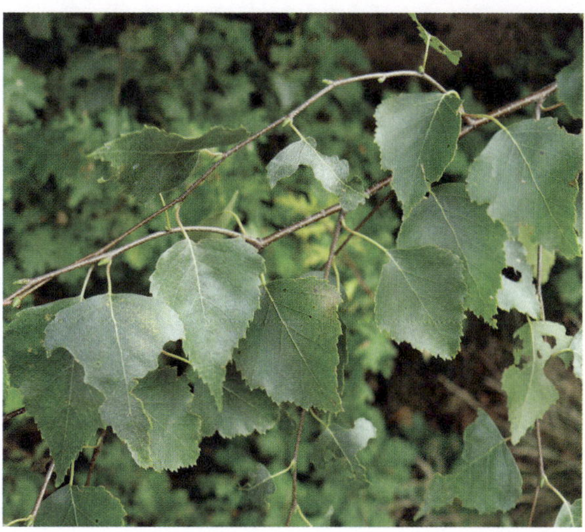

Die rhombenförmigen Blätter der Birke.

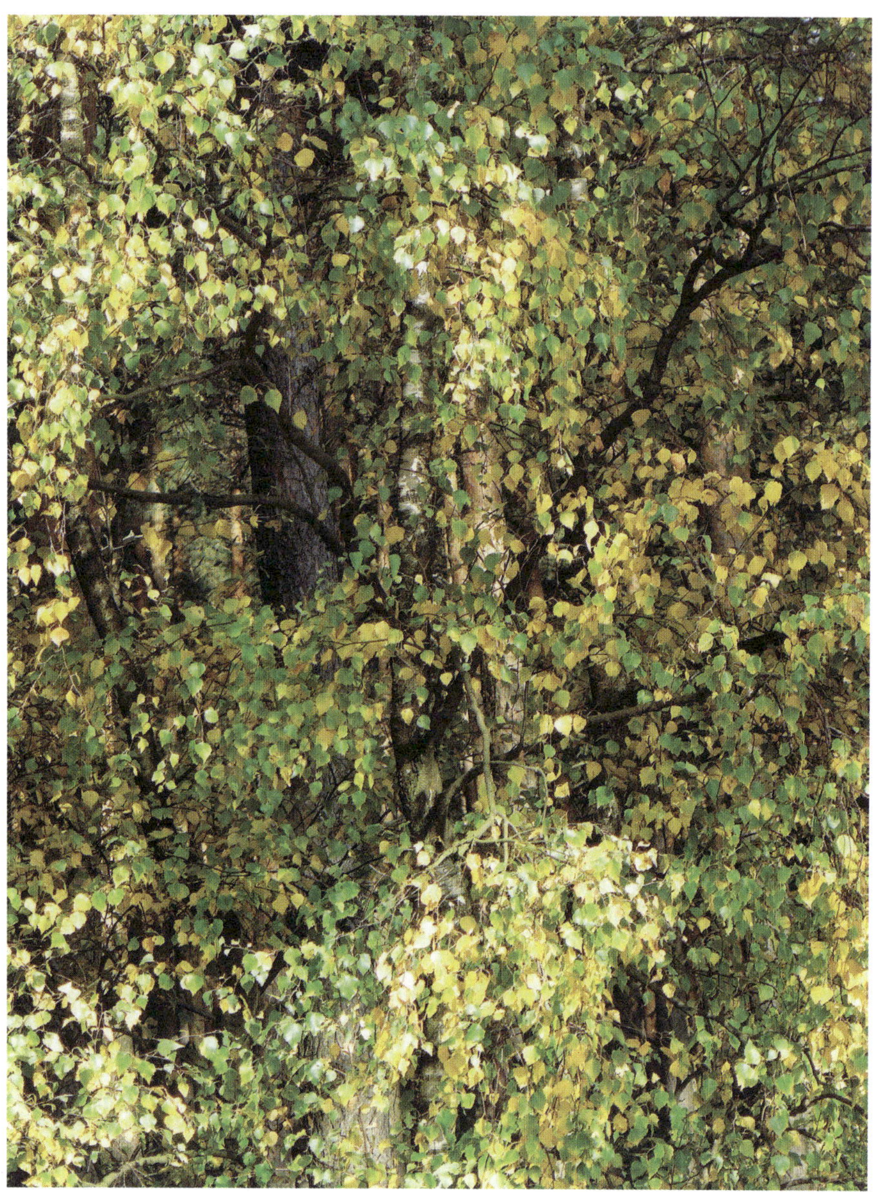

Im Farbenspiel des Herbstes wirkt die Birke besonders »narrenhaft«.

Städte. Birken wachsen sogar auf Mauern und in Pflasterritzen. Sie sind sehr anspruchslos, was den Boden, die Nährstoff- und Wasserversorgung angeht, und sehr widerstandsfähig gegen Kälte. Was die Birke jedoch braucht, ist Licht! Sie toleriert nur bedingt halbschattige Standorte. Für starke Sonneneinstrahlung ist sie hingegen bestens gerüstet. Das in der Rinde enthaltene Betulin, das die weiße Färbung ausmacht, schützt sie vor »Sonnenbrand«. Das ist für einen im Herbst sein Laub abwerfenden Baum in schneereichen Gegenden wichtig. Kein anderer Laubbaum ist so winterhart wie die Birke. In den Gebirgen Skandinaviens bilden Birken die Waldgrenze – für Laubgehölze sehr ungewöhnlich. *Betula nana*, die kleine Polarbirke, ist selbst auf Spitzbergen und Grönland zuhause.

Die Birke liebt es, große Wassermengen durch sich hindurchfließen zu lassen. Sie hat ein weites, flaches Wurzelsystem, mit dem sie dem Boden viel Wasser entziehen kann. Damit ist sie in der Lage, ganze Sümpfe auszutrocknen! Ein ausgewachsener Baum kann an einem warmen Tag im Frühsommer fünfhundert Liter Wasser verdunsten (Leuenberger 2003: 4). Im Landschaftsbau wird sie gern als »natürliche Wasserpumpe« eingesetzt, um feuchte Standorte zu drainieren. Trotzdem ist sie auch in der Lage, mit trockenen Plätzen vorliebzunehmen. Nur auf längere Trockenperioden reagiert sie empfindlich.

Neben dem Merkuriellen finden wir auch Venushaftes in der Birke und Zeichen des Einflusses von Mond und Saturn, wie wir im Folgenden sehen werden.

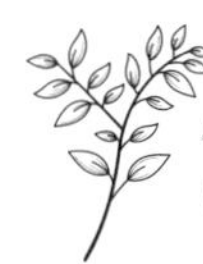

AUS MEINEM PFLANZENTAGEBUCH

Interview mit der Birke, *Betula pubescens* Erh., Årjäng, Schweden

Zwischen den jungen Birken fühle ich mich unglaublich von Licht erfüllt. Weiß und Gold. Strahlende Jungfräulichkeit im Licht der Sonne. Die Blättchen sind noch so fein und klein, dass man unwillkürlich in andere Welten dissoziiert. Man teilt sich auf in Leichtigkeit. Mein Kronenchakra scheint animiert. Gleißendes Feuer – das Gelbe in der Flamme. Schwefel. Inspiration. Geist. Mai. So grün ist der Mai! So jung ist das Leben! Auch wenn manche Stämme mehr Schwarz als Weiß auf der Rinde tragen und aussehen wie alte todgeweihte Weiber. Es sprießt oben heraus. Haare. Immer zum Licht.

Liebe Birke, was kann ich mit euch heilen?
Den Tod und die Pilze. Siechtum. Das, was schon zerfällt. Was entgleitet. Faules und schwarze Geschwüre. Es fällt ab und aus der Mitte wächst Neues heraus. Unglaublich kraftvoll. Unglaublich frisch.
Welche Seelenzustände?
Alter, Härte, Brocken, Trockenheit, Staub. Alles, was zerbröselt.
Welche Krankheitsbilder?
Akne (?), Asthma (?) (Ich habe ein komisches Gefühl bei den Antworten. Mir wird klar, dass mein Denken in diesen Begriffen einfach nicht richtig ist, um die Heilkräfte der Pflanzen zu erfassen.)
Liebeskummer! Ich kann Liebe hervorzaubern, entfachen und Fruchtbarkeit!

Die Liebesgöttin – Frühling, Freude, Fruchtbarkeit

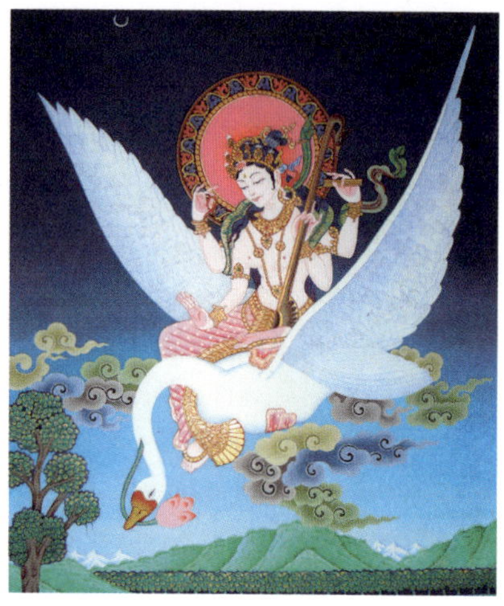

Sarasvati – die Göttin der Weisheit, der Inspiration und der schönen Künste – ist verwandt mit der Birke. (Thanka aus der Werkstatt von Surendra Bahadur Shahi, Kathmandu, Nepal)

Schönheit und Anmut der Birke können als Venussignatur gedeutet werden. Immer wieder wird die Birke von den Menschen als junges Mädchen gesehen. Sie gilt als Verkörperung der weiblichen Göttinnen der Liebe, der Weisheit, der schönen Künste und der Inspiration – wie Freya, Venus, Aphrodite und Brigid (vgl. Hageneder 2004: 250). Besonders gut passt die Birke auch zu Sarasvati, einer altindischen Flussgöttin, die im Himalaja als Göttin der Weisheit und der schönen Künste, der Musik, der Schreib- und Redekunst verehrt wird. Als Göttin der Inspiration bringt sie alles zum Fließen, auch den Fluss der Gedanken und Worte. Sie wird besonders schön, zart und anmutig dargestellt; sie sitzt auf einer Lotosblüte oder fliegt auf einem Schwan durch die Lüfte. Bei slawischen und sibirischen Völkern wird die Birke mit schlanken weißgefiederten Schwanenjungfrauen in Verbindung gebracht. Sie können sich mit den Schamanen vermählen und ihnen Flügel verleihen, mit denen sie in andere Dimensionen reisen können (Storl 1998b: 16).

»Eines Dichters Traumgerank« so beschreibt Hermann Hesse die Birke in einem eigens über sie verfassten Gedicht. Die Birke ist die Muse der Dichter, und wenn es um sie geht, werden oft auch die Beschreibungen in der Heilpflanzenliteratur besonders schön verfasst.

> »In leuchtender Frühlingspracht wiegt sie sich im Winde, die glückselige Birke! Wie ein lichtgrüner Schleier wallt ihr schimmerndes Gezweig. Anmut und Zartheit, Frische und Duft atmet ihr lichtes Wesen. Wer sich ihr naht, wird von ihrer holden Schönheit begrüßt, von ihrer Heiterkeit umstrahlt und umfangen. (…) Ihre Leuchtkraft ist bezaubernd und bezwingend. Das Herz wird froh und warm in ihrem Schein. Alles Dunkle und Schwere ist besiegt.«
>
> (Hilde Sieg 1939: 58)

Die frische, hellgrüne, lichte Erscheinung der Birke im Frühling macht sie zu einem Symbol der Erneuerungskraft und der Fruchtbarkeit. An einem Feiertag im Frühling, wie zum Beispiel am 1. Mai, holten die Frauen früher feierlich eine Birke aus dem Wald, die in der Mitte des Dorfes aufgestellt, geschmückt und fröhlich umtanzt wurde (AIGREMONT 1907–1910/I: 29). Eine verbreitete Sitte war auch das »Maibaumstecken«: Vor das Haus des geliebten Mädchens steckten die jungen Männer ein kleines Birkenbäumchen oder einen Birkenzweig (MARZELL 1938: 74).

> »Heißt der Mai der Wonnemonat, so heißt die Birke der Wonnebaum.«
>
> (HILDE SIEG 1939: 60)

Mit sogenannten Lebensruten schlug man früher Frauen und weiblichen Tieren auf das Geschlechtsteil, damit sie fruchtbar würden (vgl. AIGREMONT 1907–1910/I: 19f.). Das »Pfeffern«, »Schmackostern«, »Fitzeln« oder auch »Stüpen« war an verschiedenen Festtagen üblich. Es galt als symbolische Befruchtung durch den »Vegetationsdämon« oder auch als eine Art Segnung durch die Fruchtbarkeitsgöttin. Die Lebensruten wurden von jenen Bäumen und Sträuchern geschnitten, »die eine erotische Beziehung zum Kindersegen haben« (AIGREMONT 1907–1910/I: 22). Hier nahm natürlich die Birke eine herausragende Stellung ein. Die Lebensrute verlieh auch dem Vieh und den Feldfrüchten Gesundheit, sie vertrieb Ungeziefer und verjagte Hexen (BÄCHTOLD-STÄUBLI 1927–1942/I: 1334f.). So nutzte man früher vor allem Birkenzweige als Peitsche für das Vieh und steckte »Den Maien« in die Felder oder man »fegte« diese damit.

Wer die Birke als Baum der Schönheit und Anmut wahrnimmt, was muss er erst in einem Birkenhain erblicken! Hageneder erzählt von den Birkenhainen als »irdischen Manifestationen der Liebesgöttin« (HAGENEDER 2004: 248), in denen

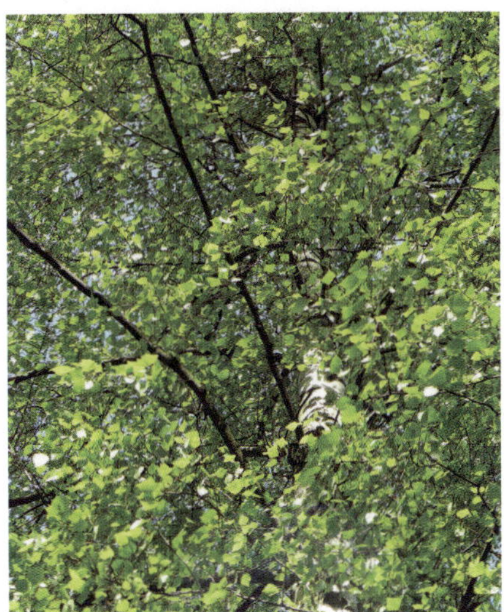

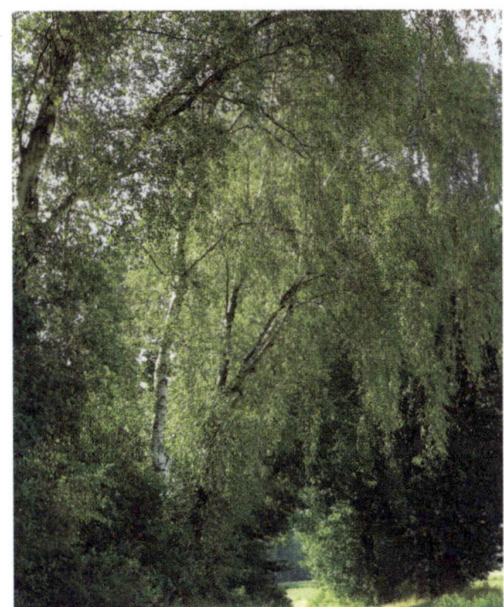

Die Birke vermittelt Leichtigkeit. Sie ist die Muse der Dichter und Symbol für Schönheit, Frühling und Fruchtbarkeit.

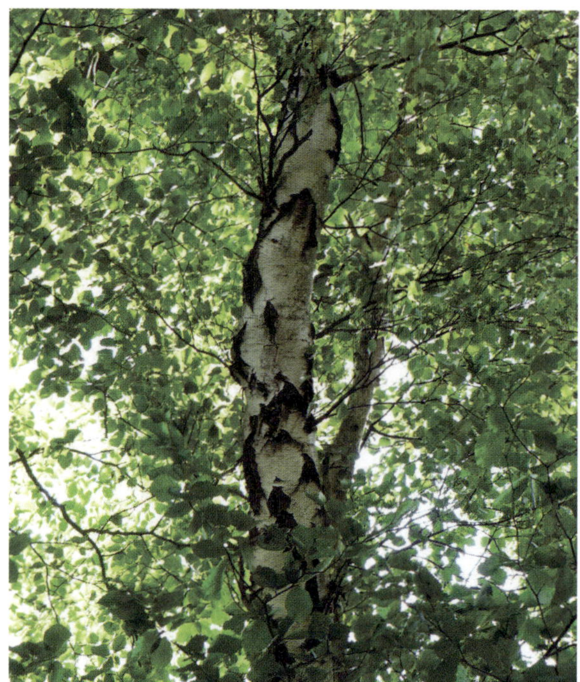

Die Birke stand im Zentrum fruchtbarkeitsfördernder Frühlingskulte.

unsere Vorfahren ihre Frühjahrs- und Fruchtbarkeitsriten und -vergnügungen begingen. Bei Demandt (2005: 160) findet sich die Beschreibung eines ostslawischen Frühlingsfestes: Frauen und Mädchen versammelten sich unter den Birken, opferten Speisen, verneigten sich vor den Bäumen, sangen »satanische Lieder«, klatschten, tanzten und tobten ausgelassen. Nach dem Verzehren der mitgebrachten Speisen nahmen sie sich paarweise an der Hand, verflochten die herunterhängenden Zweige zu Ringen und küssten sich durch sie hindurch. Diese »heidnische Volksbelustigung« sollte natürlich abgeschafft werden, so forderten es Geistliche 1636 in einem Schreiben an den Moskauer Patriarchen.

In der Volksmedizin wurde und wird die Birke als Aphrodisiakum verwendet. Der Birkenwein galt als Schönheits- und Stärkungstrank, letzteres vor allem auch für die »brüchigen«, das heißt impotenten Männer; das Birkenlaub galt als Mittel gegen die »geknüpfte Nestel«, einen Zauber, der den Männern den Beischlaf nicht mehr möglich machte (Aigremont 1907–1910/I: 30). Auch heute sind Zubereitungen aus den Birkenknospen erhältlich, die die Frigidität der Frauen beseitigen und die Potenz des Mannes erhöhen sollen.

»Ihr physischer Körper mag sanft und demütig erscheinen,
aber die Birke ist eins mit der mächtigsten Kraft des Universums:
der der Liebe und Fürsorge.« (Fred Hageneder 2004: 250)

Der Baum für Schönheit und jugendliche Anmut

Die Birke gilt seit alters her als Heil- und Schönheitsmittel für Haut und Haare. Die dicke wulstige und aufgesprungene Borke am Stammgrund kann als Signatur der Heilwirkung bei Hauterkrankungen gedeutet werden (vgl. MADEJSKY 2001: 159). So wird sie vor allen Dingen bei rissigen, schrundigen oder schuppenden Hauterkrankungen verwendet wie trockenen Ekzemen und Psoriasis, weiterhin bei »Flechten, Krätze und sonstigen Hautunreinheiten« (WILLFORT 1975: 76) sowie bei Akne und Zellulitis. Die Birke wird innerlich, in Form von Birkenblättertee, -frischpflanzenpresssaft und -tinktur oder auch in Form des Birkensaftes verabreicht. Ergänzt wird die Behandlung mit Waschungen und Bädern. Nach WILLFORT (1975: 76) verwendet man bei leichteren Hauterkrankungen einen Birkenblätteraufguss, bei schweren oder chronischen Leiden einen Absud aus der Birkenrinde.

Der Birkensaft ist ein altbekanntes Haarwasser zur Haarwuchsförderung und -kräftigung. Es soll den Haarboden gesunden lassen, sodass Schuppenbildung und Haarausfall zurückgehen. Auch das ätherische Birkenknospenöl wird als Zusatz zu Haarwässern verwendet (JARETZKY und GEITH o. J.: 64). Nach FISCHER-RIZZI (1994: 23) gibt der frische Saft auch ein gutes Gesichtswasser, das die Haut reinigt und pflegt.

Als Vorbild einer guten »Durchspülung«, die den Körper rein hält, elastisch und beweglich macht, lässt die Birke Ablagerungen keine Chance. Sie zeigt, wie alles immer gut »im Fluss« sein kann. Die Birke fördert auf verschiedenen Ebenen die Auseinandersetzung mit Schönheit und Weiblichkeit. Sie kann Frauen, die sich nicht begehrenswert fühlen, zu einem besseren Körpergefühl und unter Umständen auch tatsächlich zu einem »besseren« Körper verhelfen. Sie eignet sich sehr zur Unterstützung von Frühjahrs- (siehe unten), Fasten-, Schönheits- und Schlankheitskuren. Oft weckt sie das Bedürfnis nach Reinigung, nach Pflege, nach Beschäftigung mit schönen Dingen und liebevollem Miteinander. Die Birke fördert die Liebesfähigkeit, die Lust und die Fruchtbarkeit, sie wirkt gegen Erstarrungsprozesse in der Liebe. Mit solchen Wirkungen zeigt sie ihre starke Merkur- und Venussignatur.

Flugbaum der Schamanen

In den nordischen Ländern ist die Birke der bedeutendste Welten- und Schamanenbaum.[19] Kultgegenstände und Trommeln der eurasiatischen Schamanen sind

19 Zum Weltenbaum vgl. Kapitel zur Eiche, Seite 378.

oft aus Birkenholz gefertigt. In Sibirien erzählt man sich, dass die Wiege des Urschamanen unter einer Birke stand und ihm Birkensaft in den Mund getropft sei (Storl 1998b: 17). Unter der Birke wächst gern der Fliegenpilz, der in Sibirien auch als »Blitzpilz« bezeichnet wird. Er könnte der Treibstoff, das Flugmittel sein, mit dem die Schamanen am Weltenbaum hinauf- und hinuntergelangen.

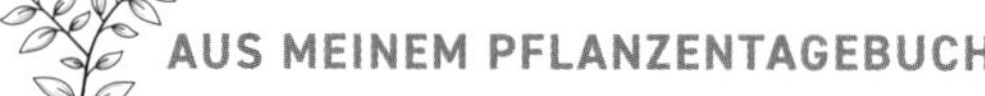

AUS MEINEM PFLANZENTAGEBUCH

Die Birke, *Betula pendula* Roth., Lüneburger Heide, im Wald

Die Birke ist ein aufstrebender Baum, hin zum Licht gewendet. Und dennoch trägt sie auch Dunkelheit und Tiefe in sich, die Mysterien des Todes. Als ausgewachsener Baum ist sie bleich wie der Tod, fahl wie der Mondschein und doch leuchtend. Sie reflektiert das Licht und ist es selbst. Die schwarze Borke wirkt grausam aufgerissen. Doch sie scheint ihr Halt zu geben. Jugendlich und witzig lacht sie über den Tod, trägt ihn auf ihrer Rinde. Das Bewusstsein des Todes trübt sie kein bisschen. Wenn der Tod zum Leben gehört, ist Leben unsterblich!

Doch es gibt noch einen anderen Grund, warum die Birke den Schamanen so nahe steht: Wenn man ihre Signatur, ihre Zeichensprache liest, sieht man ihre Verwandtschaft. Die auffällige weiße Rinde ist ein Zeichen des Mondeinflusses, die schwarze Borke im unteren Stammbereich kündet vom Einfluss des Saturn. Die Birke, der Baum des Frühlings, des Beginns, der sprießenden Lebenskraft, zeigt gleichermaßen auch die Begrenzung der Lebenskräfte an, das Ende, den Tod.

Fragt man Menschen spontan nach ihren Eindrücken und ihren Erinnerungen an die Birke, berichtet fast jeder von der weißen Rinde und dem hellen, lichten, jugendlichen Wesen des Baumes. Kaum jemand bemerkt auch die im unteren Stammbereich grob zerfurchte, rissige und wulstige schwarze Borke, die der Birke eine eher düstere Erscheinung verleiht, die uns an Alter, Austrocknung und Tod denken lässt. Die Birke trägt die Polaritäten in sich: Weiß und Schwarz, Geburt und Tod, Mond und Saturn. Das Saturnische, das Abbauende wird deutlich gezeigt, nicht verschwiegen, nicht negiert. Das frische Grün, das Lichte und Helle der Birke wird uns dadurch umso deutlicher. Wer sich bewusst ist, dass es den Tod gibt, der erlebt das Leben lebendiger. Menschen, die mit einer schweren, als tödlich prognostizierten Erkrankung fertigwerden müssen, entdecken oft ein neues Bewusstsein für das Leben. Nahtoderfahrungen, zum Beispiel durch Unfälle, Operationen oder auch ausgelöst durch psychedelische Substanzen, führen häufig dazu, dass Menschen ihr Leben radikal ändern und bewusster gestalten. Es gibt viele Berichte darüber, dass die Initiation eines Schamanen in einer Todeserfahrung besteht. Der Schamane wird zerstückelt und wieder zusammengesetzt, er wird zum Schamanen

Die Rinde der Birke zeigt die Polarität von Mond und Saturn.

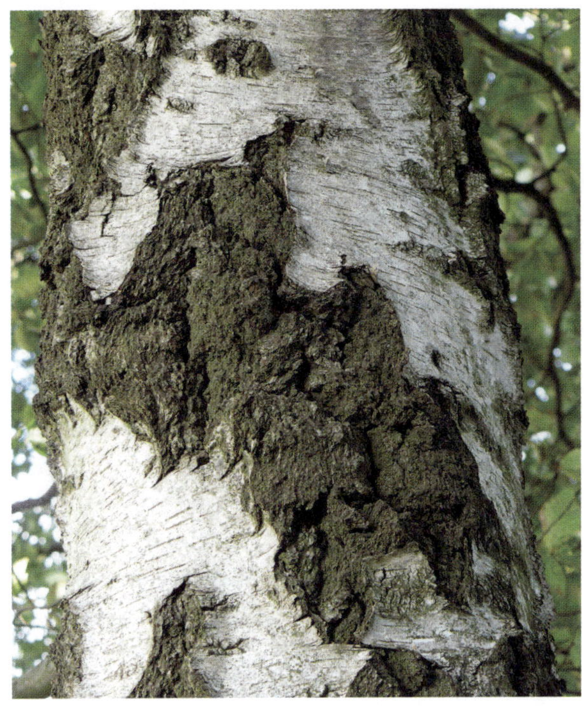

wiedergeboren. Nun hat er den Tod gesehen und gelernt, die Grenzen der Alltagswelt zu überwinden.

Zauberbesen

Im heimischen Brauchtum sind Birke und Besen in ihrer Bedeutung eng miteinander verflochten, denn Besen wurden zumeist aus Birkenruten gefertigt. Solch ein Besen war vor allem zu Zeiten, als es noch keinen Staubsauger gab, ein sehr wichtiger Gebrauchsgegenstand, der Haus und Hof sauberhielt – auch vor ungebetenen Geistern und Dämonen. So viele Bräuche mit dem Besen sind bekannt, dass man eigens von einer »Besenmagie« spricht. Der Besen als »Kehraus machender Wisch der Vergangenheit« (Bächtold-Stäubli 1927–1942/I: 1130) ergänzt die Funktion der Lebensrute, die das gute Gedeihen fördert. Er ist ein Apotropäon, ein Mittel für den Abwehrzauber, wirksam gegen alles Dämonische und Schadenbringende.

Der Besen spielt vor allem als Schutzmittel gegen Hexen eine große Rolle, obwohl er ja auch als Reisegefährt derselben gilt. Die Besen, die in den zwölf Raunächten gefertigt wurden, galten als die besten und dauerhaftesten (Sieg 1939: 63). Vielfach wurden sie kreuzweise aufgestellt oder -gelegt, in die Ecken der Felder, vor die Haus- oder Stalltür oder auf den Dunghaufen. Auch wurde mit den Besen über die Felder gestrichen, um die Felder geritten, oder es wurden bei den Jahresfeuern brennende Besen geschwenkt (Bächtold-Stäubli 1927–1942/I: 1133f.). So sollten Ungeziefer und Hexen vertrieben werden. Das Streichen mit dem Besen sollte auch bei Mensch und Tier Heilwirkung haben: Meist strich man kreuzweise über den Rücken und sprach dabei eine Segensformel (Bächtold-Stäubli 1927–1942/I: 1141f.).

Ist der Besen aus Birkenreisig gefertigt, ist er ein besonders kraftvolles magisches Werkzeug, denn auch die Birke an sich galt als zauberwidrig. Als Schamanenbaum, der besondere Leichtigkeit und Beweglichkeit vermittelt, scheint die Birke auch besonders geeignet, um einen echten »Hexenbesen« daraus zu fertigen – für die naturverbundenen, heilenden und durch die Luft reisenden Hexen, die Schamanen unseres Kulturkreises. Die Vorstellung, dass Hexen und Zauberer auf einem magischen Stock, der sich in ein Pferd verwandelt, durch die Lüfte reiten können, findet sich bei verschiedenen Völkern, zum Beispiel auch in Estland, Lappland und Indien. Bei den Burjäten, einem mongolischen Nomadenvolk, haben die Schamanenstäbe am oberen Ende einen Pferdekopf und am unteren einen Huf, um die schnelle Fortbewegung der Schamanen zu verkörpern, wenn sie zu den Geistern reisen (Bächtold-Stäubli 1927–1942/I: 1147).

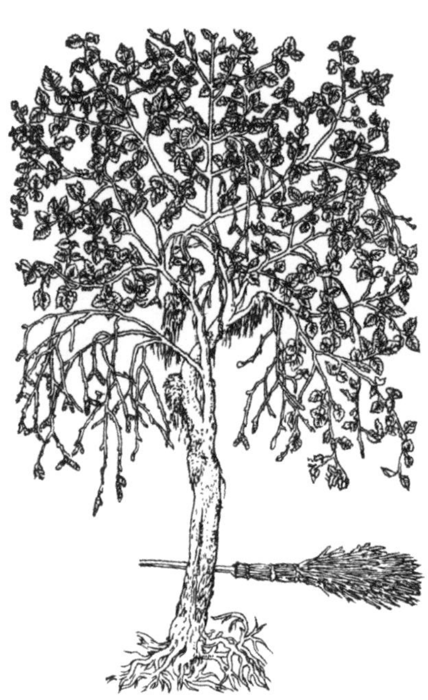

Die Birke und der Besen sind im Brauchtum eng miteinander verflochten. (Holzschnitt aus Hieronymus Bock 1577)

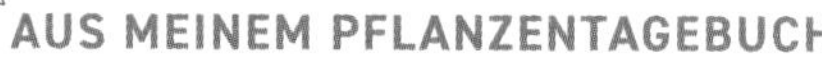

AUS MEINEM PFLANZENTAGEBUCH

Interview mit der Birke, *Betula pendula* Roth., Lüneburger Heide

Und du, Birke, warum folgst du uns in die Stadt?
Um euch Licht zu bringen und Leichtigkeit. Ist doch klar! Luft, Zerteilung, Erhebung. Mit mir könnt ihr fliegen, wenn ihr wollt! Und alles von oben betrachten. Es wäre so schön, wenn ab und zu mal jemand mit mir fliegen würde!

Freundin der Menschen

Die Birke ist ein Baum mit einer besonders innigen Beziehung zum Menschen. Fast alle ihre Teile können für vielerlei nützliche Zwecke verwendet werden: als Nahrungsmittel, Heilmittel, Ritualgegenstand oder Werkstoff für Haus und Haushalt. Die Birke galt unseren Vorfahren als große Wohltäterin und wurde dankbar mit Speiseopfern bedacht: Flachsbrot und gesalzene Butter, Eier und Buttermilch wurden ihr zu Füßen gelegt oder über ihre Wurzeln gegossen (Höfler 1908: 39).

Die flexible Anmut der Birke und ihre jugendliche Frische machen sie zum Heilmittel bei allen Erkrankungen, die den Bewegungsapparat einschränken, insbesondere im fortgeschrittenen Alter. Die Birke ist eine der bedeutendsten Pflanzen für Frühjahrskuren und Entgiftungstherapien, die bei rheumatischen Erkrankungen, Hauterkrankungen und chronischer Müdigkeit durchgeführt werden. Zu diesem Zweck wird sie zumeist mit einer die Leberfunktion unterstützenden und einer lymphflussanregenden Heilpflanze kombiniert.

In der Rationalen Phytotherapie kennt man nur die Birkenblätter als Heilmittel. Sie wirken in erster Linie aquaretisch, das heißt sie fördern die Harnausscheidung durch Verdünnungsdiurese, ohne negative Auswirkungen auf den Elektrolythaushalt (vgl. Schilcher et al. 2016: 700). Man verwendet sie daher hauptsächlich zur Durchspülungstherapie bei bakteriellen und entzündlichen Erkrankungen der Harnwege und bei Nierengrieß. Die Kommission E empfiehlt sie zusätzlich zur adjuvanten Therapie von rheumatischen Beschwerden. Die Birkenblätter sollen weiterhin schweißtreibend (Jaretzky und Geith o. J.: 63) und fiebersenkend (Bäumler 2007: 89) wirken.

In der traditionellen Pflanzenheilkunde werden neben den Blättern auch die Birkenrinde und der im Frühjahr gezapfte Birkensaft verwendet, gelegentlich auch die Blütenknospen, der Birkenteer und die Birkenkohle (Jaretzky und Geith o. J.: 63). Die Birkenknospen werden ähnlich wie die Blätter als harntreibendes Mittel genutzt. Willfort (1975: 77) erwähnt einen Aufguss aus frischen Birkenknospen, mit Honig gesüßt, als hustenlindernden Heiltrank der Volksmedizin. Die Birkenknospen können getrocknet, frisch und als Tinktur verwendet werden. Man sagt ihnen zusammenziehende, wundheilungsfördernde und antibakterielle Wirksamkeit nach. Durch Destillation wird daraus ein ätherisches Öl gewonnen, das im Geruch an Rosenöl erinnert.

Der Birkensaft, der im Frühjahr durch Anzapfen des Baumes gewonnen wird, kann durch Vergärung zu Birkenwein, -bier oder -essig weiterverarbeitet werden. Er wird äußerlich und innerlich bei diversen Erkrankungen, fast wie ein Allheilmittel, eingesetzt. Er enthält Zucker, organische Säuren und zahlreiche Mineralstoffe und Spurenelemente.

Die Birke – Wesentliches auf einen Blick

Signaturen
Merkur, Venus, Mond, auch Saturn

Wichtige Inhaltsstoffe
Blätter: Flavonoide, Saponine, Phenolcarbonsäuren, Triterpenester (Betulinsäure, Betulinol), Gerbstoffe, Kalium, ätherisches Öl, Vitamin C

Pharmakologische Heilwirkungen
Blätter: aquaretisch (harntreibend), schweißtreibend, entzündungshemmend

Rituale und Brauchtum
Frühlingskult, Lebensrute, Liebeszauber, Besenmagie, Abwehrzauber

***Wesen*tliche Heilkräfte**
Erneuerungskraft, Lebendigkeit im Angesicht der Vergänglichkeit, Bewusstsein für die ewigen Wandlungskräfte der Natur, fördert Inspiration und Kreativität, »Geburtsprozesse«, Neuanfang, fördert gutes Körpergefühl, Lust und Freude, »das Leben tanzen«, unterstützt Bewusstsein für Licht und Glanz

Anwendungsgebiete
Frühjahrskur, Entgiftung, »Blutreinigung«, Erkrankungen des Bewegungsapparats wie zum Beispiel Rheuma, Gicht, »Alterserscheinungen«, Erstarrungen, zur Unterstützung von Fasten- und Schönheitskuren, Hauterkrankungen wie zum Beispiel Psoriasis, Akne, Zellulitis, mangelndes Haarwachstum, zur Förderung der Wundheilung, Erkrankungen der ableitenden Harnwege, zur Unterstützung eines Neubeginns, zur Förderung des Gedankenflusses und der Inspiration, depressive Verstimmungen (»Lichtbringer«)
Empfehlung der Kommission E: Zur Durchspülung bei bakteriellen und entzündlichen Erkrankungen der ableitenden Harnwege und bei Nierengrieß; zur unterstützenden Behandlung rheumatischer Beschwerden (Birkenblätter)

Zu beachten

Bei einer Durchspülungstherapie sollte auf reichlich Wasserzufuhr geachtet werden (mindestens zwei Liter pro Tag). Bei Ödemen infolge eingeschränkter Herz- oder Nierenfunktion darf keine Durchspülungstherapie durchgeführt werden. Bei Birkenpollenallergie sollte kein Birkenblättertee getrunken werden.

Ernte und Einkauf

Von Mai bis Juli pflückt man die Blätter einzeln mit den Stielen oder streift sie von den Zweigen ab, wobei man darauf achten muss, dass keine Kätzchen mitgerissen werden und keine Zweigstücke mit in das Sammelgut gelangen. In dünner Schicht ausgebreitet, trocknet es schnell. Die Ernte der Blattknospen erfolgt von März bis April. Im Handel bzw. in der Apotheke erhältlich sind zum Beispiel die getrockneten Birkenblätter (*Betulae folium*), Frischpflanzenpresssäfte aus den Blättern, Birkensaft, Birkenelixier (wässriger Auszug aus getrockneten Birkenblättern), Tinkturen, die wesenhafte Urtinktur aus den frischen Blättern (*Betula folium* Ø), Trockenextraktpräparate sowie verschiedene Zubereitungen für Bäder und Einreibungen, zum Beispiel betulinhaltige Cremes. Die Birke ist in vielen Fertigpräparaten zur Behandlung von Harnwegsinfekten und rheumatischen Leiden enthalten.

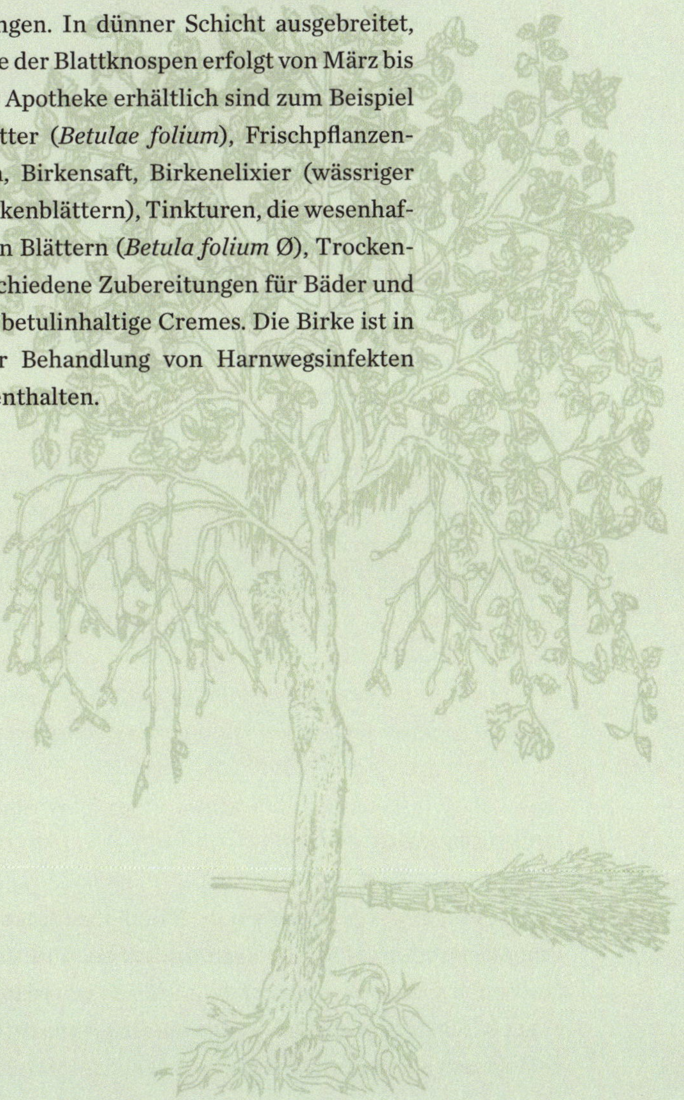

Die Birkenrinde, die bitter und zusammenziehend schmeckt, wurde heilkundlich fast immer zu den gleichen Zwecken angewandt wie die Blätter. Sie enthält Betulin, ein Triterpen, das der Rinde ihre weiße Färbung verleiht, sie vor Tierfraß schützt und wasserundurchlässig macht. Das Betulin wirkt wasser- und fettabweisend und zudem antibakteriell, es wird als interessanter Wirkstoff momentan weltweit erforscht. Betulinhaltige Cremes werden für die Pflege und Behandlung trockener Haut, bei Neurodermitis, Psoriasis und zur Förderung der Wundheilung eingesetzt. Die Ureinwohner Nordamerikas verwendeten die Rinde, die Früchte und das Holz ihrer Birkenarten vor allem in Form von Räucherungen als Vorbeugungs- und Heilmittel gegen Erkrankungen der Atemwege (Stammel 2000: 250). Die weiße Birkenrinde ist darüber hinaus vielseitig verwendbar. Sie wurde als eines der ersten Schreibpapiere genutzt. Man kann Teller und Löffel, Schuhe, Gürtel, Vorratsdosen, wasserdichte Eimer und Kochtöpfe, Zeltplatten und Dachbedeckungen und sogar Kanus aus Birkenrinde fertigen. In allen Ländern, in denen viele Birken wachsen, wurde dieser praktische Naturwerkstoff verwendet (vgl. Storl 1998b: 16, Höfler 1908: 39). Heute wird die Birkenrinde zunehmend wiederentdeckt – etwa für Tablet-Taschen, Wanddekoration und nach wie vor für Vorratsdosen, in denen zum Beispiel Kaffee und Brot länger frisch bleiben.

Den Birkenteer erhält man durch Erhitzen der Rinde unter Luftabschluss. Birkenteer wird mitunter bei chronischen Hauterkrankungen verwendet, vor allem bei trockenen Ekzemen und Psoriasis (Bäumler 2007: 90). Aufgrund möglicherweise krebserregender Inhaltsstoffe wird davon heute jedoch eher abgeraten (Stern und Ell-Beiser 2022: 256). Birkenteer wurde an zahlreichen Lager- und Siedlungsplätzen der Mittleren Steinzeit und Jungsteinzeit gefunden. Er wurde unter anderem zum Ankleben der Pfeilspitzen am Schaft verwendet sowie zum Abdichten und Reparieren von Gefäßen. Man bezeichnet ihn mitunter auch als »Thermokleber der Steinzeit«, weil er vermutlich wie ein Allzweckklebstoff verwendet wurde.

Die Birkenkohle, aus dem Birkenholz hergestellt, kann zur Behandlung von Durchfallerkrankungen eingesetzt werden. Sie ist zum Beispiel in anthroposophischen Arzneimitteln zur Behandlung von Blähungen und Durchfall enthalten.

Die Frühjahrskur

All ihre Eigenschaften machen die Birke zu einem wunderbaren Mittel für eine Frühjahrskur – nicht nur für eine stoffwechselfördernde, reinigende Kur am Ende des Winters, sondern auch, um zu jeder Zeit den »Frühling« herbeizuzaubern, um einen frischen Wind ins Leben wehen zu lassen, einen Neubeginn zu wagen und die Liebe zu beleben. Pflanzliche Heilmittel in geeigneter Zubereitung können bei

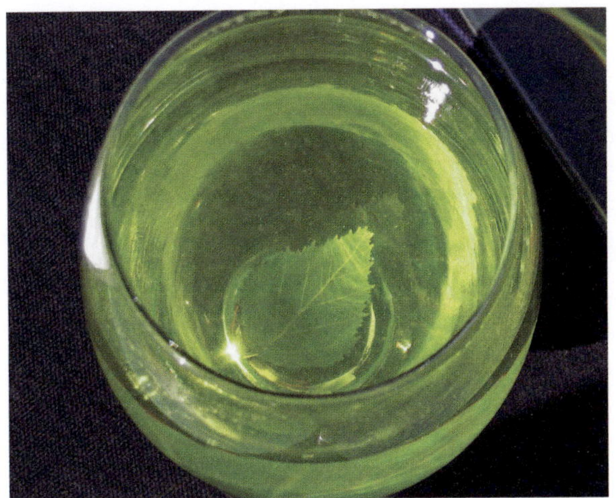

Ein Tee aus frischen Birkenblättern ist eine sehr schmackhafte und effektive Zubereitung für eine Frühjahrskur. (Foto: Wolf Winkelmann)

einer solchen Kur nicht nur die entsprechenden Organe anregen, sondern auch die Seele reinigen und dem Menschen wichtige Impulse geben, sein Leben zu überdenken und neu zu ordnen. Jedes Jahr eine Frühjahrskur durchzuführen ist ein guter alter Brauch, um auf allen Ebenen beweglich zu bleiben und das Leben entsprechend genießen zu können.

Eine Frühjahrskur mit der Birke kann ganz nach eigenem Geschmack gestaltet werden. Die Birkenblätter können in Form von Tees, ganzheitlich wirkenden wesenhaften Urtinkturen oder Frischpflanzenpresssäften eingenommen werden. Besonders wohltuend und wohlschmeckend ist der aus frischen Blättern zubereitete Tee. Die Urtinktur sollte in Wasser eingenommen werden, und zusätzlich sollte viel klares, stilles Wasser getrunken werden. Frischpflanzenpresssäfte schmecken sehr gut in Buttermilch. Junge Birkenblätter sind auch in einem Frühlingssalat aus verschiedenen Wildpflanzen sehr lecker.

Selbstverständlich sollte eine Frühjahrskur von viel Bewegung begleitet sein, vor allem im Freien (Licht- und Luftbäder), dazu gehören auch gesunde Ernährung und viel Zeit für Entspannung, eventuell auch mit Massagen, Bädern und Wasseranwendungen. Auch Saunagänge, am besten unterstützt durch das »Peitschen« mit frischen Birkenzweigen, so wie es in Finnland und Russland üblich ist, können eine wertvolle Ergänzung sein. Vor allem aber sollte man sich während der Frühjahrskur häufig in der Nähe der Birken aufhalten, ihre Ausstrahlung genießen, sie anschauen, beachten und achten.

Erneuerungskraft für Körper, Geist und Seele

Als ausgesprochene Pionierpflanze bietet die Birke auch über das Körperliche hinaus Unterstützung, wann immer wir etwas Neues in unser Leben bringen möchten. Es gibt immer wieder Zeiten, in denen wir ein besonderes Bedürfnis nach einem kraftvollen Neuanfang verspüren: wenn bestimmte Lebensphasen abgeschlossen sind, eine Beziehung beendet wurde, die Kinder aus dem Haus gehen, ein Ortswechsel ansteht, wenn wir Krisen und Krankheiten durchlebt, neue Erkenntnisse gewonnen haben oder uns endlich etwas trauen wollen, wovon wir schon lange geträumt haben. Als Menschen verändern wir uns ständig, entwickeln uns, lernen und möchten manchmal ganz bewusst etwas abschließen und uns dem Neuen öffnen. In all diesen Momenten kann die Birke uns unterstützen und

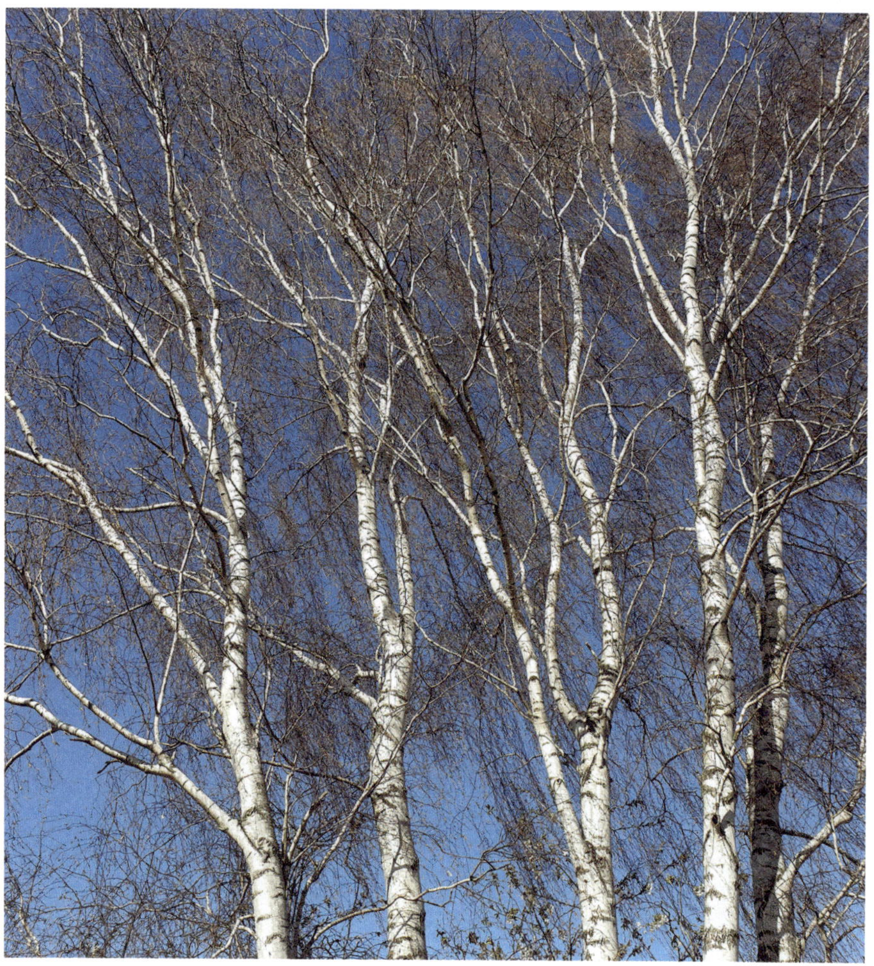

Die Birke verfügt über große Wandlungskräfte und kann einen Neuanfang gut unterstützen.

rituell begleiten. Mit der Birke ist aller Anfang nicht schwer, sondern leicht. Dinge, die man schon immer tun wollte, kann man plötzlich mit Leichtigkeit angehen. Sie kann schlummernde Potenziale zum Leben erwecken, die Inspiration und Kreativität fördern.

Die Birke ist ein »Lichtbringer«. Sie kann die Wahrnehmung für das Licht und für alles Glitzernde und Glänzende erhöhen – das »Strahlende« tritt wieder in unser Bewusstsein. Ihr Wesen vermittelt Freude, Fröhlichkeit und Herzenswärme. Sie wirkt erfrischend und belebend, und das seelisch ebenso wie körperlich. Bei depressiven Verstimmungen kann sie erhellend wirken und ist durch ihre sanfte Freundlichkeit besonders wohltuend. Die Birke kann die Auseinandersetzung mit dem Tod und der eigenen Lebendigkeit fördern. Sie kann Menschen helfen, die sich ihres Lebens nicht erfreuen können, die durch ängstliches Verdrängen der natürlichen Rhythmen das Geschenk des Lebens gar nicht wahrnehmen. Das Wesen der Birke regt uns an, »das Leben zu tanzen«, sie vermittelt uns Leichtigkeit und gute Beweglichkeit – für Körper, Geist und Seele. Sie kann damit äußerst befreiend wirken – wie ein Blick in die Blätterkrone der Birke an einem lichten Frühlingstag.

Zubereitung, Rezepte, Rituale

Tee aus getrockneten Birkenblättern
1 bis 2 TL getrocknete Birkenblätter werden mit 200 ml kochendem Wasser übergossen, 5 bis 7 Minuten ziehen lassen. Man trinkt für gewöhnlich bis zu 4 Tassen pro Tag.

Tee aus frischen Birkenblättern
Eine Handvoll der ganz jungen und sauber gewaschenen Birkenblätter wird mit 1 l kochendem Wasser aufgegossen und 10 Minuten ziehen gelassen. Diesen Tee trinkt man über den Tag verteilt in kleinen Portionen. Er gibt sogar nach dem Erkalten noch ein erfrischendes Getränk. 2 bis 3 Wochen lang regelmäßig zu sich genommen, ergibt das eine hervorragende Frühjahrskur!

Birkenfußbad
1 Handvoll getrocknete Birkenblätter oder 2 Handvoll frische Birkenblätter werden mit 1 l kochendem Wasser übergossen und 5 bis 7 Minuten ziehen gelassen. Abgekühlt ins Fußbad geben und die Füße etwa 15 Minuten darin baden. Es wird traditionell bei Schweißfüßen angewendet und kann eine Frühjahrskur unterstützen.

Wildpflanzenküche
Junge klein geschnittene Birkenblätter schmecken in einem Frühlingssalat aus verschiedenen Wildpflanzen sehr gut.

Birkenzauberbesen selbstgemacht
Große und kleine Birkenbesen sind praktische Werkzeuge, um Haus und Hof oder die Wohnung mal auf einer anderen Ebene zu reinigen als mit dem Staubsauger. Auch für reinigende Heilrituale können sie verwendet werden. Als die beste Zeit für die Anfertigung eines Birkenbesens gelten seit alters her die Raunächte, also die Zeit »zwischen den Jahren«.

Ein großer Besen sollte so lang sein, dass er dem Benutzer bis zur Schulter reicht, der Stiel muss entsprechend 20 bis 30 cm kürzer sein. Man schneidet hierfür einen kräftigen geraden Ast und entfernt störende Seitentriebe. Weiterhin schneidet man etwa 60 cm lange Zweigenden als Ruten, bis man ein kräftiges Bündel beisammen hat. In die Mitte steckt man den Besenstiel und umwickelt das Bündel an 2 oder 3 Stellen kräftig mit Draht.

Der Spitzwegerich – Der Weg ist das Ziel

Plantago lanceolata L., Plantaginaceae

Unsere nächste Heilpflanze trägt ihre Aufgabe im Namen: Wege-rich bedeutet Herrscher des Weges. Gerade auch in den Großstädten herrschen die Wegeriche über entsprechend große Reiche. Ich habe Gehsteige gesehen, die übersät waren mit winzigen Wegerichpflanzen, in jeder Ritze zwischen den kleinen Pflastersteinen eine.

Was für Wege mögen wohl noch zum Wegerich-Reich gehören, nur die richtigen Wege oder auch die Irrwege? Und wenn der Weg das Ziel ist, dann ist der Wegerich ja König über ein äußerst wichtiges, mächtiges Reich! Der Wegerich ist

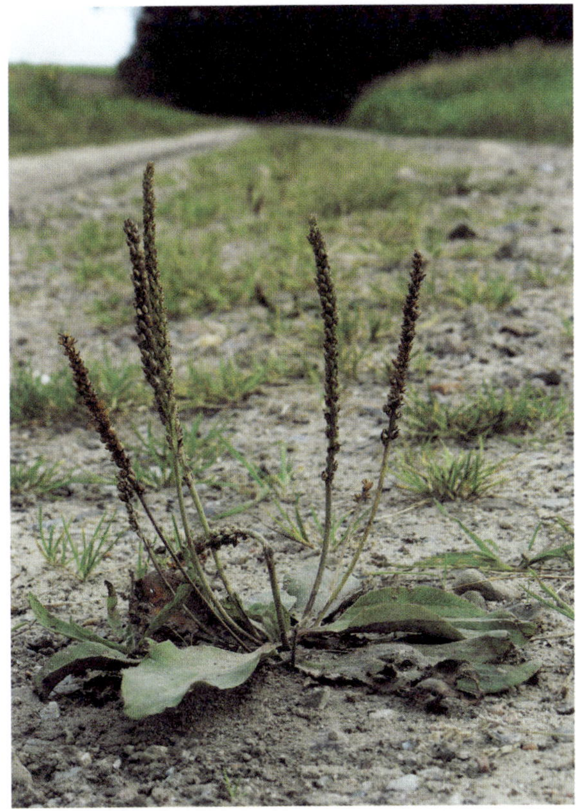

Überall macht er sich breit, der Breitwegerich – hier mitten auf einem Feldweg.

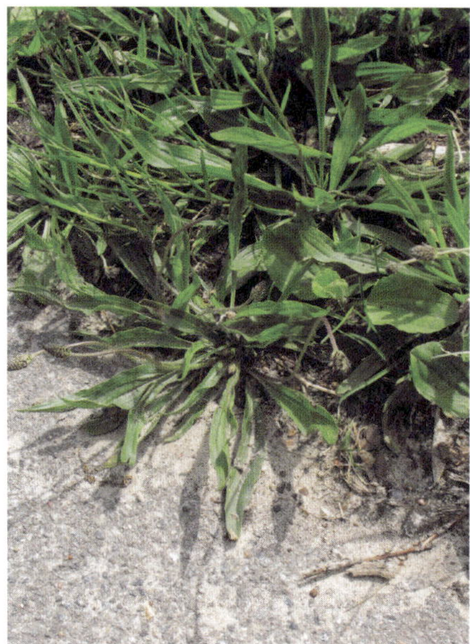
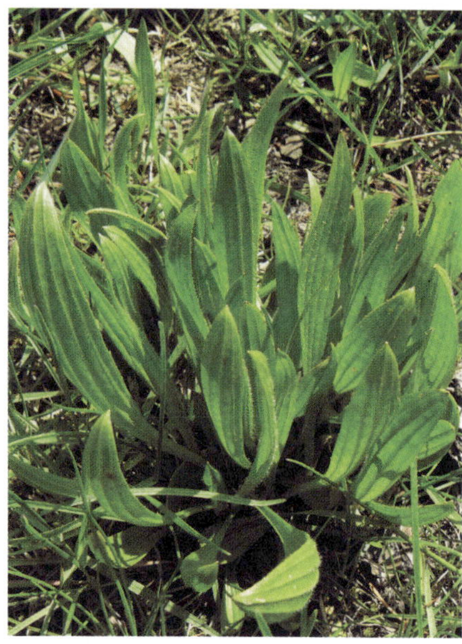

Der Spitzwegerich bevorzugt die Wegränder. Seine leicht gewundenen Blätter in einer grundständigen Rosette (rechts) erinnern an ein Schlangennest.

natürlich mit Merkur verwandt, dem flinken Götterboten und Meister der Kommunikation. Unser Kommunikationszeitalter, in dem alles und jeder vernetzt ist und wo man jederzeit mobil sein muss, könnte man eigentlich auch als »Wegerichepoche« bezeichnen. Als es nur sehr wenige Wege gab, hat man den Wegerich sehr verehrt. Und gerade heute, wo es so viele Wege gibt, sollten wir es nicht versäumen, einmal ein wenig bei ihm zu verweilen und seinen Botschaften zu lauschen.

Die Wegerich-Brüder

In Deutschland sind drei Wegericharten weit verbreitet, die allerdings untereinander auch bastardisieren können: der Breitwegerich (*Plantago major* L.), der Spitzwegerich (*Plantago lanceolata* L.) und der Mittlere Wegerich (*Plantago media* L.). Alle drei genannten Wegericharten gelten als heilkräftig, deutlich bevorzugt wird in der Heilkunde und auch in der Wildkräuterküche jedoch der Spitzwegerich. Er ist der eleganteste unter den Dreien: Seine Blätter sind lineal-lanzettlich und spitz, von fünf bis sieben Nerven deutlich durchzogen. Sie sind viel zarter und heller als die derben Blätter des Breitwegerichs. Manchmal sind sie nicht ganz gerade, sondern leicht gewunden.

Der Wegerich ist eine Merkurpflanze durch und durch. Dem Merkurprinzip werden im menschlichen Körper alle Transport- und Kommunikationsvorgänge

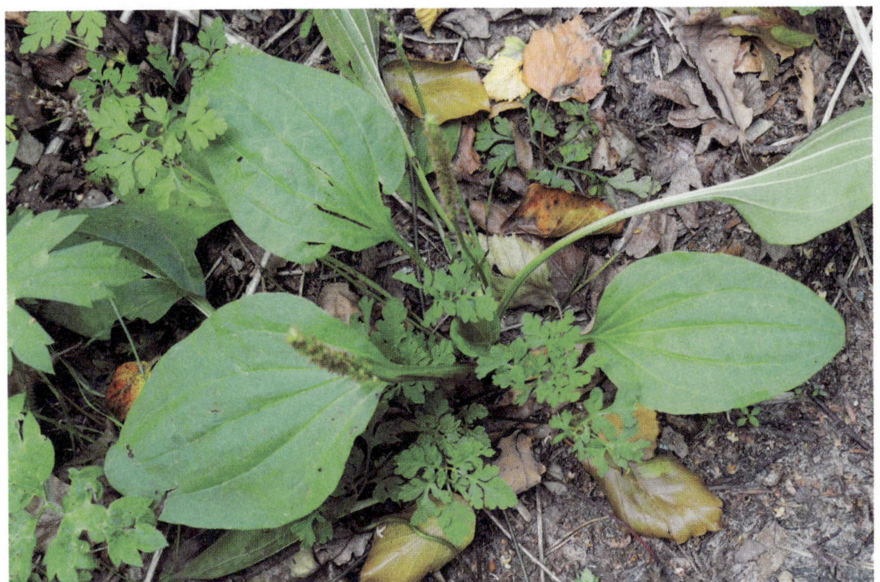

Die breiten Blätter des Breitwegerichs machen den Gattungsnamen »Plantago« deutlich: lat. *planta* »Fußsohle«.

zugeordnet, die Verbindung aller Einzelteile zu einem funktionierenden Ganzen. Auch die Lungen, Atemwege und Atemkraft sowie die Stimme und allgemein die Fähigkeit zur Kommunikation gehören dem Merkurprinzip an.

Kaum ein anderes Gewächs liebt es so sehr, an und auf Wegen zu wachsen. Der Breitwegerich lebt oft direkt auf den Wegen, der Spitzwegerich eher am Rande. Der Breitwegerich scheint mehr ertragen zu können, seine breiten platten Blätter wirken geradezu so, als würden sie ständig überrollt, platt gewalzt oder von Füßen getreten. Er ist extrem belastungs- und widerstandsfähig. Nur so kann er in seiner außergewöhnlichen Lebensraum-Nische – sogar stark befahrenen und betretenen Wegen – leben. Der Breitwegerich kann ertragen, sich total hingeben, ohne kaputtzugehen. Seine Stärke ist eine gewisse Form von martialer Abwehrkraft verbunden mit venushafter Offenheit. Der Spitzwegerich wirkt dagegen leichter, luftiger, wendiger und auch feiner und feinsinniger.

Eine deutliche Merkursignatur ist auch die Anpassung der Wegericharten an die Windbestäubung, die fast so ausgeprägt ist wie bei den Gräsern: Die Staubfäden sind extrem lang und sehr elastisch, sie ragen weit aus dem Blütenstand heraus und geraten schon bei einem schwachen Luftzug in eine zitternde Bewegung, durch die die in großer Zahl gebildeten, sehr leichten pulverig-trockenen Pollenkörner dem Wind übergeben werden. Die Wegerichsamen bilden bei Kontakt mit Wasser reichlich Schleim. Damit können sich die Samen gut an Schuhe, Kleidung oder Fell heften, als blinde Passagiere auf Wanderschaft gehen und neue Standorte erobern.

Der Spitzwegerich – Wesentliches auf einen Blick

Signaturen
Merkur, auch Venus

Wichtige Inhaltsstoffe
Blätter: Schleimstoffe, Iridoidglykoside (wie Aucubin, Catalpol), Phenylethanoide (darunter Acetosid), Flavonoide, Gerbstoffe, Bitterstoffe, Kieselsäure, Mineralstoffe, vor allem Zink und Kalium

Pharmakologische Heilwirkungen
Blätter: reizlindernd, immunstimulierend, antimikrobiell, entzündungshemmend, antioxidativ, blutstillend, zusammenziehend, wundheilungsfördernd

Rituale und Brauchtum
Heilzauber, heilige Pflanze der Kultwege, Frühlingskult

***Wesen*tliche Heilkräfte**
Überwindung von Orientierungslosigkeit; vermittelt bei Diskrepanzen zwischen Beweglichkeit und Ruhe; fördert, im Hier und Jetzt und gleichzeitig im Fluss zu sein; Stärkungsmittel

Anwendungsgebiete
Atemwegserkrankungen, entzündliche Haut- und Schleimhauterkrankungen, Reizhusten, Insektenstiche, Hämorrhoiden, Blutstillung, Frühjahrskur, »Blutreinigung«, Stärkung, insbesondere bei blasser, magerer Konstitution und Bindegewebsschwäche, geschwächte Lebenskraft, Erschöpfung durch hohe Anforderungen an die Flexibilität
Empfehlung der Kommission E: innere Anwendung bei Katarrhen der Luftwege, entzündlichen Veränderungen der Mund- und Rachenschleimhaut; äußere Anwendung: entzündliche Veränderungen der Haut (Spitzwegerichblätter)

Zu beachten
Nebenwirkungen, Kontraindikationen oder Wechselwirkungen bei Verwendung der Blätter sind nicht bekannt.

Ernte und Einkauf

Die Blätter können den ganzen Sommer hindurch gesammelt werden, solange die Samen noch nicht gereift sind, am besten jedoch kurz vor der Blütezeit. Sie müssen rasch zum Trocknen ausgelegt und sollen möglichst wenig berührt werden. Wenn die Blätter sich durch zu langsames Trocknen oder zu feuchte Lagerung braun färben, ist eine chemische Umwandlung eingetreten, die zu einem Verlust der antibiotischen Wirksamkeit führt.

Im Handel sind das Kraut von Spitzwegerich (*Plantaginis lanceolatae herba*) sowie Breitwegerich (*Plantaginis majoris herba*) erhältlich sowie Frischpflanzenpresssäfte, Fluidextrakte, diverse Hustensäfte, Tinkturen und die wesenhafte Urtinktur aus den frischen Blättern (*Plantago lanceolata Ø*).

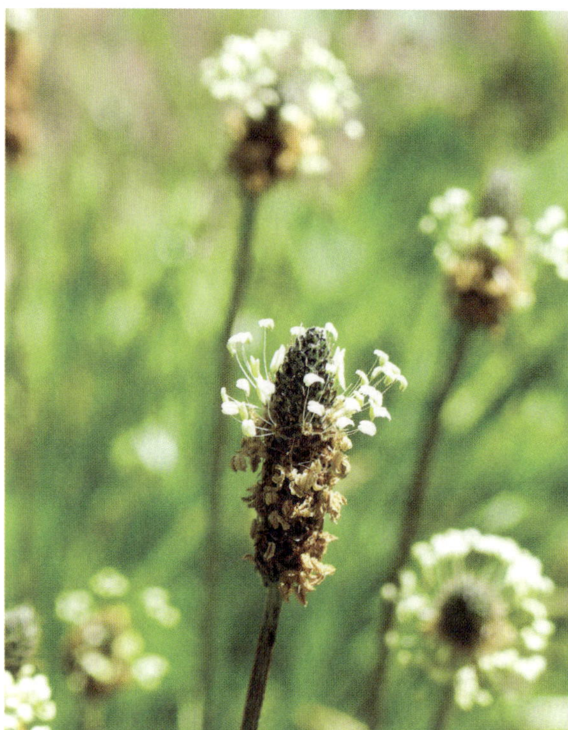

Die Blütenstände des Wegerichs zeigen eine ausgefeilte Anpassung an die Windbestäubung.

Vom Wesen des Wege(rich)s – Annäherungen an das Wege-Reich

Viele Begegnungen hatte ich mit dem Spitzwegerich, viele Gespräche habe ich mit ihm geführt. Sein Wesen ist definitiv lustig und gewitzt, sehr schlau erscheint er mir und koboldhaft. Unweigerlich denke ich an Zwerge und Elfen, wenn ich ihn sehe. Er gibt mir Kraft, er gibt mir Rätsel auf, und er erinnert mich oft daran, dass ich mir mehr Zeit nehmen sollte. Der Wegerich ist nicht leicht zu fassen, so glitschig wie seine feuchten Samen, so leicht im Wind wie seine Pollen, so frei und grenzenlos wie sein mythologischer Bruder Hermes. Was für ein König ist der Wegerich, über was für ein Reich herrscht er?

In der Regel verbindet ein Weg etwas, wenn nicht räumlich, dann zeitlich: Orte oder Anfang und Ende einer Lebensspanne. Wege ohne Ziele sind die totale Freiheit, doch auch eine Form von Orientierungslosigkeit. Erst durch Sesshaftigkeit, durch regelmäßig angesteuerte Ziele sind Wege entstanden. Vorher waren überall und nirgends welche. Der Wegerich macht uns beides deutlich: das Verbindende und das, was verbunden wird.

Wege führten früher nicht nur von A nach B, sondern vor allem auch ins Unbekannte und in die Anderswelt. Heute haben wir Stadtpläne und Landkarten, die bis ins kleinste Detail ausgefüllt sind. Wir kennen Fotos und Dokumentationsfilme über andere Landschaften und Kulturen. Schon im Voraus wissen wir, was uns an einem anderen Ort erwartet. Unsere Alltagsrealität füllt alles aus. Mit zahlreichen Erwartungen machen wir uns auf den Weg und sind gedanklich schon am Ziel, bevor wir losgezogen sind.

Ausgetretene Pfade bieten einem wenig Widerstand. Neue Wege zu erschließen ist hingegen mühselig, aber nur so kann Neues entdeckt werden. Wer neue Wege finden will, wer seinen Horizont erweitern will, muss sich ins völlig Unbekannte wagen, darf nichts erwarten.

AUS MEINEM PFLANZENTAGEBUCH

Interview mit dem Spitzwegerich, *Plantago lanceolata* L., Lüneburger Heide

Der Spitzwegerich steht direkt vor mir und zieht meine Aufmerksamkeit auf sich. Seine Blätter sehen aus wie Elfenohren. Schelmisch ist er. Ich sehe geradezu sein verschmitztes Lächeln. Seine vertrockneten Blütenköpfe reckt er lustig empor – als wäre es Spielzeug. An Schiffe muss ich auch denken. Er ist mit den Zwergen und Elfen verbunden.

Der Wegerich singt, wenn er redet, erzählt mir von seinen Fahrten und Wanderungen. Er will, dass ich mitkomme in sein Zwergenreich. Ich frage, wie lange das dauert. Und er beschwert sich, dass ich immer in Eile bin. Mit den Zwergen marschiere ich und trete dann in eine Höhle ein, die von einem hölzer-

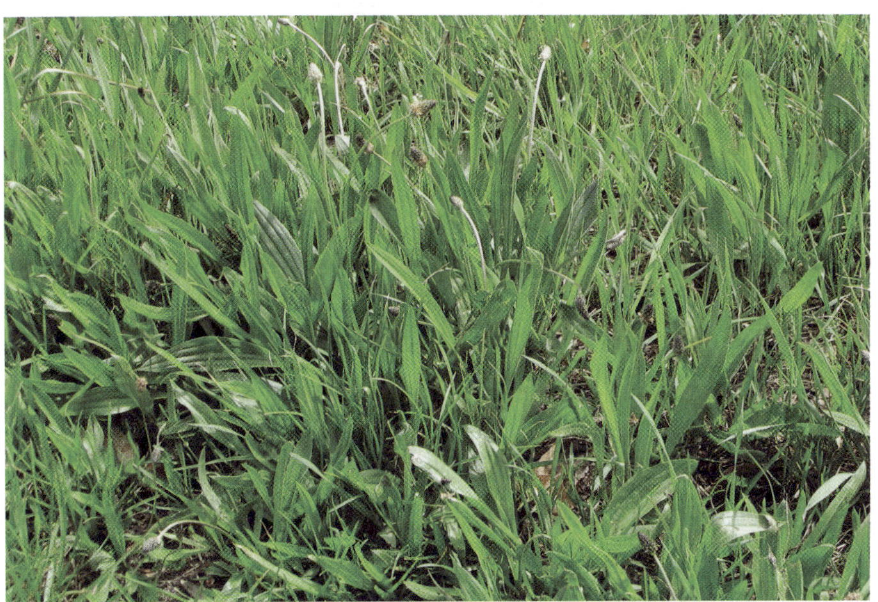

Die Spitzwegerich-Wiese wirkt kraftvoll, saftig und frisch – ein wunderbarer Ort zur Erholung.

nen Tor verschlossen war. Dieser Raum ist mit Spitzwegerichblättern ausgekleidet, alle saftig frisch, nach oben gerichtet, voller Kraft. Dies ist ein Ort der Regeneration. So haben sie ihn für uns Menschen eingerichtet, erzählt mir einer der Zwerge, denn so sollte es sein. Ich danke den Zwergen dafür, dass sie mir dies gezeigt haben. Sie küssen mir die Hand und wandern singend davon.

Ich koste noch ein Stück von einem Blatt. Es schmeckt zunächst bitter, dann herb-zusammenziehend, zuletzt sehr würzig und champignonähnlich.

Wie eigentlich kann eine Pflanze, die sich selbst nicht bewegen kann, »Herrscher des Weges« sein? Es ist die Gesamtheit der Wegerichpflanzen, die die Wege säumen. Der Wegerich ist an mehreren Stationen des Weges gleichzeitig. Er ist die Personifizierung des Sprichwortes »Der Weg ist das Ziel«! Er ist gleichzeitig hier und da, auf dem Weg und zuhause. Er erinnert uns an die wertvolle Qualität, immer im Hier und Jetzt und gleichzeitig im Fluss zu sein. Der Wegerich ist in einer hohen Qualität lebendig! Seine lineal-lanzettlichen Blätter erinnern nicht nur an Schlangen, auch an Zungen. So fördert er die Kommunikation, die Sprache, den Kontakt, das Mitteilen. Er unterstützt die Vernetzung der Dinge und Lebewesen untereinander. Dafür sollten wir uns in der Tat mehr Zeit nehmen, so wie es der Wegerich so oft von mir gefordert hat.

»Mit der Zeit gehen« ist eine komische Redewendung, um auszudrücken, dass man sich einem »Zeitgeist« unterwirft. Manche Menschen erfinden Zeitgeister, um sehr viel Geld damit zu verdienen. Vielleicht gibt es jedoch tatsächlich einen echten Zeitgeist, der uns hilft, dass wir uns entwickeln, der dafür zuständig ist, dass morgen nicht wie gestern ist … Der Wegerich führt mich in unendliche Gedankenwelten, in Wortspiele, Wortzaubereien …

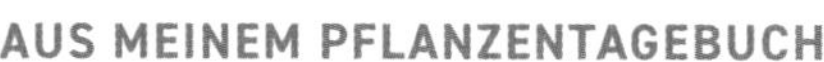

AUS MEINEM PFLANZENTAGEBUCH

Interview mit dem Spitzwegerich, *Plantago lanceolata* L., Lüneburger Heide

Der Spitzwegerich ist so hell, so licht, hellgrün, spitz. Die Blüten sind robust, unordentlich, Propeller, Insekten, Space-Shuttle.

Wer seid ihr?
Völlig unpassende Frage.
Welche Kraft habt ihr?
Frische, Wachstum, Schlängeln, Fliegen, Schweben, Leichtigkeit und Erdverbundenheit im Wachstum. Schweben im Wind, Kind des Windes, Vertrauen in den eigenen Weg. Eigenes Leben, eigener Weg und dennoch Vertrauen und Hingabe.

Welche Zustände kannst du beim Menschen besonders gut heilen?
Verlorenheit, Kraftlosigkeit, wenn Himmel und Erde nicht verbunden sind.
Würdest du den Menschen gern etwas sagen?
Das ist ein langer Vortrag, ich glaube, dafür hast du jetzt keine Zeit. Musst dir mehr Zeit nehmen, viel mehr Zeit für uns! Jetzt spür einfach meine Kraft.

Ein Bild vom Leben im Einklang zwischen Himmel und Erde. Obwohl diese Pflanze grün, braun und weiß ist, vermittelt sie ein Bild von Blau, von Weite. Unwillkürlich atme ich tief durch! Ich sehe Indianerfrauen vor mir, wie aus einem Bilderbuch: bronzehäutige Frauen mit schönem langem dunklem Haar, stolz und kräftig, muskulös und dennoch grazil-weiblich. Wunderschön und erotisch.

Der Wegerich unterstützt uns mit Kraft und Orientierung. Er kann uns helfen, die Heimat in uns selbst zu finden, egal wo wir uns auf unserem Lebensweg gerade befinden. Er hilft, den scheinbaren Konflikt zwischen ständiger Beweglichkeit und innerer Ruhe zu lösen. Er erdet uns mit Leichtigkeit und schenkt uns auch ein Gefühl von Freiheit: überall selbstverständlich zu sein.

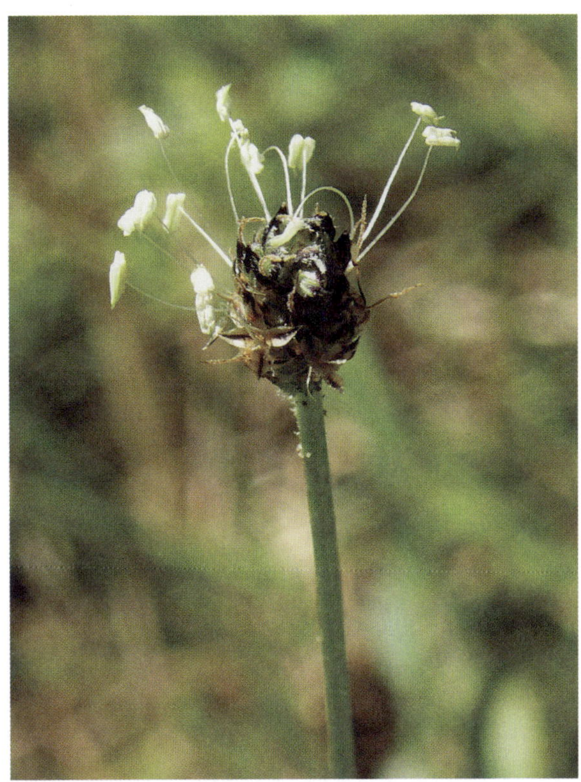

Manchmal scheint der Blütenstand des Wegerichs fast abzuheben; die Staubfäden wirken wie Propellerflügel.

Des Wegerichs Wirkkräfte

Der Spitzwegerich ist pharmakologisch relativ gut untersucht. Verschiedene Einzelwirkungen des Krautes, einzelner isolierter Inhaltsstoffe sowie von Extrakten wurden nachgewiesen (im Einzelnen nachzulesen bei WICHTL 2009: 515). Er wirkt reizlindernd und immunstimulierend durch seine Schleimstoffe, antimikrobiell und entzündungshemmend durch die Iridoidglykoside, entzündungshemmend und antioxidativ auch durch die Phenylethanoide. Das Aucubin sowie wässrige, ethanolische und methanolische Extrakte besitzen ein breites antimikrobielles Spektrum (WICHTL 2009: 515). Weiterhin wirkt der Spitzwegerich leberschützend, entkrampfend, blutstillend (BÄUMLER 2007: 386), zusammenziehend und wundheilungsfördernd. Mitunter wird er auch als »blutreinigend« bezeichnet, als leicht abführend und leicht harntreibend beschrieben. Die Volksheilkunde kennt ihn weiterhin als fieberstillendes Mittel. Seine stärkste Kraft entfaltet er frisch sowie in Form von Urtinkturen und Frischpflanzenpresssäften.

Heilmittel für Haut und Schleimhaut

Der Spitzwegerich ist ein gutes Mittel bei allen infektiösen und entzündlichen Erkrankungen der Haut und Schleimhaut. Früher wurde er vor allem bei der Wundversorgung gebraucht, vermutlich sogar als eine Art Verbandsstoff verwendet (HÖFLER 1908: 19). Zur Behandlung von kleinen Wunden oder Hautreizungen werden die frischen sauberen Blätter des Spitzwegerichs zwischen den Handflächen gerollt bzw. gequetscht. Am besten geht das, wenn man zuvor aus dem Büschel Blätter einen Knoten bindet. Wenn der Saft austritt, wird er auf die Haut aufgetragen, oder aber das ganze saftige Blätterbüschel wird aufgelegt oder aufgebunden. Der frische Saft aus den Blättern wird auch auf Hämorrhoiden geträufelt (WILLFORT 1975: 463), die zerquetschten Blätter werden auch als kühlende Umschläge auf offenen Brustwarzen der stillenden Mütter gebraucht (HÖFLER 1908: 19) und sogar auf ältere Wunden aufgelegt. Nach Maria Treben können sie »jede Wunde heilen und wäre sie zehn Jahre alt« (TREBEN 1982: 50).

> »Zupfe, zupfe Wegebreit; sonst musst du husten, wenn es schneit!«
>
> (JARETZKY und GEITH o. J.: 269)

Der Spitzwegerich wird gern bei Erkältungskrankheiten eingesetzt. Seinen Schwerpunkt hat er hier als antimikrobielles und entzündungshemmendes Mittel, also vor allem bei Reizhusten, Halsschmerzen und Heiserkeit. In Form von Hustensaft oder Sirup ist der Spitzwegerich vor allem in der Kinderheilkunde sehr beliebt. Weiterhin gilt der Spitzwegerich traditionell als Mittel zur Stärkung und Heilung der Lungen.

Der Wegerich ist seit altes her als giftwidrig bekannt, vor allem gegen die Gifte von Tieren wie Schlangen und Skorpionen (Marzell 1938: 241). Mitunter wird er auch in Form von Frühjahrs- bzw. Entgiftungskuren zur allgemeinen Stoffwechselförderung und »Entschlackung« verwendet.

Der Wegerich hat zudem einen Ruf als gutes blutstillendes Mittel. Man verwendete ihn früher bei den verschiedensten Formen von Blutflüssen, zum Beispiel beim Blutspucken Lungenkranker, beim Bluthamen Nierenstein- und Blasenkranker, bei Blutungen aus Hämorrhoiden und der Nase (vgl. Hertwig 1954: 119, Höfler 1908: 17). Der Wegerich heißt auch »Vergeh-Blatt«, weil er häufig gemeinsam mit Blutbeschwörungsformeln wie »Blut vergeh!« verwendet wurde (Höfler 1908: 15).

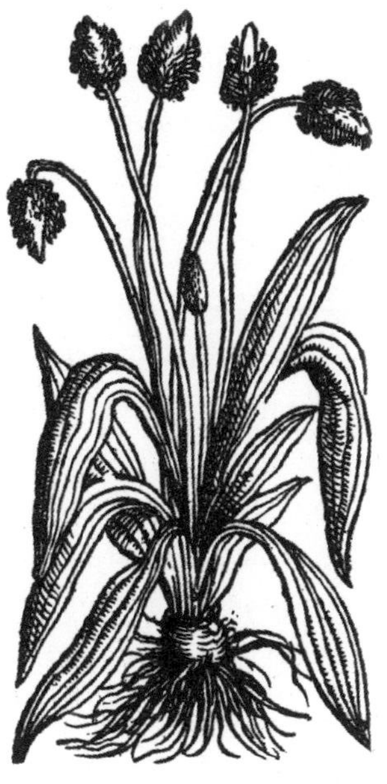

Der Spitzwegerich war unseren Vorfahren eine sehr bedeutende Heil- und Zauberpflanze. (Holzschnitt aus Adamus Lonicerus 1679)

Da er als eines der ersten Kräuter im Frühling erscheint, wird er naturgemäß auch als Stärkungsmittel verwendet (Höfler 1908: 17). Die Blätter werden als Salat gegessen oder als Gemüse und Suppe gekocht. Auch die Blütenstände im Knospenstadium werden gegessen. Eigentümlicherweise schmecken diese Pflanzenteile ähnlich wie Champignons. Aus Wegerichblättern lässt sich eine schmackhafte »Champignoncremesuppe« kochen.

> »Er reinigt wie kein zweites Kraut Blut, Lunge und Magen, ist daher gut für alle Leute, die wenig Blut, schlechtes Blut, schwache Lungen, schwache Stimme, bleiches Aussehen haben, Ausschläge, Ruden, Flechten, Rußen produzieren oder ewig hüsteln, heiser sind, mager bleiben wie Geißen, selbst wenn man sie in Butter hineinstellen würde. Er hilft schwächlichen Kindern auf, die immer, trotz guter Kost, zurückbleiben.« (Johann Künzle 1932: 17)

Lachenergras – Gras der Heilzauberer

Der Wegerich heißt im Norden auch »Laeknisgras« bzw. »Lachenergras«, was soviel wie »Arztgras« bzw. »Gras des Heilers« bedeutet (Höfler 1908: 14). Als »Lach« bezeichnete man eine kranke Stelle des Körpers, die vom Lachener, dem

Heiler, mit seinem Mittelfinger umkreist wurde. Auch den Finger, mit dem der Heiler den Krankheitsherd beschwörend bezeichnete, nannte man »Lachener« (HÖFLER 1908: 14). Der Wegerich ist eine uralte germanische Heilpflanze. Er war für unsere Vorfahren von weitaus größerer Bedeutung, als wir es heute erahnen können – ein starkes magisches Heilzauberkraut, eine heilige Pflanze. Es sind sehr viele Heilanwendungen mit dem Wegerich überliefert, die mit seltsamen Zaubersprüchen verbunden sind. Wenn man die Merkursignatur der Pflanze erkannt hat, ist dies nicht verwunderlich. Das Merkurprinzip kann alle Grenzen überwinden, findet immer eine Lösung!

> »Und du, Wegbreite, der Wurze Mutter, nach Osten offen, nach innen mächtig! Über dich Räder rollen, über dich Frauen fahren, über dich Bräute sich breiten, über dich Stiere stampfen. Allen widerstandest du und widerstehst du, so widerstehe Eiter und Anfällen, und der Leidkraft, die über das Land fährt.«
>
> (Angelsächsischer Kräutersegen, Handschrift vermutlich aus dem 11. Jahrhundert, zitiert in STORL 2000b: 106)

Nach HÖFLER (1908: 13) geht die große Bedeutung, die unsere Vorfahren dem Wegerich beimaßen, vor allem darauf zurück, dass er die ersten Wege besiedelte, die der Mensch geschaffen hatte; dies waren die Wege zum Totenacker, die also vorwiegend kultischen Handlungen dienten. In vielen Kulturen waren seit der Jungsteinzeit Wagenbestattungen üblich. So wurden auch bei den Germanen die Toten auf einen Wagen gebettet und dem Feuer übergeben. Überreste neolithischer und bronzezeitlicher Wege, die geradlinig auf einen Grabhügel, Berg, Menhir, See oder Friedhof zulaufen, findet man auch heute noch (STORL 2000b: 103f.). Der Wegerich begleitete also den Weg in die Anderswelt, war der Beherrscher des Totenweges. Höfler vermutet, dass man in ihm die Verkörperung eines Totengeistes sah, und da

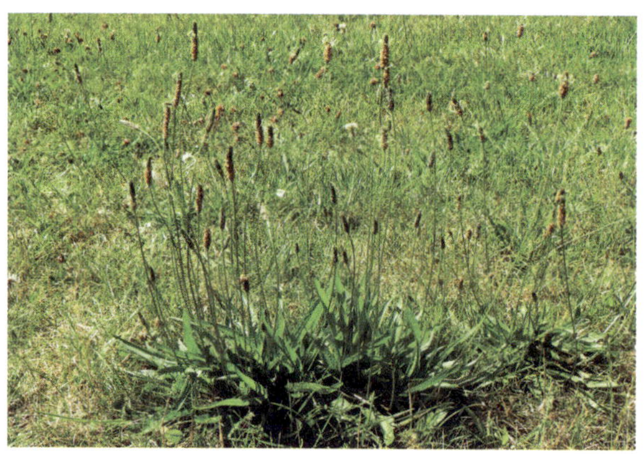

Der Wegerich gilt als »Kraut der Proserpina«, einer Fruchtbarkeits- und Unterweltsgöttin, die im Hades ein- und ausgeht.

man die Totengeister als »Urquell des Krankheitsdämonismus« wahrnahm, betrachtete man ihn mit großer Ehrfurcht (HÖFLER 1908: 13). In schamanischen Kulturen werden ruhelose Seelen von Verstorbenen häufig als Ursache für Krankheiten gesehen: Die hilflosen Geistwesen besetzen einen Menschen, um auf sich aufmerksam zu machen. Sie erhoffen sich, dass der Kranke einen Schamanen zu Rate zieht, der den Menschen heilt, indem er dem Totengeist seinen Weg weist und ihn damit erlöst. Der Wegerich wurde auch als »Glücksmännchen« bezeichnet. Man glaubte, dass derjenige, der den im Wegerich personifizierten Totengeist mit den richtigen Beschwörungsritualen ausgraben und in seine Gewalt bringen konnte, in den Besitz übernatürlicher Kräfte kommen würde; dann könnte er lebensgefährliche Krankheiten besiegen und die Zukunft vorhersagen (HÖFLER 1908: 15).

In einem aus dem 11. Jahrhundert überlieferten Heilzauberspruch für eine Frau wird der Wegerich als »Kräutlein der Proserpina« angesprochen. Durch Kraut und Zauberspruch sollte die »Blutwelle aus dem Leib dieses Weibes« verschlossen werden (vgl. HÖFLER 1908: 12). Die römische Proserpina bzw. griechische Persephone ist eine Unterwelts- und Fruchtbarkeitsgöttin. Sie ist die Tochter der Vegetations- und Fruchtbarkeitsgöttin Demeter und wurde von Hades, dem Gott der Unterwelt, in sein Totenreich entführt. In Trauer und Zorn ließ Demeter alle Fruchtbarkeit auf der Erde versiegen, bis es dem Götterboten Hermes gelang, Persephone zurückzuholen. Doch Persephone muss jedes Jahr für einige Monate in die Unterwelt zurückkehren. Diese antike Mythe beschreibt den Lauf der Jahreszeiten und die erstaunliche Kraft der Natur des Kommens und Gehens. Persephone kann die Grenze des Totenreichs überwinden. Vermutlich schrieb man entsprechend dem »Kraut der Proserpina« die göttliche Kraft zu, lebensbedrohliche Zustände zum Guten zu wenden und die Frauen bei der Geburt zu schützen.

Eine eigenartige Weise, Spitzwegerichsirup herzustellen, ist bis in die heutige Zeit in Gebrauch (vgl. WILLFORT 1975: 464, TREBEN 1982: 51). Vermutlich ist es ein uraltes Rezept in Anlehnung an die Kräfte, über die der Wegerich durch seinen Kontakt mit der Unterwelt verfügt. Für den sogenannten »Erdkammersirup« werden frische, klein geschnittene Spitzwegerichblätter abwechselnd mit Rohkristallzucker schichtweise dicht gepresst in ein Glas gegeben, das anschließend in der Erde vergraben wird.[20] Nach drei Monaten ist der Wegerichsaft zu einem Sirup vergoren – er gilt als eines der besten Hausmittel bei Husten und Heiserkeit sowie gegen alle Lungenerkrankungen. Und vielleicht wäre dieser Sirup noch heilkräftiger, wenn man ihn unter einem »Hellweg« zum Totenacker vergraben würde ...

20 Alternativ kann man ihn 2 Monate lang an einen dunklen Ort mit möglichst konstanter kühler Temperatur stellen. Danach wird der Inhalt abgeseiht, auf ca. 70 Grad erwärmt und heiß in saubere Flaschen gefüllt (vgl. STERN und ELL-BEISER 2022: 579).

Zubereitung, Rezepte, Rituale

Wegerichtee

1 bis 2 TL des getrockneten Krautes oder der Blätter werden mit einer Tasse heißem Wasser übergossen. 5 Minuten ziehen lassen, mehrmals täglich 1 Tasse trinken. Das Süßen mit Honig fördert die Heilwirkung bei Husten und Halsschmerzen.

Spülung

Bei Entzündungen der Mund- und Rachenschleimhaut mehrmals täglich mit einem Teeaufguss spülen.

Wildpflanzenküche

Die Blätter können als Salat, Gemüse oder Suppe zubereitet werden. Auch die Blütenstände im Knospenstadium kann man essen. Der Breitwegerich ist zäher und schmeckt bitterer als der Spitzwegerich. Bei älteren Blättern entfernt man die zähen Rippen mit einem Messer von der Unterseite des Blattes her. Die reifen Wegerichsamen können getrocknet, leicht angeröstet und dann gemahlen im Frühstücksbrei mitgekocht oder in Brot und Plätzchen verbacken werden.

Spitzwegerichsüppchen

Pro Person nimmt man eine Handvoll Spitzwegerichblätter. Sie werden gewaschen und sehr klein geschnitten, mit Zwiebeln in Butter oder Öl angedünstet. Dann werden Gemüsebrühe und Milch zu gleichen Teilen hinzugegeben. Die Suppe sollte etwa 20 Minuten köcheln. Sie kann mit anderen klein geschnittenen Wildkräutern wie zum Beispiel Löwenzahn, Brennnessel, Schafgarbe, Giersch und Gundermann, mit ein wenig Muskatnuss, etwas geriebenem Käse und Crème fraîche oder Sahne verfeinert werden.

Der König der Wege

Achten Sie einmal darauf, wo überall der König der Wege Ihnen auf Ihren Wegen begegnet – zwischen den Pflastersteinen auf den Gehwegen der Städte oder an und auf den Feldwegen und Dorfstraßen. Wie fühlt es sich an, sich vom Wegerich begleitet zu fühlen, der selbst nie seinen Platz verlässt?

Die Hasel – Wünschelrute, Wünschelnuss

Corylus avellana L., Betulaceae

Die Hasel ist mehr eine Nahrungs- und Nutzpflanze als eine Heilpflanze, vor allem aber war sie eine der wichtigsten Kult- und Zauberpflanzen unserer Vorfahren, ein Symbol des Lebens und der Fruchtbarkeit, eine Schutzpflanze und ein »Schwellenholz« an der Pforte in andere Welten. Sie ist Wünschelrute, Zauberstab, Wohnort des Haselwurms, voller Schlangenkraft und Weisheit, von mächtiger zauberhafter Freundlichkeit und Wohltätigkeit.

Die recht anspruchslose Hasel wächst fast überall und liefert dem Menschen Nahrung, Brennholz und vielfältig nutzbare Ruten. Blätter, Rinde, Kätzchen und

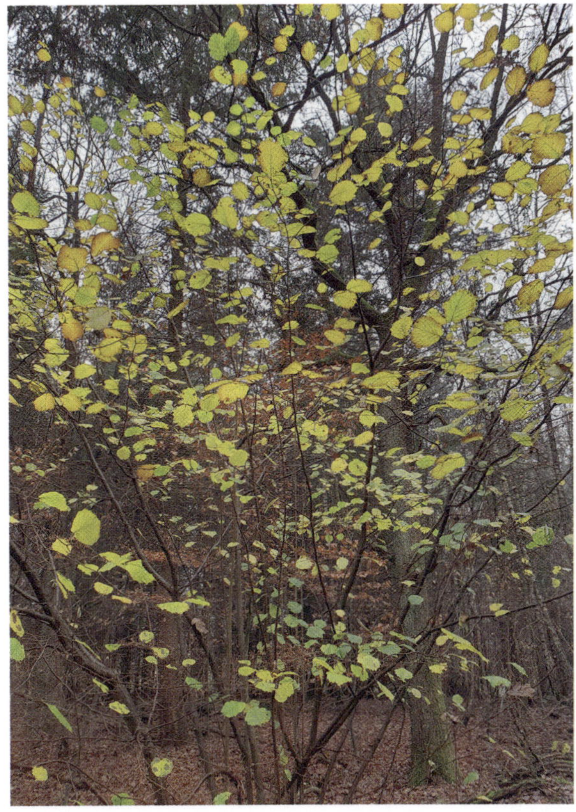

Zauberpflanze Hasel – mit goldener Blätterfärbung im Herbst.

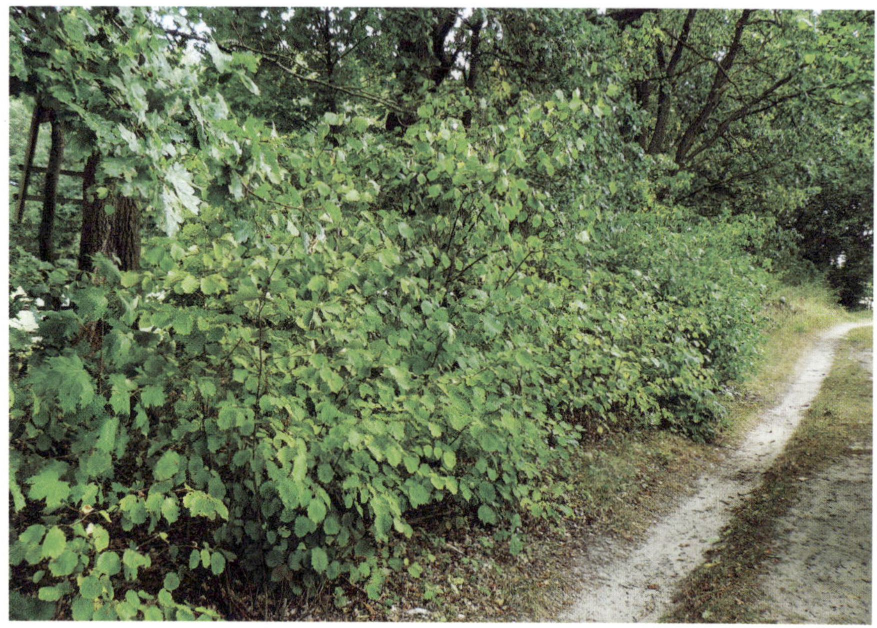

Die Hasel bildet oft Gebüschsäume an Waldrändern und Wegen.

Früchte wurden auch als Heilmittel und Aphrodisiakum gebraucht. Haselgebüsche und -hecken bieten Schutz und Abgrenzung und werden als Eintrittspforten in die Anderswelt gesehen.

Der Haselnussstrauch

Die Hasel ist ein sommergrüner Strauch, der gewöhnlich bis zu sechs Meter hoch werden kann. Eine Besonderheit ist, dass er vom Grunde an mehrstämmig ist: Viele verschieden dicke und alte Stämme stehen in einem lockeren Bündel beisammen. Die Hasel ist sehr schnellwüchsig, ihre Schösslinge können in einer Vegetationsperiode mehrere Meter hoch werden. Die Ruten zeichnen sich durch eine beachtliche Biegsamkeit aus. Haseln können vermutlich mehrere hundert Jahre alt werden, ihr Alter ist jedoch schwer festzustellen, da die alten Stämme regelmäßig durch junge Schösslinge ersetzt werden (vgl. HAGENEDER 2004: 318).

Die Hasel kommt sowohl in wildwachsenden Gebüschen vor als auch in angelegten Hecken. Zur Pflanzung von Hecken, die zur Markierung der Eigentumsverhältnisse, zur Abgrenzung der Weideflächen und zur Versorgung der Menschen mit Früchten, Brennholz usw. angelegt wurden, war die Hasel neben dem Weißdorn lange sehr beliebt. Pollenfunde lassen vermuten, dass Haselhaine das Vegetationsbild in der sogenannten Haselzeit – einer Phase der Mittelsteinzeit, vor etwa

8800 bis 7800 Jahren – maßgeblich prägten. Nach der letzten Eiszeit besiedelten zunächst Birken und Kiefern die zuvor baumlosen Steppen, dann wurde die Hasel dominant, die wiederum von Eichen und Buchen abgelöst wurde (vgl. Frey und Lösch 1998: 96).

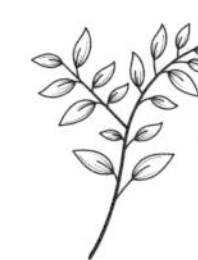

AUS MEINEM PFLANZENTAGEBUCH

Interview mit der Hasel, *Corylus avellana* L., Lüneburger Heide

Die Hasel. Ich sitze ihr gegenüber. Getraue mich nicht, mich direkt vor ihr auf den Weg zu setzen, weil ich Angst habe, dass jemand kommt und dumme Fragen stellt. Jetzt frage ich mich, ob wir über diese Entfernung gut in Kontakt treten können. Aber wenn ich mich ihr zuwende, spüre ich schon ihre Schwingung, die sie von ihren Blattspitzen aus zu mir hinsendet. Alle ihre Arme und Blätter drücken nach unten. Auch die dunkle Farbe der Blätter scheint mich schwer zu machen. Sie ist dunkel und anziehend, übt einen gewissen Sog aus – hinein in die Dunkelheit und die Tiefe. Und dabei ist sie so gütig und nahrhaft, hat nichts Bedrohliches an sich, eher etwas Mütterliches.

> Ihre Stimme klingt tief und vibriert stark. *»Ich bin die Vergangenheit und die Erinnerung«,* sagt sie. *»Ich hüte Erinnerungen und Vergangenes. Das ist meine Aufgabe. Ich bin Wind und Erde.«*
> Manchmal dröhnt sie nur Laute mit ihrer tiefen massigen Stimme.
> *»Hütest du alle Erinnerungen?«,* frage ich und sie antwortet: *»Ja. Ich bin das Gedächtnis der Menschheit.«*
> »Bist du auch das Gedächtnis der Erde, der Pflanzen und Tiere?«
> *»Ja.«*

Ich verbeuge mich vor dieser ehrwürdigen, mächtigen »Person« und koste noch ein wenig von einem Blatt. Es schmeckt zuerst pelzig, dann etwas bitter und zuletzt grün und saftig.

Die Frau Hasel

Die Hasel hat insgesamt ein freundliches, wohltätiges Wesen mit deutlichen Merkursignaturen: Sie wächst schnell, blüht früh im Jahr, wird über den Wind bestäubt und hat eine schlanke Gestalt mit teilweise gebogenen Zweigen. Auffällig ist dabei ihre Erdverbundenheit: Viele unterschiedlich dicke Stämme scheinen in die Erde hineinzuführen. Dadurch wirkt sie wie eine Art Vermittler zwischen Mittelwelt und Unterwelt. Das freundliche sanfte Grün der Blätter, die samtigen Fruchtumhüllungen und die insgesamt angenehme Erscheinung des Haselstrauches zeigen zudem den Einfluss der Venus. Ihre Blätter haben eine segnende Geste. Die Hasel ist eine Pflanze, die Geborgenheit vermittelt. Kein Wunder, dass man in ihr eine freundliche »Frau Hasel« sah. Die zahlreichen, nahrhaften und wohlschmeckenden Früchte sind Signaturen Jupiters.

Die Venus-, Jupiter- und Merkurprinzipien beschreiben die Rolle der Haselnuss im Volksglauben als Wohltäterin, Schutz- und Zauberpflanze. Auch einige der historisch überlieferten Anwendungen lassen sich über die Signaturenlehre erklären: Merkur herrscht über die Lungen und die Atemkraft, Jupiter über die Leber, Venus über Nieren, Harnwege und die Fruchtbarkeit – die Hasel wird in alten Kräuterbüchern bei Husten, Gelbsucht, Bettnässen und als Aphrodisiakum empfohlen.

> »Unter Haselsträuchern kann man sich leicht mit freundlichen Naturgeistern in Verbindung setzen.« (Max Amann, zitiert in Storl 2000a: 194)

Mit der Hasel fühle ich mich aufs innigste verbunden. Sie hat bei all meinen Begegnungen mit dem Pflanzenreich eine zentrale Rolle gespielt. Sie war immer für mich da; sie war immer freundlich und liebevoll zu mir, auch wenn sie mir manchmal schwierige Aufgaben auferlegt hat. Sie war ein stabiler Faktor in dieser so aufregenden Zeit meiner ersten Experimente der Kontaktaufnahme mit dem Pflanzenreich. Wann immer ich etwas nicht verstanden habe, wann immer ich einen wichtigen Rat brauchte – die Hasel hat mir geholfen. Sie hat mich sehr unterstützt, meinen Weg zu finden, hat mich geführt, mich gelehrt, genährt und beschützt. Die Hasel hat mir die richtige Art des Wünschens beigebracht – und sie hat mir tatsächlich sehr große Wünsche erfüllt!

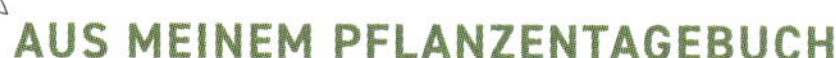

AUS MEINEM PFLANZENTAGEBUCH

Interview mit der Hasel, *Corylus avellana* L., Lüneburger Heide

Jetzt sitze ich hier auf meiner Lieblingskreuzung vor der Haselnuss und weiß, weiter hinter ihr steht der Ilex. Vor mir liegen der Beifußzweig und eine Eichel, die ich unterwegs gesammelt habe. Mir ist kalt, ich bin müde und will heim.
Die Haselnuss erinnert mich an ihren Geschmack. Ich liebe Haselnüsse. Süß und kräftig nussig. Mehlig, staubig und ölig zugleich. Nahrhaft, nährend, liebend, wärmend, stärkend. Ihre Blätter sehe ich heute vor allem von unten. Fühle mich über den Kopf gestreichelt, »unter die Fittiche genommen«. Im Morgenlicht erscheint sie gar nicht so dunkel-düster. Eher licht und lind. Das Gefühl, das ich hier bekomme, ist gut, auch das Gefühl hinter meinem Rücken. Dort steht eine

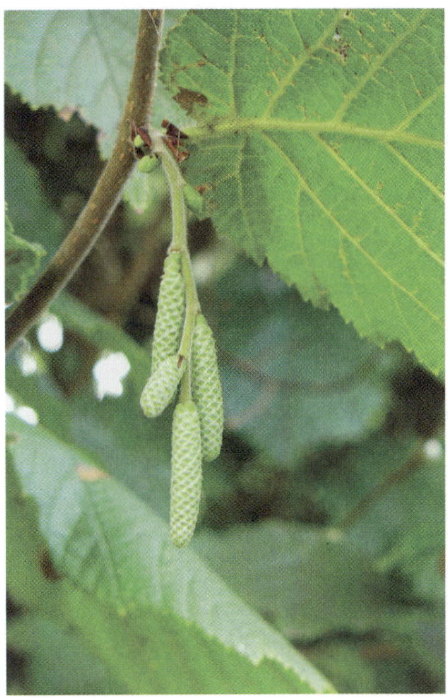

Die Hasel blüht von Februar bis April: männliche Haselkätzchen.

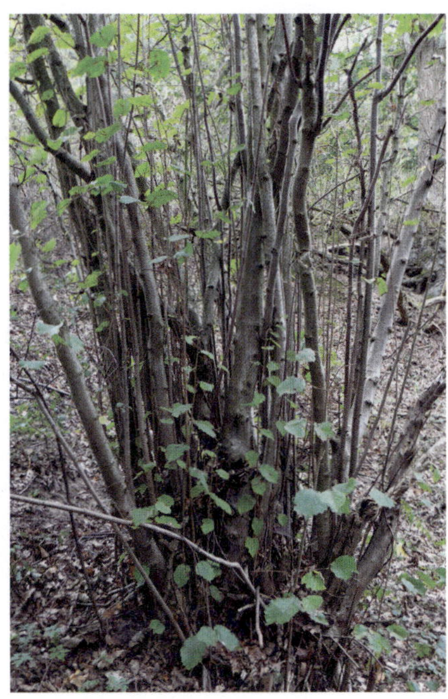

Der Haselstrauch ist vom Grunde an mehrstämmig.

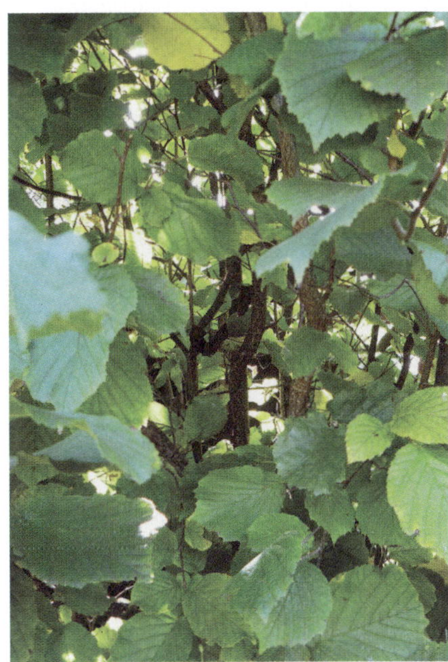

Früher war der Volksglaube weit verbreitet, dass im Haselstrauch die freundliche »Frau Hasel« wohnt.

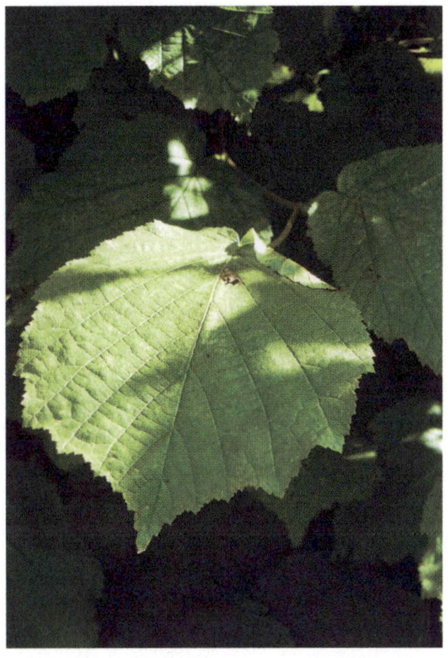

Die Blätter der Hasel zeigen eine segnende Geste.

Kiefer und davor noch eine kleine Eiche. Ich kenne hier mittlerweile fast alle Pflanzen. Das ist sehr nett so! Auch Birke, Fichte, Faulbaum und Eberesche stehen hier. Ich will jetzt nach Hause gehen und frühstücken. Aber die Hasel hält mich zurück.

Schreib noch etwas auf!
Okay. Was?
Du musst noch weiter üben, uns zu verstehen. Du wirst besser werden. Wir sind immer für dich da. Du kannst uns alles fragen. An allen Tagen.
Wer ist »uns«?
Deine Freunde hier. Alle, die du nun wirklich gut kennst.
Ihr müsst dann bis nach Berlin reichen.
Das wird gehen.
Schön!
Fühl dich wohl und nun geh deinen Weg. Alles ist darin, alles ist darüber. Alles ist. Du. Denk nicht allzuviel. Sei. Spaß. Tralala. Tanz. Reigen. Kreis. Ritual. Mach das! Wir sprechen alle deine Sprache. Sei gesegnet. Nimm den Segen mit in dein Haus.

Ich knie mich hin vor ihr, neige die Stirn auf die Erde, fühle ihre »Hand« über meinem Rücken, rieche die warm-duftende Erde und richte mich dann wieder auf. Ich spüre mein Herz ganz deutlich. Es ist warm und voller Freu(n)de.

Vergessene Heilpflanze

Die Hasel wird heute nur noch sehr selten volksheilkundlich genutzt; früher verwendete man die Nüsse, die Blätter, die Kätzchen und die Rinde junger Zweige (vgl. STRASSMANN 1999: 144, HÖFLER 1908: 54). Blätter und Rinde können als Gerbstoffdroge verwendet werden. Gerbstoffe haben im Allgemeinen zusammenziehende, blutstillende, antibiotische, entzündungshemmende und wundheilungsfördernde Eigenschaften. Nach STRASSMANN (1999: 144f.) wirken Blätter und Rinde auch fiebersenkend, auch die Blütenkätzchen sollen schweißtreibend und fiebersenkend wirken. Den Haselnüssen sagt man sexuell anregende und potenzsteigernde sowie allgemein stärkende und insbesondere nervenstärkende Wirkung nach (STRASSMANN 1999: 143, HERTWIG 1954: 235). Zudem erscheinen sie in Rezepten gegen Husten und Gelbsucht.

Ihrem Wesen nach wird die Hasel als kühlend und beruhigend, erfrischend und inspirierend beschrieben sowie als eine Pflanze, die Jugendlichkeit und Leichtigkeit vermittelt (HAGENEDER 2004: 320, STRASSMANN 1999: 146). Fred Hageneder erzählt von der stets lächelnden Hasel, die uns den Weg weisen kann zu dem in uns verborgenen »inneren Kind«, das »nie vergessen hat, wie man spielt, wie man lacht, wie man sich wundert, wie man das Zauberhafte im Leben erkennt« (HAGENEDER 2004: 320). Nach STORL (2000a: 200) vermittelt die Hasel dem, der in meditativer Trance mit ihr verbunden ist, eine schlangenartige, belebende, wache Kraft, eine Urkraft, die mit der Shaktikraft der Kundalinischlange vergleichbar ist.

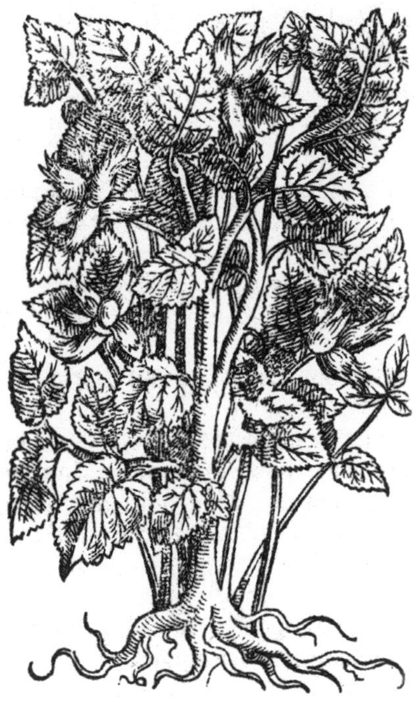

In Überlieferungen aus der Antike und der Frühen Neuzeit finden wir Hinweise auf die heilkundliche Verwendung des Haselstrauchs. (Holzschnitt aus ADAMUS LONICERUS 1679)

In der modernen Heilpflanzenliteratur findet die Hasel kaum Erwähnung. In der antiken und frühneuzeitlichen Literatur jedoch gibt es interessante Anregungen zu ihrer Verwendung. Vielleicht lohnt es sich ja, die Heilkräfte dieser für unsere Vorfahren so bedeutenden Zauberpflanze wieder neu zu entdecken (vgl. STRASSMANN 1999: 145).

Dioskurides empfiehlt die Haselnüsse fein gestoßen und mit Honigmet getrunken gegen veralteten Husten. Weiter schreibt er: »Ganz, aber gebrannt und mit Schmalz oder Bärenfett verrieben, stärken sie als Pomade das durch die Fuchskrankheit [?] ausfallende Haar« (DIOSKURIDES I: 179). All diese Anwendungen finden sich auch in der frühneuzeitlichen Heilpflanzenliteratur, zum Beispiel bei Leonhart Fuchs und Adamus Lonicerus, wobei das zuletzt genannte Rezept dann ganz allgemein als Haarwuchsmittel empfohlen wird.

Verschiedentlich werden die Blätter als Mittel bei Hauterkrankungen erwähnt, was aufgrund ihres Gerbstoffgehaltes auch plausibel ist. Man kann ein abgekühltes Dekokt oder einen Aufguss der Blätter in Form von Waschungen und Umschlägen bei Wunden und Hauterkrankungen verwenden (vgl. STRASSMANN 1999: 144). BÄUMLER (2009: 189) berichtet von der Verwendung bei Krampfadern, Venenentzündungen und Hämorrhoiden, bei Entzündungen im Mund- und Rachenbereich sowie bei Darmblutungen.

Bei Gelbsucht bzw. »böser Leber« werden Haselnüsse empfohlen, zum Beispiel gestoßen und mit kleinen Rosinen vermischt bei LONICERUS (1679: 86) – eine Anwendung, die man vielleicht über die Signaturenlehre erklären kann, denn die

Die Hasel – Wesentliches auf einen Blick

Signaturen
Merkur, Jupiter, auch Venus

Wichtige Inhaltsstoffe
Blätter: Gerbstoffe, Flavonoide

Pharmakologische Heilwirkungen
Blätter: zusammenziehend, blutstillend, antibiotisch, entzündungshemmend, wundheilungsfördernd

Rituale und Brauchtum
Lebensrute, Aphrodisiakum, Fruchtbarkeitszauber, Apotropäon, Totenkult, Wünschelrute

***Wesen*tliche Heilkräfte**
Kontaktaufnahme mit Naturgeistern, Leiten von Energien, Wünschen, Förderung von Fruchtbarkeit und Wohlergehen, Vermehrung von Wissen und Weisheit

Anwendungsgebiete
Husten (Haselnüsse mit Honig oder Honigmet), Fieber, Grippe (Haselkätzchen), Wunden und Hauterkrankungen (die Blätter äußerlich als Gerbstoffdroge), Aphrodisiakum (Haselnüsse)
Empfehlung der Kommission E: Es wurde keine Monografie über die Haselnuss erstellt.

Zu beachten
Gerbstoffdrogen können bei Überdosierungen zu Magenbeschwerden führen, und man sollte sie äußerlich nicht auf großflächigen Wunden anwenden. Da die Hasel in der Heilkunde kaum in Gebrauch ist, findet man auch keine Angaben zu Nebenwirkungen, Wechselwirkungen oder Kontraindikationen in der Literatur.

Viele Menschen reagieren allergisch auf Haselpollen und Haselnüsse, mit Juckreiz an Lippen und Zunge bis hin zu Lippen- und Zungenschwellung, Heiserkeit, Schluckbeschwerden, Magen-Darm-Problemen sowie Atemnot und anaphylaktischem Schock. Die Haselallergene sind hitzestabil und werden daher durch Erhitzen nicht unschädlich gemacht. Vorsichtshalber sollte bei einer Allergie auch auf Anwendungen der Haselblätter, der Rinde und des Haselnussöls und natürlich der Haselkätzchen verzichtet werden.

Ernte und Einkauf

Die Kätzchen werden von Februar bis März, die Rinde im April, die Blätter von März bis Mai und die Nüsse von September bis Oktober geerntet. Die Haselnussblätter (*Coryli avellanae folium*) sind auch in guten Kräuterapotheken erhältlich. Das Haselnussöl bekommt man zum Beispiel im Reformhaus.

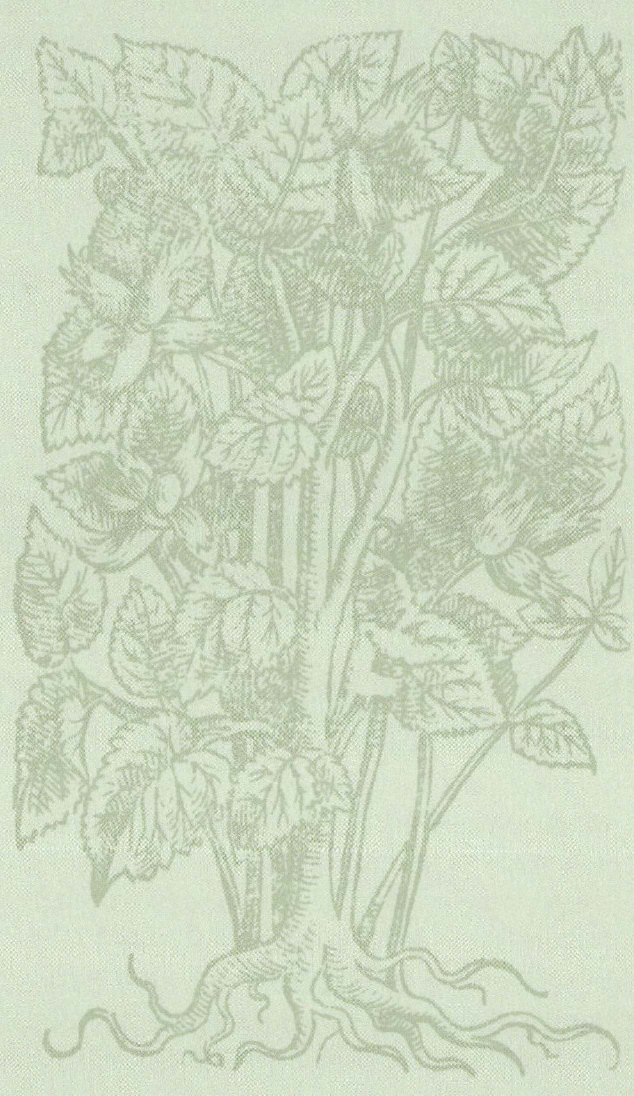

Haselnüsse werden wie die Leber dem Jupiterprinzip zugeordnet. Dazu passt auch die Aussage des Autors: »Haselnüß in der Speiß genüßt/machen feist«. Dagegen wird der Tee aus den Haselkätzchen, die zum merkuriellen Aspekt der Hasel gehören, mitunter bei Fettleibigkeit und Blutkreislaufstörungen angewendet (STRASSMANN 1999: 145). René Strassmann empfiehlt in seiner »Baumheilkunde« die Hasel auch als stärkendes Mittel bei mangelnder Konzentrationsfähigkeit und Vergesslichkeit (STRASSMANN 1999: 145). Das Haselnussöl, kaltgepresst und unraffiniert, ist mit seinem hohen Anteil an einfach ungesättigten Fettsäuren ein köstliches Nahrungsmittel. Es gilt als herzschützend und sehr bekömmlich, zudem enthält es bemerkenswerte Mengen an Vitamin E (MESSING 2004: 17).

Die Haselzweige oder -stöcke wurden auch zum Übertragen von Krankheiten verwendet oder aber als heilender Zauberstab. Wer Warzen hat, soll für jede einen jungen Haselzweig knicken, dann verschwinden diese, oder aber er macht genau so viele Einkerbungen in einem Haselstock und wirft ihn dann weg. Wer den »Warzenstecken« aufhebt, bekommt dann die Warzen (BÄCHTOLD-STÄUBLI 1927–1942/III: 1539). Ähnliches gilt für Haselzweige, auf die ein Fieber übertragen wurde. Kontusionen und Frakturen hingegen sollen durch bloßes Berühren mit dem Haselstock geheilt werden (BÄCHTOLD-STÄUBLI 1927–1942/III: 1539). Gegen Nabel- oder Leistenbruch hat man Haselnüsse aufgebunden und gegen Wadenkrämpfe drei Haselzweiglein, deren Kätzchen noch geschlossen sind, zu seinen Füßen mit ins Bett gelegt (BÄCHTOLD-STÄUBLI 1927–1942/III: 1540).

Aphrodisiakum

> »O seht, vorbei ist Winters Weh – die Hasel streut Goldstaub[21]
> auf den Schnee.«
>
> (Johannes Trojan, zitiert in BÄCHTOLD-STÄUBLI 1927–1942/III: 1538)

Mit ihrer Blüte, die im Februar beginnt, schürt die Hasel die Vorfreude auf den Frühling. Die Nüsse, die sie ab September uns zur köstlichen Nahrung spendet, sind gut lagerfähig und versorgen uns auch in der sonst lebensfeindlichen Winterzeit. Die Haselnuss ist seit alters her ein Symbol für Fruchtbarkeit und Lebenskraft und daher von besonderer Bedeutung zur Zeit der Wintersonnenwende. Noch heute schenken wir uns zu Weihnachten gegenseitig Nüsse als traditionelle, freundliche Geste. Die große erotische Bedeutung, die die Hasel für unsere Vorfahren hatte, ist uns dabei nicht bewusst. Allein der Umgang mit der Hasel war für unsere Vorfahren offenbar ein natürliches Aphrodisiakum. »In die Haseln gehen«

21 Gemeint ist hier der goldgelbe Blütenstaub, den die männlichen Blütenstände von Februar bis April freigeben.

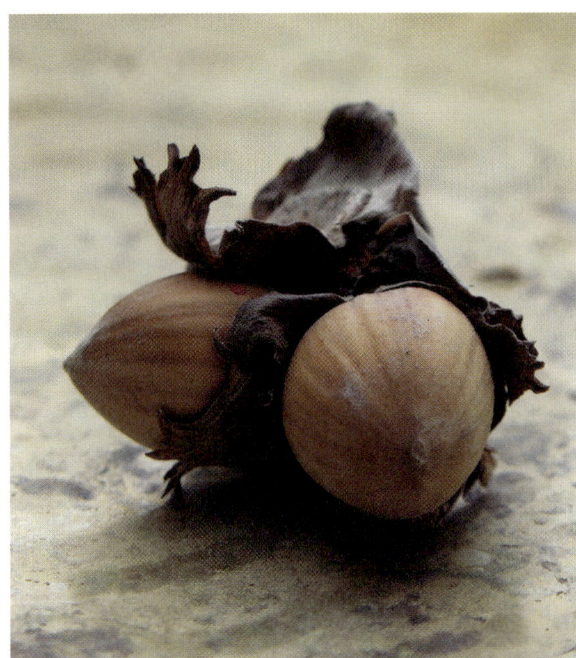

Haselnüsse sind ein Symbol für Fruchtbarkeit und eheliches Glück.

ist ein uralter Ausdruck für eine erotische Zusammenkunft, für ein Treffen mit dem oder der Liebsten (PERGER 1864: 243). »Nüsse knacken« bedeutet seit alters her »ein Weib beschlafen« (AIGREMONT 1907–1910/I: 39). Beim Haselnusssammeln muss es früher bunt zugegangen sein; vom »in die Haseln gehen« haben unsere Vorfahren wohl auch die eine oder andere Seele aus der Anderswelt mit nach Hause gebracht, denn es sind zahlreiche Redensarten dazu überliefert (vgl. BÄCHTOLD-STÄUBLI 1927–1942/III: 1534): »Wenn es im Herbst viele Haselnüsse gibt, gibt es im kommenden Jahr viele (uneheliche) Kinder«, »Ist es an Johanni schönes Wetter, so gibt es viel Haselnüsse und die Wiegen werden im nächsten Jahr teurer« usw.

Bei einer Hochzeit durften die Haselnüsse nicht fehlen: Das Brautpaar trug eine Haselrute, beim Hochzeitsmahl bewarf man sich gegenseitig mit Haselnüssen, auch wurden dem Brautpaar rituell Nüsse angeboten und ein Korb voll Haselnüsse neben das Bett gestellt (BÄCHTOLD-STÄUBLI 1927–1942/III: 1535, PERGER 1864: 242). Bei den heidnisch-germanischen Hochzeiten streute man Haselnüsse und knackte sie mit dem Hammer, dem Symbol des Phallus (AIGREMONT 1907–1910/I: 41). Die Haselnüsse galten auch als Sinnbild des ehelichen Glücks, weil die Früchte oft zu zweien sitzen. Brautleute konnten mit den Nüssen über ihre Zukunft orakeln: Sie werfen zwei Nüsse ins Feuer, liegen sie still und brennen sie zusammen, so weissagt man eine glückliche Ehe, fallen sie aber krachend auseinander, so eine unglückliche (AIGREMONT 1907–1910/I: 42).

Haselzweige waren unseren Vorfahren beliebte Lebensruten, mit denen die Frauen und das weibliche Vieh geschlagen, »schmakostert«, »gefitzelt« oder »genusst«, wurden, auf dass sie fruchtbar und milchreich würden. Wenn es mit der Fruchtbarkeit so gar nicht klappen wollte, hat man wohl in seiner Verzweiflung in eigenartigen Ritualen den Haselstrauch um Hilfe gebeten. So berichtet zum Beispiel AIGREMONT (1907–1910/I: 74): »Die unfruchtbare Frau beutelt den Haselnussstrauch, bepisst ihn und sagt: So wie du geraten bist, so möge auch ich ein Kind gebären«.

Apotropäon

Die Haselnuss gehört zu den typischen Hag- bzw. Heckenpflanzen. Das sind die Pflanzen, die die Grenze zwischen Wildnis und Zivilisation markieren und gleichwohl auch Tore in andere Welten sein können (vgl. Holunder, Weißdorn). Es sind Schutzpflanzen, die uns auf verschiedenen Ebenen vor wilden Tieren, bösen Geistern und Krankheitsdämonen, Feuer und Blitz bewahren. Andererseits können sie auch als Vermittler in die Anderswelt dienen. Obwohl der Haselstrauch keine bewehrte Pflanze ist, weder Dornen, Stacheln oder Brennhaare noch hautreizende Inhaltsstoffe besitzt, gilt er als Pflanze, die den Menschen ausgezeichneten Schutz gewähren kann. Der Haselstrauch bildet allein aufgrund seiner Wuchsform eine Art lebenden Zaun. Die vielen nebeneinander stehenden Stämme sind hart und kräftig. Die Biegsamkeit und das gute Ausschlagsvermögen nutzte man mancherorts für sehr kunstreich gestaltete »Flechthecken« (WEBER 2003: 78).

Auch das wohltätige Wesen der Hasel zeigt ihren Schutzcharakter. Man muss sich vorstellen, wie dankbar unsere Vorfahren diesem Strauch gegenüber waren, der so zahlreich in der Umgebung wuchs und ihnen so vieles gab, was sie gut gebrauchen konnten. Der Haselstrauch war entsprechend der wohltätigen Götterfigur Donar bzw. Thor geweiht (BÄCHTOLD-STÄUBLI 1927–1942/III: 1532). Auch sah man in ihm die »Frau Hasel«, sicherlich eine Form der Großen Göttin bzw. der Mutter Erde. Die Hasel sollte den Menschen vor allen Gefahren schützen, vor Schusswunden ebenso wie vor bösen Geistern und Vampiren, vor Blitz, Feuer, giftigen Schlangen, Krankheiten und Zauber: Wer einen gefährlichen Weg zu gehen hatte oder des nachts an einem verrufenen Ort vorbei musste, nahm einen Haselstock mit (BÄCHTOLD-STÄUBLI 1927–1942/III: 1528). Wenn man mit einem Besen aus Haselreisern den Staub aus allen Ecken des Hauses zusammenkehrt und in einen Sack tut und tüchtig darauf schlägt, so werden die Hexen bewältigt (PERGER 1864: 244). Um bei einer schweren Geburt Hexenzauber fernzuhalten, wurde eine Salbe aus Haselnussöl verwendet (HÖFLER 1908: 54).

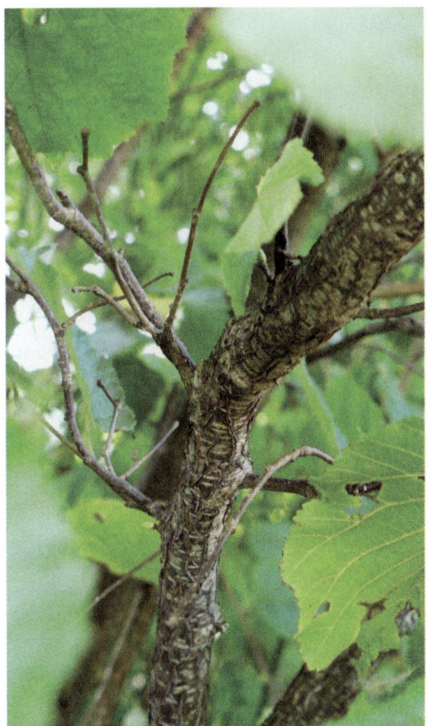
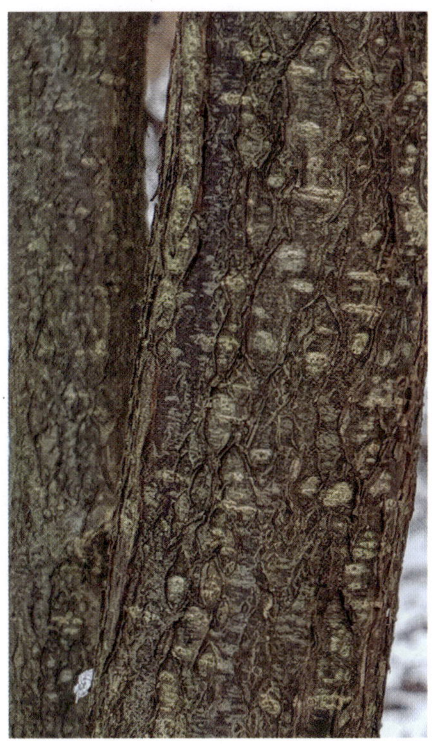

Die Hasel gilt als eine besondere Brücke in die Anderswelt. Ihre Stämme gleichen Schlangenleibern.

Anderswelt

Durch ihre gute Verbindung mit der Anderswelt wird die Hasel zur Pflanze der Zauberer und Schamanen. Mit ihrer Hilfe hat man Zugang zu unermesslichen Wissensquellen, mit ihrer Unterstützung kann wahrgesagt werden, Verborgenes und Verlorenes gefunden werden, gezaubert und geheilt werden. Die Hasel gilt als besonders geeignet, um Kräfte aus dem Jenseits aufzuspüren, herüberzuleiten und zu dirigieren (Storl 2000a: 194f.).

Als eine solche Schwellenpflanze zwischen sichtbaren und unsichtbaren Welten war die Haselnuss auch eine Pflanze des Totenkults. Man gab den Toten Haselnüsse und Haselstäbe mit ins Grab (vgl. Perger 1864: 241). Höfler berichtet von einem Grab im Elsaß, worin der Tote eine große Kupferplatte mit gut erhaltenen Haselnüssen bedeckt auf der Brust liegen hatte, dazu zwei Haselnüsse zwischen den Zähnen eingepresst; auch hatte man die Haselnüsse in hölzernen Gefäßen dem Toten mit in den Baumsarg gelegt (Höfler 1908: 52f.).

Wünschelrute – Zauberstab

»Der Haselstock ist für Kundige ein echter Zauberstock.«

(Wolf-Dieter Storl 2000a: 194)

Die Hasel gilt offenbar seit alters her als Pflanze, die hilft, Wünsche zu erfüllen. Dies kommt zum Beispiel im Märchen »Drei Nüsse für Aschenbrödel« zum Ausdruck: Über die Hasel hat Aschenbrödel Kontakt zu ihrer verstorbenen Mutter; vom Haselstrauch erhält sie alles, was sie braucht, um ihren Prinzen zu finden. Als »Wünschelrute« wird die Hasel seit langer Zeit verwendet. Heute versteht man darunter ein Gerät, um Wasseradern, Metalle und Energieströme unter der Erde wahrzunehmen, doch früher wurden ähnliche Ruten aus der Hasel auch zu anderen Zwecken des Wünschelns und Wahrsagens verwendet. Man erzählt sich zudem, dass am Haselstrauch silberne Schlüssel hängen, mit denen man Schatztruhen öffnen kann (Fischer-Rizzi 1994: 89), und dass man Träume mit weissagender Kraft habe, wenn man unter einer Haselstaude schläft (Perger 1864: 245).

Der magische Gebrauch von Ruten ist vermutlich sehr alt und weit verbreitet gewesen. Schon Plinius berichtet über Wünschelrutengänger, die verborgene Quellen fanden. Noch heute ist der Haselzweig bei Rutengängern bzw. Radiästheten sehr beliebt. Er gilt als ausgezeichneter Leiter für Energieströme. Zumeist wird ein gegabelter Zweig als Rute verwendet. Ein einjähriger Trieb gilt als der beste, weil er noch am wenigsten von den Einflüssen der Witterung erlitten hat und daher empfindlicher ist als ältere Äste.

Perger berichtet, dass im Althochdeutschen der Caduceus, der Hermesstab, mit dem Worte *wunscilgerta* wiedergegeben wird (Perger 1864: 249). Dies ist ein interessanter Hinweis auf die tiefe Verbundenheit der Hasel mit den Schlangen. Der Hermesstab wird von zwei Schlangen umwunden dargestellt, und auch die Hasel wurde stets mit Schlangen in besondere Verbindung gebracht. Das mag an dem merkuriellen Wesen liegen, das Pflanze und Tier gemein haben, oder auch an

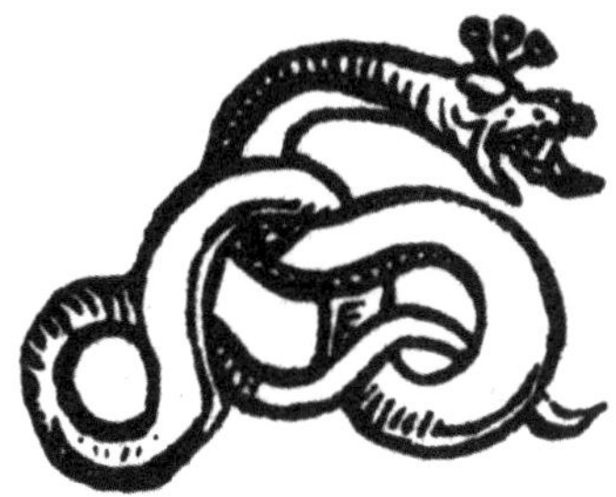

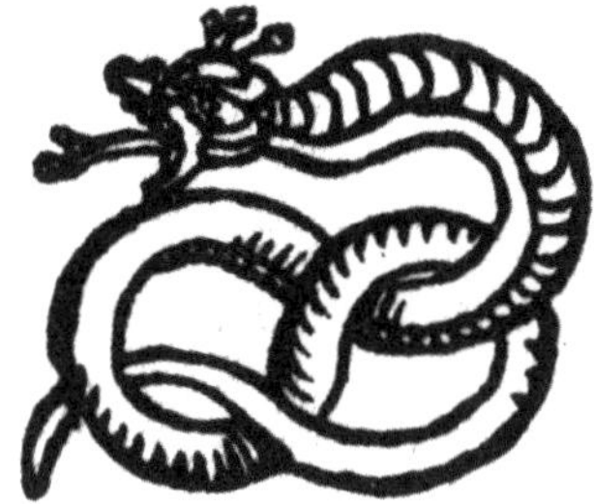

Gekrönte Schlangen. (Abbildung aus Adamus Lonicerus 1679)

der Erscheinung der Haselstämme, die in Maserung und Gestalt oft einem Schlangenleib gleichen.

Die Schlange gilt seit Urzeiten als besonders weises und kluges Tier. Man glaubte, dass Schlangen unsterblich seien, weil sie immer wieder ihre Haut abstreifen, sich ständig wandeln und immer wieder verjüngen. Man betrachtete sie mit Ehrfurcht, denn Schlangen galten auch als Verkörperung des Familiengeistes, der Seele Verstorbener bzw. der Seele des Menschen überhaupt (BÄCHTOLD-STÄUBLI 1927–1942/VII: 1136). Der Glaube an Glück bringende Hausschlangen, die im Eingangsbereich unter der Schwelle nisten, war früher weit verbreitet. Oft galt die Hausschlange als der Geist des Hauses bzw. des Ortes oder auch als Verkörperung der Seelen verstorbener Familienangehöriger, die über das Wohl der Familie wachen. Die Hausschlange wurde verehrt und gepflegt, mit Speisen und Milch gefüttert. Dann bringt sie Glück und Wohlstand und beschützt vor Krankheiten und schädlichen Einflüssen (BÄCHTOLD-STÄUBLI 1927–1942/VII: 1140).

Schlangen galten unseren Vorfahren als zauberkräftige Glücksbringer. Vor allem das Essen von Schlangenfleisch soll reiches Wissen, Glück, verjüngende Kraft, Reichtum und die Fähigkeit zur Weissagung verleihen (BÄCHTOLD-STÄUBLI 1927–1942/VII: 1149).[22] Der Haselstrauch gilt als Wohnort von Schlangenkönigen, von weißen Schlangen und vom »Haselwurm« (PERGER 1864: 248). Perger berichtet, er selbst habe die Tiroler vom Haselwurm erzählen hören: Der große weiße Wurm trägt, besonders an Festtagen, eine Krone. Dem, der es versteht, das magische Tier auszugraben und zu beschwören, verleiht es zahlreiche magische Fähigkeiten: »Wer einen Haselwurm besitzt, kennt alle Eigenschaften der Kräuter, ihn fliehen alle Geister, er kann sich unsichtbar machen, ist unverwundbar« (PERGER 1864: 248f.). Der Haselwurm soll insbesondere auch helfen, die Sprache der Tiere und Pflanzen zu verstehen (BÄCHTOLD-STÄUBLI 1927–1942/VII: 1117). So soll auch Paracelsus durch den Genuss des Haselwurmfleisches kräuterkundig geworden sein (STORL 2000a: 201).

---

22 Vgl. auch das Märchen »Die weiße Schlange« der Gebrüder Grimm.

Zubereitung, Rezepte, Rituale

Tee aus den Blättern

1 bis 2 TL der getrockneten Haselnussblätter mit 1 Tasse kochendem Wasser übergießen und etwa 5 Minuten ziehen lassen, dann abseihen. Bis zu 3 Tassen pro Tag trinken. Der Tee kann äußerlich für Waschungen, Umschläge oder Spülungen verwendet werden. Zum Einnehmen sollte der Tee eher niedrig dosiert zubereitet werden, für äußerliche Anwendungen kann er stärker bereitet werden.

Haselnussöl als Hautpflege- und Massageöl

Nach dem Duschen oder Baden wird das fein duftende Öl in die noch feuchte Haut einmassiert. Es eignet sich besonders gut für die trockene Haut.

Wildpflanzenküche

Die ganz jungen Blätter können als Gemüse oder Beigabe zu Salat verwendet werden. Das Haselnussöl ist ein hochwertiges Speiseöl mit einem hohen Anteil an einfach ungesättigten Fettsäuren, besonders lecker zum Beispiel zum Ausbacken von süßen Crepes. Die Nüsse werden bekanntermaßen zu Kuchen, Plätzchen, Eis und Pudding verarbeitet.

Wünschen

Das richtige Formulieren eines Wunsches ist ein magischer Akt von höchster Bedeutung. Wie können Sie mit wenigen Worten sagen, was genau es ist, das Sie wollen? Solange umfangreiche Erklärungen nötig sind, ist das Ziel nicht klar. Beim Wünscheformulieren lernt man, sich selbst klar auszurichten und den Fokus immer schärfer auf das wirklich wahre Ziel zu lenken.

Legen Sie Haselnüsse auf Ihren Hausaltar (oder einfach vor sich auf den Tisch) und konzentrieren Sie sich täglich darauf, immer besser zu formulieren, worauf es Ihnen wirklich ankommt. Oder setzen Sie sich dazu unter einen Haselnussstrauch und bitten Frau Hasel um Hilfe.

Der Steinklee – Lichte Leichtigkeit

Melilotus officinalis (L.) Pallas, Fabaceae

Viele kennen den Steinklee nicht, obwohl er in unserer Nähe recht häufig vorkommt. Er wächst auf Schuttplätzen und Brachflächen, säumt Landstraßen und Bahndämme und gedeiht sogar auf den Mittelinseln großer Verkehrskreuzungen. Der Steinklee, der gut eineinhalb Meter groß werden kann, ist für viele Menschen »unsichtbar«. Die lichte Pflanze mit ihren hellgelben Blüten führt auch in der Heilpflanzenliteratur eher ein Schattendasein. Diese wundervolle Pflanze, die Merkur- und Venusqualitäten in sich vereint, hat vor allem ein erlösendes, erleichterndes und erheiterndes Wesen. Gleichzeitig vermittelt sie Geborgenheit und Erdung – eine überaus heilsame Pflanze. Wer sie einmal kennengelernt hat, der schätzt und liebt sie – und sieht sie auch!

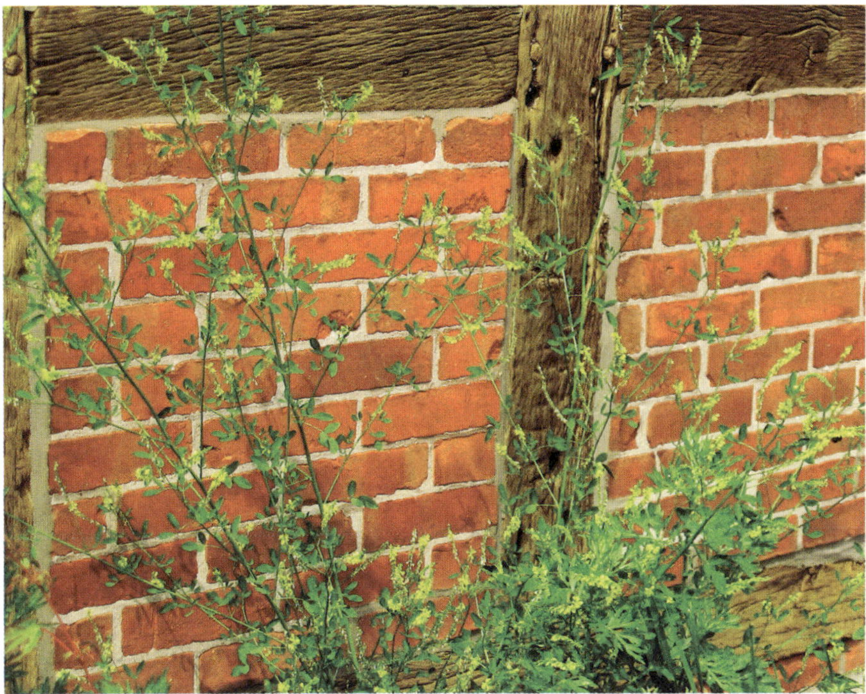

Der Steinklee ist für viele Menschen »unsichtbar«. Man kann fast durch ihn hindurchsehen.

Der Steinklee bildet viele kleine feine Blüten und Blättchen aus. In dieser Feinheit löst sich seine relativ hohe Gestalt fast auf, man kann beinahe durch ihn hindurchsehen. Bei einer Begegnung mit dem Steinklee fällt in erster Linie diese Luftigkeit und Leichtigkeit auf – und sein feiner und doch intensiver Geruch. Es ist ein Duft voll Erinnerungen. Er versetzt die meisten Menschen zurück in eine Stimmung angenehmer Kindheitstage, er erinnert an unbeschwerte Zeiten, an Sonne, Sommer und Urlaub auf dem Land. Der Steinklee duftet nach Honig, Vanille, Eis und Marzipan, nach Sommer, Wärme und Heu. Die den Geruch bewirkenden Cumarine kennen wir auch vom Waldmeister, und sie kommen in einem Gras vor, das sich sehr häufig im Heu befindet, dem Ruchgras (*Anthoxanthum odoratum*).

Der Steinklee hat nichts Dunkles und Schweres an sich, er ist leicht und licht. Wie helle Flammen züngeln seine Blütenstände gen Himmel. Er scheint fast abzuheben, zu schweben, ist jedoch fest mit seiner kräftigen Pfahlwurzel im Boden verankert. So thematisiert er Erdung und Geborgenheit ebenso wie Auflösung, Leichtigkeit und Heiterkeit.

Die leichte und luftige Erscheinung und der intensive flüchtige Geruch des Steinklees sind deutliche Merkursignaturen. Dazu passt auch seine Fähigkeit, sich »unsichtbar« zu machen und mit seinem Geruch die Menschen in eine völlig andere Stimmung zu versetzen – der Steinklee ist bezaubernd, ein Zauberer!

Mit seinen bis zu neunzig Zentimeter langen und stark verzweigten Wurzeln kann der Steinklee selbst starke Bodenverdichtungen durchdringen und so auch ausgewaschene Nährstoffe nutzen. Er verbindet zuvor getrennte Bodenschichten und verbessert insgesamt den Fluss von Wasser und Nährstoffen im Boden (vgl. SCHELUTO et al. 2007: 50). Auch das sind stark merkurielle Eigenschaften.

Der süß duftende Steinklee heißt auch Honigklee, denn seine Blüten bieten reichlich Nektar und werden gern von Bienen besucht. Der sinnliche, ein wenig verführerische Duft und die anmutige Gestik der Pflanze sind Zeichen der Venus. Die zarten hellgelben Blüten wirken beschwingt und »flatterhaft«, als würden sie tanzen. Das Venushafte muss die Menschen angeregt haben, die Pflanze weiblichen Gottheiten zu weihen. Der Steinklee soll der germanischen Göttin Ostara gehört haben, also der Freya in ihrem Aspekt als Göttin des Frühlings und der Liebe (vgl. PERGER 1864: 135). Im antiken Griechenland war er als Sinnbild der Schönheit, Reinheit und Beredsamkeit den neun schönen Musen, den Göttinnen der Künste und Wissenschaften geweiht (BÄUMLER 2007: 391). Er gehörte auch zu den Bettstrohkräutern, auf die man die junge Mutter und das Neugeborene legte, damit ihnen nur gute Einflüsse widerfahren mögen (STORL 1998c: 85). Man nennt den Steinklee auch »Marienpflanze«. Viele Pflanzen, die ursprünglich der Freya geweiht waren, wurden im Zuge der Christianisierung in »Marienpflanzen« umgetauft.

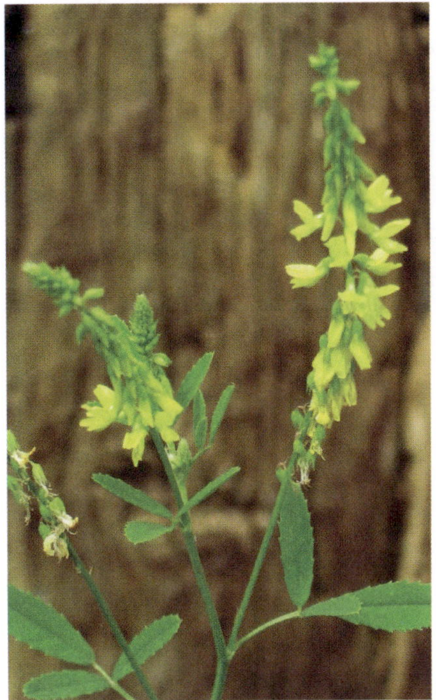

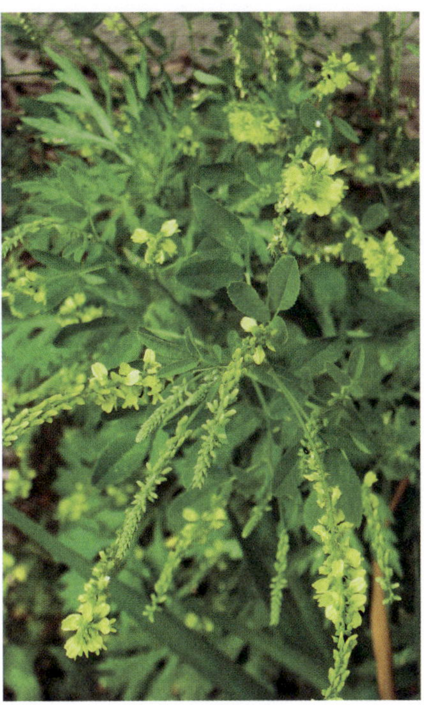

Der Steinklee gehört zur Familie der Schmetterlingsblütler – eine Verwandtschaft, die man den Blüten auch ansieht. Er ist in Mythologie und Brauchtum mit Schönheit, Liebe, Glück und Fruchtbarkeit verbunden.

Der Steinklee ist entsprechend seiner Merkur- und Venuseigenschaften eine Pflanze, die jugendliche Qualitäten verstärken kann. Er wirkt erheiternd, erleichternd, beflügelnd, fördert den guten Fluss der Körpersäfte und der Gedanken, löst schwere und dunkle Gedanken auf, vor allem, wenn sie sich zu scheinbar unlösbaren Knoten verdichtet haben. Er ist eine sehr freundliche Pflanze, die die Sinnlichkeit und Genussfähigkeit beflügeln kann. Ihre Botschaft ist: Nimms leicht! Take it easy! Das Leben genießen und feiern! Wann hast du das letzte Mal getanzt?

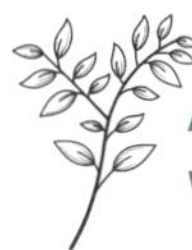

AUS MEINEM PFLANZENTAGEBUCH

Wahrnehmungsübung und Interview mit dem Steinklee
Melilotus officinalis (L.) Pallas, Berlin, auf dem Balkon

Ich betrachte den Steinklee in meinen Blumentöpfen und nehme drei Tropfen der wesenhaften Urtinktur Ceres *Melilotus* Ø in etwas Wasser ein. Tiefes Durchatmen, Entspannung. Ich genieße die Sonnenwärme auf meiner Haut und das Licht. Meine Muskeln lockern sich, Anspannungen geben nach.

Lieber Steinklee, was sollte ich über dich wissen?
Dass ich weich mache, weich und locker. Verhärtungen löse ich auf. Spürst du es?
Oh ja!
Ist das nicht schön? Du kannst das gut gebrauchen. Mische auch die Tinktur in Öl und reibe dich damit ein. Du wirst grün und golden. Wie eine Echse. Schlange. Geschmeidig. Beweglich. Frei. Schnell. Fließend. Inspiriert. Wie ein Smaragd. Glitzernd. Golden. Schön und edel. Sehr edel. Durchaus erdig, körperlich. Meine lösende Kraft kann dich aber auch in die Höhe führen, zur Sonne. In die All-Einheit. Das Licht kommt von dort. Nimm mich ein. Und spüre der Erlösung nach. Ich reinige von schweren und dunklen Gedanken, an denen du noch festhältst.
Für welche Krankheit kann ich dich gebrauchen?
Verschlackung. Dreck. Schwarze Brocken. Dem setze ich den frischen grünen Fluss entgegen.
Auch Fettablagerungen?
Die Menschen müssen loslassen vom Sammeln. Das ist Jupiter negativ. Die Fülle konservieren.
Was hilft da?
Änderung der Einstellung. Was genau ist das Problem? Angst? Trotz? Festhalten an Beweisen? Die Menschen brauchen Selbstbewusstsein und müssen vergeben. Die Kraft der Vergebung – such sie! Die Liebe, die alles überstrahlt.
Danke, Namasté.

Vom Lösen und Besänftigen

Der Steinklee fördert die Fließeigenschaften des Blutes, insbesondere den Lymphfluss und den venösen Rückfluss. Von Rudolf Fritz Weiß wurde er als »lympho-venöses Angiolytikum« bezeichnet (Weiss 1990: 253). Zugleich wirkt er antiexsudativ – er vermindert die Kapillardurchlässigkeit. So wird er vor allem als venentonisierendes und antiödematöses Phytotherapeutikum geschätzt. Heute weniger bekannt sind seine entzündungshemmenden und wundheilungsfördernden Eigenschaften sowie seine beruhigende, schlaffördernde und auch leicht krampflösende und schmerzstillende Wirkung (vgl. Jaretzky und Geith o. J.: 142, Bäumler 2007: 391).

In älteren Heilpflanzenbüchern wird die Wirkung des Steinklees vor allem als erweichend und zerteilend beschrieben (vgl. zum Beispiel Jaretzky und Geith o. J.: 142). Man verwendete ihn als erwärmendes und reinigendes Heilmittel (vgl. Fuchs 1543: CCLXXXVIII).

Wider Knoten und Verknotungen

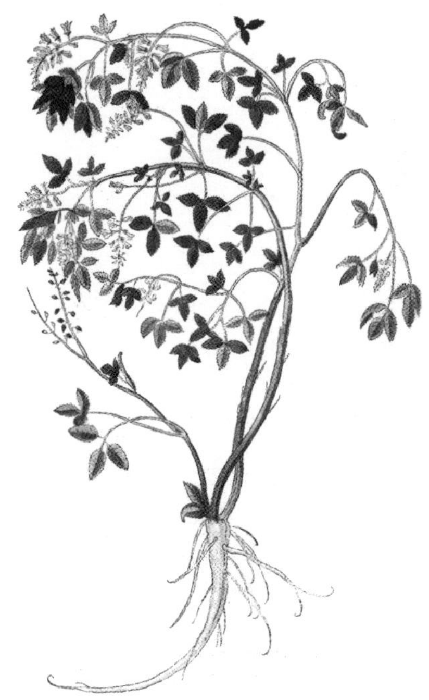

Der Steinklee ist heute vor allem als Gefäßtherapeutikum bekannt. Früher wurde er bei den verschiedensten Formen von Stauungen, Verhärtungen und »Knoten« eingesetzt. (Abbildung aus LEONHART FUCHS 1543)

Der Steinklee ist heute in der Rationalen Phytotherapie vor allem als Gefäßtherapeutikum bekannt. In der traditionellen Pflanzenheilkunde und Volksheilkunde wird er vielfach auch bei Entzündungen, Wunden und Geschwüren verwendet. Fasst man die verschiedenen Anwendungsgebiete zusammen, kann man sagen, dass der Steinklee ganz allgemein bei den verschiedensten Zuständen von Knoten, Verhärtungen und Stauungen eingesetzt wird.

Der Steinklee ist ein bewährtes Heilmittel bei chronisch venöser Insuffizienz, einhergehend mit Schmerzen und Schweregefühl in den Beinen, nächtlichen Wadenkrämpfen, Juckreiz und Schwellung. Gerade auch bei einer latenten Veranlagung zu einer Venenschwäche und einer Überforderung der Venentätigkeit durch langes Stehen und Sitzen kann er prophylaktisch gute Dienste erweisen. Weiterhin wird er bei Lymphstauungen, zum Beispiel nach Brustoperationen (vgl. MADEJSKY 2008: 239, FISCHER-RIZZI 1993: 110), und bei verhärteten Lymphknoten eingesetzt, bei Hämorrhoiden sowie bei stumpfen Verletzungen wie Prellungen, Verstauchungen und oberflächlichen Blutergüssen. Der Steinklee wird innerlich als Tee oder Tinktur verwendet, äußerlich in Form von Umschlägen mit einer starken Teeabkochung, Auflagen mit Kräuterkissen oder in Öle oder Salben eingearbeitet. Auch verhärtete Milchdrüsen bzw. ein Milchstau und dicke geschwollene Mandeln werden volksheilkundlich mit dem Steinklee behandelt. Der Steinklee scheint ein Meister darin zu sein, das »Fließen in den richtigen Bahnen« zu fördern.

Die Idee liegt nahe, den Steinklee auch bei unschönen Beulen bzw. Dellen wie bei der Zellulitis anzuwenden. Hier kann er vor allem als lymphflussförderndes Mittel im Rahmen von Reinigungs- bzw. Ausleitungskuren mit weiteren die Leber stärkenden und die Nierenfunktion fördernden Heilpflanzen verwendet werden. VONARBURG (o. J.: 266f.) nennt einen entgiftenden Tee mit Maisbart, Goldrutenkraut, Schachtelhalmkraut, Honigkleekraut und Hauhechelwurzel zu gleichen Tei-

Der Steinklee – Wesentliches auf einen Blick

Signaturen
Merkur, auch Venus

Wichtige Inhaltsstoffe
Kraut: Cumarinderivate in Form der Glykoside (zum Beispiel Melitosid, Melilotin), flüchtiges freies Cumarin, Flavonoide, Saponine

Pharmakologische Heilwirkungen
Kraut: fördert die Fließeigenschaften des Blutes, lymphflussfördernd, antiexsudativ (vermindert Kapillardurchlässigkeit), venentonisierend, antiödematös, entzündungshemmend, wundheilungsfördernd, beruhigend, krampflösend, schlaffördernd

Rituale und Brauchtum
Symbol für Weiblichkeit, Liebe und Glück

***Wesen*tliche Heilkräfte**
Auflösung, Erleichterung, Erheiterung, Befreiung, vermittelt Geborgenheit, Lichtbringer

Anwendungsgebiete
Venenerkrankungen, Lymphstauungen, Hämorrhoiden, Prellungen, Verstauchungen, Blutergüsse, Beruhigung, Schlafförderung, Entzündungen, Verhärtungen, Stauungen, Verspannungen, Muskelhartspann, innere Anspannung, Sorgen, depressive Verstimmungen, »Lichtmangel«, bedrückende und scheinbar unlösbare Probleme (dunkle, »verknotete« Gedanken)
Äußere Anwendung: Prellungen, Verstauchungen und oberflächliche Blutergüsse (Steinkleekraut)
Empfehlung der Kommission E: innere Anwendung bei Beschwerden bei chronisch venöser Insuffizienz wie Schmerzen und Schweregefühl in den Beinen, nächtlichen Wadenkrämpfen, Juckreiz und Schwellungen. Zur unterstützenden Behandlung der Thrombophlebitis, des postthrombotischen Syndroms, von Hämorrhoiden und Lymphstauungen.

Zu beachten

Aufgrund des hohen Cumaringehaltes muss der Steinklee sorgfältig dosiert werden. In größeren Dosen kann er Übelkeit hervorrufen, betäubend und brecherregend wirken. Auch kleinere Mengen führen mitunter zu Kopfschmerzen.

In der Schwangerschaft sollte man mit der innerlichen Anwendung des Steinklees überaus vorsichtig sein und lieber auf andere Pflanzen ausweichen (vgl. MADEJSKY 2008: 240). Aufgrund der Förderung der Fließeigenschaften des Blutes ist auch bei starker Blutungsneigung Vorsicht geboten sowie bei gleichzeitiger Einnahme blutverdünnender Medikamente (Antikoagulantien).

Ernte und Einkauf

Das Kraut wird zur Blütezeit geerntet und gebündelt zum Trocknen aufgehängt. Im Handel bzw. in der Apotheke erhältlich sind unter anderem das Steinkleekraut (*Meliloti herba*), Fluidextrakte und Tinkturen sowie die wesenhafte Urtinktur aus dem frischen blühenden Kraut (*Melilotus* Ø).

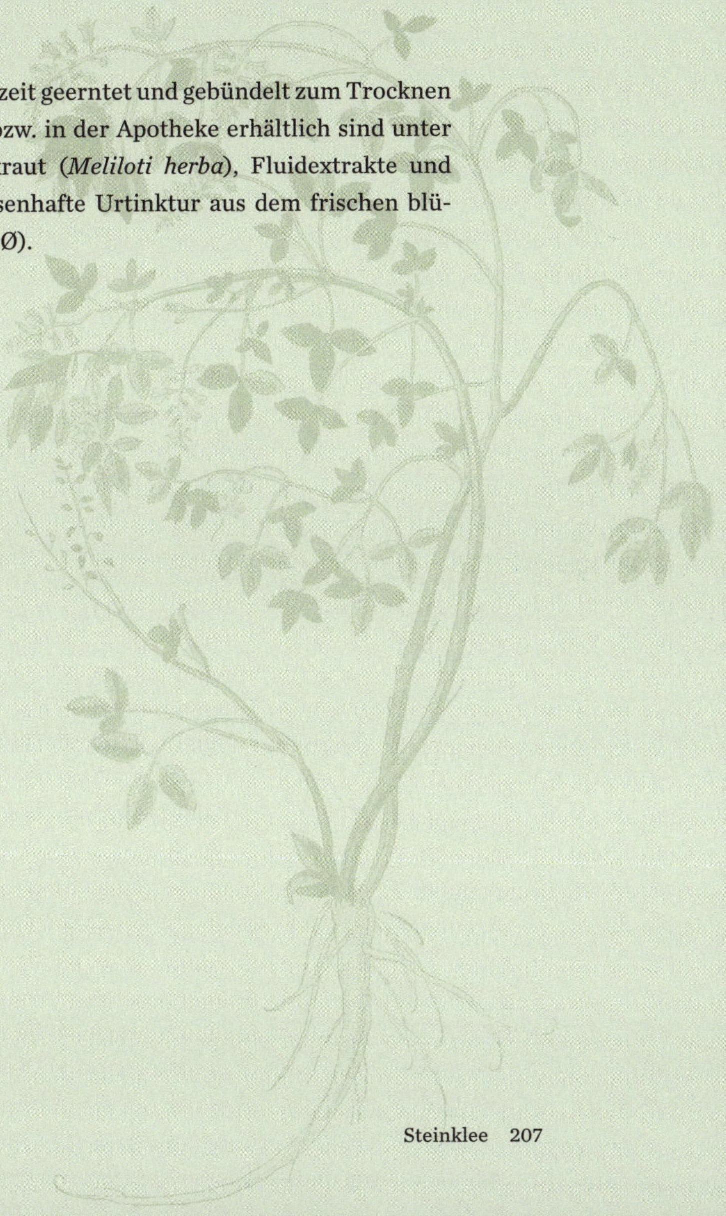

len als ersten Schritt einer umfangreichen Kur mit Kräuterbädern, Bürstenmassagen und Ernährungsempfehlungen. Ein starker Steinkleetee ist auch ein wunderbares Gesichtswasser, das gewebskräftigend und gefäßwandstärkend wirkt und bei roten Äderchen und Gesichtsröte hilft (Fischer-Rizzi 1993: 111). So zeigt sich der venushafte Steinklee auch als Mittel für die Schönheit.

Bei Erkrankungen des Bewegungsapparates kann er seine erlösenden, erleichternden, entzündungshemmenden und schmerzlindernden Eigenschaften zum Tragen bringen. Die Volksheilkunde verwendet zum Beispiel eine Tinktur, die aus den Blüten hergestellt wird, für Einreibungen bei rheumatischen Schmerzen (Willfort 1975: 274, Jaretzky und Geith o. J.: 142) sowie Kräuterkissen mit Steinklee als Auflage bzw. Umschlag oder Steinkleesalben als entzündungshemmende und zerteilende Heilmittel bei geschwollenen, entzündeten Gelenken (Jaretzky und Geith o. J.: 142). Bei Muskelverhärtungen, die mit starker innerer Anspannung und Sorgen einhergehen, wird der Steinklee am besten in einer Kombination aus innerlicher Anwendung einer wesenhaften Urtinktur und äußerlicher Anwendung in Form eines Massageöls verwendet.

Häufiger erwähnt wird in der Heilpflanzenliteratur auch seine Anwendung bei Augen- und Ohrentzündungen. Kompressen mit körperwarmem Steinkleetee sollen bei Augenentzündungen helfen (Fischer-Rizzi 1993: 110, Jaretzky und Geith o. J.: 142). Bei Ohrenleiden, wie Ohrenschmerzen und Mittelohrentzündung, werden Ohrdampfbäder mit nicht zu heißen Dämpfen von Steinkleeabkochungen als schmerzstillendes und heilsames Mittel empfohlen (Willfort 1975: 274). Fischer-Rizzi verwendet hierzu eine Mischung mit Roter Malve, Kamille und Königskerzenblüten und einen Trichter aus Papier oder Pappe, um den Dampf ins Ohr zu leiten (Fischer-Rizzi 1993: 110).

Mitunter wird der Steinklee auch als schleimlösendes Mittel bei Husten empfohlen (vgl. Jaretzky und Geith o. J.: 142, Willfort 1975: 274). Hustenteemischungen kann er in jedem Fall eine angenehme Geschmackskomponente hinzufügen.

AUS MEINEM PFLANZENTAGEBUCH

Interview mit dem Steinklee *Melilotus officinalis* (L.) Pallas, Lüneburger Heide, Garten

Ich habe gerade den Kopf so voller Gedanken, bin dabei, eine komplizierte Reise zu planen. Jetzt nehme ich mir Zeit für den Steinklee. Er ist so leicht, so fein, so hell. Was für eine Wohltat!

Hallo Steinklee, kannst du mir einen Rat geben?
Fliegen! Die Dinge so nehmen, wie sie sind. Akzeptieren. Entscheidungen treffen und sie mit Leichtigkeit ausführen. Immer im Moment sein. Dann geht es. Was willst du, was ist dir wichtiger? Du weißt nicht, was auf dich zukommt? Egal! Setz von dir aus Prioritäten!
Du bist so anmutig, so klein, so leicht. Meine Gedanken fließen besser in deiner Gegenwart. Was kannst du sonst noch?
Zeit vertreiben. Spielen.
Du vertreibst die Zeit? Ist das gut?
Manchmal sollte man sich von ihr befreien!
Ich habe gelernt, man soll die Zeit nicht totschlagen!
Ja, das ist etwas anderes! Zeit muss an ihren Platz! Zeit muss Raum geben. Zeit muss Raum haben. Zeit muss frei sein. Freiräume schaffen. Ihr müsst frei in der Zeit sein, ihr Menschen. Befreit euch von engen Zeit-Räumen! Zeit ohne Raum ist frei. Raum ohne Zeit ist frei.
Ich verstehe nicht, was du mir sagen willst.
Es sind Spiele. Spiele für das Erlernen der Freiheit! Ich bin eine Pflanze der Freiheit. Und du quälst dich gerade mit der Zeit. Zeit ist eigentlich unbedeutend. Zeitqualitäten sind entscheidend. Das Füllen des Momentes. Mit Qualität!

Freiheit in Geborgenheit

So wie der Steinklee im Boden tief verankert ist und oben, im Bereich der Blüten und Blätter, leicht, hell und licht, kann er uns auch diese beiden Qualitäten vermitteln. Er fördert das Gefühl von Geborgenheit und Sicherheit ebenso wie Unbeschwertheit und Leichtigkeit. Das macht ihn zu einem guten Heilmittel für Menschen, die ängstlich und voller Sorgen sind. Der Steinklee zeigt uns einen Weg zum Urvertrauen. Bei depressiven Verstimmungen und »Trübsal«, insbesondere in den lichtarmen Wintermonaten, kann Steinklee in Form von wesenhaften Urtinkturen oder Duftkissen eine gute Therapie sein.

Stauungen und Verhärtungstendenzen löst er sowohl auf körperlicher wie auch auf geistig-seelischer Ebene. Wenn eine Therapie ins Stocken gerät, wenn kein Vorankommen in der Problemlösung möglich ist, weil Blockaden im Weg stehen, kann Steinklee manchmal Wunder wirken. Er sprengt das Verhärtete auf und schafft wieder Freiraum für Lebensfreude. In einigen Fällen ist er auch genau das richtige Mittel zur Beruhigung und Schlafförderung.

Wenn schwere dunkle Gedanken um Probleme sich zu scheinbar unlösbaren Knoten verdichten, wenn Sorgen wie schwere Lasten auf die Schultern drücken,

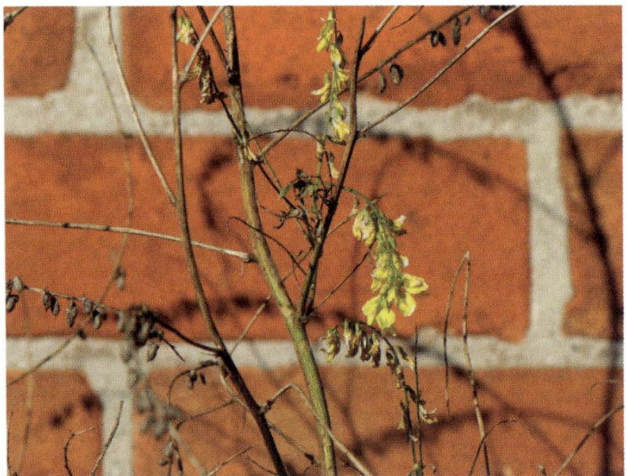

Eine späte Blüte im Oktober verleiht dem Wesen des Steinklees Gestalt: »Befreit euch von engen Zeit-Räumen!«

wenn sich reichlich »Gedankenmüll« angesammelt hat, dann kann der Steinklee mit seinen lösenden und erlösenden Kräften auf den Plan treten. Er vertreibt das schlechte seelische Wetter mit den erdrückend schweren dunklen Wolken, erhellt und erleichtert das Gemüt. Lasten fallen von uns ab, der Geist wird klar und frisch! Die Stimmung verwandelt sich in Heiterkeit. Indem er uns hilft, frei und im Fluss zu sein, fördert er auch unsere Fähigkeit, sich darauf einzulassen, scheinbare Grenzen zu überwinden. Zum Beispiel kann er helfen, Dinge zu sehen, die für uns zuvor nicht ersichtlich waren und jenseits verbaler Sprache – auch mit anderen Wesen – zu kommunizieren. Mit dem Steinklee fällt es den meisten Menschen besonders leicht in Kontakt zu kommen. Der Steinklee besitzt damit auch eine große Sprengkraft für eingefahrene Denkmuster und Verhaltensweisen.

Zubereitung, Rezepte, Rituale

Steinkleetee
1 gestrichenen TL des getrockneten Krautes übergießt man mit 1 Tasse kochendem Wasser und lässt es 7 Minuten ziehen. Man trinkt für gewöhnlich 2 bis 3 Tassen pro Tag.

Umschläge
Man tränkt ein sauberes Küchenhandtuch oder ein Stück Mull mit einem etwas stärkeren Steinkleetee. Je nach Bedarf wird der Umschlag 1- bis 3-mal täglich durchgeführt. Es können auch etwa 3 EL frisches Steinkleekraut mit 150 ml kochendem Wasser angerührt werden. Die abgekühlte feuchte Pflanzenmasse wird dann aufgelegt, zum Beispiel bei stumpfen Verletzungen.

Steinklee-Massageöl

In eine saubere Flasche gibt man 50 ml Haselnuss- oder Mandelöl und 10 Tropfen wesenhafte Urtinktur *Melilotus Ø*. Vor jeder Anwendung muss dieser Ansatz gut verschüttelt werden. Dieses Massageöl ist sehr gut für entspannungsfördernde, schmerzlindernde Massagen bei starken muskulären Verspannungen und innerlicher Anspannung geeignet.

Kräuterkissen

Ein kleines Baumwoll- oder Leinenkissen mit getrocknetem Steinkleekraut füllen und verschließen. Aufs Kopfkissen gelegt, verströmt es einen angenehmen, beruhigenden Duft, der das Einschlafen erleichtern kann.

Wildpflanzenküche

Ganz junge Steinkleetriebe können als Salat gegessen werden. Getrocknete Blätter und Blüten kann man als interessantes Gewürz zu Fisch und Fleisch, in Quark, Joghurt- und Frischkäsezubereitungen verwenden. Sehr gut eignet sich der Steinklee auch zur Verfeinerung von Süßspeisen mit Vanille. Hierfür kocht man zum Beispiel etwas getrockneten Honigklee mit in der Milch für einen Vanillepudding.

Kranzzauber für Leichtigkeit und Heiterkeit

Der blühende Steinklee lässt sich gut zu Kränzen binden, die hübsch aussehen und gut duften. Nach altem Brauch hängen frisch Vermählte einen Steinkleekranz über die Eingangstür. Er soll das Glück ins Haus bringen und auch alle Gäste segnen, die ein- und austreten.

Der Apfel – Im Venusgarten

Malus sylvestris (L.) Mill. (Holzapfel),
Malus domestica Borkh. (Gartenapfel), Rosaceae

Der Apfel war und ist das beliebteste Obst in unserer Klimazone und unserer Kultur. In manchen ländlichen Gegenden finden sich noch an jedem Gehöft Streuobstwiesen, und Apfelbäume säumen die Landstraßen. Aber auch in der Stadt ist der Apfel allgegenwärtig: in jedem Supermarkt, an jedem Obststand kann man ihn kaufen. Knackige, makellose, runde Äpfel begegnen uns auch oft in Zeitschriften und Fernsehspots, in der Werbung für Drogerieartikel wie Zahnpasta und Parfum. Der Apfel wird in zahlreichen Gerichten in der Küche verwendet, zum Fleisch, zum Gemüse, als Kompott oder Gebäck, er ist praktische Zwischenmahlzeit und Reise-

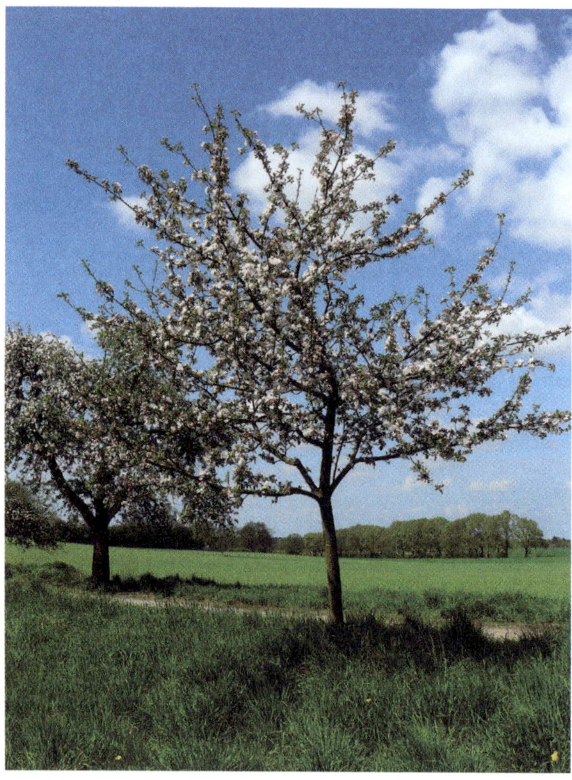

Blühende Apfelbäume schmücken den Wegesrand.

proviant. Unsere Großmütter und die alten Naturheilkundler schätzten den Apfel auch sehr als »Hausmittel« und Heilmittel, und tatsächlich hat uns der Apfel viel Heilsames zu bieten.

Apfel-Geschichte

Unsere heutigen Kulturäpfel (*Malus domestica*) stammen vom asiatischen Wildapfel (*Malus sieversii*) ab. Vermutlich gelangte er entlang der Seidenstraße von Kasachstan nach Europa und kreuzte sich auf diesem Weg mit dem auch bei uns einheimischen Europäischen Wildapfel (*Malus sylvestris*), auch Holzapfel genannt. Die Früchte des Holzapfels sind klein, das Fruchtfleisch ist hart und schmeckt sehr sauer und zusammenziehend. Der Baum selbst ähnelt unseren heutigen Kulturapfelbäumen mit einem bedeutenden Unterschied: Die Zweige tragen zahlreiche Dornen, die aus umgewandelten Kurztrieben gebildet werden. Der wilde Holzapfel ist in unserer Landschaft, in unseren Hecken und lichten Wäldern leider sehr selten geworden, ja beinahe ausgestorben. Manche Förster pflanzen ihn noch als Wildäsung, und in den Gärtnereien wird er noch immer als Grundlage für die veredelten Apfelsorten verwendet, aber die Wildnis für den wilden Apfelbaum gibt es nicht mehr.

Schon unsere Vorfahren in der jüngeren Steinzeit haben die Holzäpfel genutzt. Bei Ausgrabungen neolithischer und bronzezeitlicher Pfahlbauten in Skandinavien, Deutschland, der Schweiz und Oberitalien fand man Äpfel, die in zwei oder drei Teile gespalten waren und die man vermutlich für den Winterbedarf getrocknet hatte (Sieg 1939: 40). Neben Schlehen, Bucheckern, Eicheln und Haselnüssen gehörte der Holzapfel zu den Baumfrüchten, die unseren Vorfahren zur Verfügung standen (Aigremont 1907–1910/I: 60). Äpfel und Haselnüsse gehörten aufgrund ihrer guten Lagerfähigkeit und des recht angenehmen Geschmacks sicher zu den besonders beliebten und dankbar von der Natur empfangenen Gaben. Sie sicherten in der kalten, dunklen und entbehrungsreichen Winterzeit das Überleben. Vermutlich spielen sie aus diesem Grund bis heute im Weihnachtsbrauchtum eine wichtige Rolle. Äpfel und Nüsse in der Weihnachtszeit zu verschenken, ist eine sehr alte Tradition, die Fruchtbarkeit und Lebenskraft zu achten und die Geschenke der Natur zu teilen.

Schon die Griechen und Römer sollen verschiedene Apfelsorten gezüchtet haben, die sie dann in Europa verbreiteten. Im *Capitulare* Karls des Großen wird bereits eine große Anzahl von Apfelsorten genannt (Aigremont 1907–1910/I: 60). Während es früher mehrere hundert, wohl sogar über tausend Apfelsorten gegeben hat, sind heute im Gartenfachhandel nur etwa vierzig Sorten zum Anbau erhältlich. In den Obstregalen der Supermärkte schrumpft die Auswahl auf fünf

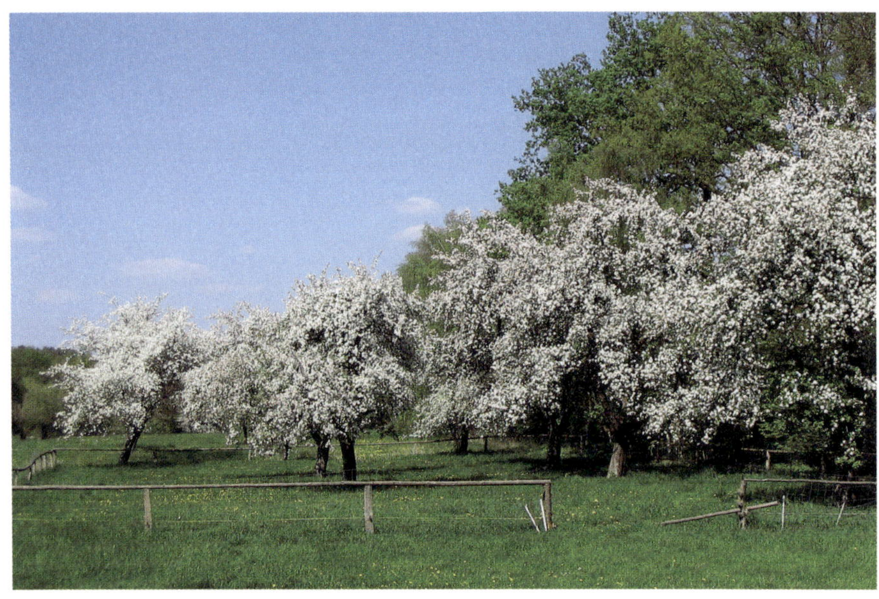

Streuobstwiese mit blühenden Apfelbäumen.

bis sechs »globale« Apfelsorten, die weltweit angebaut und gehandelt werden. Viele alte regionale Sorten gehen uns heute aus Desinteresse, Unkenntnis und mangelnder Pflege unwiederbringlich verloren. Damit verschwinden auch wertvolle Eigenschaften aus dem verfügbaren Genpool, wie zum Beispiel die Widerstandsfähigkeit gegen Schädlinge und die Anpassung an das jeweilige Klima einer Region. Pomologen-Vereine auf deutscher und europäischer Ebene setzen sich dankenswerterweise für den Erhalt der Sortenvielfalt ein und pflegen ihre Kenntnis über die Bestimmung der alten Sorten von Äpfeln, Birnen und Kirschen.[23]

Freude und Lust

Der schöne runde Apfel wurde offenbar seit jeher mit den weiblichen Rundungen gleichgesetzt. Er ist Begleiter vieler weiblicher Gottheiten. Bei den Griechen war er der Aphrodite geweiht, bei den Etruskern und Römern der Venus, bei den Germanen der Freya und Iduna. Zu Magdeburg soll Karl der Große ein Bildnis der Freya zerstört haben, das sie mit drei Äpfeln in der linken Hand zeigt, hinter ihr waren drei weitere Frauen zu sehen, jede mit einem Apfel in der Hand (Aigremont 1907–1910/I: 62).

23 Pomologie ist die Lehre von den Obstarten und Obstsorten, Pomona ist die römische Göttin der reifenden Früchte (vgl. zum Beispiel http://www.pomologen-verein.de, abgerufen am 20.02.2023).

Die Frucht der Liebesgöttinnen wurde zu unschuldigen Liebesorakeln und erotischem Liebeszauber genutzt. Die Darreichung eines Apfels galt allgemein als Liebeserklärung mit der Bitte um Gegenliebe. Mit einem präparierten Apfel konnte eine Frau den Mann, den sie zum Geliebten ersehnte, verzaubern. Sie behaftete den Apfel mit ihren Körperflüssigkeiten und ihrem Geruch, indem sie ihn eine Zeitlang unter der Achsel trug oder des Nachts zwischen ihre Scham legte. Eine recht unfaire Art des Liebeszaubers war es, die Apfelkerne zu vermahlen und mit Menstruationsblut vermischt dem Mann in die Speise zu mengen (Aigremont 1907–1910/I: 66). So weit verbreitet muss die mit dem Apfel verbundene Art der Liebesanbahnung gewesen sein, dass man über ein Mädchen, das noch nichts von der geschlechtlichen Liebe wusste, sagte: »Sie hat des Apfels Kunde nit« (Aigremont 1907–1910/I: 68). Ein junges, unschuldiges Mädchen musste sich wohl vorerst mit dem Apfelorakel begnügen: Wenn sie von einer Witwe einen Apfel erbitten konnte, diesen in zwei Hälften schnitt, die eine Hälfte aß und die andere unter das Kopfkissen legte, konnte sie im Traum ihren zukünftigen Mann erblicken. Wenn sie einen Apfel in einem Stück schälte und die lange Schale hinter sich warf, konnte sie aus dem entstandenen Zeichen sogar den Namen des Zukünftigen erraten (Aigremont 1907–1910/I: 67).

Fruchtbarkeit und Unsterblichkeit

Die Äpfel der Göttinnen galten als Fruchtbarkeitsspender. Darunter verstand man nicht nur den Kindersegen, sondern die Lebenskraft der Natur schlechthin.

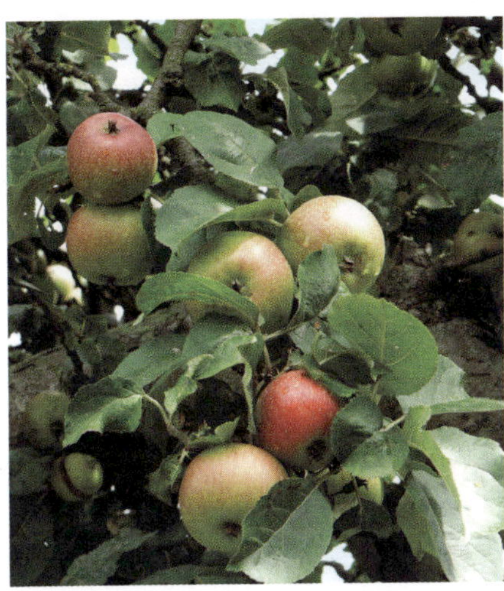

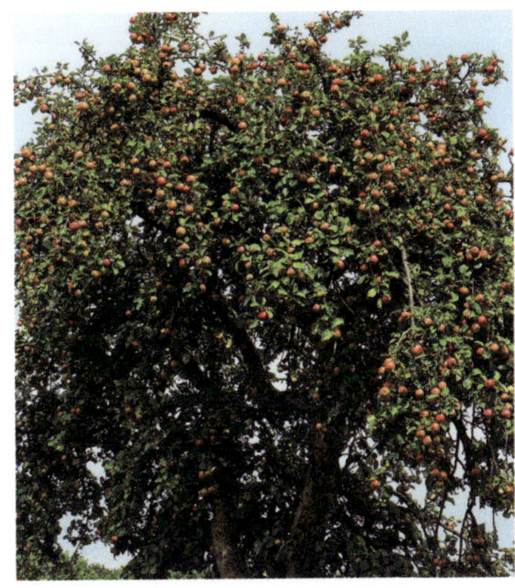

Der schöne runde Apfel erinnert an schöne weibliche Rundungen – stets war er der Begleiter weiblicher Liebesgöttinnen und galt als Fruchtbarkeitsspender.

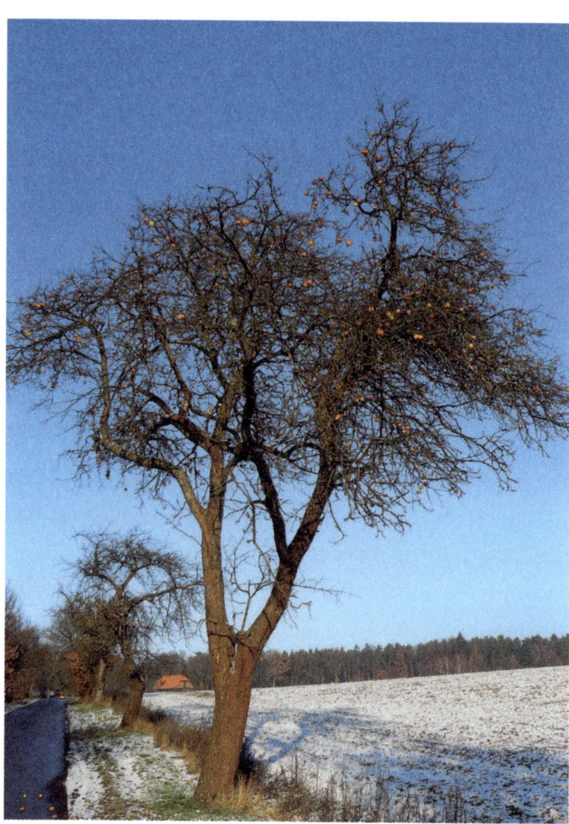

Letzte Äpfel überdauern den Winter, die »goldenen Äpfel der Unsterblichkeit«.

Fruchtbarkeit hieß Wachsen und Gedeihen, war das Lebenselixier! Man war sich der direkten Abhängigkeit von der Fruchtbarkeit der Haustiere, der Pflanzen, der Erde und der Menschen bewusst, ohne die kein Überleben möglich gewesen wäre. Alles, was Fruchtbarkeit brachte, wurde verehrt. Um sie zu fördern, »fitzelte« man die Frauen und das weibliche Vieh (vgl. Birke oder Hasel) – und sogar auch den Apfelbaum (Aigremont 1907–1910/I: 60).

Früher warf man in der Altmark Äpfel und Nüsse während des Hochzeitszuges aus, der die Braut zur Feldmark des Bräutigams führte (Aigremont 1907–1910/I: 41). Anderenorts trug die Braut am Hochzeitstag die Äpfel am Busen, um die Fruchtbarkeitsgöttin zu beschwören und um Segen zu bitten (Aigremont 1907–1910/I: 60). Eine Schwangere, die sich ein Kind von besonderer Schönheit und Anmut wünscht, soll nach alten Vorschriften recht viele Äpfel verzehren. Wenn zudem noch das erste Badewasser des Kindes unter einem Apfelbaum ausgeschüttet wird, so kann die Mutter gewiss sein, dass das Kind auch hübsche rote »Apfelbäckchen« bekommt (Bächtold-Stäubli 1927–1942/I: 520).

In germanischen und keltischen Sagen gibt es die »Äpfel der Unsterblichkeit«. Wenn der Apfel die Fruchtbarkeit, die Lebenskraft und so den Erhalt der Sippe fördert, macht er die Sippe als Ganzes damit tatsächlich unsterblich. Unsere Vorfahren, die sich noch eng mit ihren Ahnen und ihren Nachkommen verbunden fühlten, mögen dies so empfunden haben. Doch die Äpfel sind offenbar auch in der Anderswelt zuhause und für die Götter ein unverzichtbares »Lebenselixier«. Die germanische Göttin Iduna hütet die Äpfel der Unsterblichkeit[24] für die germanischen Götter. Wenn die Götter zu altern beginnen, müssen sie davon essen, damit sie wieder jung werden (Golther 1895: 357). Eine sehr ähnliche Geschichte finden wir unter den griechischen Mythen. Hier sind es die Hesperiden, die gemeinsam mit einer Schlange einen Baum mit goldenen Äpfeln hüten. Der Garten der Hesperiden befindet sich ganz im Westen, am äußersten Rande der Welt, so heißt es. »Die Äpfel der Hesperiden bildeten das Eigentum der Götter, ein heiligeres noch als die Tempelschätze« (Kerényi 2001: 143). Die Anderswelt der Kelten, ebenfalls im äußersten Westen gelegen, heißt Avalon – Land der Äpfel. Sie wurde auch als »Paradies auf Erden« beschrieben. Auch in der keltischen Mythologie gibt es zahlreiche Erzählungen, dass Äpfel Unsterblichkeit verleihen und jede Krankheit heilen können (Storl 2000a: 266).

Im christlichen Paradies sind die Früchte am Baum der Erkenntnis für die Menschen verboten. Aber die Schlange verführt Eva, sie zu kosten, und Eva wiederum verführt Adam zum Ungehorsam. Seither sind die Menschen aus dem Paradies verbannt und Ursünde und Schuld verurteilen sie zu einem freudlosen Dasein und einer schmerzhaften Geburt. In der Bibel ist nur von einer Frucht die Rede, der Apfel als solcher wird nicht genannt. Diese Zuordnung muss wohl später hergestellt worden sein – sicher weil der Apfel als Symbol der Fleischeslust der christlichen Auffassung von Sünde sehr nahestand. In vielen Sprichwörtern wird deutlich, dass man dem Apfel und den schönen Frauen seitdem großes Misstrauen entgegenbringt. Die Frau als Verführerin wird ebenso wie der Apfel als hinterhältig und gefährlich umschrieben: »Der Apfel siehet rot, doch sitzt ein Wurm darin, die Jungfrau siehet schön, hat aber bösen Sinn« (Aigremont 1907–1910/I: 68) heißt es beispielsweise. Ebenso brachte man den Apfel mit dem Teufel in Verbindung und trug bei Prozessionen Totenköpfe mit einem Apfel im Mund und mit einer Schlange umwunden zur Schau, um die Schrecklichkeit des Sündenfalls immer vor Augen zu haben.

Vielfach wird vermutet, dass es sich bei der Frucht am Baum der Erkenntnis um eine psychoaktive Substanz gehandelt hat, ein »Entheogen«, das heißt eine Substanz, die es dem Menschen ermöglicht, das Göttliche in sich selbst zu erken-

---

24 Der Name Idun bedeutet »Erneuerung, Verjüngung« (Golther 1895: 359). Man muss hier wie bei allen anderen Überlieferungen über die Bedeutung des Apfels in Mythologie und Geschichte bedenken, dass viele Früchte als »Äpfel« bezeichnet werden: so zum Beispiel der Granatapfel, die Apfelsine (überhaupt werden Zitrusfrüchte gern als »goldene Äpfel« bezeichnet), die Quitte (Kydonischer Apfel), die Alraunenfrüchte (Liebesäpfel), die Tomate (Liebesapfel), die Kartoffel (Erdapfel) (vgl. Rätsch und Müller-Ebeling 2003: 84f.).

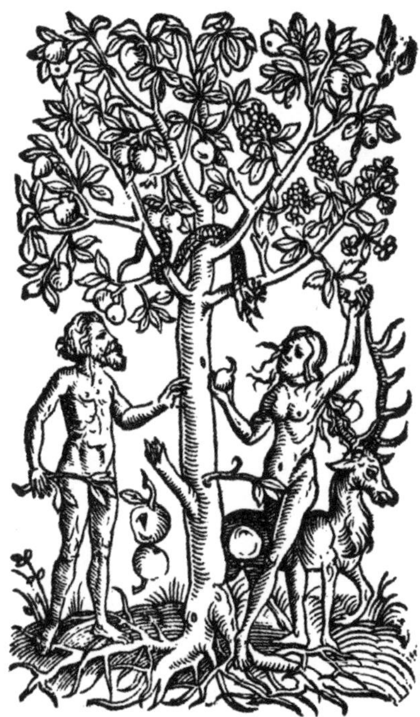

Verbotene Frucht am Baum der Erkenntnis. (Holzschnitt aus ADAMUS LONICERUS 1679)

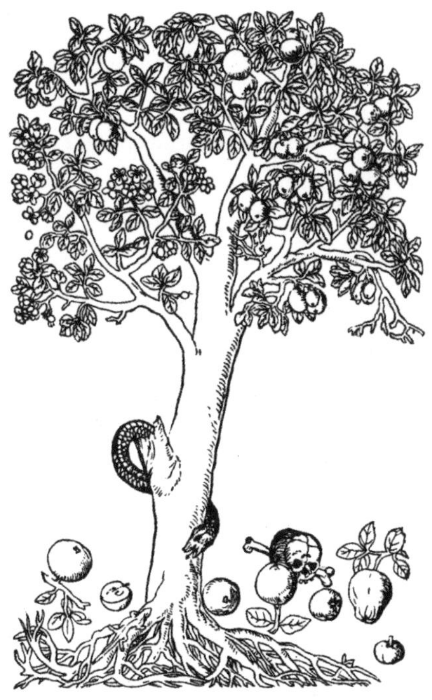

Gefahr droht durch den Apfel. (Holzschnitt aus HIERONYMUS BOCK 1577)

nen. Demnach wäre die biblische Geschichte von der Vertreibung aus dem Paradies die Umschreibung der Verdammung eines damals existierenden Kultes, der die Einnahme entheogener Substanzen beinhaltete (vgl. HEINRICH 1998).

Reinheit und Schönheit

> »Wir möchten dich gern in unser Reich der Wahrheit und Freiheit mitnehmen, von dessen Schönheit du einen Blick erhaschen kannst, wenn du unsere feingetönten Blüten betrachtest.«
>
> (Die Devas der Apfelblüten, zitiert in DOROTHY MACLEAN 2006: 51)

Es gibt für mich nichts Schöneres als einen Apfelbaum in voller Blüte – an einem lauen sonnigen Frühlingstag! Dieses zauberhafte Blütenmeer, diese Zartheit und Frische, dieser Hauch von Rosenduft ... Hier ist Venus voll in ihrem Element. Die Bienen summen, die Vögel zwitschern. Beim Anblick der weiß-rosa Blüten vor dem blauen Himmel breitet man unwillkürlich die Arme aus und fühlt sich liebkost vom Frühling und der Liebe der Natur. In der Reinheit und Schönheit des Blütenrausches möchte man baden – man spürt, dass er heilsam ist. Es ist die Sehnsucht

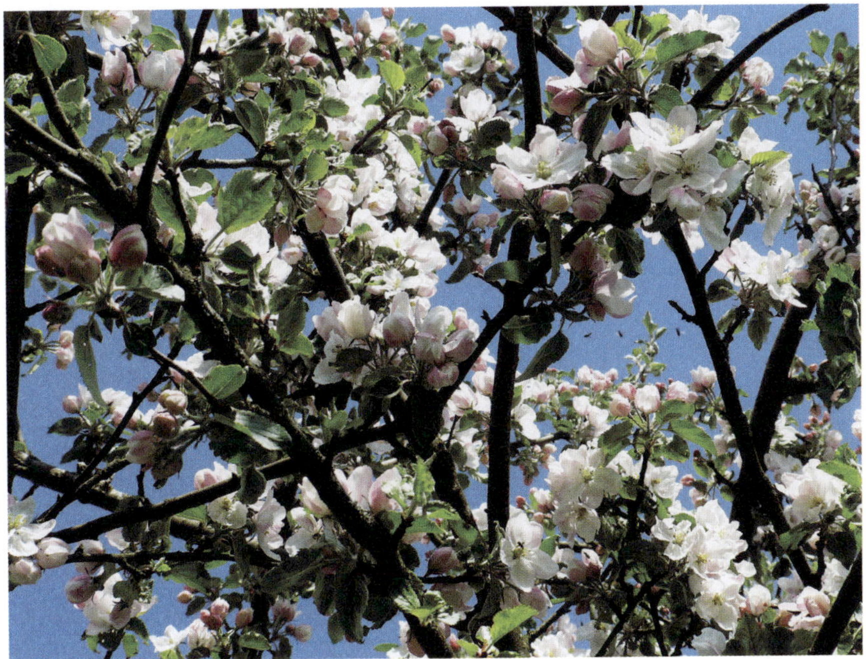

Im Rausch der Apfelblüten wähnt man sich im Venusgarten.

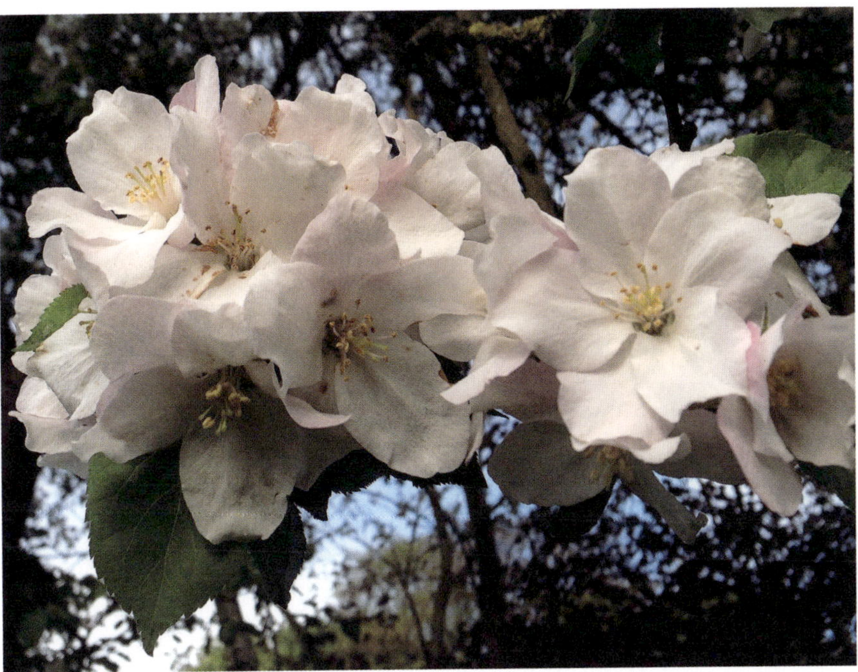

Unterm Apfelbaum – ein Ort, wo die Schönheit die Seele streichelt und gesunden lässt. Die zarten fünfzähligen, weiß-rosa Blüten haben eine deutliche Venussignatur.

Der Apfel – Wesentliches auf einen Blick

Signaturen
Venus, auch Mond, wenig Saturn

Wichtige Inhaltsstoffe
Früchte: Pektin, Flavonoide, Gerbstoffe, Fruchtsäuren, Vitamine

Pharmakologische Heilwirkungen
Früchte: reizlindernd, entzündungshemmend, schleimhautschützend, stopfend, appetitanregend, verdauungsfördernd, harntreibend, reinigend, entschlackend, stoffwechselanregend, fiebersenkend, allgemein stärkend und aufbauend, nervenstärkend, beruhigend

Rituale und Brauchtum
Liebeszauber, Fruchtbarkeitszauber, Aphrodisiakum, Weiblichkeit, Schönheit, Reinheit, Heilung, Unsterblichkeit

***Wesen*tliche Heilkräfte**
Reinigung, Hinwendung zur Schönheit, Entspannung, Erinnerung ans Paradies, Regeneration

Anwendungsgebiete
Durchfall, Magen-Darm-Entzündungen, Verstopfung, Entgiftung, Stoffwechselanregung bei Müdigkeit, Fettleibigkeit, Rheuma, Gicht, Hauterkrankungen, Nervosität, Schlafstörungen, depressive Verstimmungen, zur Nervenstärkung, Fieber, Hals- und Rachenentzündungen, zur Reinigung, Harmonisierung und Kräftigung auf seelischer Ebene, zur Erfrischung und Unterstützung der Regenerationskraft
Empfehlung der Kommission E: Es wurde keine Monografie über den Apfel erstellt.

Zu beachten

Bei einer Allergie gegen Äpfel sollten diese gemieden werden. Die Apfelallergene sind jedoch in der Regel hitzelabil und können durch eine dreiminütige Kochzeit entschärft werden; außerdem gibt es bestimmte Apfelsorten, die von einigen Allergikern besser vertragen werden, dazu gehören Boskop, Gravensteiner, Altländer und Gloster.[25]

Ernte und Einkauf

Die Früchte erntet man je nach Sorte zwischen Juli und Oktober. Apfelschalen oder auch Apfelscheiben werden in der Sonne oder bei 50 Grad im Backofen getrocknet und gut verschlossen in einem Glas aufbewahrt. Im Handel bzw. in der Apotheke sind Apfelschalen (*Piri mali cortex*) und Apfelfrüchte (*Piri mali fructus*) als Teedrogen, Fertigpräparate mit Apfelpektin sowie die Bachblütenessenz Crab Apple erhältlich.

25 Vgl. http://www.pollenstiftung.de (abgerufen am 20.02.2023).

nach dem Venusgarten, die uns da ergreift, nach einem Ort, an dem wir uns uneingeschränkt wohlfühlen und erholen können, an dem wir die Seele baumeln lassen können, wo wir uns geschützt und geborgen fühlen.

Die Zartheit der Blüten, ihre fünf Blütenblätter, ihre rosa Färbung, die runden Früchte, ihr säuerlich-erfrischender Wohlgeschmack, die Schönheit des Apfels und des Apfelbaums – all diese Eigenschaften sind Zeichen des Venuseinflusses. Der hohe Schleimstoffgehalt (Pektine) der Früchte ist hingegen eine Mondsignatur. Auch der weiße Anteil an der Blütenfarbe kann so gedeutet werden. Stamm und Äste hingegen sind sehr knorrig, wirken stets alt und verwachsen – ein saturnischer Charakterzug. Jedes Jahr aufs Neue, im Frühling, Sommer und Herbst überwindet der Apfelbaum überzeugend diesen Aspekt. Mond und Venus, Fruchtbarkeit und Reinheit, Schönheit, Liebe und Freude entwickeln sich kraftvoll.

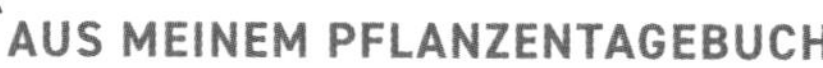

AUS MEINEM PFLANZENTAGEBUCH

Interview mit dem Apfelbaum, *Malus domestica* Borkh., im Garten

Unser neuer Apfelbaum, erst im Frühling haben wir dich gepflanzt. Jetzt trägst du schon so schwer an deinen Früchten. Für mich bist du der Inbegriff von weiblicher Schönheit! Zart und lieblich – prall und saftig. Erfrischend, wohlgeformt, wohlschmeckend, wohlduftend!

> Ich bin momentan so verunsichert. Es ist so vieles in einem entscheidenden Wandel. Vielleicht sollte ich einfach in deinen Venusgarten kommen und mich erholen. Mich ausruhen. Einfach sein. Aber noch sind meine Arbeiten alle halbfertig. Das macht mich unzufrieden und unruhig.
> *Das ist schlecht.*
> Was soll ich denn tun?
> *Alles in Freude. Immer im Hier und Jetzt sein. Nur selten in der Zukunft. Sei immer im Vertrauen, dass sich alles richtig entwickelt. Du musst aktiv sein, aber nicht überaktiv. Stell dir vor, du wärest immer zufrieden mit dem was du tust und schaffst und erreicht hast – was für ein paradiesischer Venusgarten-Zustand! Und es liegt nur an dir, ihn zu erreichen. Du musst mal loslassen.*

Jetzt habe ich mich ins Gras gelegt.

> *Auch faul sein gehört zum Leben.*
> Aber faul klingt nach Fäulnis.
> *Das ist euch anerzogen worden. Aber faul sein bedeutet Hingabe – geschehen lassen.*

Ich bin jetzt noch verwirrter als vorher.
Du musst einfach begreifen, dass du schön bist, dass du an sich schön bist. Vertrauen heißt auch Selbstvertrauen! Und darin aktiv sein. Dann bist du gut und zufrieden. Das heißt aktiv zu sein im Vertrauen. In Anbindung an die Sonne, an das Göttliche. In Liebe. Jederzeit. Überprüfe alles was du tust daraufhin, ob es in Liebe geschieht. Übe dich darin. Das ist deine einzige Aufgabe als Mensch. Liebe in Bewusstheit. Wenn ihr Entscheidungen ohne Liebe trefft, aus Berechnung oder Kalkül zum Beispiel, entfernt ihr euch dadurch vom Göttlichen, von der Göttlichen Einheit. Ihr fallt heraus.
Danke, Namasté!

Die Heilkräfte des Apfels

Der Apfel ist ein uraltes Hausmittel. Am häufigsten wird er bei Durchfall und bei Verstopfung eingesetzt. Wichtig für die Wirkung ist hier die Form der Zubereitung. Um vorrangig die Pektine freizusetzen und ihre entgiftende und eher stopfende Wirkung in den Vordergrund zu stellen, wird der Apfel fein gerieben, am besten auf einer Glasreibe. Das Pektin gehört zu den sogenannten Schleimstoffen (Mucilaginosa). Diese Kohlenhydratverbindungen können Wasser und viele andere

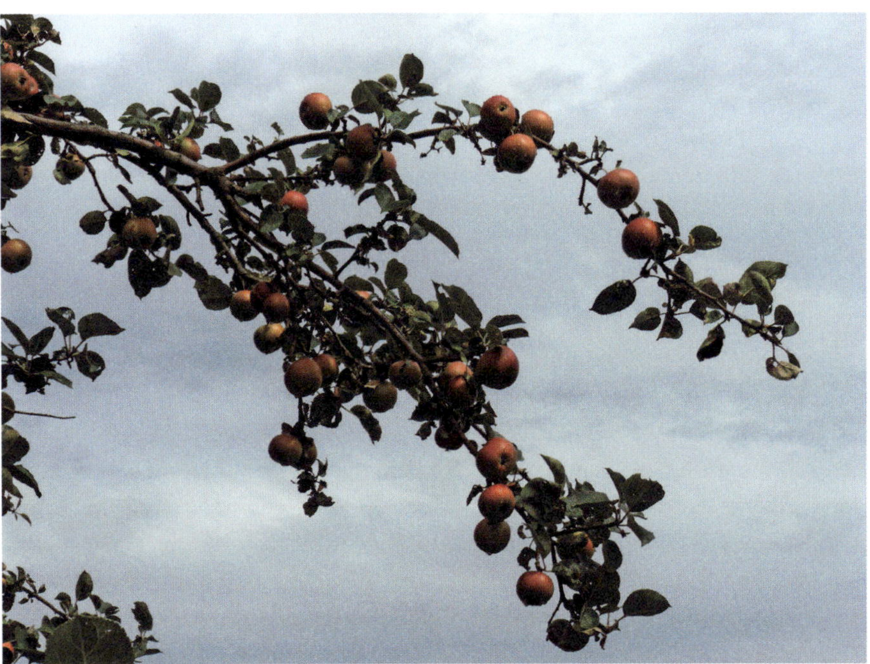

Apfelkuren sind eine beliebte Umstimmungstherapie in der Naturheilkunde.

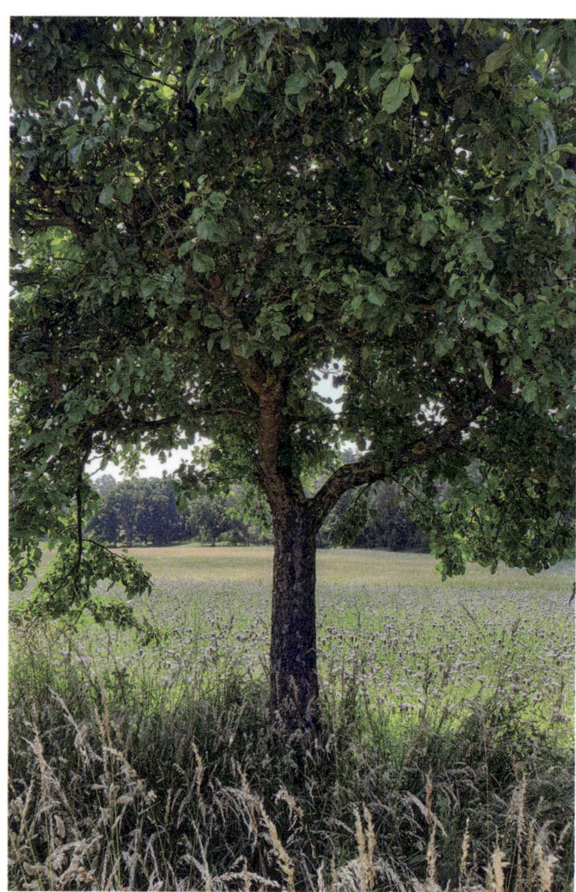

Der Apfelbaum – symbol- und heilkräftig.

Stoffe, so auch Giftstoffe und sogar Schwermetalle, binden. Sie wirken sich auch reizlindernd und entzündungshemmend aus. So helfen geriebene Äpfel auch bei Reizungen der Magenschleimhaut. Die Fruchtsäuren wirken verdauungsfördernd. Um diese Wirkung des Apfels zu nutzen, werden die ganzen Früchte langsam gegessen und gut gekaut. Bei chronischer Verstopfung empfiehlt sich eine Apfelmahlzeit von ein bis zwei Äpfeln am Morgen auf nüchternen Magen.

Der Apfel gehört zu den reinigenden und entgiftenden Pflanzenheilmitteln. Bei diversen Stoffwechselerkrankungen und allgemein bei chronischen Beschwerden empfehlen Kräuterkundler eine Umstimmungstherapie mit einer Apfelkur, die die Wende vom Krankheitszustand zur Gesundheit einleiten soll. Ein bis drei Tage nimmt der Patient nur Äpfel in verschiedenen Zubereitungsformen zu sich. Willfort empfiehlt reichlichen Apfelgenuss bei gichtischen und rheumatischen Erkrankungen, bei Arterienverkalkung und frühzeitig beginnenden Alterserscheinungen (Willfort 1975: 46). Heute wenig bekannt ist die nervenstärkende Wirksamkeit des Apfels. Dabei ist das »Rezept für geistig abgespannte Menschen«

(siehe unten) einfach zuzubereiten, sehr schmackhaft und wohltuend bei Stress und nervlicher Erschöpfung. Bei Fieber wirkt ein Tee aus Apfelschalen, Apfelstückchen oder gedörrten Apfelscheiben kühlend, beruhigend und stärkend. Bei Halsschmerzen und Heiserkeit sind geschmorte Äpfel eine wohltuende, reizlindernde Speise.

In der Bachblütentherapie verwendet man die aus einer englischen Holzapfelsorte hergestellte Essenz »Crab Apple« bei allen Themen, die mit Reinheit und Vollkommenheit in Verbindung stehen. Nach Situationen, durch die man sich beschmutzt fühlt, kann die Essenz zu energetischer Reinigung verhelfen und ein Gefühl der Unversehrtheit wiederherstellen. Für Menschen mit zwanghaften Reinlichkeits- und Perfektionsvorstellungen kann eine Therapie mit der Apfelblütenessenz helfen, die Unvollkommenheit anzunehmen. Auch bei einer Fastenkur oder bei der Therapie von Hauterkrankungen kann sie unterstützend eingesetzt werden.

Man kennt den Apfel heute auch als Schönheits- und Schlankheitsmittel. In der Naturkosmetik wird er gern verwendet. Das Fruchtfleisch soll die Haut reinigen, straffen, besser durchbluten und Verhärtungen und Verhornungen entgegenwirken. STRASSMANN (1999: 55) empfiehlt, Warzen und Hühneraugen mit einem aufgeschnittenen Apfel zu bestreichen. Tabletten mit Apfelpektin werden als sättigendes, eine Diät unterstützendes Nahrungsergänzungsmittel gehandelt und Apfelessigkapseln als Wundermittel zum Abnehmen gepriesen. Die schönen Wesenskräfte der Pflanze werden dabei außer acht gelassen. Wer sich mit der zauberhaften Venussignatur verbindet und die entgiftende und reinigende Wirkung auf körperlicher und seelischer Ebene verinnerlicht, hat sicherlich mehr davon. »Wahre Schönheit kommt von innen«, heißt doch das gute alte Sprichwort, und damit ist nicht nur das Körperinnere gemeint.

Zubereitung, Rezepte, Rituale

Apfelschalentee
2 Teelöffel der zerkleinerten Apfelschalen (getrocknet oder frisch) werden mit 1 Tasse kochendem Wasser übergossen, der gut gezogene Tee kann eventuell mit Honig gesüßt werden.

Rezept für geistig abgespannte Menschen (nach WILLFORT 1975: 46)
Man schneidet einen Apfel ungeschält in kleine Stücke, überbrüht sie mit 0,5 l sehr heißem Wasser, lässt sie 1 h ziehen und rührt 1 bis 2 TL Honig ein. Die Apfelstücke isst man und trinkt den Tee dann schluckweise.

Darm-Entgiftungstag (nach WILLFORT 1975: 46)
»Zum Frühstück trinke man ein Glas reinen, alkoholfreien Apfelsaft mit dem Saft einer halben Zitrone gemischt. Der Saft wird lauwarm und schluckweise getrunken. Am Vormittag esse man 1 bis 2 Äpfel, roh mit der Schale. Zu Mittag trinke man einen Apfelschalentee und füge dem lauwarmen Tee 2 Teelöffel voll echten Honig bei. 1 bis 2 Stunden darauf esse man wieder 3 bis 4 Äpfel mit der Schale. Nachmittags trinke man um etwa 15 und 17 Uhr je ein Glas frischen Apfelsaft, und als Nachtmahl genieße man 1 Teller warmes Apfelmus mit 2 bis 3 Teelöffel Honig vermengt.« Dies mag als Anregung verstanden werden, wie man einen darmentgiftenden Apfelkur-Tag gestalten kann.

Apfelmaske zur Schönheitspflege, für Haut und Seele
1 bis 2 Äpfel werden grob gerieben und mit etwas Rosenblütenwasser vermengt. Der wohlduftende Brei wird gleichmäßig auf die Haut aufgetragen und kann 15 bis 20 Minuten einwirken. 1- bis 2-mal pro Woche anwenden.

Heilzauber mit dem Apfel (nach MAGISTER BOTANICUS 1992: 31)
Bei den modernen Kräutermagiern gilt der Apfel als Vermittler von Liebe und Heilung. Ein Zauberstab aus Apfelholz soll sich demnach besonders gut zum Weben von Heilzauber eignen. Der Zauber sollte dann am besten auch in einem Apfel konzentriert werden, den der Patient zu essen bekommt.

Orakel mit Apfelkernen (aus Mecklenburg)
Man spießt einen Apfelkern auf eine Gabel und hält ihn ins Kerzenlicht. Verbrennt der Kern mit einem lauten Knall, wird der Wunsch oder der Gedanke, den man gerade in sich trägt, wahr (BÄCHTOLD-STÄUBLI 1927–1943/I: 514).

Die Venusgarten-Kur
Wann immer es geht, sollte man die Zeit der Apfelblüte für eine Kur im Venusgarten nutzen. Gehen Sie entlang der Apfelbaumalleen spazieren oder holen Sie schon einmal die Gartenliege heraus und stellen Sie sie unter einem Apfelbaum auf. Schauen Sie empor zu den weiß-rosa Blüten, atmen Sie den feinen Duft, tauchen Sie ein in den Blütenrausch! Es tut der Seele wohl.

Der Frauenmantel – Empfangen und in Schönheit entfalten

Alchemilla vulgaris L. s.l. Agg.[26] Rosaceae

Der Frauenmantel ist kein Kleidungsstück, sondern eine Pflanze. Wohl aber ist er ein Mantel für Frauen, ein Schutz für weibliche Bedürfnisse, für alle Lebenslagen der weiblichen Wesen. So wird er in der Volks- und Erfahrungsheilkunde schon seit langer Zeit gebraucht.

Pharmakologische Untersuchungen helfen uns kaum, seine breiten Anwendungsmöglichkeiten bei vielerlei Frauenkrankheiten zu verstehen. Die Signatur der Pflanze ist es, die uns hier mehr über ihre Heilkraft erzählen kann. Der Frauenmantel ist eine ausgesprochene Venuspflanze und trägt zudem eine besonders interessante Mondsignatur.

Die Wasserkelchblume

Zu allen Zeiten haben die auffälligen Wassertropfen am Rande und in der Mitte der Frauenmantelblätter die Menschen fasziniert, viele Namen der Pflanze zeugen davon: Wasserkelchblume, Tränenschön, Regendachl, Dächlichrut, Regentropfen, Perlkraut, Taukraut, Taubecherl, Taufänger, Taumantel, Tauschüsserl, Sinau, Sinntau (althochdt. *sin,* »immer«, also: »die immer Tau habende Pflanze«). Es ist jedoch kein Tau, den die Pflanze auffängt, sondern Guttationswasser, das sie über Wasserspalten am Rande der Blätter (sogenannte Hydathoden) auspresst. Es ist kein aus der Luft eingefangenes Wasser, sondern Wasser, das vielmehr durch Erde und Pflanze beeinflusst wurde. Das Guttationswasser ist

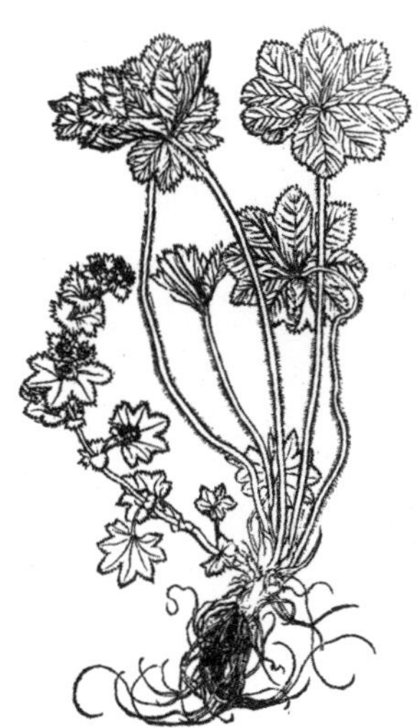

Der Frauenmantel ist eine vielseitige Frauenheilpflanze. (Holzschnitt aus Otto Brunfels 1532)

---

26 Der botanische Name *Alchemilla vulgaris* beschreibt ein sogenanntes Aggregat, eine Sammelart, denn die Unterscheidung der einzelnen Arten ist extrem schwierig.

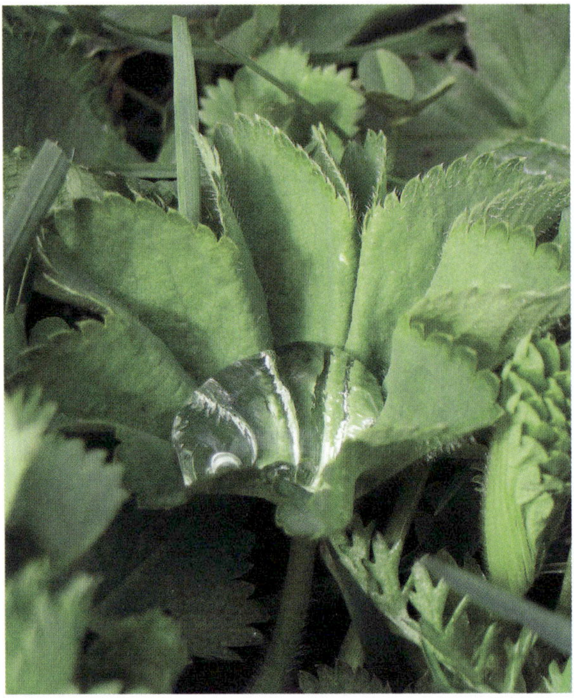

Die Wasserkelchblume.
(Foto: Wolf Winkelmann)

auch kein reines Wasser, sondern eine verdünnte wässrige Lösung anorganischer und auch organischer Substanzen (STRASBURGER 1998: 310). Viele Pflanzen praktizieren Guttation, so zum Beispiel auch die Kapuzinerkresse, die Banane, viele Gräser, Fuchsien, Bohnen, Schachtelhalmarten sowie Pilze und Farne – doch keine andere präsentiert uns das Guttationswasser so kunstvoll und zauberhaft wie der Frauenmantel.

Er schöpft Wasser aus dem Dunkel der Erde und bringt es ans Licht. Das kommt einem ständigen »Gebären« gleich, einem kreativen Prozess. Hier zeigt sich eine besonders starke Mondsignatur, die mit der Bedeutung der Pflanze für Empfängnis und Geburt in Zusammenhang gesehen werden kann. Zugleich kann man diesen Prozess als eine ständige Durchspülung der Pflanze betrachten, angereichert mit einem innigen Kontakt zu den Tiefen der Erde. Und in der Tat hat der Frauenmantel stets eine reine und sehr klare Erscheinung.

Vom Zauber des Alchemistenkrauts

Für eine Pflanze, die auch »Alchemistenkraut« und »Zauberkraut« heißt, ist vom Frauenmantel erstaunlich wenig über magische Anwendungen und zauberhafte Rezepte überliefert. Nach MARZELL (1938: 111) handelt es sich hier auch um eine

Der Frauenmantel weckt die Assoziation an Sterntaler.

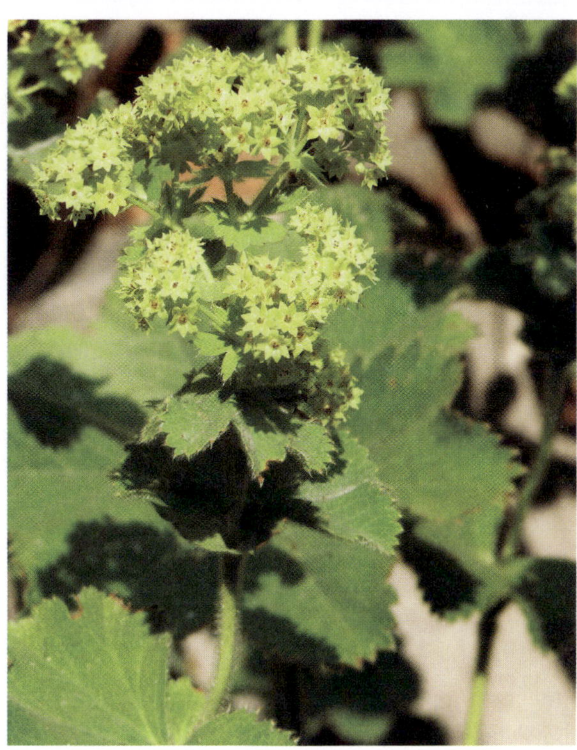

Verwechslung mit dem Sonnentau (*Drosera rotundifolia*), der ebenso wie der Frauenmantel auch »Sinnau« genannt wird. Seiner Meinung nach ist der Sonnentau die eigentliche Pflanze der Alchemisten. Doch ganz von der Hand zu weisen ist die Verbindung des Frauenmantels zu den Alchemisten nicht. Sie sollen den »Tau« der Alchemilla gesammelt und für ihre alchemistischen Prozesse verwendet haben, unter anderem, um den Stein der Weisen herzustellen, eine Substanz, die unedle Metalle in Gold und jede Krankheit in Gesundheit verwandeln kann. Vermutlich galt dieser »Stein« jedoch vielmehr als Metapher für einen geistigen Transformationsprozess. Die Alchemisten, stets bestrebt, die Naturkräfte zu verstärken und zu erhöhen, sahen in der »Alchemistin unter den Pflanzen« (Kalbermatten 2002: 55) sicherlich etwas sehr besonderes, denn sie zeigt einen wundersamen Reinigungs- und Schöpfungsprozess!

Wenn ich die zu einem »Mantel« geformten Blätter der Alchemilla und ihre kleinen sternchenförmigen Blüten betrachte, fällt mir immer das Märchen vom Sterntaler ein. Das arme Mädchen hatte fast nichts und gab alles. Alles, was es noch besaß – bis auf das sprichwörtliche »letzte Hemd« – schenkte sie Bedürftigen, die sie darum baten. Als sie dann völlig nackt des Nachts auf dem Feld stand, im festen Glauben an die Richtigkeit ihrer Taten, wurde sie reich beschenkt: Es regnete Taler vom Himmel, die sie mit ihrem neuen feinen Leinenhemd auffing. Sterntaler hatte nur die besten Absichten, war voller Reinheit und Hingabe, sie machte sich selbst

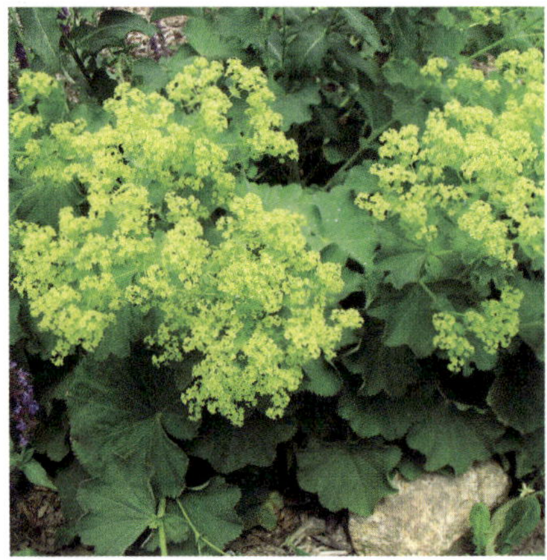
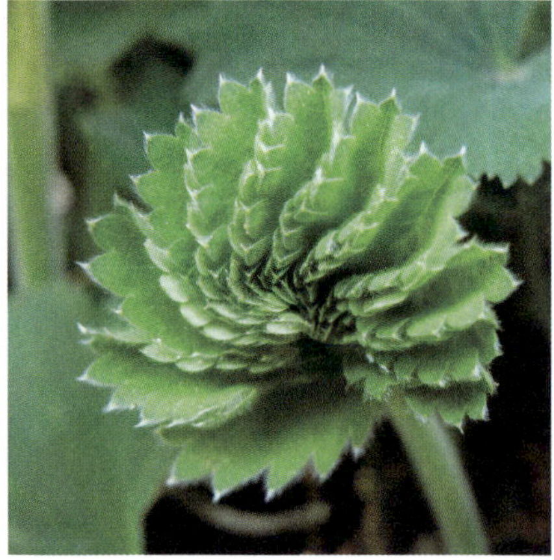

Der Frauenmantel besticht vor allem durch seine harmonischen Formen. Seine Blätter sind akkurat zusammengefaltet.

ganz leer, hielt nichts zurück, bis sie nur noch sich und ihre Liebe hatte – und sie wurde mit himmlischem Gold belohnt. Dieses Märchen scheint mir direkt vom Frauenmantelwesen inspiriert. Und vielleicht schildert es uns auch genau das, was die Alchemisten in dieser Pflanze sahen.

Von Mond und Venus und der Weiblichkeit

> »Es ist ein anmutiges Kraut, dessen Anblick sofort das Herz erfreut.«
>
> (Wilhelm Pelikan 1999/I: 233)

Die Alchemilla hat sehr kleine, eher unauffällige Blüten, und dennoch sprechen alle von der Schönheit der Pflanze! Diese findet sich eher in der Gesamtkomposition und in der Schönheit der perlengeschmückten Blätter. Das harmonische Gesamtbild, die runden Formen, die angenehmen Grüntöne, die edlen Zacken und die bei einigen Arten stark ausgeprägte weiche Behaarung[27] sind Zeichen der Venus. Die Mondsignatur zeigt sich vor allem in ihrem Bezug zum Wasser, in ihrer Eigenschaft als Wasserquelle und Wasserbecken.

Venus und Mond sind im Frauenmantel freundschaftlich miteinander verbunden. Die ganze Pflanze symbolisiert das Weibliche und allgemein die Schöpfungskräfte. Der Frauenmantel ist das Symbol der Hingabe, des Empfangens, Gebärens und Behütens. Er wird in enger Beziehung zu Empfängnis, Schwangerschaft, Geburt und Mutterschaft der Frau gesehen. Während der Mond vor allem

27 Auffallend weich behaart sind die Blätter der häufig in Gärten angepflanzten *Alchemilla mollis.*

den Bezug zur Anderswelt herstellt und das Hervorbringen, den Geburtsprozess regiert, steht die Venus für die Liebe, den Genuss von Sinnesfreuden, die Schönheit und die Pflege, das Behüten und Bewahren. Der Mond hat auch einen besonderen Bezug zum Menstruationszyklus der Frau und weist auf die weiblichen Genitalorgane hin, die »im Verborgenen« liegen und eine gewisse Feuchtigkeit aufweisen.

> »Alles an dieser Pflanze drückt Umhüllung, Bewahrung und Schutz aus. Sie hat ganz und gar das Wesen einer Gebärmutter.«
>
> (Mellie Uyldert 2000: 129)

Wenn ich den Frauenmantel betrachte, fasziniert mich vor allem auch immer wieder die Anmut seines Entfaltungsprozesses: Die Blätter sind zunächst akkurat zusammengefaltet wie ein chinesischer Fächer. Dann entfalten sie sich zu einem rundlichen, trichterförmigen Blatt. Der Blattrand ist gleichmäßig gezackt und häufig mit Wasserperlen geschmückt. Im Inneren des blätternen Kelchs liegt eine besonders schöne schillernde Perle. Ich möchte das Wesen des Frauenmantels zusammenfassen als ein »Empfangen und sich zur Schönheit Entfalten«. Der Geburtsprozess, den die Alchemilla beschreibt, ist auch ein Symbol für die Kreativität im Allgemeinen, es ist die Freude am Hervorbringen und an der Schönheit.

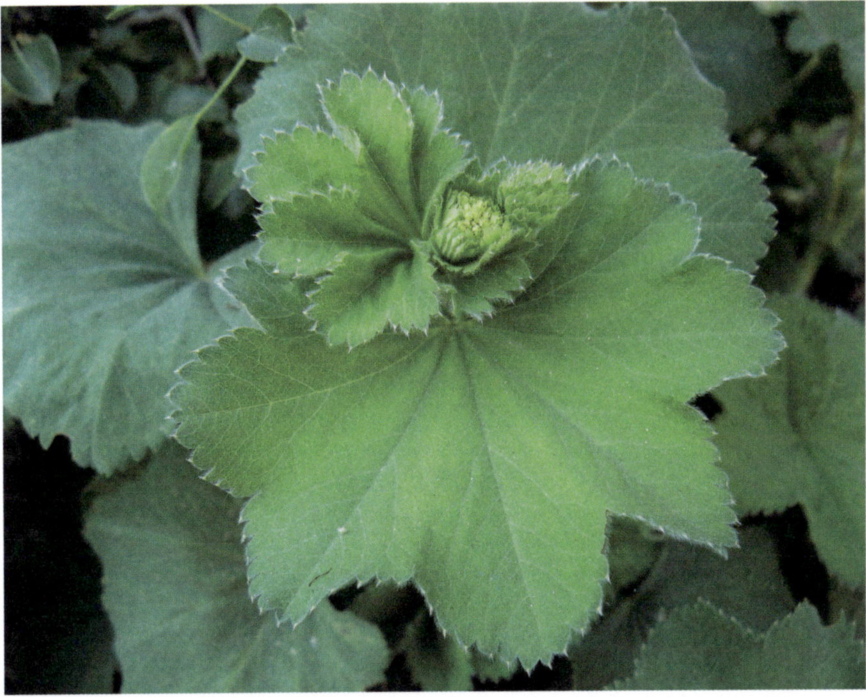

Der Frauenmantel entfaltet sich anmutig.

> »Frauenmantel wirkt darüber hinaus auch auf das Sexualchakra und steht damit in enger Beziehung zur Kreativität und Schöpferkraft. Er hilft Frauen, die in ihrer Kreativität blockiert sind, und trägt dazu bei, die hinter dem schöpferischen Akt stehende emotionale Ladung zu verringern und dadurch die Kreativität freier strömen und aufblühen zu lassen.«
>
> (Elisabeth Brooke 2004: 148)

Das Venusprinzip hat in unserer stressigen Zeit oft nicht viel Gelegenheit sich zu entfalten. Das Fühlen, Wahrnehmen, Genießen, sich Wohltun sind jedoch Dinge, die für uns unverzichtbar sind. Wenn wir nicht von Zeit zu Zeit den »Venusgarten« (vgl. Apfel) aufsuchen können, geht uns etwas Elementares verloren. Ihrem Wesen nach hat die Alchemilla vor allem zwei Wirkungen: Zum einen fördert sie die Fähigkeit des Menschen, etwas zu empfangen, zu entfalten und zu beschützen, zum anderen stärkt sie das Bewusstsein dafür, dass er selbst behütet und geschützt wird und sich geborgen fühlen kann: Wir alle sind Kinder der Mutter Erde, wir sind ein Teil der ewig aufs neue Leben hervorbringenden Natur. Diese Erkenntnis führt oft zu dem erleichternden Gefühl, Verantwortung abgeben zu können, sich fallenlassen zu können. Der Frauenmantel ist besonders wertvoll für Menschen, die mütterliche Wärme nie erfahren haben und auch für Menschen, die sehr viel für andere da sind. Der Frauenmantel hilft aufzuhören, sich selbst ständig in Frage zu stellen. So wirkt er beruhigend und entspannend.

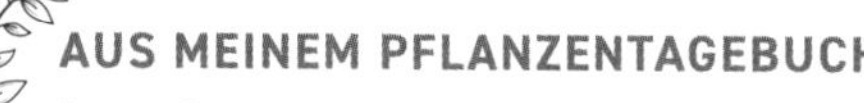

AUS MEINEM PFLANZENTAGEBUCH

Interview mit dem Frauenmantel *Alchemilla mollis*, Lüneburger Heide, Garten

Lieber Frauenmantel, du bist schon abgeblüht, aber selbst jetzt kann ich die zauberhafte Schönheit der Anordnung deiner Blätter und Blüten noch erkennen. Alles an dir ist so wohlgeformt, selbst die kleinsten Blättchen und Nebenblättchen. Magst du mir etwas erzählen?
Worüber?
Worüber redest du denn am liebsten?
Schönheit.
Was bedeutet das für dich?
Es ist das Wohlgeformte, Wohlgeordnete des Natürlichen.
Und was ist das?
Liebe!
Kannst du uns mehr dazu sagen? Uns etwas lehren über Liebe und Schönheit?

Freiheit. Es ist Freiheit im Rahmen.
Im Rahmen von was?
Im Rahmen von dem, was es schon immer gab, den grundlegenden Gesetzen. Sie sind.
Was bedeutet es für die Praxis, für unser Leben, unser Wohlbefinden?
Sich anbinden, an den Strom der Zeit, an eben dieses Prinzip der Schöpfung. Wir sind alle unweigerlich daran gebunden. Alle Lebewesen! Mit der Anbindung sind wir glücklich. Ihr wollt erkennen. Darum macht ihr auch »Fehler«. Ihr tretet aus aus der Einheit, um Bewusstsein zu erlangen. Dann betrachtet ihr die Erkenntnis der Einheit als Ergebnis. Das ist paradox.
Dieses Paradoxon begleitet wohl den Menschen, sein Bewusstsein.
Wenn ihr euch dessen bewusst seid, habt ihr viel gewonnen.
Was hast du mit den Frauen und der Geburt zu tun?
Nun, das ist eben der Schritt aus der Einheit heraus. Frauen sind Mittler dieses Prozesses.
Sagt uns das etwas für die Heilkunde?
Es ist etwas, das ihr mit Freude leben könnt. Ich umhülle und werde selbst umhüllt. Ich gebäre und werde selbst geboren. Alles geschieht durch diese Kraft, diesen Fluss des Lebendigen. Wir alle sind Schöpfer nur im Sinne der Schöpfung als Ganzes.
Und das, was Menschen heute tun, ist das etwas anderes oder gehört es auch dazu?
Viele Menschen pflegen das Bild des Getrenntseins, des Abgekoppeltseins. Darum habt ihr auch als Kollektiv Schwierigkeiten mit der Geburt. Das ist nicht immer Sache des Einzelnen. Euer Bewusstsein als Teil der Natur solltet ihr wiedererlangen. Die Schöpfungen des Menschen sind wunderbar, wenn sie im Bewusstsein der Schöpfung als solches geschehen.
Was kannst du heilen?
Wenn die Perle fehlt, die Geburt der Schönheit. Wenn das Wasser fehlt, die Fruchtbarkeit. Wenn Offenheit und Hingabe sich nicht entfalten. Ich bin gefaltet in edler Ordnung und dann entfalte ich mich und breite meine Blätter aus, um zu empfangen und zu bewahren und um »schönes Wasser« zu präsentieren. Wasser ist Leben. In mir lebt so vieles. Ich bin so voll an Potenzial. Aber die Fülle kommt nicht von mir. Ich bin nur Mittler, Türöffner und Kelch zur Aufbewahrung und zum Schutz. Sich auf diese Aufgaben zu konzentrieren, dabei kann ich helfen.
Danke! Vielen Dank! Namasté!

Das Frauenmantelwesen kann immer wieder den Prozess in Gang setzen, sich mit Aspekten der Weiblichkeit auseinanderzusetzen, die vorher nicht bewusst waren. Da gibt es in jeder Lebensphase Neues zu entdecken! Immer wieder gilt es auch zu überprüfen, ob wir die weiblichen Eigenschaften und Fähigkeiten verleugnen oder ihnen Anerkennung und Wertschätzung geben. Viele Kräuterkundige empfehlen Frauen, regelmäßig einmal im Jahr eine Kur mit dem Frauenmantel durchzuführen, zur Pflege der weiblichen Organe – und ich möchte ergänzen: der weiblichen Seele. Die Alchemilla ist ein gutes Heilmittel immer dann, wenn Ruhe, Erholung, Weichheit, Weite und Sanftheit benötigt werden. Sie kann den Gegenpol herstellen, wenn zu viele Marskräfte das Leben regieren, das heißt wenn Stress, Ärger, Kampf und Krampf das Leben dominieren. Und hier ist sie selbstverständlich nicht nur ein Mittel für Frauen, sondern auch für Männer. Der Frauenmantel ist eine sehr wichtige Pflanze für unsere Zeit, in der Härte und Lebenskampf immer mehr zunehmen und die weiblichen Qualitäten wenig Wertschätzung erfahren. Er unterstützt uns auf dem Weg zu einem Wertewandel für die Weiblichkeit.

Pflanze für die Schönheit

Die Alchemilla wird mit vielen weiblichen Gottheiten in Verbindung gebracht, zum Beispiel mit der keltischen Brigid, der römischen Venus und der germanischen Freya. Auch als »Marienblume« wird sie bezeichnet. Im christlichen Sinne glaubte man, sich mit ihrem »Tau« von allen Sünden reinwaschen zu können. Häufig wird in der Literatur die Verbindung der Pflanze zu den weiblichen Göttinnen genutzt, um ihre Verwendung zur Geburtsvorbereitung, zum Schließen von Geburtswunden und zum Stillen von Blutungen zu erklären (vgl. MADEJSKY 2001: 158). Hier wird die Göttin als Schutzpatronin der Gebärenden und der Mütter angesehen. Doch die weiblichen Göttinnen sind auch die Göttinnen der Schönheit und der Liebeslust.

Auch dieser Aspekt findet sich im Frauenmantel. Sein »Tauwasser« galt im Volksglauben als wundertätig und als Schönheits- und Liebesmittel. Nach einer oberpfälzischen Sage waschen sich die »Holzfräulein« mit dem Tau, der sich am Morgen im Frauenmantel findet (BÄCHTOLD-STÄUBLI 1927–1942/II: 1776). Generell gilt das Waschen mit Tau im Volksglauben als Mittel für eine schöne Gesichtshaut (MARZELL 1938: 111). Insbesondere soll das Waschen mit den »betauten« Blättern des Frauenmantels Sommersprossen vertreiben (BÄCHTOLD-STÄUBLI 1927–1942/II: 1777). Susanne Fischer-Rizzi empfiehlt den Frauenmanteltee als adstringierendes Gesichtswasser bei großporiger sowie bei unreiner und pickliger Haut (FISCHER-RIZZI 1993: 86). Ursel Bühring gibt uns ein Rezept für eine sechswöchige Schönheitskur für Körper und Seele: »Früh morgens auf die Wiese gehen

Der Frauenmantel wurde auch zur Schönheitspflege der weiblichen Geschlechtsorgane genutzt.

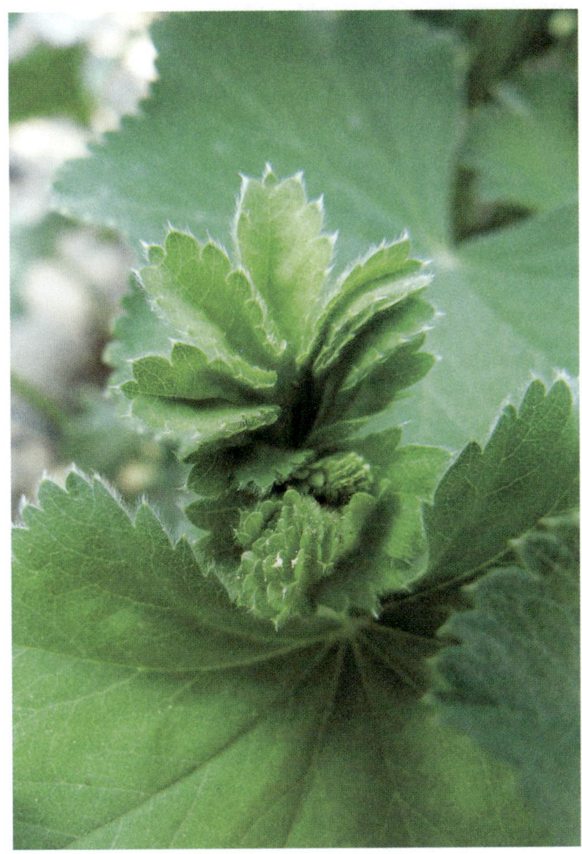

und die glitzernden Perlen behutsam dort auftupfen, wo es Ihnen wichtig erscheint« (BÜHRING o. J., Nr. 15). Die Beschäftigung und Verbindung mit dieser Pflanze wird ganz sicher die schönsten Seiten der Seele hervorkehren.

Auch zur Schönheitspflege der weiblichen Geschlechtsorgane und sogar zur Wiederherstellung der Jungfräulichkeit wurde der Frauenmantel genutzt. So heißt es beispielsweise im »Kreutterbuch« des Arztes und Botanikers Pietro Andrea Mattiolus von 1563: »So die Weiber mit dem Kochwasser von diesem Kraut ihre Heimlichkeit waschen, drängt es dieselbe zusammen, als wären es Jungfrauen. Solch Wasser mit leinenen Tüchlein auf die Brüste gelegt, lässt sie nicht größer wachsen« (zitiert in AIGREMONT 1907–1910/II: 69). Noch heute gelten Auflagen mit zerquetschten Blättern oder Kompressen mit dem Tee als Schönheitsmittel zur Straffung des Busens.

Der Frauenmantel – Wesentliches auf einen Blick

Signaturen
Venus, Mond

Wichtige Inhaltsstoffe
Kraut: Gerbstoffe (mit der Hauptkomponente Agrimoniin, daneben Laevigatin und Pedunculagin), Flavonoide (Quercetin- und Kämpferolderivate, hauptsächlich Quercetinglucuronid), Bitterstoffe, wenig ätherisches Öl

Pharmakologische Heilwirkungen
Kraut: zusammenziehend, leicht antibiotisch, entzündungshemmend, stark antioxidativ, wundschlussfördernd, stopfend, krampflösend, sanft hormonregulierend, bindegewebsfestigend, nervenstärkend, beruhigend, harmonisierend

Rituale und Brauchtum
Alchemistenkraut, Kranzkraut, Schönheitszauber

***Wesen*tliche Heilkräfte**
Auseinandersetzung mit allen Aspekten der Weiblichkeit, Empfänglichkeit, Fruchtbarkeit, Kreativität, Entspannung, Genussfähigkeit, Vertrauen, Hingabe, Schönheit, Geborgenheit, Verbundenheit mit der Natur

Anwendungsgebiete
Heilpflanze oder unterstützende Therapie bei allen Frauenkrankheiten (»Begleitpflanze für ein ganzes Frauenleben«): Menstruationsbeschwerden, Prämenstruelles Syndrom, unregelmäßige oder zu starke Monatsblutung, Weißfluss, leichte Scheidenentzündungen, unerfüllter Kinderwunsch, zur Fruchtbarkeitssteigerung, Vor- und Nachbereitung der Geburt, klimakterische Beschwerden, Wundheilmittel, zum Beispiel bei Entzündungen der Mund- und Rachenschleimhaut, bei Stich- oder Schnittwunden, Hautentzündungen, Halsweh, Stärkung der Muskulatur, Nervosität
Empfehlung der Kommission E: leichte unspezifische Durchfallerkrankungen (Frauenmantelkraut)

Zu beachten

Es sind keine Kontraindikationen, Nebenwirkungen oder Wechselwirkungen mit anderen Mitteln bekannt.

Ernte und Einkauf

In der Heilkunde wird meist das blühende Kraut (*Alchemillae herba*) verwendet, selten auch nur die Blätter (*Alchemillae folium*). Im Kräuterhandel oder in der Apotheke ist oft auch das Kraut des Alpenfrauenmantels erhältlich (*Alchemillae alpinae herba*). Geerntet wird das blühende Kraut möglichst am Vormittag, sobald der Tau bzw. die Guttationstropfen abgetrocknet sind. Die Blätter können auch vor der Blütezeit geerntet werden. Die wesenhafte Urtinktur wird aus dem frischen blühenden Kraut hergestellt (*Alchemilla Ø*).

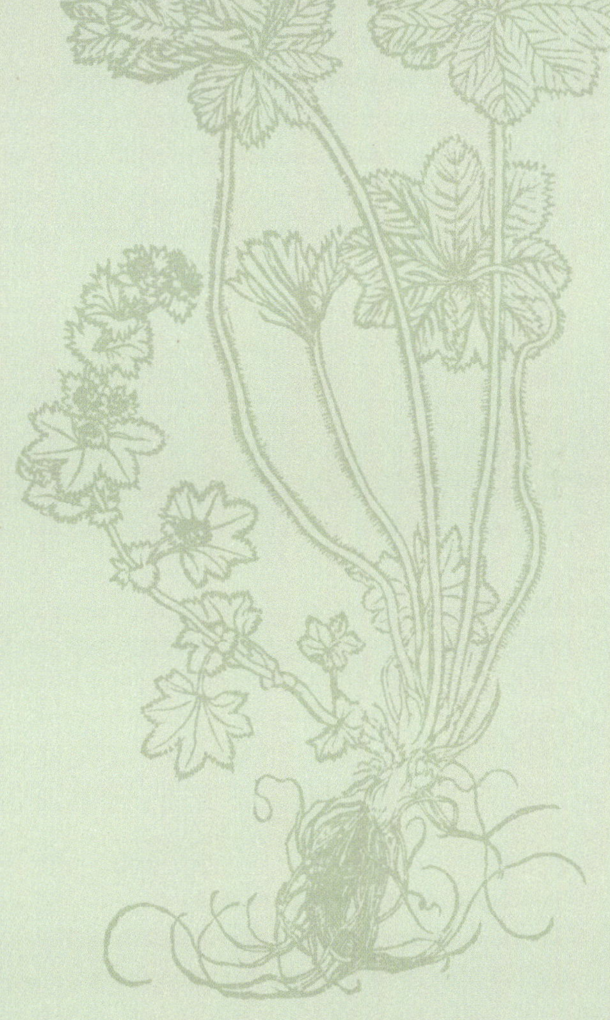

Aller Frauen Heil

> »Das Wesen dieser Pflanze ist es, das Frausein in all seinen Facetten zu erleichtern, die Hormone auszugleichen, die Gebärmutter zu kräftigen und die Leibesfrucht zu bewahren.« (MARGRET MADEJSKY 2008: 102)

Der Frauenmantel gilt in der Erfahrungsheilkunde als die Frauenheilpflanze schlechthin. Überschwänglich wird er als Begleitpflanze für ein ganzes Frauenleben gelobt, für jede Phase und jeden Aspekt des Frau-Seins. Die Heilpflanzenliteratur ist voll von Rezepten und Lobreden, ganz zu schweigen von den begeisterten mündlichen Berichten der Frauen. Allein die moderne Phytotherapie tut sich schwer damit, diese Wirksamkeit anzuerkennen. Rudolf Fritz Weiss, der Pionier der Rationalen Phytotherapie schreibt in seinem »Lehrbuch der Phytotherapie«: »Die weitverbreitete Anwendung steht im Gegensatz zu unserem wirklichen Wissen« (WEISS 1990: 392). Der Frauenmantel erhielt zwar eine Positiv-Monografie der Kommission E, die Anwendungsempfehlung geht jedoch an der traditionellen und volksheilkundlichen Anwendung völlig vorbei: Hier gibt es nur eine Indikation für den Frauenmantel, und das sind leichte unspezifische Durchfallerkrankungen. Erst in der ESCOP-Monografie von 2013 wird Dysmenorrhoe (Menstruationsbeschwerden) als eine weitere Indikation genannt. Auf der anderen Seite gibt es wohl kaum etwas, was dem Frauenmantel an Heilwirkungen bei frauenspezifischen Beschwerden nicht zugesprochen wird: Vor allem sei er ein Gebärmuttertonikum, ein Hormonregulans, bindegewebskräftigend, gelbkörperstimulierend, entzündungshemmend, krampflösend und schmerzlindernd (vgl. MADEJSKY 2001: 159). Für ein nach klaren Wirkmechanismen suchendes Denken muss dies in der Tat ungeheuerlich klingen. Das einzige Wirkprofil des Frauenmantels scheint zu sein, dass er auf Frauen heilsam wirkt. Warum sonst nannte man die Pflanze wohl »Aller Frauen Heil« oder »Frauenhilf« – eigentlich ist doch alles ganz einfach!

Pubertät

Bei jungen Mädchen mit unreiner Haut und vielleicht auch unregelmäßigem Zyklus gibt man den Frauenmantel gern in Kombination mit Stiefmütterchenkraut (vgl. PAHLOW 2000: 137). Bei Weißfluss und leichten unspezifischen Scheidenentzündungen bzw. -irritationen der jungen Mädchen werden Waschungen und Spülungen und die innerliche Einnahme von Frauenmantelzubereitungen (Tee, Urtinktur) empfohlen.

Probleme mit der Menstruation

Der Frauenmantel ist ein ausgleichendes, regulierendes Mittel für den weiblichen Zyklus. Man verwendet ihn bei unregelmäßiger und zu starker Monatsblutung.

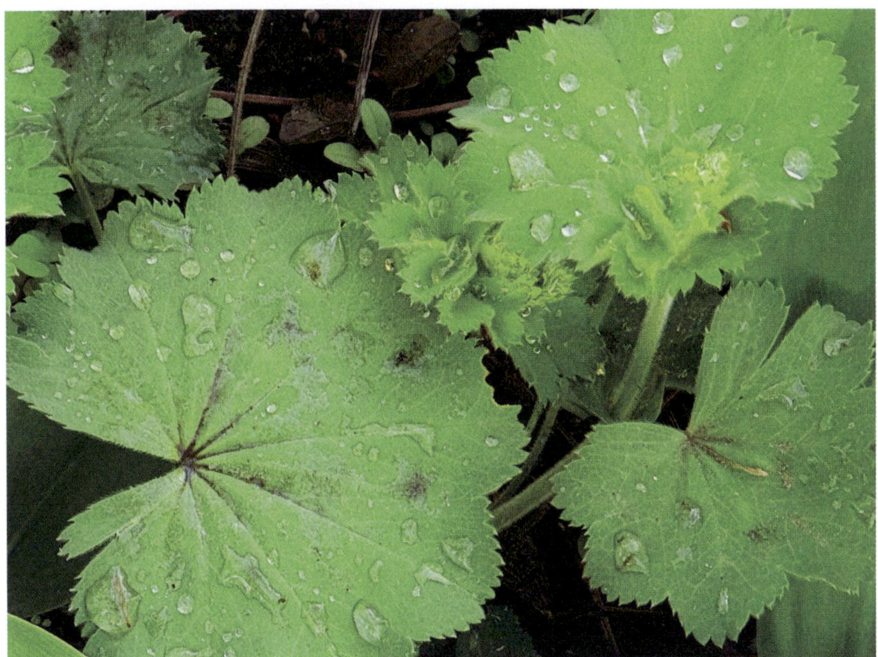

Der Frauenmantel bietet eine Fülle an Anwendungsmöglichkeiten für alle Phasen im Leben der Frau.

Beim Prämenstruellen Syndrom lindert der Frauenmantel die Stimmungsschwankungen und Beschwerden durch Wassereinlagerungen und Brustspannungen. Bei Krämpfen, Unterleibs- und Rückenschmerzen während der Menstruationszeit wirkt er oft ebenso gut wie ein Schmerzmittel. Insgesamt fühlen sich Frauen bei Einnahme der Alchemilla umhüllt und geschützt, sicherer in ihrer Verletzlichkeit und dadurch ausgeglichener, weniger gereizt und genervt. Oft fühlen Frauen sich »weicher«, können ihre Empfindsamkeit besser zulassen und können mehr Freude an ihrer Weiblichkeit entwickeln.

Vor allem bei Zyklusunregelmäßigkeiten wird der Frauenmantel in Form von Tee oder wesenhafter Urtinktur über mehrere Zyklen, meist drei, eingenommen. Er kann jedoch auch bei akuten Beschwerden eingesetzt werden. In Teemischungen gegen Schmerzen während der Menstruation wird er gern mit Pfefferminze, Schafgarbe und/oder Gänsefingerkraut kombiniert. Am besten beginnt man mit der Einnahme schon einige Tage vor der Regel.

Unerfüllter Kinderwunsch

Ein großes Einsatzgebiet für den Frauenmantel sind die ungewollte Kinderlosigkeit und das Ausbleiben der Regelblutung nach längerfristiger Einnahme der Pille. Der Frauenmantel hat sich erfahrungsheilkundlich zur Fruchtbarkeitssteigerung bewährt, und vermutlich sind daran nicht nur körperliche Funktionsveränderungen beteiligt. Es ist auch die Begegnung mit dem Wesen der Pflanze, die den Weg zur Empfängnis eines Kindes frei machen kann. Die Auseinandersetzung mit den Themen Hingabe, Geburt und Geborgenheit sollte auch auf der seelischen Ebene gefördert werden, bei Mann und Frau – hierzu eignet sich offensichtlich der Frauenmantel in ganz besonderer Weise.

Schwangerschaft, Geburt, Stillzeit

Während die meisten Pflanzenheilkundler den Frauenmantel zur Unterstützung während der Schwangerschaft empfehlen (vgl. zum Beispiel MADEJSKY 2008: 104), warnen manche grundsätzlich vor der Verwendung in dieser besonderen Zeit (vgl. zum Beispiel BROOKE 2004: 147).

> »Es ruht wirklich in ihr ein Schutzgeist für die Ehe und die Geburt.«
>
> (HUGO HERTWIG 1954: 199)

Traditionell wird der Frauenmantel zur Vor- und Nachbereitung bei Geburten verwendet, zur Geburtserleichterung ebenso wie zur Gebärmutterrückbildung nach der Geburt (vgl. FISCHER-RIZZI 1993: 85). Weiterhin nimmt man ihn ganz allgemein zur Unterstützung der Frau in der Schwangerschaft, zur Stärkung der Gebärmutter, zum Schwangerschaftserhalt bei drohender Fehlgeburt (MADEJSKY 2008: 104) und zum Beispiel auch bei Stimmungsschwankungen und Ängsten.

> »Jede Kindbetterin sollte 8 bis 10 Tage fleißig recht viel von diesem Kraut trinken. Manche Kinder hätten noch ihre Mutter und mancher geschlagene Witwer seine Frau, wenn sie diese Gottesgabe gekannt hätten.«
>
> (JOHANN KÜNZLE 1932: 9)

Auch in der Stillzeit ist der Frauenmantel ein guter Begleiter. Als gerbstoff- und flavonoidreiches Wundheilmittel eignet er sich zur Behandlung von Brustdrüsenentzündungen, in Form von Auflagen mit Tee oder verdünnter (Ur-)Tinktur. Mitunter wird der Frauenmantel auch als wesentlicher Bestandteil in Teemischungen mit Anis, Fenchel und Brennnessel zur Förderung der Milchbildung gegeben (vgl. FISCHER-RIZZI 1993: 85). BROOKE (2004: 146) empfiehlt den Frauenmanteltee auch zur Wiedererlangung der Elastizität der Brüste nach der Stillzeit.

Klimakterium

Häufig wird der Frauenmantel bei Beschwerden im Klimakterium eingesetzt, auch bei verfrüht einsetzenden Wechseljahren und, wie manche es nennen, bei »vorzeitigem Altern der Frauen« (HERTWIG 1954: 227). In der Umbruchzeit, wenn die

Menstruation immer häufiger ausbleibt, müssen Frauen ihr Selbstbild oft neu definieren. Wieder einmal im Leben stehen sie vor der Frage, was das Frausein eigentlich ausmacht und wie sie sich selbst als Frau sehen möchten. Das »Allerfrauenheil« hilft, die verschiedenen Formen der Weiblichkeit auch in dieser Phase annehmen und sogar genießen zu können. Vielleicht mag man sich nun für andere Formen der Kreativität öffnen als die der körperlichen Fruchtbarkeit. Der Frauenmantel kann viele Beschwerden lindern wie nervöse Unruhe, Herzklopfen, Schwitzen. Vor allem in Form der wesenhaften Urtinktur eingenommen, unterstützt er die Frau auch in ihrem geistig-seelischen Prozess der Umorientierung.

> »Er gleicht die Stimmungsschwankungen vor der Regel sowie im Klimakterium aus und ist überhaupt eine Zauberpflanze, welche die weibliche Ausstrahlung verbessert und das Frausein in all seinen Facetten erleichtert.«
>
> (Margret Madejsky 2008: 104)

Allgemein für die weiblichen Organe

Der Frauenmantel kann, mindestens als unterstützendes Mittel, bei allen Erkrankungen weiblicher Organe eingesetzt werden, also zum Beispiel bei Zysten, Myomen (vgl. Madejsky 2008: 104), Krebs, bei Entzündungen, zum Beispiel der Eierstöcke, Uterusverlagerung bzw. Gebärmuttervorfall (Treben 1982: 20) sowie bei

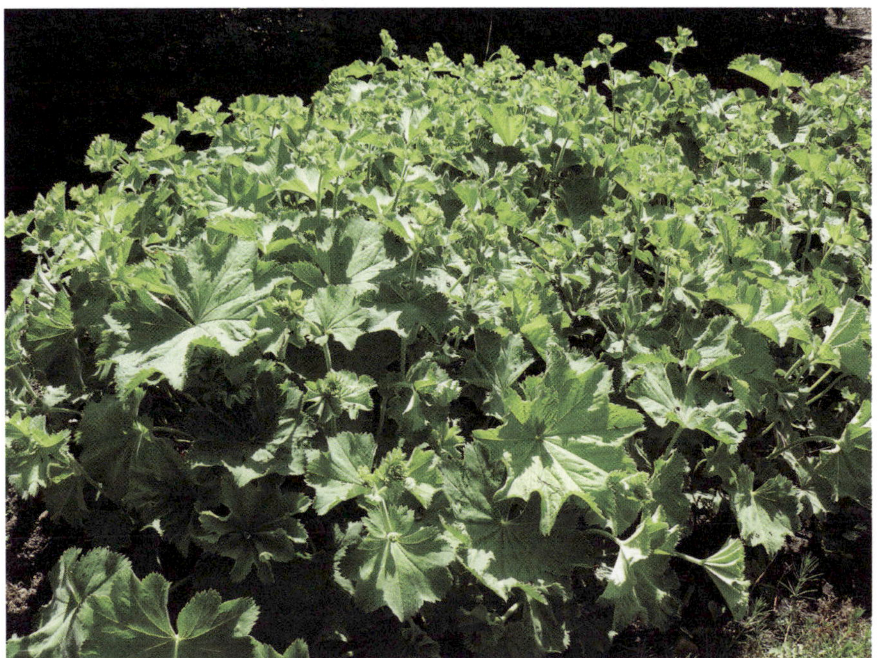

Der Frauenmantel wird auch zur Stärkung der Muskulatur und des Bindegewebes empfohlen.

Traumen und Verletzungen im Genitalbereich (Brooke 2004: 146, Willfort 1975: 156) zum Beispiel nach einer Operation. Die Kräuterheilkunde empfiehlt für Frauen jeden Alters zur Gesundheitspflege jedes Jahr eine vierwöchige Kur mit dem Frauenmantel. Je nach Bedarf kann der Frauenmantel hierzu ergänzt werden mit anderen bewährten Frauenheilkräutern wie Schafgarbe, Gänsefingerkraut, Taubnessel oder Kamille.

Ohmkraut

Neben der überwältigenden Vielfalt der Heilanwendungen bei Frauenerkrankungen gibt es nur wenige weitere Anwendungsgebiete für den Frauenmantel. Als Gerbstoffpflanze ist er natürlich ein Wundheilmittel für Haut und Schleimhaut, das zudem blutstillend, entzündungshemmend und antibiotisch wirkt. So wurde er früher auch als Wundwurz und als Ohmkraut (althochdt. *ohm,* »entzündete Hautstelle«) bezeichnet. Innerlich kann ein kräftiger Frauenmanteltee bei entzündlichen Magen- und Darmbeschwerden, insbesondere bei Durchfall, angewendet werden.

Immer wieder wird der Frauenmantel auch zur Stärkung der Muskulatur und zur Behandlung von Brüchen, insbesondere Leistenbrüchen empfohlen. Paracelsus nannte die Alchemilla neben Beinwell und Sanikel unter den Pflanzen, die Knochenbrüche heilen (zitiert in Madejsky 2001: 173). Nach Pfarrer Künzle soll der fortgesetzte Gebrauch des Tees Kinder stark machen, »die immer schwache Muskeln haben trotz guter Kost« (Künzle 1932: 10). Maria Treben sieht den Frauenmantel sogar als Heilpflanze bei Muskelschwund, bei Multipler Sklerose und Herzmuskelschaden – dabei wird er innerlich als Tee und äußerlich für Waschungen verwendet (Treben 1982: 20).

> »Taumäntelchen, du bist mit Perlen bestickt,
> hast schon viele Menschen beglückt.
> Gib auch mir Ruh und Kraft,
> Dass ich mein Tagwerk wieder mit Freuden schaff!«
>
> (Spruch, zitiert in Jaretzky und Geith o. J.: 111)

Zubereitung, Rezepte, Rituale

Frauenmanteltee
1 bis 2 TL des getrockneten Krauts oder der Blätter werden mit 1 Tasse kochendem Wasser übergossen und 10 Minuten ziehengelassen. 1 bis 3 Tassen pro Tag trinken.

Frauenmantelbäder
Für ein Vollbad stellt man einen Aufguss aus 100 bis 200 g getrocknetem Kraut her, den man dem Badewasser beifügt. Für ein Sitzbad verwendet man entsprechend weniger.

Teemischung für die Stillzeit
Frauenmantelkraut, Anissamen, Fenchelsamen, Kümmelsamen werden zu etwa gleichen Teilen mit ein wenig Kraut vom Stinkenden Storchschnabel gemischt. Pro Tasse Wasser nimmt man 1 TL der Mischung und gibt sie zunächst in den Mörser, um die Samen frisch anzuquetschen. Dann wird mit 1 Tasse heißem, nicht mehr kochendem Wasser aufgegossen und 7 Minuten ziehen gelassen. Man trinkt 3 bis 4 Tassen pro Tag.

Wildpflanzenküche
Die jungen Frauenmantelblätter können als Wildgemüse und -salat gegessen werden. Die Blüten sind eine hübsche essbare Dekoration, zum Beispiel auf Salaten und Süßspeisen.

Frauenmantel zur Förderung der Fruchtbarkeit, der Kreativität und der Schönheit
Die wesenhafte Urtinktur wird über mehrere Monate (bei unerfülltem Kinderwunsch) oder bei Bedarf eingenommen. Eine mittlere Dosierung sind 3-mal 2 bis 3 Tropfen pro Tag. Sie werden in etwas Wasser verdünnt und langsam, schluckweise getrunken. Zusätzlich kann der Tee getrunken werden. Wenn möglich sollten Sie den Frauenmantel in der Natur aufsuchen. Schauen Sie ihn sich an, in seiner ganzen Geste, in allen seinen Teilen, bitten Sie um eine Botschaft. Wenn Sie mögen, stellen Sie sich vor, wie eine kleine Elfe in der Wasserkelchblume zu baden, streichen Sie sich etwas »Tauwasser« auf die Haut oder denken Sie an das Märchen vom Sterntaler und bitten Sie darum, zu empfangen – einen goldenen Sternenregen, ein Kind, eine Idee oder einfach ein gutes Gefühl.

Die Brennnessel – Feuer der Aufmerksamkeit

Urtica dioica L. (Grosse B.), *Urtica urens* L. (Kleine B.), Urticaceae

Das hervorstechendste Merkmal der Brennnessel – im wahrsten Sinne des Wortes – ist: Sie brennt! Wohl jedem Kind hat sich eine erste Begegnung mit ihr in den wachsenden Erfahrungsschatz schmerzhaft eingebrannt. Manche halten die Brennnessel für das Unangenehmste, was es an pflanzlicher Gesellschaft gibt. Aber wer ihre Tugenden kennt, der schätzt sie sehr. In einigen Kulturen wird die Brennnessel sogar als bedeutende heilige Pflanze verehrt.

Die Rationale Phytotherapie hat ihre Wirkung bei Rheuma, Harnwegsinfekten und Prostataerkrankungen anerkannt. In der Ganzheitlichen Pflanzenheilkunde wird sie zur Förderung einer gesunden Aggressionskraft verwendet – für Reinigungs- und Entgiftungskuren auf allen Ebenen. Zudem ist die Brennnessel ein leckeres Wildgemüse, ein interessantes Aphrodisiakum, ein (umstrittenes) Haarkosmetikum und ein wichtiges Mittel für den Abwehrzauber.

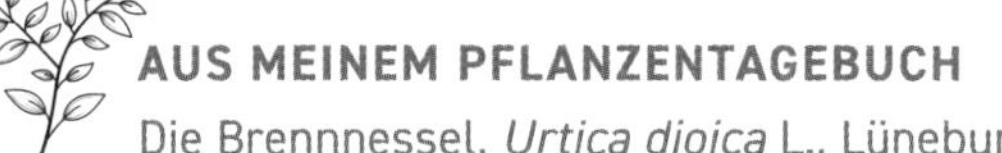

AUS MEINEM PFLANZENTAGEBUCH

Die Brennnessel, *Urtica dioica* L., Lüneburger Heide

Oh, die Brennnessel brennt in meiner Hand – absichtlich habe ich hineingegriffen, um das zu spüren. Aber nach dem ersten Schmerz fühlt es sich gut an, lebendig – ich spüre deutlich, dass ich lebe, kraftvoll bin. Es pulsiert. Energie fließt. Die Brennnessel schafft Bewusstheit für Leben, für Kraft, für Energie. Sie »stachelt uns an«, »macht uns Feuer unter dem Hintern«. Mich gelüstet es jetzt richtig danach, noch einmal mit vollen Händen in das Gebüsch hineinzufassen.

Mars und die versteckte Venus

Die Brennhaare der Brennnessel lassen uns die Kräfte des Marselementes deutlich spüren. Ich kann jedem nur empfehlen, einmal freiwillig und ganz bewusst in die Brennnesseln zu fassen und sich auf ihre Kräfte einzulassen: Sie wirkt ungeheuer belebend! Man spürt ein starkes Fließen von Energie, die betroffene Stelle wird

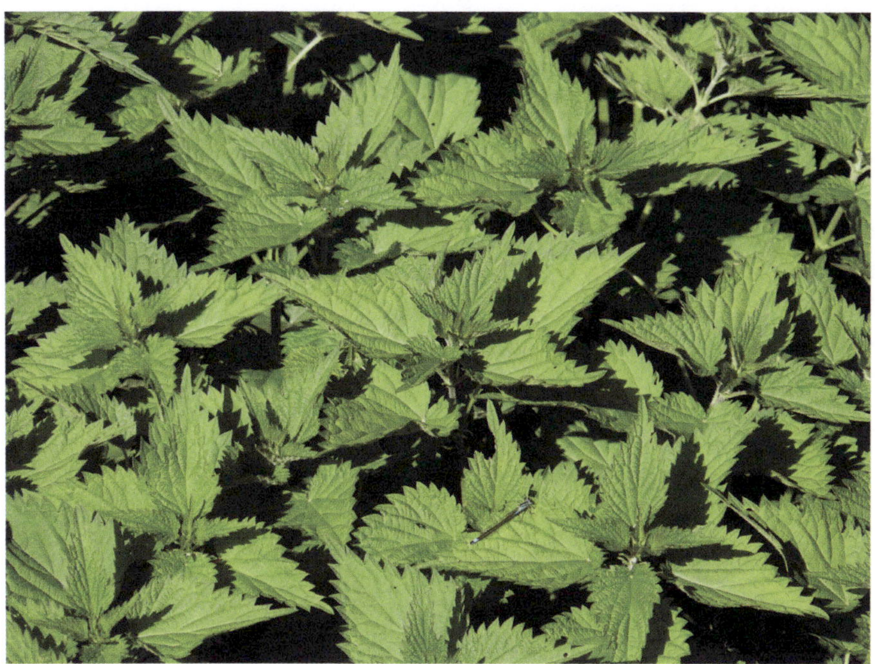

Die Blätter der Brennnessel sind scharf gezähnt wie Sägeblätter – Ausdruck ihrer martialischen Kräfte. (Foto: Wolf Winkelmann)

warm und rot. In diesem Moment spürt man, was Leben heißt, man ist vollkommen wach, sozusagen »zum Leben erweckt«. Mir erschien die Kraft der Brennnessel bei diesem Experiment wie ein Schalter, auf dem »Power« steht.

Wer die Brennnessel einmal zur Blütezeit beobachtet, kann eine interessante Entdeckung machen: Trotz Windstille schwebt der gelbliche Pollenstaub waagerecht zwischen den Pflanzen umher. Dies kommt durch einen besonderen Mechanismus zum Ausstoßen der Pollen für eine effektive Windbestäubung zustande. Die männlichen Blüten von *Urtica* »explodieren« förmlich: Ihre elastisch gespannten Staubfäden schütteln den Pollen schwungvoll aus den Pollenbeuteln. Auch dies ist eine deutliche Marssignatur der Pflanze: Die Brennnessel wartet nicht etwa auf Bienen oder Käfer, die ihren Pollen sammeln oder fressen und ihn dabei mehr oder weniger zufällig an die weiblichen Blütenorgane überbringen. Sie wartet auch nicht hingebungsvoll, bis der nächste Windstoß ihren Pollenstaub berührt – die Brennnessel ergreift selbst die Initiative.

> »Wie cholerisch gebart sich doch diese Eisenpflanze im Blühen,
> wie martialisch!« (Wilhelm Pelikan 1999/III: 145)

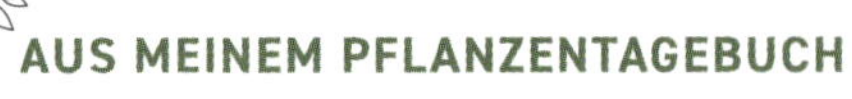

AUS MEINEM PFLANZENTAGEBUCH

Interview mit der Brennnessel, *Urtica dioica* L., Lüneburger Heide

Liebe Brennnesseln, warum folgt ihr uns in die Stadt?

Sagen, fragen, sagen. Bla bla. Blut.

Ich kann beobachten, wie ab und zu Pollenwölkchen senkrecht zur Seite wegfliegen. Es ist feucht und überhaupt nicht windig!

Ich habe plötzlich das Gefühl, ich will mich nackt in dieses Brennnesselgebüsch stürzen. Zerkratzt werden, brennen, bluten. Und dabei spüren, dass ich lebe! Und auf einmal weiß ich, dass sie deshalb da sind: Es sind Kräfte, die uns durchdringen, durch und durch, die uns bewusst machen, was Leben heißt, die uns läutern, reinigen. Uns einen rituellen Tod sterben lassen, damit wir zu neuem Leben erwachen. Wie wunderbar!

Durch ihre eindrucksvollen Brennhaare ist die Brennnessel äußerst wehrhaft. Dabei wirkt die ganze Pflanze eigentlich zart und verletzlich. Wie leicht könnte man sie ausreißen, zerdrücken, niedertreten, hätte sie da nicht diese intelligenten Waffen entwickelt – so hat die Brennnessel auch eine leise Venussignatur. Bei genauem Hinsehen kann man ihre versteckte Schönheit erkennen. Die Blüten sind zwar äußerst unscheinbar, aber der ganze Blütenstand wirkt majestätisch und edel. Auch die fein und akkurat gesägten dunkelgrünen Blätter zeigen eine gewisse Eleganz.

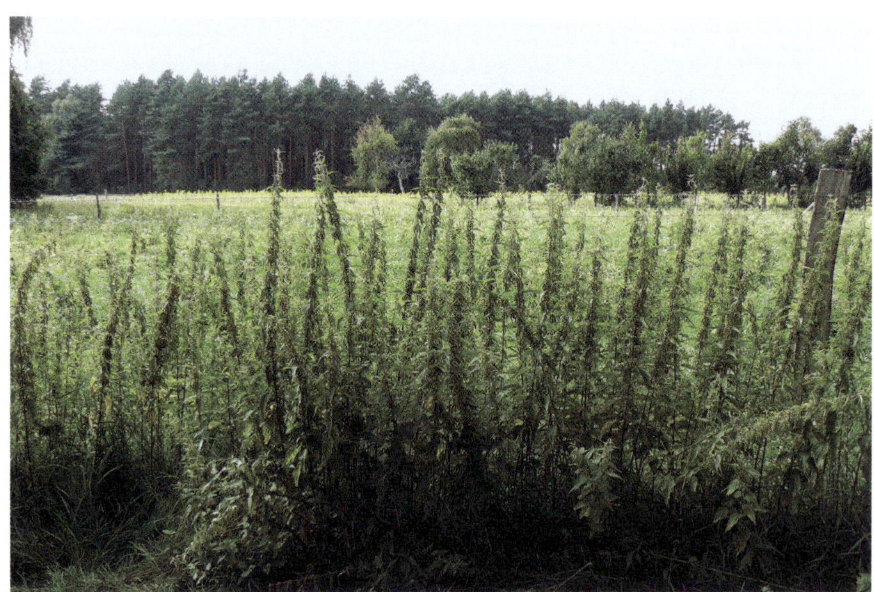

Von Weitem wirkt die Brennnessel zart und verletzlich.

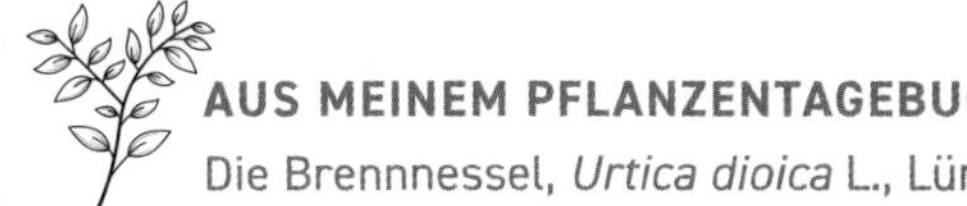

AUS MEINEM PFLANZENTAGEBUCH

Die Brennnessel, *Urtica dioica* L., Lüneburger Heide

Die Brennnesseln. Wie ein ganzes Heer von Kriegern stehen sie da. Krieger, Lanze, Schwert. Scharf und brennend sehen sie aus. Wie Sägen. Und dabei wehen sie eigentlich so zart im Wind. Sehen zerbrechlich aus. Vielleicht müssen sie sich gerade deshalb so schützen. Sie suchen meine Freundschaft – wie ein freundlicher kleiner Drache. Auch sie fordern Blutopfer. Indirekt. Feuer ist ihr Element. Unordentlich sehen sie aus mit den lang hängenden Blüten. Feuer und Luft. Sie sind so leicht, fliegen fast. Brennende Vitalität. Für die, die es wirklich brauchen. Und grün, so saftig grün. Sie schneiden scharf, grünes Feuer. Kleine freundliche Monster, die auf unseren Abfallhaufen wachsen, auf unserem Überfluss.

Sie schützen das, was sich sonst nicht wehren kann. Das Zarte, Weibliche. Ritterlich sind sie, diese Marspflanzen. Und dennoch ebenso empfindsam. Empfindsame Krieger. Intelligent und feinfühlig. Und ebenso intelligent kämpfen sie.

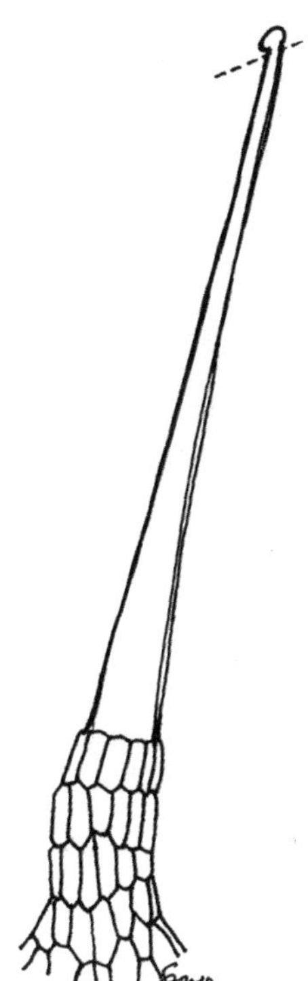

Das Brennhaar – ein ausgeklügeltes Verteidigungssystem.

Wer einmal ein Brennhaar unter dem Mikroskop betrachtet, der sieht, wie ausgefeilt dieses Verteidigungssystem ist. Das mit Kieselsäure versteifte röhrenartige Haar ist an der Spitze mit einer Sollbruchstelle versehen. Ein kugelartiges Gebilde sitzt darüber und verschließt die Öffnung. Sobald das Brennhaar berührt wird, bricht der Verschluss an der Sollbruchstelle ab und das Haar schiebt sich wie eine Injektionsnadel in die Haut des vermeintlichen Angreifers. Die Brennnessel ist ein Krieger, der nicht mit »Muskelkraft«, sondern mit Technik und Intelligenz kämpft. So kann sich auch etwas Zartes schützen.

Inhaltsstoffe und Heilwirkung der Brennnessel

Die Brennnessel scheint zum Bersten angefüllt mit vitalisierenden Inhaltsstoffen. Das Kraut enthält reichlich Mineralstoffe (vor allem Kieselsäure, Kalium, Eisen, Kalzium) und Vitamine, weiterhin Flavonoide, Caffeoylchinasäuren (darunter die seltene Caffeoyläpfelsäure), Anthocyane, Cumarine, Proteine, ungesättigte Fettsäuren; in den Brennhaaren befinden sich biogene Amine wie Histamin, Acetylcho-

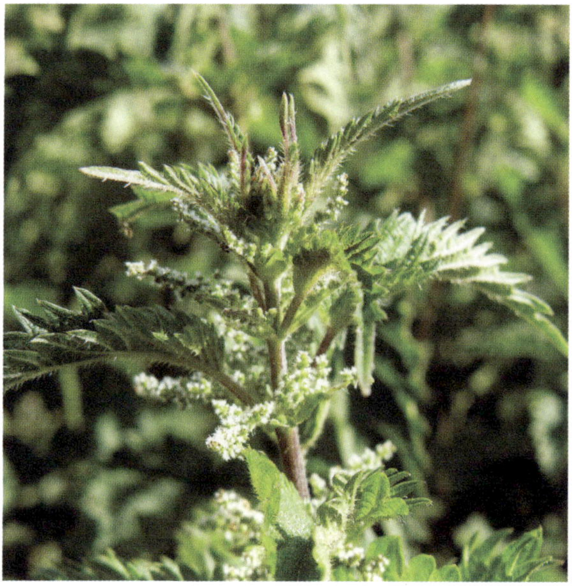

Die versteckte Schönheit der Brennnessel.

lin und Serotonin – alles Substanzen, die in unserem Stoffwechsel wichtige Übermittlerfunktionen übernehmen – sowie Ameisensäure (vgl. Wichtl 2009: 680, Bäumler 2007: 110, Schilcher et al. 2016: 87).

Ihr Mineralienreichtum macht die Brennnessel zu einer aquaretischen, also harntreibenden Heilpflanze. Insbesondere fördert sie die Ausscheidung von Harnsäure. Traditionell gilt die Brennnessel als allgemein den Stoffwechsel anregende Pflanze; insbesondere soll sie einen günstigen Einfluss auf die Enzymproduktion in der Bauchspeicheldrüse haben und dadurch auch in der Lage sein, den Blutzuckergehalt zu senken (Madejsky 2003: 644, Willfort 1975: 85, Treben 1982: 14). Als »blutreinigende« Pflanze wird sie in Frühjahrs- und Entgiftungskuren verwendet. Maria Treben empfiehlt die Brennnessel bei Kopfschmerzen, die mit Erkrankungen der Ausscheidungsorgane einhergehen (Treben 1982: 14f.). Bei degenerativen und entzündlichen Gelenkerkrankungen bzw. rheumatischen Erkrankungen wirkt das Brennnesselkraut entzündungshemmend und schmerzlindernd und verbessert die vormals eingeschränkte Beweglichkeit. In der Ganzheitlichen Pflanzenheilkunde nutzt man die Brennnessel zur Unterstützung einer notwendigen Aggressionskraft, die hilft, sich nicht nur von schädlichen Stoffen, sondern auch von alten, unbrauchbaren Lebensmustern und -umständen zu befreien.

> »Es ist die ins Blut getragene Aggression, die den Organismus von den alten, unbrauchbaren Stoffen befreit. Bei keiner anderen Pflanze ist der alte Begriff der ›Blutreinigung‹ derart zutreffend wie bei der Brennnessel.«
>
> (Roger Kalbermatten 2002: 45)

Ähnlich wie der Schafgarbe schreibt man der Brennnessel verschiedenste Wirkungen auf das Blut zu. Sie soll eine anregende Wirkung auf die Blutbildung haben, die mit der von Eisenpräparaten vergleichbar ist (Madejsky 2003: 644). Sie gilt als blutstillende Pflanze, zum Beispiel bei Nasenbluten und Verletzungen. Insbesondere auf die Menstruation soll sie eine ausgleichende Wirkung haben, auch Rhythmusstörungen beheben (Pelikan 1999/II: 152). In der antroposophischen Heilkunde werden Brennnesselauszüge auch zu Heilmitteln gegen Verbrennungen verarbeitet.

Die Wurzel der Brennnessel wirkt entzündungshemmend und immunmodulatorisch, antiviral, antitumorös und antikongestiv; sie verzögert die Hyperplasie und vermindert die Beschwerden bei einer gutartig vergrößerten Prostata (vgl. Bäumler 2007: 110). Interessanterweise sind auch die nur volksheilkundlich genutzten Brennnesselsamen in gut sortierten Apotheken oder Kräuterläden als Droge erhältlich: *Urticae fructus/semen* gelten in erster Linie als Stärkungsmittel.

Die haarwuchsfördernde Wirkung der Brennnessel ist umstritten. Manche behaupten, sie läge, wenn überhaupt vorhanden, nur in der durchblutungsfördernden Massage der Kopfhaut mit dem alkoholischen Auszug begründet. Aber auch das Essen von Brennnesselsamen und -kraut soll die Haarpracht von Mensch und Tier verschönern. Man glaubte früher, dass die Haarlosigkeit durch einen »Wurm« – einen Krankheitsdämon – verursacht werde, und die Brennnessel mit ihren auffälligen Brennhaaren sollte hier als Abwehrzauber dienen (vgl. Höfler 1908: 78).

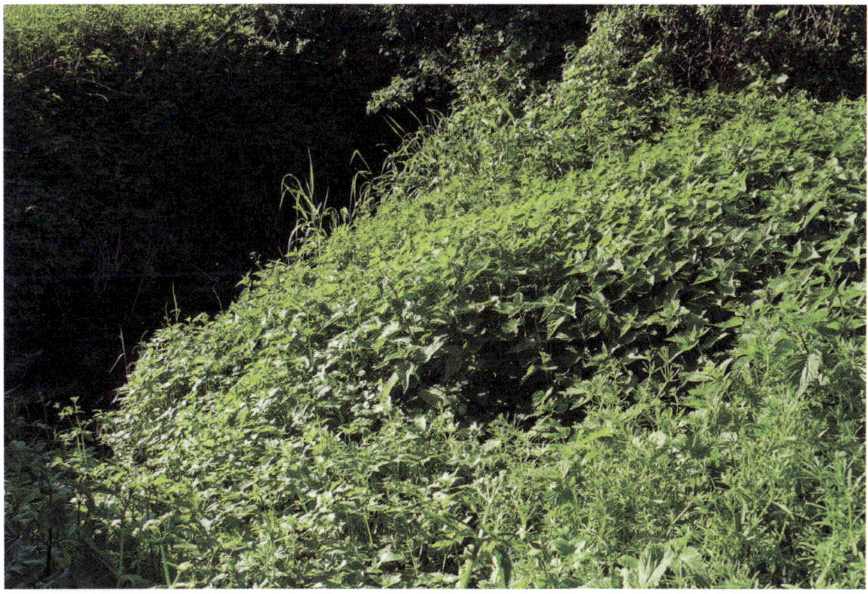

Brennnesseln wachsen gern an nährstoffreichen und feuchten Standorten. Zum Beispiel an Entwässerungsgräben landwirtschaftlich genutzter Flächen. (Foto: Wolf Winkelmann)

Die Brennnessel – Wesentliches auf einen Blick

Signaturen
Mars, auch Venus

Wichtige Inhaltsstoffe
Kraut und Blätter: Mineralstoffe (Kieselsäure, Kalium, Eisen, Kalzium), Flavonoide, Caffeoylchinasäuren, Anthocyane, Cumarine, Proteine, ungesättigte Fettsäuren, biogene Amine (Histamin, Acetylcholin, Serotonin) und Ameisensäure
Wurzel: Lectin, Polysaccharide, Sitosterol, Scopoletin, Gerbstoffe

Pharmakologische Heilwirkungen
Kraut und Blätter: aquaretisch (harntreibend), fördert Harnsäureausscheidung, entzündungshemmend, stoffwechselfördernd, »blutreinigend«, blutstillend, anregende Wirkung auf die Blutbildung, vitalisierende Wirkung auf Kopfhaut und Haarwuchs
Wurzel: entzündungshemmend, antitumorös, antikongestiv (verringert die Blutfülle der Prostata), vermindert die Miktionsbeschwerden bei gutartiger Vergrößerung der Prostata

Rituale und Brauchtum
Frühlingskult, Abwehrzauber, Liebeszauber, Pflanze der Unterwelt

***Wesen*tliche Heilkräfte**
Starke Reinigungskraft, Harmonisierung der Abwehrkraft, Befreiung von schädlichen Einflüssen auf allen Ebenen, fördert Willens- und Durchsetzungskraft, stärkt die Wahrnehmung für den Körper

Anwendungsgebiete
Stoffwechselanregung (Herbst- und Frühjahrskuren bei rheumatischen Erkrankungen, chronischer Müdigkeit, Hauterkrankungen, unreiner Haut), funktionelle Beschwerden von Niere und Blase (Reizblase, Bettnässen), zur Durchspülung bei entzündlichen Erkrankungen der ableitenden Harnwege, vorbeugende Behandlung bei Nierengrieß, Allergien, Autoimmunkrankheiten, Stärkungsmittel, bei Antriebslosigkeit, Mangel an Energie und Durchsetzungsvermögen, Förderung des Körperbewusstseins (Kraut und Blätter), Miktionsbeschwerden bei Prostataadenom (Wurzel)

Empfehlung der Kommission E: Zur Durchspülung der ableitenden Harnwege und zur Vorbeugung und Behandlung von Nierengrieß, zur unterstützenden Behandlung rheumatischer Beschwerden (Blätter, Kraut), Miktionsbeschwerden bei Prostataadenom Stadium I bis II (Wurzel)

Zu beachten

Bei einer Durchspülungstherapie muss immer auf ausreichend Flüssigkeitszufuhr geachtet werden. Bei Ödemen infolge eingeschränkter Herz- und Nierentätigkeit darf keine Durchspülungstherapie durchgeführt werden. Bei Einnahme der Wurzeln kommt es gelegentlich zu leichten Magen-Darm-Beschwerden (vgl. SCHILCHER 2016: 89).

Ernte und Einkauf

Gesammelt werden die Blätter von Mai bis Juli (ggf. mit Handschuhen), die Wurzeln im Frühjahr oder Herbst, das Kraut zur Blütezeit und die Samen im Spätsommer. Im Handel bzw. in der Apotheke sind das Brennnesselkraut (*Urticae herba*), die Blätter (*Urticae folium*) sowie die Samen (*Urticae semen*) und die Wurzel (*Urticae radix*) als Teedrogen erhältlich ebenso wie Frischpflanzenpresssäfte, Tinkturen, Trockenextraktpräparate und die wesenhafte Urtinktur aus dem frischen blühenden Kraut (*Urtica dioica* Ø).

Feurige Frühjahrskuren

Die Brennnessel ist eine hervorragende Pflanze für eine Frühjahrskur. Unseren heilkundigen Vorfahren galt sie als die beste blutreinigende Pflanze überhaupt. Mit ihrer stoffwechselbefeuernden und harntreibenden Wirkung gehört sie zu den klassischen entgiftenden Heilpflanzen. Dabei versorgt sie uns auch noch mit Vitaminen und Mineralien. Wer die Brennnessel zu sich nimmt, hat also keinen Grund mehr, apathisch im Sessel zu sitzen und über Frühjahrsmüdigkeit zu klagen. Als wichtiger Bestandteil der Frühlingskultspeisen stand die Brennnessel bei unseren Vorfahren in hohen Ehren. Sie war stets Teil der »Neunkräutersuppe« (heute oft noch als »Gründonnerstagssuppe« bekannt), die aus neun frischen Wildkräutern bzw. acht Kräutern und Kohl gekocht wurde. Dass sie auch »Neunerstärke« genannt wurde, spricht für ihre kräftigende Wirkung. Mit dem kultischen Verzehr der ersten frischen Wildkräuter im Frühling wollte man sich mit der beeindruckenden Erneuerungs- und Wachstumskraft der Natur gleichschalten und sich einen Abwehrzauber gegen alles Krankmachende einverleiben.

Frühjahrskuren mit entgiftenden und vitalisierenden Heilpflanzen können zur Pflege der Gesundheit und zur Verbesserung der Lebensqualität beitragen und bei vielen Erkrankungen Linderung und Heilung bringen. Frühjahrskuren mit Brennnessel haben sich vor allem bei Rheuma und Gicht, bei Müdigkeit und Antriebsschwäche sowie bei Hauterkrankungen und unreiner Haut bewährt. Die Brennnessel befeuert nicht nur den Stoffwechsel, sondern auch die Willens- und Durchsetzungskraft und hilft damit, auf allen Ebenen aufzuräumen. Oft verstärkt sie den Drang, gegen das aktiv zu werden, was einen belastet und daran hindert, sein wirklich wahres Selbst zu leben. Sie gibt Mut und Kraft, Ängste hinter sich zu lassen und in die persönliche Freiheit zu kommen.

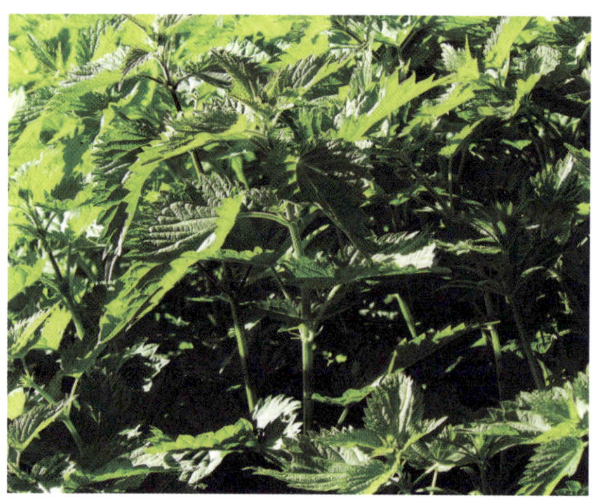

Die Brennnessel ist voll von vitalisierenden Inhaltsstoffen und sehr gut für eine Frühjahrskur geeignet.

Tonikum für Körper, Geist und Seele

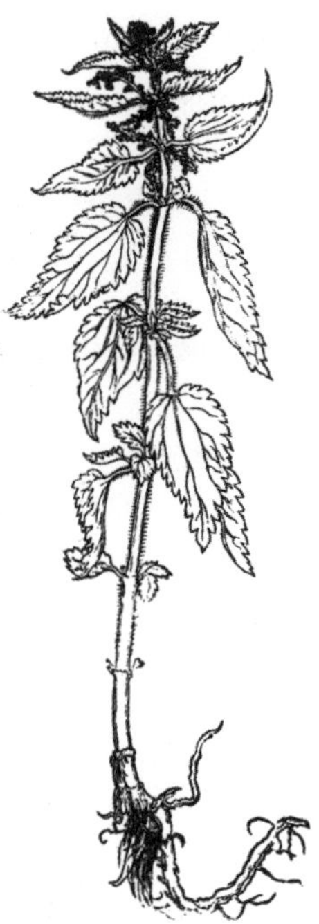

Die Brennnessel ist ein altbewährtes Heilmittel bei rheumatischen Erkrankungen. (Holzschnitt aus Otto Brunfels 1532)

Die Brennnessel vermittelt uns pure Lebendigkeit. Sie ist ein beliebtes Stärkungsmittel, ein »Energie-Booster«. Margret Madejsky bezeichnet sie als Ginsengersatz (Madejsky 2003: 644). Nach Maria Treben nimmt die »heiße« Brennnessel auch die Anfälligkeit für Erkältungen (Treben 1982: 15). Bei Erschöpfungszuständen und in der Erholungszeit nach schweren Krankheiten sowie Zeiten der Trauer kann die Brennnessel neue Lebenskraft und ein besseres Körpergefühl vermitteln. Überhaupt ist die Brennnessel ein gutes Mittel für Menschen, die wenig Freude an ihrer Körperlichkeit haben, für die sogenannten »Couchpotatoes« und Menschen, die am liebsten nur in geistigen Sphären weilen sowie für ältere Menschen, die ihren Körper nur noch als Last empfinden. Menschen, denen es an Willens- und Durchsetzungskraft fehlt, profitieren ebenfalls von den stärkenden Wesenskräften der Brennnessel. Ein paar Tropfen wesenhafte Brennnesselurtinktur direkt auf die Zunge gegeben, oder ein Brennnesselblättchen auf die Stirn gedrückt, werden dann dankbar als erfrischender, Mut machender »Kick« empfunden. Gerade in Zeiten von immer mehr »virtual reality« bekommt die Brennnesselkraft eine neue Bedeutung. Sie kann uns immer wieder helfen, ins Hier und Jetzt zurückzukommen und bewusst, wach und kraftvoll körperlich zu sein.

> »Ich fühle mich nach einer solchen Trinkkur [vierwöchige Teekur mit der Brennnessel] unbeschreiblich wohl und habe jedesmal das Gefühl, dreimal soviel leisten zu können als gewöhnlich. [...] und ich fühle mich elastisch und jugendlich.« (Maria Treben 1982: 15)

Ein früher gängiges Heilverfahren mit der Brennnessel, das auch viele andere Kulturen kennen, ist die sogenannte Urtifikation, das Auspeitschen der nackten Haut mit frischen Brennnesselruten. Dies führt zu einer starken Durchblutung und Erwärmung. Urtifikationen wurden bei rheumatischen Erkrankungen, Lähmungen, »Schlafsucht« und auch bei Erektionsstörungen durchgeführt (vgl. Rätsch und Müller-Ebeling 2003: 167). Meine Tante erzählte mir einmal, dass ihr rheumakranker Vater sich regelmäßig in ein Bett aus frischen Brennnesseln legte. In der Regel reichen sanfte Schläge oder Streichungen mit einzelnen Zweigen aus. Maria Treben empfiehlt bei Ischiasbeschwerden, Hexenschuss und Nervenentzündungen an Armen und Beinen die frische Brennnessel dreimal ganz leicht und langsam über die schmerzenden Stellen zu streichen (Treben 1982: 16).

Von Allergien und Aggressionen

Ihre beeindruckende Abwehrkraft und die juckenden schmerzhaften Quaddeln, die nach einem Kontakt mit den Brennhaaren auf der Haut entstehen, thematisieren noch ein weiteres Anwendungsgebiet der Brennnessel: Störungen des Immunsystems wie Allergien und Autoimmunkrankheiten. Bei diesen Erkrankungen richtet sich die Abwehrkraft unnötig und zerstörerisch gegen nur vermeintliche Feinde, die eigentlich keine sind, oder sogar gegen den eigenen Körper. Die Brennnessel, ein Meister der intelligenten Verteidigung, kann hier offenbar Impulse geben, die Strategie zu überdenken und die Kampfkraft in die richtigen Bahnen zu lenken. Rheumatische Erkrankungen gehen oft mit autoaggressiven Tendenzen einher. Allergische Hauterkrankungen sind oft begleitet von aggressivem Kratzen, manchmal bis das Blut hervorkommt. Die harmonisierende Wirksamkeit der Brennnessel auf das Immunsystem lässt sich auch durch das Vorhandensein von Mars- und Venussignaturen erklären: Es ist immer gut, wenn Mars und Venus zusammenkommen, denn ungezügelte Marskräfte wirken ebenso zerstörerisch wie zu ausgeprägte Venuskräfte, die totale Schutzlosigkeit bedeuten. Um unsere Grenze als Individuum zu bestimmen und in gesunden Kontakt mit unserer Umwelt zu treten, benötigen wir immer Mars- und Venuskräfte im Zusammenspiel.

AUS MEINEM PFLANZENTAGEBUCH

Wahrnehmungsübung mit der wesenhaften Urtinktur der Brennnessel
Urtica dioica ∅

Ich habe eine Schale mit Wasser und drei Tropfen Ceres *Urtica dioica* Urtinktur vor mich hingestellt und konzentriere mich auf meine Wahrnehmungen.

Kribbeln zwischen den Schulterblättern und im Nacken – angenehm.
Absolut erhebendes Gefühl, als ob unter meiner Sitzfläche etwas ist und mich anhebt, schweben lässt. Ich schüttele mich im Nacken.
Ich trinke 1 Tropfen Tinktur in etwas Wasser.
Es schmeckt so schön grün.
Es schüttelt mich immer wieder im Nacken. Was für eine Kraft! Unheimlich!

Liebe Brennnessel, was sollte ich wissen über dich?
Lieb mich!

Auf einmal ist sie ganz zart – wickelt sich um mich.

Wie kannst du so unterschiedlich sein? Das macht mich ganz unruhig.
Halte es aus!
Mich beschäftigt gerade eine Frage: Es ist immer wieder so schwierig, zu entscheiden, wie man mit Aggressionen von außen, mit Angriffen umgehen soll, hast du einen Rat?
Lieben! Liebe ausströmen. So gewaltig, dass der Angreifer es merken muss. Und irritiert ist. Liebe entwaffnet. Lässt die Waffen fallen.
Übe, die Liebe »gewaltig« strömen zu lassen!
Das ist (m)eine Antwort an dich, jetzt, es gibt auch andere.
Was kann ich mit dir heilen?
Lethargie. Unachtsamkeit. Egal-Haltung. Reg dich auf – sei in Aufruhr! Aber liebe-voll – ganz voll mit Liebe! Voller Eimer Liebe! So voll wie du es noch nie für möglich gehalten hättest! So sind wir, so tragen wir es aus der Erde heraus!
Hast du noch sowas ganz Allgemeines, so für »normale« Krankheiten?
Gibt es nicht, immer dasselbe: Krieg, der mit Liebe beantwortet werden will. Sieh mich an. Lerne von mir.
Danke!

Brennende Liebe

Die Brennnessel mit ihrer feurigen Kraft ist eine äußerst erotische Pflanze. Sie kann nicht nur die allgemeinen Lebensgeister wecken, sondern auch brennende Liebe entfachen. »Der Nesselsame macht feurig in der Liebe und lindert die Wehen der Geburt« heißt es bei Perger (1864: 158). Bereits im Altertum wurde die Brennnessel als Aphrodisiakum verwendet. Die Anwendungsformen sind vielfältig. Ein römisches Rezept, das sich bis in die Renaissance hielt, lautete folgendermaßen: »Nimm zerstoßenen Brennnesselsamen, mische ihn mit Pfeffer und Honig und trinke dies im Wein, das erregt alles« (Rätsch und Müller-Ebeling 2003: 166). Bei den Griechen und Römern gehörte das Schlagen mit Sträußen von frischen Brennnesseln zur üblichen stimulierenden Praktik vor dem Sexualakt (Rätsch und Müller-Ebeling 2003: 166). Magister Botanicus (1992: 71) empfiehlt die Verwendung der Brennnessel in Beutelchen für Heirats- und Liebeszauber. Im »Handwörterbuch des deutschen Aberglaubens« wird berichtet, dass »liebesdurstige Mädchen« einen am Abend gebrochenen Nesselbusch vor Lippen und Augen schwenken und dabei folgenden Spruch aufsagen: »Krauskopf [Nessel] trage den Krauskopf [Bursche] heran, ach wie das jetzt flattern kann.« Der besprochene Nesselbusch wird dann dem Burschen auf die Türschwelle gelegt, wo er sie am nächsten Morgen überschreitet (Bächtold-Stäubli 1927–1942/I: 1556).

Abwehrzauber

Ebenso wie Disteln und Dornsträucher gilt die wehrhafte Brennnessel als ausgezeichnetes Apotropäon, also als magisches Abwehrmittel. In den Stall legte man Brennnesseln, damit die bösen Geister verscheucht würden oder verbrennen mögen (Marzell 1938: 80). Vor allem unter die Kühe und unter die Milchschemel verteilte man das Kraut, denn die Brennnessel galt besonders wirksam gegen die Verzauberung der Milch. So war es Brauch, an heißen Tagen einen Brennnesselzweig in die Milch zu tauchen, damit sie nicht so schnell gerinnt. Auch auf dem Acker wurde die Abwehrkraft der Brennnessel genutzt. Man steckte in eine Ecke des frisch bestellten und eingesäten Feldes einen Brennnesselstock und einen Besenstiel und sprach: »Da, Krähe, das ist dein, und was ich stecke, das ist mein« (Marzell 1938: 80). Im Erzgebirge glaubte man weiterhin, dass kein Unkraut aufkommen könne und auch kein Dieb etwas entwenden würde, wenn man in eine

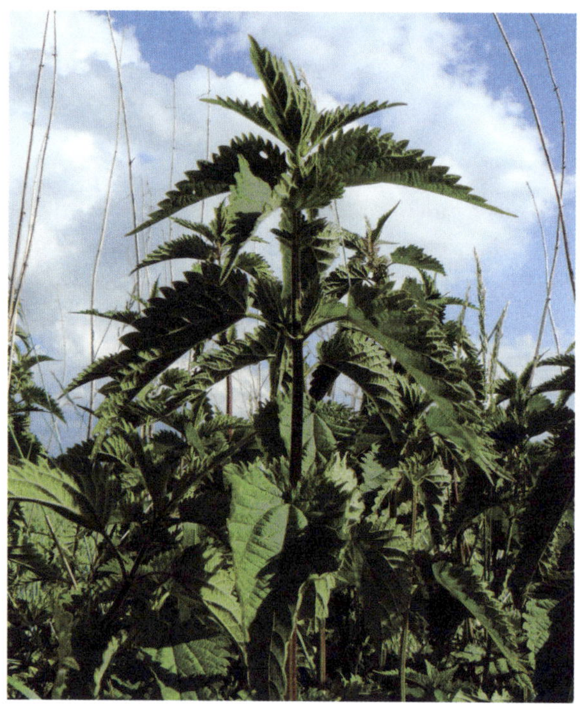

Die Brennnessel wurde als vielseitiges magisches Abwehrmittel verwendet.

Ecke des Feldes einen Kieselstein, einen Besenstiel und einen Nesselstock legte (Marzell 1938: 80).

In der Walpurgisnacht werden Brennnesseln auf den Misthaufen gesteckt und mit einem Stock geschlagen; die Hexen spüren diesen Schlag und haben dann keine Macht mehr (Bächtold-Stäubli 1927–1942/I: 1553). Doch auch die Hexen nutzen die Brennnessel zu ihren Zaubertränken; und wenn auf Kreuzwegen Brennnesseln wachsen, so soll dies ein Zeichen sein, dass sich dort die Hexen zu ihren Zusammenkünften getroffen haben (Bächtold-Stäubli 1927–1942/I: 1554). Wenn man ein Stoffpüppchen mit Brennnesselblättern füllt, so werden Bannsprüche oder negative Einwirkungen abgewehrt bzw. postwendend an den Absender zurückgesandt, auch wenn man den Absender nicht kennt, heißt es bei Magister Botanicus (1992: 71).

Heilige Pflanze der Schlangengeister

In Nepal, Tibet und Indien ist die Brennnessel eine heilige Pflanze, die in der Ernährung und Heilkunde eine wichtige Rolle spielt. Der berühmte tantrische Meister Milarepa wird häufig mit grüner Haut dargestellt. Weil er sich über lange Zeit nur von Brennnesseln ernährt habe, soll er ganz grün geworden sein. Auch soll er dadurch solche Leichtigkeit erlangt haben, dass er wie eine Wolke vom heiligen Berg Kailash herabschweben konnte (Storl 2000b: 18).

Die Standorte der Brennnessel gelten in Nepal als Wohnorte und heilige Stätten der Nagas, der Schlangengeister, die die Unterwelt bevölkern. Im schamanischen Kosmos ist die Welt dreigeteilt: Neben der Mittelwelt, die unserer Alltagswelt entspricht, gibt es die Oberwelt und die Unterwelt. Diese Welten jenseits unseres Alltagsbewusstseins können von den Schamanen in Trance bereist werden. Dort finden sie die spirituellen Ursachen von Krankheiten und verhandeln mit Geistern und Göttern. Im positiven Falle schenken uns die Wesen der Oberwelt ihren Segen, während uns die Schlangengeister der Unterwelt mit Energie und Harmonie versorgen. Bei meinem Studienaufenthalt am Shamanistic Studies and Research Centre in Kathmandu wurde mir die Bedeutung der Nagas folgendermaßen erklärt: Die Nagas meditieren immerfort, um Energie für die Mittelwelt zu produzieren. Sie sorgen auch für die Bodenfruchtbarkeit und das Pflanzenwachstum, balancieren die Energien aus, sind für Harmonie und Frieden zuständig. Die Nagas wünschen sich entsprechend Respekt und Achtung von uns. Sie sind sehr kraftvoll und mächtig. Wer sich gut mit ihnen stellt, dem ist eine gute persönliche Energieversorgung sicher. Wer sie aber missachtet oder gar verärgert, begibt sich in Gefahr, dass sie ihn attackieren und krank machen. An den heiligen Orten der Nagas, da wo die Brennnesseln wachsen, darf nicht uriniert oder gespuckt werden. Auch dürfen die Brennnesseln nicht unachtsam entfernt werden. Durch die Nagas bedingte Krankheiten treten von unten durchs Wurzelchakra in den Körper ein. So entstehen in erster Linie sexuelle und urologische Probleme. Auch Hautprobleme sind häufig von Nagas verursacht. Typischerweise gehen durch Nagas bedingte Erkrankungen mit Schwellungen und Blasen, Jucken, Brennen und Schmerzen einher. Interessanterweise finden wir hier Krankheitsbilder wieder, die in unserer Kultur mit der Brennnessel behandelt werden. Von einem nepalesischen Schamanen werden durch Nagas verursachte Krankheiten mit speziellen Naga-Ritualen geheilt.

> »Ein etwas raubeiniges, aber doch grundgutmütiges Geschöpf; wenn sie einen auf Distanz hält, so vielleicht doch nur, dass man sie bei der wichtigen Aufgabe nicht störe, die sie im Naturganzen zu verrichten hat.«
>
> (Wilhelm Pelikan 1999/III: 141)

Es gibt verschiedene Andeutungen, dass die Brennnessel auch in unserer Kultur mit der Unterwelt und ihren Wesen verbunden war. So heißt es zum Beispiel bei Höfler (1908: 78), dass das Peitschen mit den Brennnesseln gegen »Nixenzauber« und andere elbische Einflüsse helfen soll. In der Umgebung der Brennnesselpflanzen sollen besonders häufig heinzelmännchenartige Wesen beobachtet werden. Für die Siebenbürger »Zigeuner« sind Brennnesselgebüsche die Wohnorte kleiner Erdmännlein, »Wälder der Pchuvuschen«, die sich gern mit Menschenfrauen vermählen (Storl 2000b: 30). Auch Magister Botanicus (1992: 71) bemerkt, dass die Brennnesseln die Eingänge zur Welt der Pchuvuschen, der Zwergenwelt bewachen. Ähnlich wie die Nagas gelten auch die Zwerge als äußerst fleißige Wesen, die unter der Erde unaufhörlich werkeln und schmieden. Perger (1864: 159) überliefert uns in seinen »Deutschen Pflanzensagen« einen seltsamen Spruch, der die Brennnessel auch mit dem Teufel in Zusammenhang bringt: »Dat krut kenn ick – säd de Düwel, un sett sick in de brennettel« – in Überschätzung seiner botanischen Kenntnisse soll der Teufel hier unangenehme Erfahrungen mit der »Sengnessel« machen. Ich möchte bezweifeln, dass der Teufel, der im Fegefeuer der Hölle zuhause ist, sich an der Nessel verbrennen kann! Auch der Teufel ist ein Wesen der Unterwelt und der feurige Charakter seiner Behausung gleicht wohl dem der Brennnessel.

Die Kräfte, die in dieser Welt herrschen, werden je nach Lebensraum und Kultur unterschiedlich betrachtet und beschrieben. Die Erzählungen über Teufel, Zwerge, Nixen und Nagas sind verschiedene Beschreibungen der Wesen und Kräfte der Unterwelt. Dass die Existenz der Unterwelt für die Lebenskraft im Diesseits offenbar unerlässlich ist, zeigt uns wohl auch die große Kraft der Brennnessel. Doch warum gerade die Brennnessel so sehr mit der Unterwelt verbunden ist, habe ich lange Zeit nicht so recht verstanden, bis ich sie selbst danach gefragt habe:

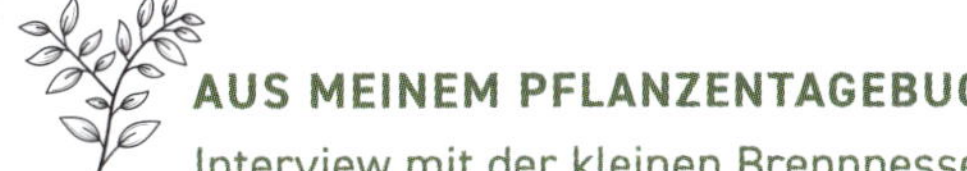

AUS MEINEM PFLANZENTAGEBUCH

Interview mit der kleinen Brennnessel, *Urtica urens* L., Lüneburger Heide, Garten

Hallo Brennnessel, kannst du mir erklären, was du mit der Unterwelt zu tun hast?
Ich bin gleichzeitig Inkarnation und Auflösung! Ich bin das Feuer des Lebens, das einen auch in den Tod begleiten sollte, das Feuer der Achtsamkeit! Das ist die Energie, die die Mittelwelt mit der Unterwelt verbindet.

Einmal wieder wird mir bewusst, wie stark unsere Verbindungen zur Unterwelt sind und dass wir sie nicht vergessen dürfen! Und wie unendlich wichtig und heilsam Achtsamkeit und Aufmerksamkeit sind – für alles! Mit dieser Energie können wir sogar die Grenzen zwischen den Welten überschreiten.

Die durchdringende Kraft der Brennnessel verbessert möglicherweise auch unsere sensitive Wahrnehmungsfähigkeit. Man sagt, dass von Brennnesseln gestochene Hände feinfühliger werden und beispielsweise Erdstrahlen besser spüren können (Storl 2000b: 15). Vielleicht noch ein Grund, die Brennnessel bei einer nächsten Begegnung herzhaft anzupacken. Allerdings: je beherzter man zugreift, desto weniger stechen einen die Nadeln. Die Brennnessel ärgert nur die, die sich ärgern lassen. Hier kann man eine Analogie sehen zur Stärkung der Willenskraft durch

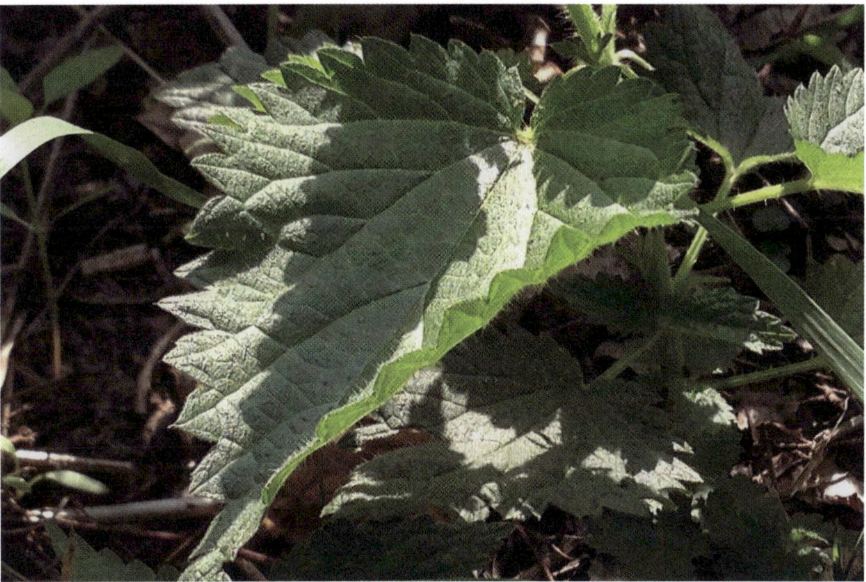

Die Brennnessel fördert unsere Achtsamkeit und Aufmerksamkeit.

die Brennnessel. Auf jeden Fall erhöht sie unsere Aufmerksamkeit und damit auch unsere Achtsamkeit – uns selbst und anderen gegenüber.

Zubereitung, Rezepte, Rituale

Brennnesseltee
1 TL des getrockneten Krautes mit 1 Tasse kochendem Wasser übergießen und 7 Minuten ziehen lassen. 3-mal täglich 1 Tasse.

Frischer Brennnesseltee für Frühjahrskuren
1 Handvoll junger Triebe mit ½ Liter Wasser überbrühen und 5 Minuten ziehen lassen, über den Tag verteilt trinken.

Wildpflanzenküche
Die Brennnessel ist eines der leckersten Wildgemüse. Die jungen Pflanzen bzw. die oberen Triebspitzen können das ganze Frühjahr über bis zur Blütezeit geerntet und zu schmackhaften, gesunden Gerichten verarbeitet werden, zum Beispiel geschmort wie Spinat oder zu Suppe gekocht. Wer sie im Salat verwenden möchte, sollte die Blätter anwelken lassen oder kurz mit heißem Wasser überbrühen. Das zerstört die Brennhaare und schont die Mundschleimhaut. Die Samen kann man selbst sammeln oder auch in der Apotheke kaufen. Sie eignen sich hervorragend als Gewürz zu Kartoffeln oder Suppen.

Energie der Aufmerksamkeit
Ein Brennnesselgebüsch ist ein guter Ort, um ein Gefühl für die feurige Energie zu bekommen, die uns durchdringen kann, wenn wir wirklich voller Lebenskraft sind. Und es ist ein guter Ort, um sich in Achtsamkeit und Respekt gegenüber unbekannten Wesen zu üben. Nähern Sie sich den Brennnesseln mit Achtung und bitten Sie darum, willkommengeheißen zu werden. Wenn Sie das Gefühl haben, dass Sie bleiben dürfen, greifen Sie einmal beherzt in die Nesseln und spüren Sie dem nach, was mit Ihnen passiert. Wenn Sie das nicht mögen, schließen Sie nur die Augen und lassen den Ort auf sich wirken. Denken Sie an die Überlieferungen über Schlangengeister, Erdmännlein, Zwerge, Elfen und Nixen, die sich gern in der Nähe der Brennnesseln aufhalten sollen. Üben Sie sich in Achtsamkeit und einer respektvollen Haltung vor diesen unsichtbaren, Ihnen vermutlich unbekannten Wesen. Es könnte ja sein, dass es sie doch gibt ... Versuchen Sie die Kräfte dieses Ortes und seiner Bewohner zu spüren. Sie werden vielleicht feststellen, dass Sie für Ihre Aufmerksamkeit beschenkt werden – mit reichlich guter Energie.

Der Stinkende Storchschnabel – Kristallene Klarheit

Geranium robertianum L., Geraniaceae

Der Stinkende Storchschnabel ist eine wenig beachtete Pflanze. Er hat eigentlich eine recht auffällige Erscheinung, wächst aber oft an Orten, an denen wir uns nicht lange aufhalten. Ursprünglich in krautreichen Wäldern, in Schlagfluren, an Wasserläufen, in Schluchten und an Felsen zuhause, findet man ihn heute auch häufig in den dunklen Ecken der städtischen Hinterhöfe und auf Brachland. Vor allem hier bemerkt man seine Vorliebe für »unreine« Standorte. Es sind oft unschöne Ecken, wo der Storchschnabel wächst: neben den Mülltonnen, beim Kellerfensterschacht, da wo Menschen ihren Unrat hinterlassen und Hunde ihre Notdurft verrichten. Wir fühlen uns unwohl, suchen das Weite und bemerken gar nicht, was für zarte hübsche rosa Blüten das Ruprechtskraut oder der Stinkende Robert, wie der Storchenschnabel auch heißt, hervorbringt und wie er diesen Ort damit verzaubert und verwandelt.

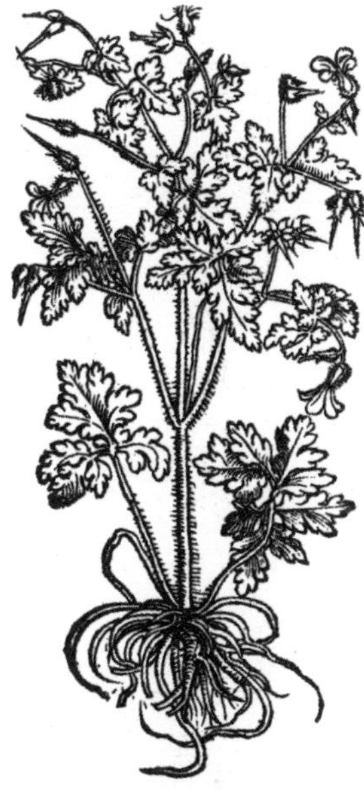

Der Stinkende Storchschnabel, auch Ruprechtskraut genannt. (Holzschnitt aus ADAMUS LONICERUS 1679)

Venus besänftigt Mars

Der einjährige Storchschnabel, der manchmal auch überwintern kann, wird zwanzig bis fünfzig Zentimeter hoch. An den zarten Stängeln sitzen handförmig geteilte und doppelt fiederspaltige Blätter. Die hellgrüne Pflanze ist oftmals mit pink-roter Färbung überlaufen. Sie ist mit Drüsenhaaren besetzt, die bei Berührung den ihr so ganz eigenen herb-frisch-stinkenden Duft verströmen lassen. Dieser Geruch führt zu ihrem Beinamen »Der Stinkende«. Ich persönlich lernte diesen Geruch zu lieben. Während ich bei meinen ersten Begegnungen mit dem »Wanzenkraut« den Geruch noch als recht unangenehm empfunden habe, gehe ich heute oft zum

Storchschnabel in meinem Garten, um sanft über seine Blätter zu streichen und mich in diesem Duft zu baden! Ich empfinde ihn als wohltuend, als wunderbar erfrischend und stärkend. Es ist ein Geruch, der von einer starken Kraft zeugt. Und diese Kraft kann die Pflanze uns auch vermitteln.

AUS MEINEM PFLANZENTAGEBUCH

Der Stinkende Storchschnabel, *Geranium robertianum* L., Lüneburger Heide

Storchschnabel, stinkender. Auch das mit dem Stinken ist Ansichtssache. Der Geruch ist durchdringend, schneidend, streng, im Entferntesten vielleicht wie Schweiß, aber mir fällt nichts ein, was genau so wäre. Er verfliegt sehr schnell. Das Blättchen, das ich eben abnahm, riecht nun nur noch frisch grün.

Die Blätter verfärben sich ins Rote. Die Pflanze sieht oft unrein aus, vergilbt, zerrupft, dreckig, bis auf die eigentlich zauberhaften Blüten. Als wäre sie in der Mauser – so sieht sie aus! Und die hübschen Blüten schweben darüber, als hätten sie damit nichts zu tun.

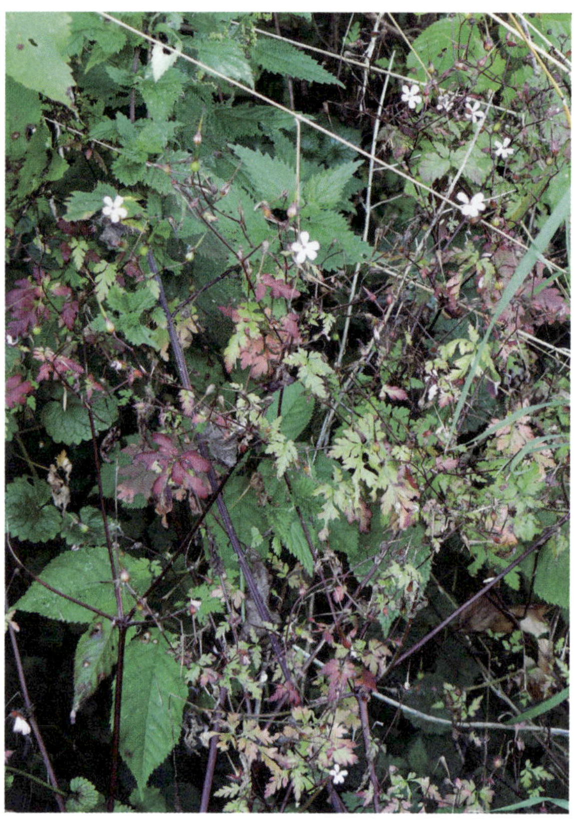

Der Storchschnabel sieht oft chaotisch und unordentlich aus.

Die zart-rosa Blüten besänftigen den feurigen Marscharakter.

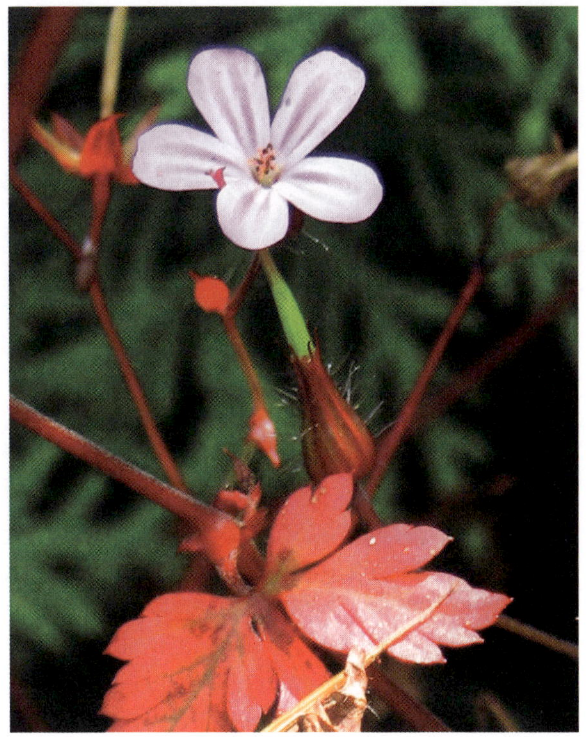

Von Mai bis September blüht der Storchschnabel. Seine Erscheinung, zum Teil feuerrot überlaufen, manchmal auch struppig und »unordentlich«, wird durch die zarten, rosafarbenen, lieblichen Blüten völlig verändert. Über den chaotisch wirkenden Marskräften strahlen die Venuskräfte etwas Besänftigendes und Beruhigendes aus. Der anthroposophische Heilpflanzenkundige Wilhelm Pelikan hat die Pflanze als »Impression einer aufflammenden Entzündung« beschrieben (PELIKAN 1999/II: 161). Doch gleichwohl zeigt sie auch die der Venus entsprechenden entzündungshemmenden Kräfte. Nach traditioneller Auffassung ist der Stinkende Storchschnabel eine Pflanze, die »rote Krankheiten« heilt wie zum Beispiel blutige Durchfälle, offene Wunden, rote Ausschläge und Ekzeme (vgl. FISCHER-RIZZI 1993: 193).

Der pflanzliche Storch

Die ganze Pflanze hat etwas Vogelartiges an sich. Die rundlich-gefiederten Blätter des Stinkenden Storchschnabels erinnern an ein Federkleid, die länglich-spitz zulaufenden Früchte an lange Schnäbel, die langen Stängel an gereckte Hälse. Die Pflanze ist kaum im Boden verankert. Sie bildet ein weit verzweigtes System an oberirdischen Ausläufern, die so schwach bewurzelt sind, dass die Pflanze einem

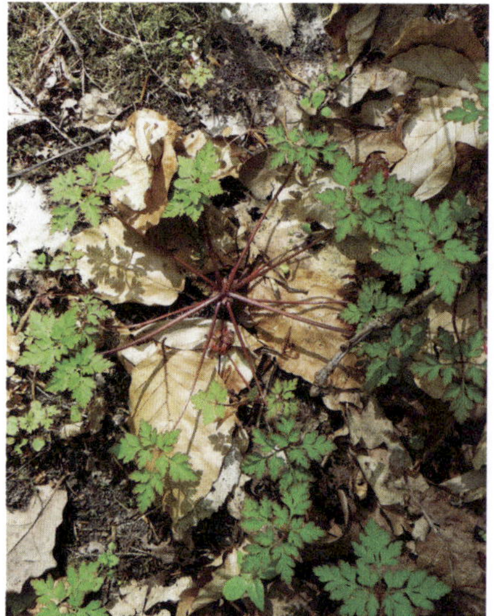

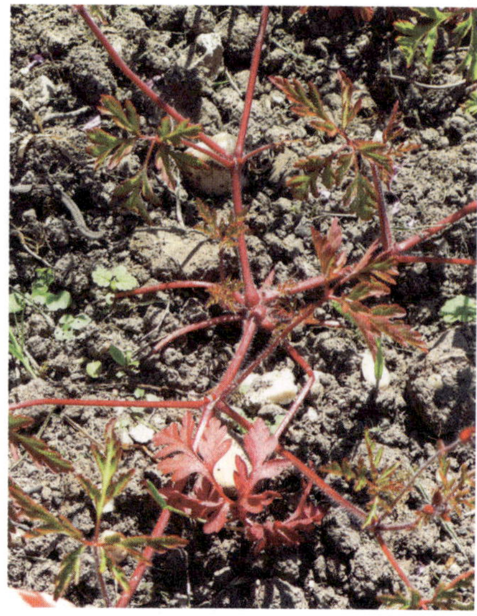

Der Storchschnabel hat ein luftiges Wesen, er scheint über dem Erdboden zu schweben (links). Er bildet ein weitverzweigtes System an oberirdischen Ausläufern (rechts).

förmlich entgegenfliegt, wenn man nur sanft an ihr zieht. Damit trägt der Storchschnabel neben der Mars- und Venussignatur auch Zeichen des Merkureinflusses. Vögel, merkurielle Tiere, sind leicht und wendig; mit dem Luftraum steht ihnen ein großer Bewegungsraum, der schnelle Fortbewegung ermöglicht, zur Verfügung. So wie die Vögel Erde und Himmel miteinander verbinden, steht das Merkurielle generell für Transport, Kommunikation und Verbindung – für den guten Fluss, den Austausch der Dinge.

Unsere Pflanze hat eine Verbindung zu einem ganz bestimmten Vogel: dem Storch. Für unsere Vorfahren, die der Pflanze ihren Namen gaben, hatte der Storch eine große Bedeutung. Den Sommer über lebten sie eng mit ihm zusammen, wenn er auf den Dächern ihrer Häuser nistete. Im Herbst flog er in weit entfernte, unbekannte Gegenden, die für die Menschen damals nahezu unerreichbar und unvorstellbar waren – ganz ähnlich wie die Anderswelt. Wenn der Storch nach einem langen, harten Winter gemeinsam mit dem Frühling wiederkam, waren die Menschen außer sich vor Freude. Der Storch galt als Fruchtbarkeitssymbol und Glücksbringer, weil er im gleichen Rhythmus wie die grünen, lebensspendenden Kräfte der Natur wiederkehrte. Der Gedanke lag nahe, dass er aus der Anderswelt auch die Seelen der ungeborenen Kinder mit sich bringt. Er fischt in den Teichen und bringt die Seelen ans Licht. Teiche und Brunnen galten immer als Eingänge ins unterirdische Reich der Frau Holle, wo sie die schlafenden Samen und Seelen hütet. So ist der Storch vermutlich schon seit langer Zeit ein heiliger Vogel »der Göttin der Brunnen und Teiche« (vgl. Bächtold-Stäubli 1927–1942/VIII: 501).

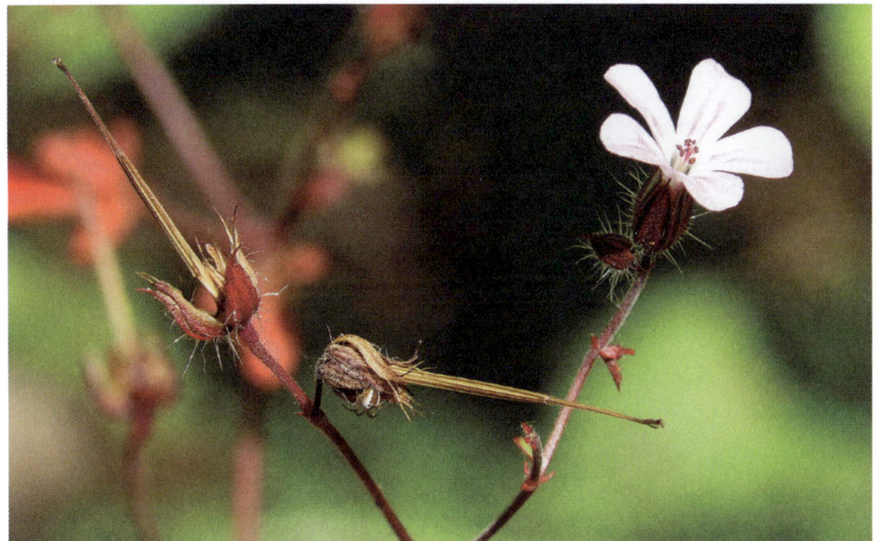

Geranium robertianum – der pflanzliche Storch.

Im Volksglauben hat der Storch viele Bedeutungen: Als heiliges Tier und Bote des Frühlings bringt er dem Haus, auf dem er nistet, Glück; er bewahrt es vor Blitz und Feuer. Sein Name Adebar (ahd. *odebero,* germ. *od,* »Wohlstand, Besitz«, und *bero,* »tragen, bringen«) bedeutet »Glücksbringer« (Bächtold-Stäubli 1927–1942/VIII: 498). Wer dem heiligen Vogel ein Junges raubt, den Storch verletzt oder gar tötet, wird entsprechend vom Unglück getroffen. Wer den Storch im Frühling gebührend willkommen heißt, der bleibt das ganze Jahr über vor Zahnschmerzen gefeit, glaubte man früher in Wien. Wenn man im Frühjahr bei der Begegnung mit dem ersten Storch mit dem Geld klingelte, so sollte man reich werden. Zumindest

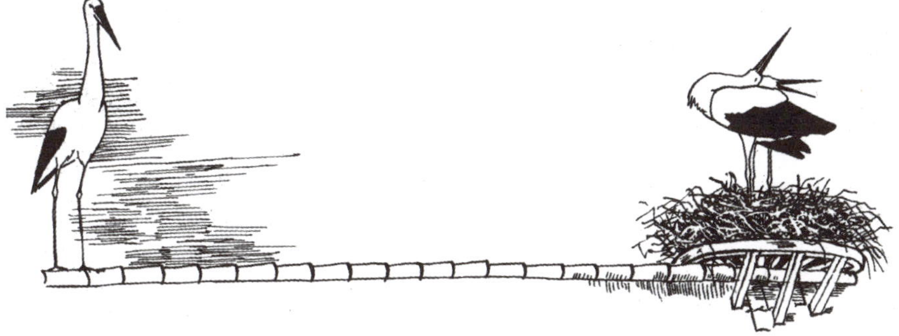

Durch lebhaftes Klappern wehren die Nestinsassen einen fremden Storch ab. Früher lernte noch jedes Schulkind im Naturkundeunterricht die Bedeutung der Gebärden des Storchs auf den Dächern. (Abbildung aus Harry Garms 1961)

wurde im Badischen früher derjenige, der dem Vogt die Ankunft des ersten Storches meldete, mit einem Laib Brot belohnt (BÄCHTOLD-STÄUBLI 1927–1942/VIII: 500).

Der botanische Gattungsname des Storchschnabels *Geranium* geht auf das griechische Wort *geranos* zurück. Es bedeutet »Kranich«. Auch mit diesem Vogel wird unsere Pflanze also in Verbindung gebracht. Ähnlich dem Storch gilt auch der Kranich als Verkünder des Frühlings und der Lebensfreude. Dies gilt natürlich ebenso für alle Pflanzen dieser Gattung, auch für den Wiesenstorchschnabel, den blutroten Storchschnabel usw. Doch keine dieser Pflanzen scheint mir so sehr Kranich bzw. Storch oder überhaupt Vogel zu sein, wie der Stinkende Storchschnabel.

Der Stinkende Storchschnabel in der Pflanzenheilkunde

In der Pflanzenheilkunde spielt der Stinkende Storchschnabel heute nur eine kleine Rolle. Die Rationale Phytotherapie kennt ihn nicht, die Kommission E hat keine Monografie über ihn erstellt. In vielen Heilpflanzenbüchern wird er gar nicht oder nur am Rande erwähnt, und wenn dann hauptsächlich als Mittel gegen Durchfall und Hauterkrankungen (vgl. BÜHRING 2005: 125). Doch im Zuge der Entwicklung einer Ganzheitlichen Pflanzenheilkunde wird der Stinkende Storchschnabel heute ganz neu entdeckt, vor allem mit seinen interessanten Heilkräften auf der geistig-seelischen Ebene.

Der Storchschnabel ist pharmakologisch wenig untersucht. Das Kraut enthält vor allem Gerbstoffe, weiterhin Bitterstoffe, Flavonoide und ätherische Öle (vgl. BÄUMLER 2007: 397). Aufgrund der enthaltenen Gerbstoffe wirkt der Storchschnabel entzündungshemmend, desinfizierend, blutstillend und wundheilungsfördernd. Damit ergeben sich viele interessante Anwendungsgebiete an Haut und Schleimhaut. Das Geraniin, ein Gerbstoff, der zu den Gallotanninen gehört, soll zudem antivirale Eigenschaften besitzen. Der Mechanismus vieler durch Erfahrung bestätigter Wirkungen ist jedoch unbekannt. So nutzt man den Storchschnabel heute vor allem als lymphflussfördernde und entgiftende Pflanze (vgl. KALBERMATTEN 2002: 116, MADEJSKY 2001: 185), sowohl im Rahmen von Ausleitungskuren als auch bei Insektenstichen und »seelischen Vergiftungen«.

Entgiftung und Transformation – Vom Unreinen ins Reine

Nach KALBERMATTEN (2005: 44) bezieht sich die entgiftende Wirkung des Stinkenden Storchschnabels vor allem auf Gifte, die unvermittelt und durch Fremdeinwirkung appliziert wurden, wie zum Beispiel Insektengifte, aber auch körperlich oder seelisch erlebte Gewalt, die zu Apathie und Lähmungen führt. Unbewältigte Traumen führen oft zu anhaltenden Blockaden, die Krankheiten verursachen oder zumindest unangenehm den freien Fluss der Lebenskraft hemmen. Erschrecken und seelische Schockzustände gelten auch in schamanischen Kulturen als sehr gefährlich: In diesem Zustand können Teile der Seele verlorengehen; je nach Größe des Seelenverlustes folgen mehr oder weniger heftige psychische und körperliche Krankheiten, bis hin zum Tod. Durch den Stinkenden Storchschnabel können auch lange zurückliegende traumatisierende Erlebnisse angegangen und Erstarrungen gelöst werden. Die große seelische Reinigungskraft macht den Stinkenden Storchschnabel zu einer bedeutenden Heilpflanze für unsere Zeit (vgl. KALBERMATTEN 2005: 44).

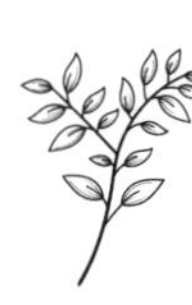

AUS MEINEM PFLANZENTAGEBUCH

Interview mit dem Stinkenden Storchschnabel, *Geranium robertianum* L., Lüneburger Heide

Warum tummelst du dich an so dreckigen Plätzen?
Das gibt mir Kraft.
Wo kommt die Kraft her?
Na, aus dem Abfall. Wiederverwertung, Recycling. Wie bei der Stadtreinigung! Wichtig! Sehr wichtig!
Ist das nicht sehr unangenehm?
Falsche Frage.
(Pause)
Warum bist du abgelenkt?
Ich langweile mich.
Du langweilst dich? Bei dieser Kraft?! Sei offen dafür! Werden und Vergehen. Du kannst meine Kraft nutzen. Du bist mit der lebendigen Erde verbunden, mit allem, was dazugehört. Das ist eine »dreckige«, aber sehr gewaltige Kraft! Sie wird dir guttun!
Und wieso heißt es auch, du reinigst?
Weil ich verwandle. Das sind die Zauberkräfte. Zauber ist blau, hell, klar, glitzernd. Erfrischend. Wie Wasser, wie Nebel. Ich ziehe aus dem Boden heraus und verwandle in diese Klarheit, Wasser. Ich ziehe heraus und zerteile und baue ab und wandle. Bin Baumeister, Abbaumeister. Genauso wichtig wie aufbauen!
Das Blut. Sieh! Schönheit offenbart sich am Ende. Ich tue alles mit Liebe: Zärtlichkeit. Sieh den roten Schnabel des Storches! Liebe, Blut, Fruchtbarkeit. Ansonsten wär's ein langweiliger Vogel.

Der Stinkende Storchschnabel – Wesentliches auf einen Blick

Signaturen
Mars, Venus, Merkur

Wichtige Inhaltsstoffe
Kraut: Gerbstoffe, Bitterstoffe, Flavonoide, ätherisches Öl

Pharmakologische Heilwirkungen
Kraut: zusammenziehend, entzündungshemmend, blutstillend, desinfizierend, wundheilungsfördernd, lymphflussfördernd, entgiftend

Rituale und Brauchtum
Glücksbringer, »Kindsmacher«

***Wesen*tliche Heilkräfte**
Seelische Reinigung, Transformation, Auflösung und Verarbeitung von traumatischen Erlebnissen, fördert ein Gefühl von Reinheit und Klarheit, Fruchtbarkeitsförderung

Anwendungsgebiete
Hauterkrankungen, Halsschmerzen, Entzündungen im Mund- und Rachenraum, Durchfall, chronische Magen- und Darmentzündungen, zur Steigerung der Fruchtbarkeit, zur Anregung des Lymphflusses, Entgiftung über die Lymphe, Insektenstiche, durch Schock und traumatische Erlebnisse ausgelöste Krankheiten, seelische Vergiftungen, Melancholie, seelische Reinigung, »atmosphärische Raumreinigung«
Empfehlung der Kommission E: Es wurde keine Monografie über den Storchschnabel erstellt.

Zu beachten
Überdosierungen sind wegen des Gerbstoffgehalts zu vermeiden, sie können zu Magenbeschwerden führen. Die seelische Auflösungskraft kann sehr stark sein, insbesondere bei Verwendung der wesenhaften Urtinktur. Sie sollte sehr vorsichtig, einschleichend niedrig dosiert werden, um Überforderungen bei der Aufarbeitung

seelischer Traumen zu vermeiden. Auch lange zurückgehaltene, nicht geweinte Tränen kommen in Fluss. Dem sollte Zeit und Raum gegeben werden.

Ernte und Einkauf

Der Stinkende Storchschnabel wird nur in der Volks- und Erfahrungsheilkunde verwendet. Hier nutzt man in der Regel das Kraut (*Geranii robertiani herba*), seltener auch die Wurzel (*Geranii robertiani radix*). Das Kraut wird zur Blütezeit gesammelt, kurz über dem Boden abgeschnitten und in Bündeln zum Trocknen aufgehängt. Die Wurzel wird im zeitigen Frühjahr oder im späten Herbst gesammelt, von Erde befreit und im Schatten getrocknet. Der Storchschnabel kann als Tee, Wein, Pulver, Tinktur oder Frischsaft verwendet werden. Für eine vorrangige Wirkung auf der geistig-seelischen Ebene empfiehlt sich der direkte Kontakt mit der Pflanze oder eine hochwertige wesenhafte Urtinktur (*Geranium robertianum Ø*), die aus dem frischen blühenden Kraut hergestellt wurde.

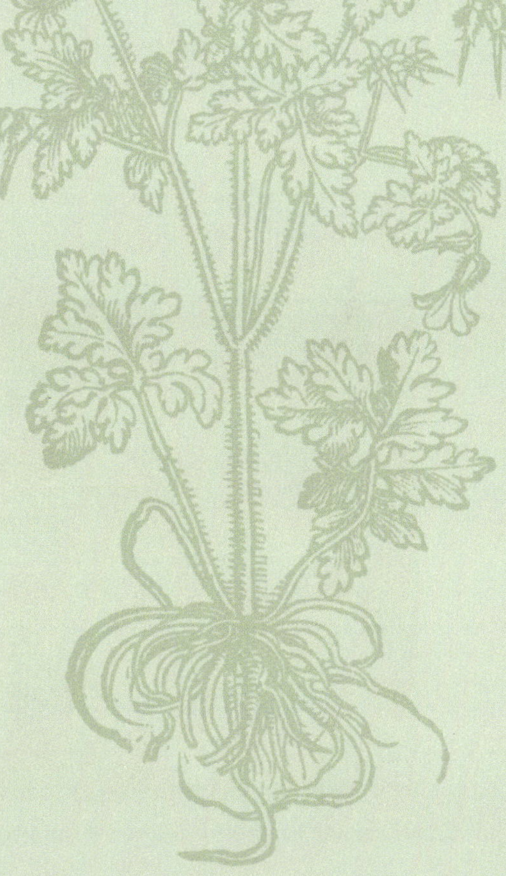

Die große reinigende Kraft des Stinkenden Storchschnabels kann auch genutzt werden, um Innenräume atmosphärisch zu reinigen. Menschen in therapeutischen Berufen nutzen den Stinkenden Storchschnabel gern, um sich von den fremden Geschichten und Energien, die ihre Hilfe suchenden Klienten mit sich bringen, zu lösen. Hierfür kann man sich die Pflanze, Pflanzenteile oder hochwertige Zubereitungen daraus ins Haus holen. In meiner Reiseapotheke fehlt die wesenhafte Urtinktur *Geranium robertianum* Ø nie! So kann ich fast jedes Hotelzimmer in einen Ort verwandeln, an dem ich mich – zumindest einigermaßen – wohlfühlen kann. MAGISTER BOTANICUS (1992: 81) berichtet, dass Kranke schneller genesen, wenn man ihnen einen Blumentopf mit dem Storchschnabel ins Zimmer stellt. Dem Volksglauben nach bringt nicht nur der Storch das Glück ins Haus, sondern auch sein pflanzlicher Verbündeter: Wer den Storchschnabel in seinem Haus aufhängt, der wird vom Glück gesegnet (SIEG 1936: 112).

> »Unter den Geraniaceen wirkt der Storchschnabel (Geranium) erheiternd auf das Gemüth, darum soll jeder der traurig ist, das Pulver des Krautes auf Brot streuen und essen.« (RITTER VON PERGER 1864: 164)

Im Mittelalter bzw. in der Frühen Neuzeit kannte man den Stinkenden Storchschnabel auch als Mittel gegen Melancholie bzw. zur »Herzstärkung« (vgl. zum Beispiel LONICERUS 1679: 348). Der Stinkende Storchschnabel berührt und öffnet das Herz. Er wirkt lösend und befreiend. Manche beschreiben seine Wirkung als Balsam für die Seele, andere empfinden seine Kraft als sehr radikal. Unwahres und Unklares wird nicht mehr ertragen, der Storchschnabel drängt uns, die Dinge zu

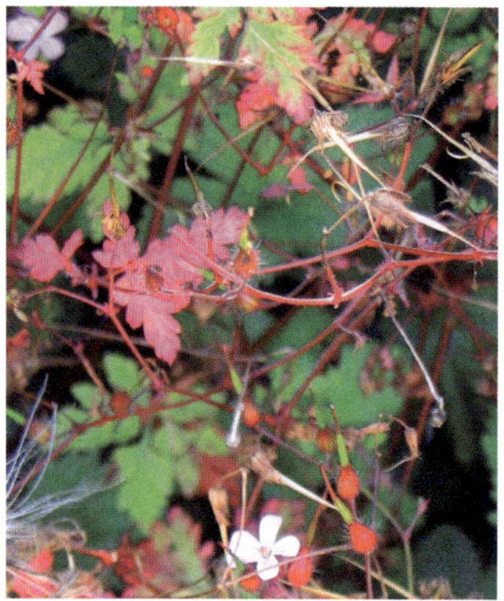

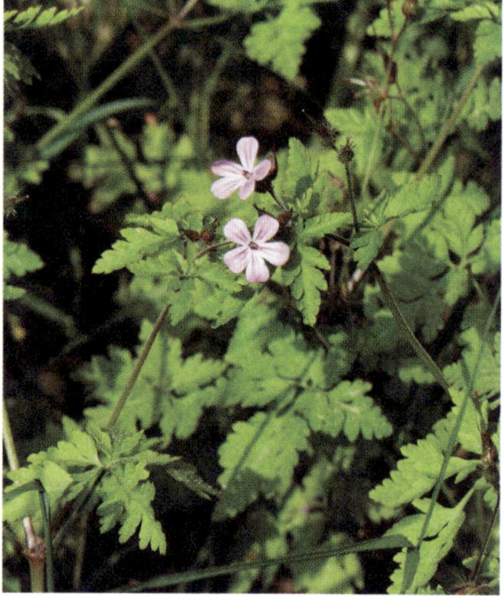

Der Storchschnabel verfügt über eine große Transformationskraft, vom Unreinen ins Reine.

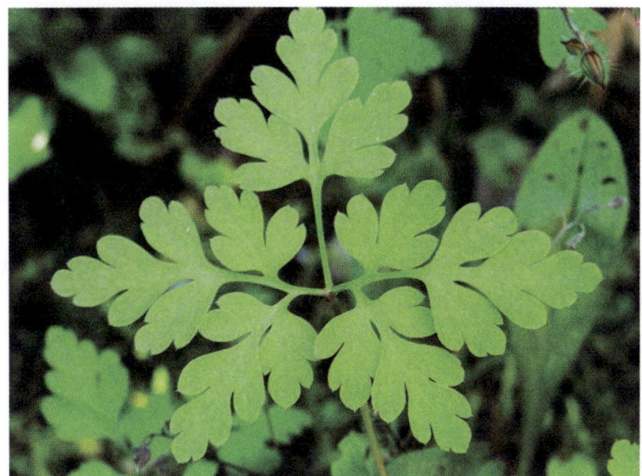

Die Blätter des Stinkenden Storchschnabels erinnern an filigran geformte Eiskristalle.

klären und uns von allem zu befreien, was unser Herz einengt. Er zieht uns aus dem »Schlamassel« und führt uns hin zum Licht. Doch der Weg dahin kann sehr anstrengend sein, denn Verdrängtes wird wieder bewusst gemacht, bevor es aufgelöst wird. Wer sein seelisches Wohlbefinden lange vernachlässigt hat, wer schwere Traumen erlebt hat, der sollte sich sehr langsam und vorsichtig in eine Begegnung mit den heilsamen Kräften des Storchschnabels begeben, damit die Dinge, die wieder in Fluss kommen, ihn nicht überfordern, sondern nach und nach sanft gelöst und geklärt werden können. Dann kann der Storchschnabel am Ende ein Gefühl von kristallener Klarheit vermitteln, das von Stille, Ruhe und Schönheit geprägt ist.

Der Storchschnabel zeigt uns seine große Transformationskraft vom Unreinen ins Reine auch durch seine verschiedenen Erscheinungsbilder: Er wächst nicht nur an »hässlichen« Orten und sieht auch nicht immer unordentlich und chaotisch aus. Manchmal können wir ihn auch als wunderschöne Pflanze erleben: Die feinen Blüten scheinen zu strahlen und die filigran geformten Blätter erinnern an Eiskristalle. Und ebenso finden wir ihn mitunter auch an besonders schönen Orten, wo er seine eigene zauberhafte Schönheit kraftvoll entfaltet.

Wider die roten Krankheiten

Bei Entzündungen und Blutungen des Zahnfleischs und der Mundschleimhaut sowie bei Halsschmerzen und -entzündungen kann mit Storchschnabeltee oder verdünnter (Ur-)Tinktur gespült und gegurgelt werden. Auch bei chronischen Magen- und Dünndarmentzündungen und -geschwüren sowie bei Durchfall kann die Einnahme von Storchschnabeltee oder -tinktur hilfreich sein (vgl. Madejsky 2001: 185, Vonarburg o. J.: 32). Früher träufelte man den frisch gepressten Saft aus der Pflanze in Wunden, um diese zu reinigen und zu heilen (Lonicerus

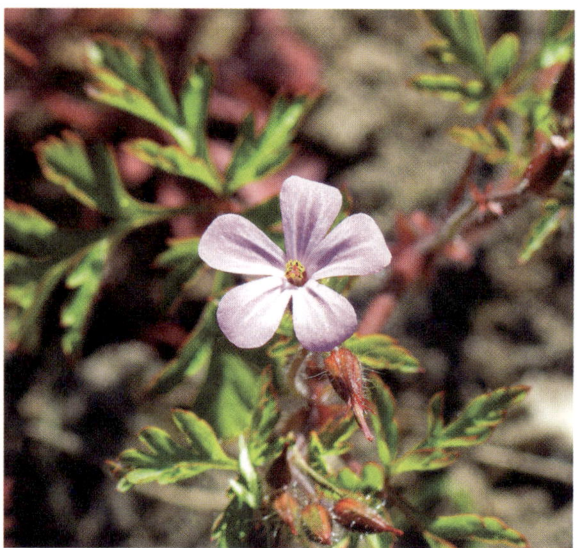

Der Stinkende Storchschnabel ist eine alte Frauenheilpflanze.

1679: 348). Der Saft oder eine Abkochung aus dem getrockneten Kraut wurde auch gegen Blutungen verschiedenster Art eingesetzt, zum Beispiel bei Wunden, Nasenbluten, zu starker Menstruationsblutung, Hämorrhoidenblutungen (PAHLOW 2000: 266). Bei verschiedensten Hautkrankheiten wird der Stinkende Storchschnabel äußerlich eingesetzt, zum Beispiel bei Ekzemen, Juckreiz, Hautausschlag, Akne, Lippenherpes (VONARBURG o. J.: 32, 53, BÜHRING 2005: 326, 475, KÜNZLE 1932: 15). Bei chronischen Hautproblemen empfiehlt sich zusätzlich die innerliche Anwendung zur Ausleitung, Entgiftung und Reinigung – auf körperlicher und seelischer Ebene. Mitunter wurde bzw. wird der Stinkende Storchschnabel auch bei weiteren entzündlichen Zuständen empfohlen, so bei Entzündungen der Augen (KÜNZLE 1932: 15, BÄCHTOLD-STÄUBLI 1927–1942/VIII: 508), Mittelohrentzündung (VONARBURG o. J.: 189), Hirnhautentzündung durch Zeckenbisse (KALBERMATTEN 2002: 118) und Nervenentzündungen in den Wangen oder Füßen (Künzle zitiert in SIEG 1936: 112).

Eheglück und Kindersegen

Der Stinkende Storchschnabel ist auch eine alte Frauenheilpflanze. Seine entzündungshemmenden und lymphflussfördernden Eigenschaften machen sich bei Erkrankungen der weiblichen Brust sehr nützlich. Bei wunden Brustwarzen, Brustdrüsenentzündung und -verhärtung können Auflagen mit dem Tee oder der (Ur-)Tinktur, eventuell ergänzt durch die innerliche Einnahme, sehr wohltuend wirksam werden (vgl. MADEJSKY 2001: 185).

»Storch, Storch, guter
Bring mir 'nen Bruder,
Storch, Storch, bester,
Bring mir ne Schwester.«

(Spruch, zitiert in Bächtold-Stäubli 1927–1942/VIII: 506)

Ein weiteres, heute sehr wichtiges Anwendungsgebiet ist die Fruchtbarkeitsförderung bei unerfülltem Kinderwunsch. Der Storchschnabel ist bekannt als »Kindsmacher der Volksmedizin« (Madejsky 2001: 185). Diese Anwendung ergibt sich aus der mythologischen und sichtlich erkennbaren Verbindung zum Storch als Vermittler der Kinderseelen aus der Anderswelt. Auf der materiellen Ebene lässt sich die Wirkung über die entgiftende und reinigende Funktion des Storchschnabels erklären. Auch das Herausziehen von seelischen Giften mag das menschliche Wesen offener, entspannter und empfangsbereiter machen. Vielleicht vermehrt der Stinkende Storchschnabel zudem die Gelegenheiten, ein Kind in Freude zu empfangen, denn sein so oft als unangenehm bezeichneter Geruch wirkt nach Aigremont (1907–1910/II: 50) sexuell erregend. Vielleicht ist es aber doch die Verbindung zum Storch und seinem Mythos, die ausschlaggebend für die Wirkung der ihm wesensverwandten Pflanze ist. Heute glauben wir, durch perfektioniertes Kalenderrechnen ein neues Wesen zur Welt bringen zu können und durch Zellteilung und Differenzierung die Entwicklung von Leben erklären zu können. Brauchen wir nicht doch solche Geschichten, wie die vom Storch, der die Kinderseelen aus dem Reich der Frau Holle bringt, als notwendige Ergänzung unserer nüchternen Vorstellungen vom Wunder des Lebens?

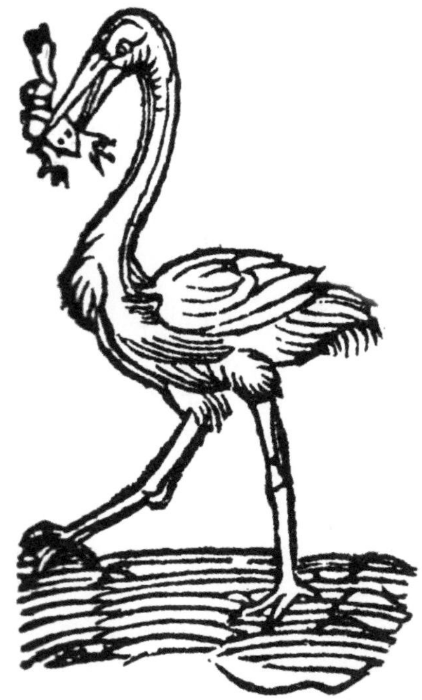

Unseren Vorfahren galt der Storch als Glücksbringer, insbesondere in Bezug auf die Fruchtbarkeit. (Detail eines Holzschnittes aus Adamus Lonicerus 1679)

Wer gern ein Kind empfangen möchte, kann mit der kurmäßigen Einnahme des Tees oder der wesenhaften Urtinktur des Stinkenden Storchschnabels versuchen, »dem Glück auf die Sprünge zu helfen«. Früher war es auch üblich, ein Amulett aus der Wurzel des Storchschnabels zu tragen. Ich empfehle, sich den Storchschnabel auch in

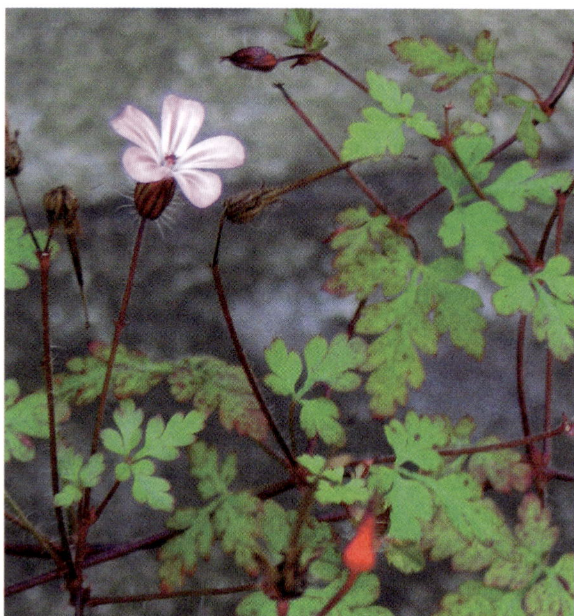

Der Stinkende Storchschnabel – eine zarte und mächtige Heilpflanze.

den Garten oder in einem Blumentopf auf die Fensterbank zu holen. Es ist sehr hilfreich, sich auf das Pflanzenwesen einzustimmen, mit der Pflanze Kontakt aufzunehmen und den mit ihr verbundenen Wesenheiten und Kräften – und natürlich auch mit dem Storch, dem heiligen Glücksbringer, dem Boten der Kinderseelen.

Rosige Schwestern

Unser heimischer Stinkender Storchschnabel hat Verwandte im fernen Südafrika, die man als Duftgeranien bezeichnet. Diese beliebten Duftpflanzen, wie zum Beispiel *Pelargonium graveolens, P. asperum, P. roseum* und *P. odoratissimum,* gehören wie die Geraniumarten zur Familie der Geraniaceae. Aus den grünen Blättern und den kleinen zarten rosafarbenen Blüten der Duftgeranien wird durch Wasserdampfdestillation das ätherische Geraniumöl hergestellt, das in der Aromatherapie eine wichtige Rolle spielt. Weil es vom Geruch her an Rosenöl erinnert, wird es auch Rosengeranienöl genannt. Es ist sehr hautfreundlich und stark harmonisierend. Es wird vor allem zur Hautpflege und zur Wundheilung sowie als ausgleichendes Mittel für Kreislauf, Hormon- und Nervensystem verwendet. Zudem wirkt es antimykotisch, antibakteriell, stark antiviral, lymphflussfördernd und immunmodulierend (Werner und Braunschweig 2006: 178). Daher eignet es sich zur Therapie bei Lymphstauungen sowie zur Unterstützung und Stärkung des Immunsystems, insbesondere bei Hautkrankheiten. Es wird generell nur äußerlich eingesetzt.

Auch die berühmte Kapland-Pelargonie, *Pelargonium sidoides* DC., die »Umckaloabowurzel«, gehört zur Verwandtschaft des Stinkenden Storchschnabels. Diese afrikanische Arzneipflanze wurde in zahlreichen pharmakologischen und klinischen Studien untersucht. Sie wird vor allem bei Atemwegsinfektionen, Schnupfen, Husten und Halsschmerzen eingesetzt.

Der Stinkende Storchschnabel erscheint mir im Kreise seiner Familie oft wie das »hässliche Entlein«, dem man zu Unrecht zu wenig Beachtung schenkt. Im Märchen von Hans Christian Andersen verwandelt sich das graue, seltsam andersartige Küken in einen schönen stolzen Schwan. Wer sich auf den Stinkenden Storchschnabel mit dem hässlichen Namen einlässt, der kann vielleicht spüren, wie sich so manches in einen Zustand von größerer Klarheit, Reinheit, Schönheit und Zufriedenheit verwandelt.

Zubereitung, Rezepte, Rituale

Teezubereitung

1 TL des getrockneten Krautes wird mit 1 Tasse kochendem Wasser übergossen, 5 Minuten ziehen gelassen und abgeseiht. 3-mal täglich 1 Tasse ist eine gängige Dosierung.

Äußerliche Anwendung

Zum Aufträufeln, für Kompressen oder Umschläge können der frisch ausgepresste Saft, das frisch zerquetschte Kraut oder das trockene Kraut in Wasser aufgeweicht bzw. ein starker Tee verwendet werden.

Raumreinigung

Stellen Sie eine Schale mit Wasser auf und geben Sie 1 bis 3 Tropfen der wesenhaften Urtinktur hinzu. Oder Sie holen sich eine Storchschnabelpflanze im Blumentopf ins Haus und reiben ab und zu an den Blättern, sodass sich der Geruch verströmt.

Den Storch einladen

Bei unerfülltem Kinderwunsch hat sich die Einnahme der wesenhaften Urtinktur über einige Monate hinweg bewährt. Gehen Sie zusätzlich oft zum Storchschnabel, streichen Sie über das Kraut und atmen Sie den Duft ein. Spüren Sie der reinigenden Kraft nach, befreien Sie sich von Altem, auch von unbrauchbaren Denkmustern, und laden Sie das Neue ein, das Zauberhafte, Unglaubliche, Wunderbare!

Der Weißdorn – Vereinigung in Harmonie

Crataegus monogyna Jacq., *Crataegus laevigata* (Poir.) DC., Rosaceae

Um den Weißdorn ranken sich allerlei Märchen und Geschichten: Dornröschen soll von einer aus Weißdorn gefertigten Spindel in Schlaf versetzt worden sein, der weißen jungfräulichen Göttin soll er geweiht sein, reinigende Kraft soll er haben, vor Krankheitsgeistern und wilden Tieren schützen. Unheil bringend soll er sein, böse Mächte ins Haus bringen, den Feen ein beliebter Wohnsitz sein. Diese verwirrenden Assoziationen aus den Überlieferungen zeigen auf jeden Fall eines, nämlich die große Ehrfurcht, die dem Weißdorn entgegengebracht wurde. Heute kennen wir ihn als eines der großen herzstärkenden Mittel der Phytotherapie, und er ist gerade deshalb so wichtig, weil Herzerkrankungen in unserer Zeit immer mehr zunehmen. Dieses Anwendungsgebiet ist für den Weißdorn relativ neu, früher verwendete man ihn vielmehr bei Beschwerden nervöser Art, nervlicher Anspannung, Angst und Schlafstörungen. Was vermag unsere Herzen so zu schwächen und welche Wesenskräfte besitzt der Weißdorn, mit denen er uns helfen kann, dieses Organ der Lebensfreude zu stärken?

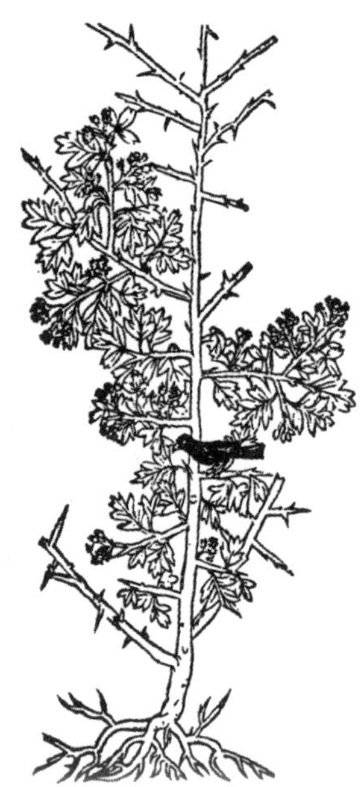

Viele Märchen und Geschichten ranken sich um den Weißdorn. (Holzschnitt aus Hieronymus Bock 1577)

»Ökonomisierung der Herzarbeit«

Die Weißdornblätter und -blüten sind ein beliebtes Heilmittel für leichte Formen der Herzinsuffizienz. Der Weißdorn zeigt bei Herzerkrankungen ein sehr interessantes Wirkprofil, das ihn unter den herzstärkenden Medikamenten einzigartig macht. Im Allgemeinen stören Mittel, die die Herzkraft stärken (den Herzmuskel stärker kontrahieren lassen), den normalen Herzrhythmus und umgekehrt (Stuhlemmer 2003: 122). Der Weißdorn jedoch stärkt die Herzmuskelfunktion *und* stabilisiert den Herzrhythmus. Zudem bringt er keinerlei uner-

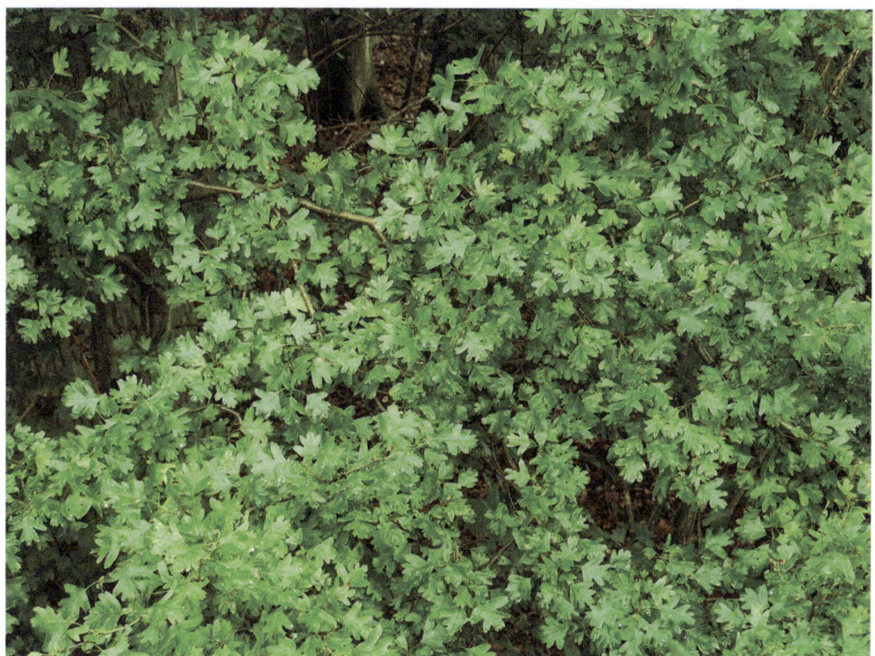

Die Blätter des zweigriffeligen Weißdorns erinnern an niedliche Kinderhändchen.

wünschte Nebenwirkungen mit sich (Schilcher 2016: 342). Man kann ihn unbedenklich in der Langzeittherapie verwenden, was bei vielen Herzerkrankungen auch erforderlich ist, und er lässt sich gefahrlos mit anderen Präparaten zur Therapie von Herzerkrankungen kombinieren (vgl. Stern und Ell-Beiser 2022: 641). Man beschreibt die Funktion des Weißdorns gern als »Ökonomisierung der Herzarbeit«, denn viele seiner Wirkungen führen dazu, dass das Herz einfach effektiver arbeitet: Der Herzmuskel und die Koronararterien werden besser durchblutet und so besser mit Sauerstoff und Nährstoffen versorgt. Gleichzeitig werden die Herzkranz- und Skelettmuskelgefäße erweitert, das führt zu einer Verbesserung der Energieversorgung des Herzmuskels (und der übrigen Muskeln im Körper). Der periphere Gefäßwiderstand wird gesenkt, dadurch muss das Herz weniger Kraft aufwenden, um das Blut in die Peripherie zu pumpen. So wird insgesamt die Herzmuskeltätigkeit gebessert – und das bei nur mäßig erhöhtem Sauerstoffverbrauch. Die Folge ist, dass die Muskeln weniger schnell ermüdbar sind.

Weißdornzubereitungen verfügen auch über eine antioxidative und entzündungshemmende Wirkung, vermutlich durch Radikalfängereigenschaften (vgl. Bäumler 2007: 445). Die enthaltenen Gerbstoffe erklären die frühere Verwendung bei Durchfallerkrankungen. Desweiteren findet man in der Literatur Hinweise auf gefäßstabilisierende, harntreibende und Nerven beruhigende Eigenschaften (Bäumler 2007: 445, Stuhlemmer 2003: 119, Willfort 1975: 520).

Das Herz – Unsere Sonne

Nach der Signaturenlehre entspricht das Herz in unserem Körper der Sonne in unserem Planetensystem. Herz und Sonne sind die wichtigsten Rhythmusgeber und besitzen daher große Macht. Unseren Vorfahren galt das Herz als Sitz der Seele und des Ich-Bewusstseins, als Wohnsitz des göttlichen Seelenfunkens. Heute herrscht die Vorstellung, die Seele sei – wenn überhaupt vorhanden – irgendwo im Kopf, im Gehirn, im Verstand, in unseren »gedachten Gefühlen« zuhause. Doch manchmal werden wir daran erinnert, welch zentrale Bedeutung das Herz für unser Wohlbefinden hat: Liebeskummer und seelische Herzschmerzen können uns das Leben zur Hölle machen! Es kann uns körperlich noch so gut gehen: Wenn das Herz wehtut, hilft uns das alles nichts. Umgekehrt kann jemand, der aus vollem Herzen Freude empfindet, über viele körperliche Einschränkungen hinwegsehen.

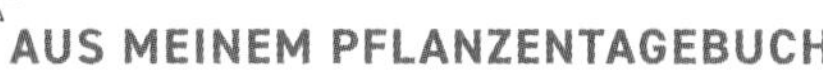

AUS MEINEM PFLANZENTAGEBUCH

Interview mit dem Weißdorn, *Crataegus spec.*, Lüneburger Heide

Was für ein Ort! Durch einen Wall aus Brennnesseln musste ich mich kämpfen, um in diese Pflanzenhöhle zu gelangen. Ein mächtiger Weißdorn bildet hier ein kuppelförmiges Dach, das bis zum Erdboden herabhängt. Ein großer Holunder steht ihm zur Seite und bietet einen kleinen Durchlass zum Eingang. Außer ein bisschen Springkraut wächst hier nichts auf der Erde. Die Sonne sieht man nur spärlich durch das dichte Gewirr aus Ästen, Dornen und Blättern. Die Welt »da draußen« erscheint mir weit weg. Wie ein anderes Land mit einer anderen Zeit. Die Blätter des Weißdorns sind freundlich: klein und gefingert wie Kinderhändchen. Alles andere an diesem Baum ist so kämpferisch. Wie eine Festung! Harte pieksige Waffen, dicht verzahnt, undurchdringlich. Aber da, wo der Holunder wächst, ergibt sich eine Öffnung, die den Blick auf den Wall aus Brennnesseln freigibt. Ich frage mich: Was wird hier so sehr geschützt? Der intelligente Krieger mit den Injektionsnadeln und der mit den großen Holzpflöcken – was schützen sie? Ich werde sie fragen:

Ihr Marskräfte hier, was beschützt ihr?
Momentan dich.
Wovor?
Vor der Zeit.
Wie geht das?
Kennst du nicht das Märchen von Dornröschen? Die grausame Zeit hat hier keine Macht.

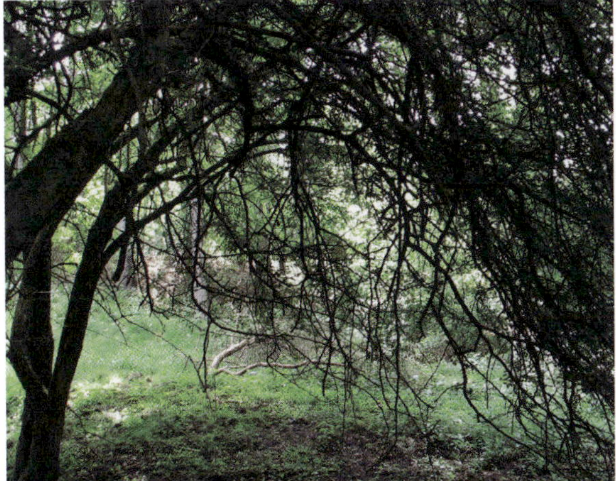

Die Welt da draußen
erscheint mir weit weg …

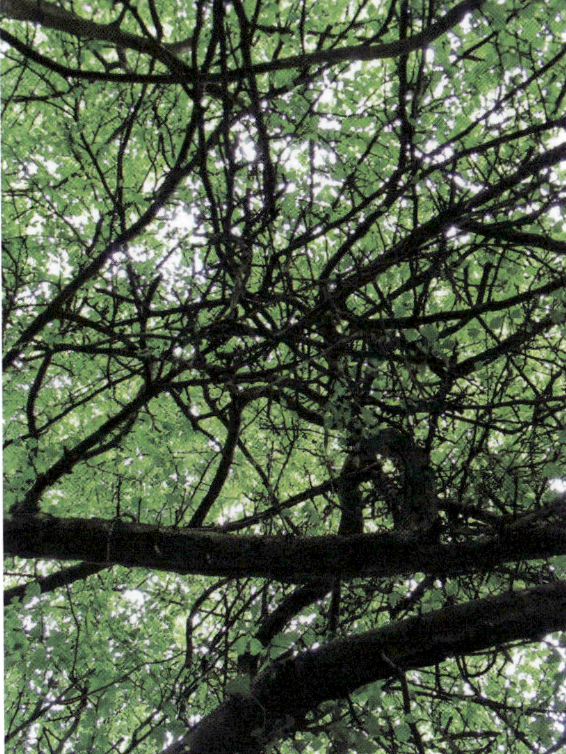

… wie ein anderes Land mit
einer anderen Zeit.

Ich spüre, dass hier männliche und weibliche Kräfte herrschen. Ich finde die Vorstellung schön, mich in dieser Atmosphäre zu baden. Es macht schön, es tut wohl. Ich fühle mich weiblich, überhaupt als sexuelles Wesen und dadurch auch sehr lebendig. Ich merke, dass ich ein Mensch bin, der Teil hat an der Liebe und der Fruchtbarkeit der Natur.

Lieber Weißdorn, was kann ich mit dir heilen?
Die Abkehr von der Liebe, vor allem die Abkehr von Mars. Meine Marskraft ist größer als die Venuskraft, anders als bei der Rose. Männliche Liebe, Power, Grenzen ziehen, Schutz, Beschützen – das kann ich vermitteln. Es ist nicht gut, wenn Menschen sich dieser Kräfte nicht mehr besinnen. Ihr Herz wird dann kalt.
Vielen Dank! Namasté.

»Seitdem der Mensch die Götter aus der Natur verbannte und er nicht mehr ihrer Weisheit folgt, ist sein Herz einsam geworden. Die mangelnde Zwiesprache von Mensch und Natur lässt das Herz bluten, bis es erschöpft zusammenbricht.« (Olaf Rippe 2005a: 131)

Sehr viele Sprichworte und Redewendungen zeugen von der wichtigen Bedeutung unseres Herzens für unser Leben. Demnach ist das Herz mit den tiefsten Emotionen verbunden, mit schweren Verletzungen ebenso wie mit der größten vorstellbaren Freude. Wenn uns die Sonne im Herzen lacht, das Herz hüpft oder überläuft vor Freude, dann sind wir erfüllt von Glück und Zufriedenheit. Diesen Zustand wünschen wir uns und unseren Liebsten. Doch wie erreicht man ihn? Sind wir dem Schicksal ausgeliefert oder können wir tatsächlich unseres eigenen Glückes Schmied sein? Vielleicht ist das Glück davon abhängig, ob wir »dem Ruf unseres Herzens folgen«, ob wir »mit Herzblut« oder »mit Herz und Verstand« bei der Sache sind oder aber uns etwas einfach »von ganzem Herzen« wünschen. Menschen tun viele Dinge »schweren Herzens« oder auch »halbherzig«. Von manchen sagt man, sie hätten gar kein Herz oder aber ein »Herz aus Stein«. Der schlimmste Zustand ist sicher der, an einem »gebrochenen Herzen« zu leiden. Solche Verwundungen sind schwer zu heilen; besser erscheint es, sich vor ihnen zu schützen. Die gängigste Methode ist es, das Herz »kalt zu stellen«, also cool zu sein. Doch versagt man sich damit auch alle Freuden der Liebe. Gerade beim Herzen scheint die Frage, ob wir uns abgrenzen sollen oder öffnen wollen, nicht verstandesmäßig entscheidbar zu sein. Wir müssen auf ein inneres Gefühl vertrauen, auf die »Weisheit des Herzens«.

»Weißdorn wirkt auf das Herz-Chakra und ist besonders solchen Menschen von Nutzen, die voller Wut sind und keine Liebe zum Ausdruck bringen können, deren Fähigkeit, Liebe zu empfangen oder zu geben, blockiert ist, oder deren Liebe und Fürsorglichkeit sich in Zorn und Aggressivität verkehrt haben.« (Elisabeth Brooke 2004: 226)

Ein Heilmittel für das Herz sollte sich demnach nicht nur auf die »Ökonomisierung der Herzarbeit« beschränken, sondern helfen, die eigene Wahrheit zu finden,

Die Dornen des Weißdorns sind sehr spitz. Seine blutroten Früchte sind ein Zeichen der Marskraft.

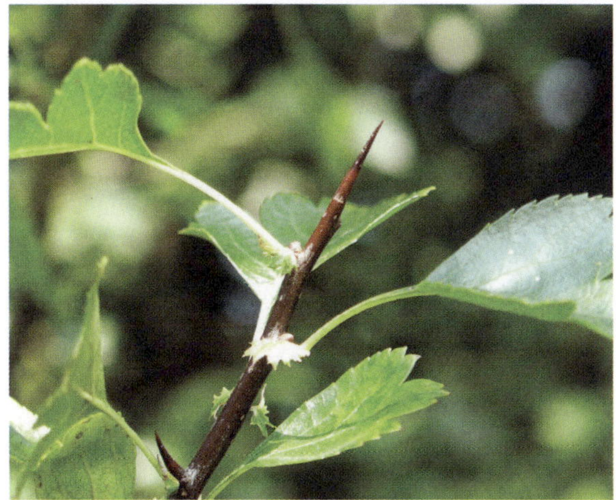

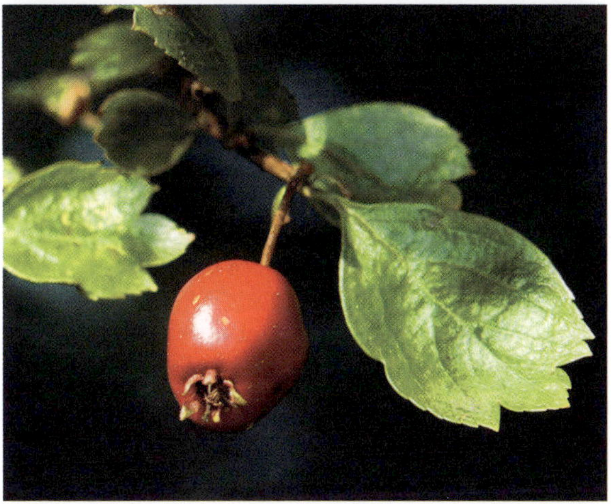

im Einklang mit sich und dem Kosmos zu sein. Es sollte zu Selbstbewusstsein und bewusster Abgrenzung verhelfen, denn wer er selbst ist, kann einfach sein – ohne Angst vor mangelnder Anerkennung, ohne Stress und Rastlosigkeit. Es sollte gegen seelische Kälte, gegen Angst und Enge helfen, das Herz öffnen und erwärmen. Solch ein wunderbares Heilmittel ist der Weißdorn, denn er zeigt uns die harmonische Vereinigung von Mars- und Venuskräften.

Die Vereinigung von Mars und Venus

Wo der Weißdorn wächst, lässt er eine hölzerne Festung entstehen. Der bis zu zehn Meter hoch werdende Strauch kann bis zu sechshundert Jahre alt werden. Sein rötlich-weißes Holz ist zäh und dauerhaft. Das Sproßsystem ist deutlich in Lang- und Kurztriebe gegliedert, wobei die Kurztriebe zum großen Teil in mächtige Dornen umgewandelt sind. Diese sind zahlreich, lang, sehr kräftig und sehr spitz. Gemeinsam mit den blutroten Früchten zeugt diese Wehrhaftigkeit von seiner starken Marssignatur.

Im Wonnemonat Mai ist der Weißdorn übersät mit kleinen zarten, fünfzähligen Blüten, mit weißen Kronblättern und rosa Staubblättern. Sie hüllen den starken Krieger in ein schneeweißes venushaftes Brautkleid. So trägt der Weißdorn zwei Seelen in seiner Brust: die sanfte regenerierende Kraft ebenso wie das Impulsive, Scharfe und Zerstörerische – Hingabe ebenso wie Willenskraft. Beide Kräfte braucht das Lebendige. Wer es schafft, sie zu vereinen, erlebt ungeahnte Dimensionen der Harmonie.

Schutzpflanze für Herz …

Der Weißdorn, das wichtigste pflanzliche Heilmittel für das Herz, hat heute eine große volksmedizinische Bedeutung. Die traditionellen Heilanzeigen des Weißdorns umfassen interessanterweise ganz andere Erkrankungen und sind vielfach in Vergessenheit geraten. Dazu gehören: fieberhafte Erkrankungen der Atemwege (vgl. Willfort 1975: 521), Durchfall (vgl. Strassmann 1999: 267) und Fettleibigkeit (vgl. Sieg 1939: 283) sowie nervös bedingte und psychische Störungen (Stuhlemmer 2003: 119). Auch Stress und Wetterfühligkeit finden sich unter den Anwendungsgebieten (Vonarburg o. J.: 262). Der Weißdorn wurde in Europa wohl erst seit dem 15. Jahrhundert zur Stärkung von Herz und Kreislauf eingesetzt, im Jahre 1896 erschien dann die erste wissenschaftliche Abhandlung über die herzschützenden Eigenschaften von *Crataegus* im »New York Medical Journal« (Stuhlemmer 2003: 119). Wolf- Dieter Storl vermutet, dass vor der industriellen Revolution Herzprobleme nur ein untergeordnetes Thema waren, dass diese »erst mit der Unruhe und Hast, die eine von Maschinen dominierte Welt mit sich brachte und die den Menschen aus seinem organischen Lebensrhythmus herausreißt« (Storl 2000a: 193) bedeutsam wurden.

Die gängigen Empfehlungen zur Verwendung des Weißdorns bei Herzbeschwerden sind umfangreich: Die Rationale Phytotherapie nennt Herzinsuffizienz im Stadium II[28], funktionelle Herzbeschwerden, koronare Herzkrankheit, Arterioskleroseprophylaxe und Herzrhythmusstörungen (Schilcher 2016: 342). Besonders geeignet ist der Weißdorn zur Therapie des sogenannten Altersherzens, also der nachlassenden Leistungsfähigkeit des Herzens mit zunehmendem Alter. Mit Weißdorn wird das Herz belebt, gestützt und gepflegt (Pahlow 2000: 337). Die traditionelle Pflanzenheilkunde verwendet ihn für die verschiedensten Herz- und Kreislaufbeschwerden, bei kreislaufbedingtem Schwindel sowie als Stärkungsmittel bei Erschöpfung. Pahlow empfiehlt den Weißdorn weiterhin für die wichtige

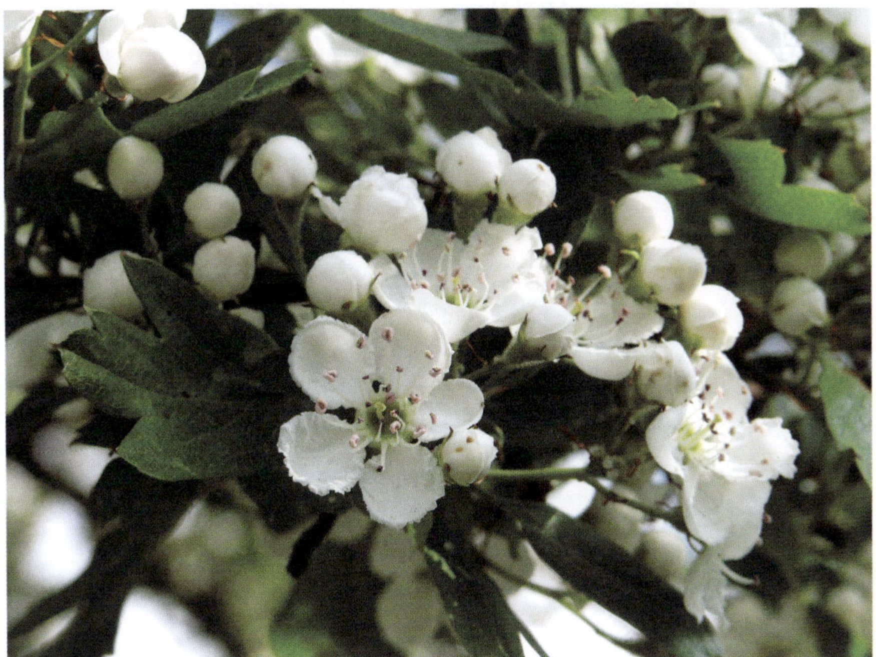

Die weißen Blüten tragen rosarote Staubbeutel.

Nachbehandlung des Herzinfarkts (Pahlow 2000: 338). Bei leichten Formen der Hypertonie (Bluthochdruck) und der Hypotonie (niedriger Blutdruck) wird der Weißdorn, oft in Kombination mit anderen Heilpflanzen, als blutdruckregulierendes Mittel gebraucht (Willfort 1975: 519). Bei Herz- und Kreislaufschwäche während und nach Infektionskrankheiten gilt der Weißdorn als Geheimtipp für die Förderung der Regeneration (Pahlow 2000: 338). Auch Kreislaufstörungen im Klimakterium und in der Schwangerschaft können mit Weißdorn gut aufgefangen werden. Die moderne Phytotherapie verwendet in der Regel eine Mischung aus Blättern und Blüten, die Volksmedizin nutzt auch die Beeren.

… und Seele

Mit der Frage, welche tieferen Ursachen die Herzbeschwerden haben könnten, beschäftigt sich die Schulmedizin nicht. Dabei sprach man schon in den 1950er Jahren von der »Managerkrankheit«, der »modernen Herzerschlaffung, die oft ihre

28 Nach dieser gängigen Klassifikation der New York Heart Association liegen die Beschwerden in diesen Stadien nur bei stärkerer körperlicher Belastung vor. Symptome der Herzinsuffizienz sind Luftnot, leichte Ermüdbarkeit, Beinschwellungen und nächtlicher Harndrang.

Ursache in Hast, Sorge und Überanstrengung hat« (SCHOENENBERGER 1955: 201). Apotheker Pahlow legt uns den Weißdorn entsprechend bei Herz- und Kreislaufbeschwerden durch ständige Überforderung ans Herz und weist darauf hin, dass hier gerade auch die vorbeugende Anwendung überaus sinnvoll ist (PAHLOW 2000: 37).

Liest man sich aufmerksam durch die pflanzenheilkundliche Literatur, findet man viele Hinweise auf die nervenstärkende und ausgleichende Wirkung des Weißdorns. Nach BROOKE (2004: 225) verfügen insbesondere die Blätter und Blüten (venushaft) über eine die Nerven beruhigende Funktion, während die roten Früchte (marshaft) wohl eher die anregende Seite der Wirkung vertreten. Insgesamt wirkt der Weißdorn ausgleichend und harmonisierend. Willfort nennt ihn als nervenberuhigendes Heilmittel bei allgemeiner Körperschwäche mit nervösen Erscheinungen, Nachlassen der geistigen Spannkraft, erhöhter Reizbarkeit und Schlaflosigkeit (WILLFORT 1975: 520). Die wesensgemäßen Wirkungen des Weißdorns machen verständlich, warum er mitunter auch bei Asthma empfohlen wird (vgl. zum Beispiel KALBERMATTEN 2002: 148): Er wirkt entkrampfend, beruhigend und befreiend bei einengenden Vorgängen. Bei epileptischen Anfällen soll sich der Weißdorn ebenfalls als wohltuend erweisen (WILLFORT 1975: 521). Strassmann empfiehlt ihn auch für Kinder im Schul- und Vorschulalter, bei Interesselosigkeit

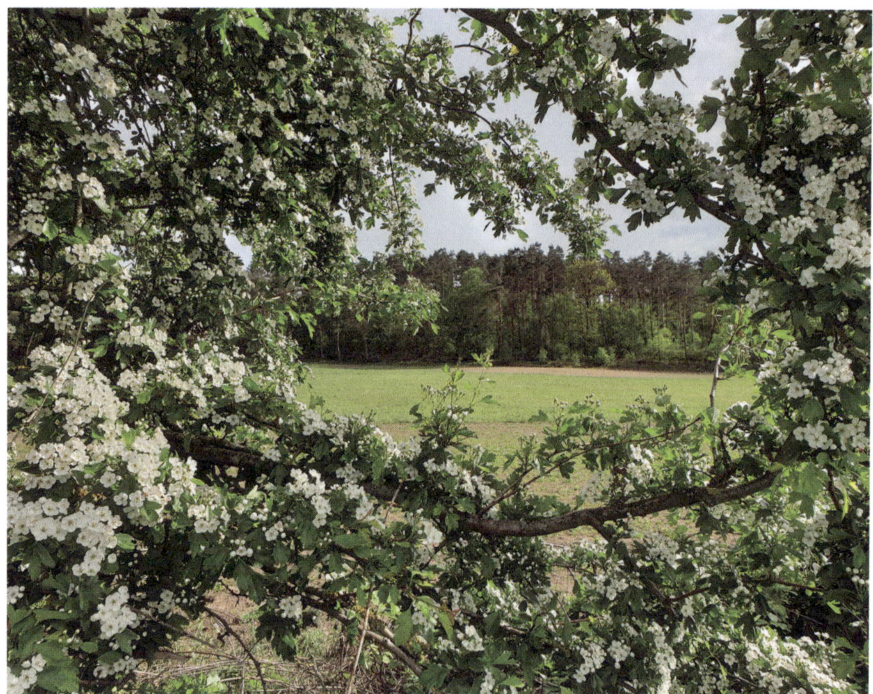

Der Weißdorn wirkt harmonisierend und befreiend.

und Konzentrationsschwäche, und für »Kinder, die unter seelischem Druck Ängste entwickeln und dadurch freudlos und in sich gekehrt sind. Der Weißdorn zeigt hier befreiende Eigenschaften« (Strassmann 1999: 267).

> »Der Weißdorn zeigt uns, dass viele Entwicklungen im Leben nicht geradlinig verlaufen; sie werden immer wieder behindert und nehmen einen anderen als den geplanten Weg. [...] Wenn wir die Stauung annehmen und uns der führenden Intelligenz überlassen, wird Wachstum an seelischer Qualität möglich. [...] Dann öffnen wir uns für die weise Führung durch das Herz. [...] Er [der Weißdorn] lässt die Gefühle wieder fließen, schenkt Vertrauen und löst dadurch seelisch bedingte Beklemmungs- und Druckgefühle in der Herzgegend.« (Roger und Hildegard Kalbermatten 2005: 37)

Gründe für die weit verbreiteten Herzerkrankungen unserer Zeit sind sicher nicht nur die höhere Lebenserwartung und die unnatürlichen Rhythmen, denen unser Leben unterliegt, nicht nur die ständige Hetze und der Stress durch Ängste und Sorgen. Sie sind bestimmt auch in der vorherrschenden Coolness, in der mangelnden Herzenswärme und der fehlenden spirituellen Dimension unseres Erlebens zu suchen. Wir könnten der Befindlichkeit unseres Herzens wieder mehr Beachtung schenken, sie als Wegweiser für unseren Lebensweg achten und unserer Herzensweisheit einen höheren Stellenwert geben.

Ruft man sich die Signatur des Weißdorns in Erinnerung, wird klar, über welche wesensgemäßen Eigenschaften er verfügt. Marspflanzen helfen, das Selbst, die eigenen Grenzen, zu verteidigen, sie wirken anregend, aktivierend und befeuernd. Somit kann der Weißdorn bei Müdigkeit und Lustlosigkeit eingesetzt werden sowie bei allen Erkrankungen, die dadurch entstehen, dass die Seele und das Selbst durch äußere Einflüsse eingeengt und erdrückt werden. Als Venuspflanze wirkt der Weißdorn besänftigend, entkrampfend, heilend und regenerierend. Venuspflanzen öffnen das Herz und wirken heilend auf das Miteinander von Menschen. So wirkt der Weißdorn bei Unruhe, Sorgen und Überaktivität freundlich und beruhigend. Er ist seinem Wesen nach ein harmonisierendes und ausgleichendes Mittel – eine ausgezeichnete Schutzpflanze für Herz und Seele!

> »Obwohl die Menschen durch die verschiedenen Zeitalter anscheinend mehr die Schönheit der Venus im Weißdorn feierten, ist seine grundlegende Kraft und Bedeutung die Einheit, die göttliche Hochzeit zwischen den männlichen und weiblichen Anteilen der kosmischen Schöpfungskraft.«
> (Fred Hageneder 2004: 290)

Der Weißdorn – Wesentliches auf einen Blick

Signaturen
Mars, Venus

Wichtige Inhaltsstoffe
Blätter und Blüten: Flavonoide, oligomere Procyanidine, biogene Amine (Cholin, Acetylcholin), Triterpensäuren (Urolsäure, Oleanolsäure, Crataegolsäure), Chlorogensäure, Kaffeesäure, Catechingerbstoffe, mineralische Bestandteile, vor allem Kaliumsalze

Pharmakologische Heilwirkungen
Blätter und Blüten: Ökonomisierung der Herzarbeit, Stärkung der Herzkraft bei nur mäßig erhöhtem Sauerstoffverbrauch, Erweiterung der Herzkranzgefäße (Verbesserung der Energieversorgung des Herzmuskels), Senkung der Nachlast (Senkung des peripheren Gefäßwiderstands); Herzrhythmus stabilisierend, antioxidativ, kardioprotektiv (Radikalfängereigenschaften), entzündungshemmend, zusammenziehend, harntreibend, Nerven beruhigend, stärkend, tonisierend

Rituale und Brauchtum
Fruchtbarkeitskult, Maifeierlichkeiten, Abwehrzauber, rituelle Reinigung, Krankheitsübertragung, Tor zur Anderswelt (Feen)

***Wesen*tliche Heilkräfte**
Förderung von Herzenswärme und Herzensweisheit, Kontakt zur Seele, Anbindung an das Göttliche, Selbstverwirklichung, Befreiung von Fremdbestimmung, Harmonisierung, Leben im Einklang mit sich selbst und dem Kosmos

Anwendungsgebiete
Verschiedenste Herz- und Kreislaufbeschwerden: leichte Formen von Herzrhythmusstörungen, Nachbehandlung des Herzinfarkts, Arterioskleroseprophylaxe, »Altersherz«, Hypertonie (leichte Formen), Hypotonie, kreislaufbedingter Schwindel, Kreislaufbeschwerden im Klimakterium und in der Schwangerschaft, Herz- und Kreislaufschwäche während und nach Infektionskrankheiten, »funktionelle Herzbeschwerden«; Stress, Unruhe, Ängste, Sorgen,

Erschöpfung, Müdigkeit, Lustlosigkeit, allgemeine Schwächezustände mit nervösen Erscheinungen, Reizbarkeit, Schlafstörungen, »gebrochenes Herz« (verlorene Fähigkeit zu lieben und Liebe zu empfangen), Herzenskälte
Empfehlung der Kommission E: nachlassende Leistungsfähigkeit des Herzens entsprechend Stadium II nach NYHA (Weißdornblätter mit -blüten)[29]

Zu beachten

Der Weißdorn ist eine sehr gut verträgliche Heilpflanze. Es sind keine Nebenwirkungen bekannt, keine Gegenanzeigen und keinerlei Hinweise auf Wechselwirkungen mit anderen Medikamenten; Weißdorn ist auch zur Langzeitbehandlung geeignet. Selbstverständlich sollte bei unklaren Herz- oder Kreislaufbeschwerden eine ärztliche Abklärung vorgenommen werden.

Ernte und Einkauf

Verwendet werden Blätter (*Crataegi folium*), Blüten (*Crataegi flos*) und Früchte (*Crataegi fructus*), meistens ein Gemisch aus Blättern und Blüten (*Crataegi folium cum flore*). Neben der Teedroge, Frischpflanzenpresssäften und Tinkturen sind zahlreiche Mono- und Kombipräparate erhältlich. Die wesenhafte Urtinktur (*Crataegus Ø*) wird aus den frischen Früchten hergestellt. Blüten und Blätter werden während der Blütezeit gesammelt, die Früchte, wenn sie reif, also deutlich rot sind. Alles wird möglichst rasch getrocknet.

---

29 Aufgrund mangelnder »positiver Langzeit-Überlebensstudien« wird in der neueren HMPC-Monografie von 2016 eine Monotherapie mit Weißdorn bei Herzinsuffizienz nicht mehr empfohlen (vgl. Meyer und Niedenthal 2019: 104).

Der Weißdorn schenkt uns Frieden und Gelassenheit. In seinem Schutze können wir ohne Angst unsere Gefühle zulassen, »unser Herz ausschütten« und tief eintauchen, in die Erforschung unseres Selbst und des Seins an sich. Es ist eine gute Pflanze zur Unterstützung meditativer Praxis. Der Weißdorn hilft auch, sich nicht immer alles zu Herzen zu nehmen, sich ohne Schuldgefühle zu erlauben, sich abgrenzen zu dürfen.

Der Weißdorn zeigt in großer Vollendung, wie sich männliche und weibliche Kräfte sinnvoll und heilsam ergänzen. So verwundert es nicht, dass er in verschiedenen Kulturen und auch bei unseren heidnischen Vorfahren ein wichtiger Bestandteil von Fruchtbarkeitskulten, Maifeiern, Liebeserklärungen und Heiratszeremonien war. Im heidnischen Weltbild ist der Weißdorn ein Baum der Liebesgöttin.

Seine Blüte fällt in den Wonnemonat Mai. Wenn der Strauch seine weiße Pracht entfaltet, dann erwacht mit ihm die Natur. Im blühenden Weißdorn sah man die Große Göttin in ihrem jungfräulichen, wilden, ungebundenen und verführerischen Aspekt. Diese weiße Göttin nahm als Maienkönigin in der schönsten Jungfrau im Dorf Gestalt an. In ausschweifenden Maifeiern beschwor man die Frühlingskräfte und die Fruchtbarkeit. Vor allem in Irland wird als Maibaum ein stattlicher, hochgewachsener Weißdornstrauch gewählt. In England und Frank-

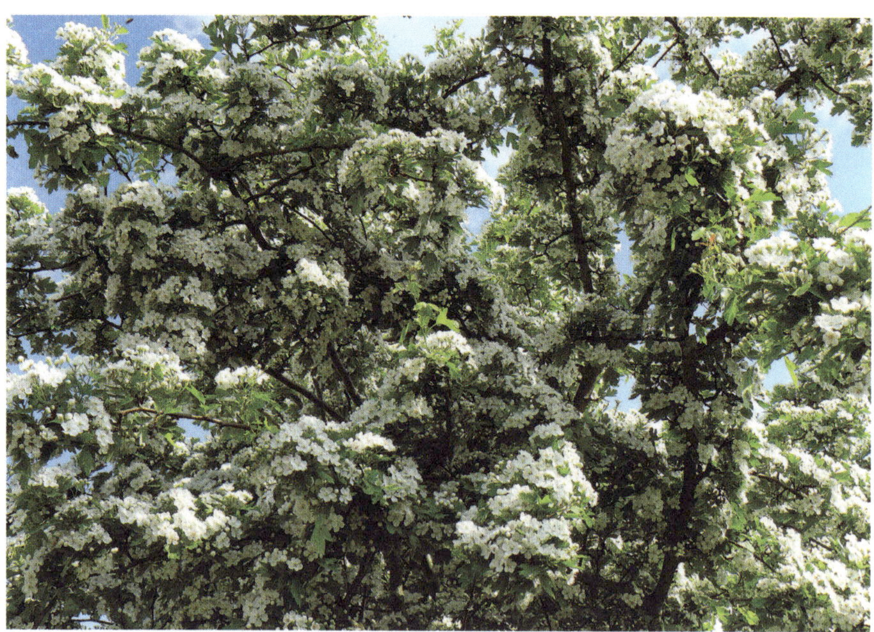

Das »Hochzeitskleid« des Weißdorns im Mai.

reich wird die Maienkönigin mit blühenden Weißdornzweigen geschmückt, und oft wird beim Umtanzen des Maibaums ein Weißdornzweiglein in der Hand gehalten (vgl. STORL 2000a: 189).

Im Orient galt die Darreichung eines Weißdornzweiges als symbolische Liebeserklärung (AIGREMONT 1907–1910/I: 55). Bei den alten Griechen war der Weißdorn der Fruchtbarkeits- und Korngöttin Demeter geweiht (AIGREMONT 1907–1910/I: 55). Weißdornzweige wurden in ihrem Tempel geräuchert. Bei einer Hochzeit wurden Braut und Traualtar mit Weißdornblüten bekränzt. Beim Hochzeitszuge trug man aus Weißdornholz gefertigte Fackeln (STUHLEMMER 2003: 118, HÖFLER 1908: 88). Der Weißdorn spielt im Gebärzauber als sogenanntes Springkraut eine Rolle (vgl. BÄCHTOLD-STÄUBLI 1927–1942/IX: 448): Die Schwangere sollte drei Dornen von dem Strauch abbrechen und diese in einem Säckchen auf der linken Seite tragen, dann werde sie eine leichte Geburt haben. Ein weiteres altes Rezept zur Geburtsförderung besagt: Man nehme einen Hagedorn, fasse ihn an der Spitze und lasse ihn dreimal auf den bloßen Leib der Frau fallen.

Man kann sich denken, dass die ausschweifenden Maifeierlichkeiten und Fruchtbarkeitskulte mit dem Weißdorn der christlichen Kirche ein (Hage-)Dorn im Auge waren. So wurde die positive Bewertung des Weißdorns ins Gegenteil verkehrt. Das gilt auch für den Gebärzauber: Man erzählte sich, dass die Hexen auf ihrer Fahrt zum Blocksberg die Spitzen des Weißdorns abbrechen und essen würden. Deshalb könnten Schwangere nicht gebären, wenn man ihnen Äpfel (oder Birnen oder Mispeln) gibt, die auf Weißdornstämme gepfropft gewachsen sind; nach AIGREMONT (1907–1910/I: 55) betrachtete man das Essen dieser Früchte sogar als Verhütungsmittel.

Hagedorn – Schutzzauber

Weißdorn, Schlehen, Brombeeren, Wildrosen, Holunder und anderes Gestrüpp siedeln gern am Rand des kultivierten Landes bzw. werden dorthin zurückgedrängt oder auch als willkommener lebender Schutzzaun vor Wind, Wetter und anderen Unbilden gepflanzt und gepflegt. Zu Beginn der Sesshaftwerdung der Menschen bildeten solche Hecken überall das Randbiotop der inselhaften kleinen Zivilisationen und damit eine wichtige Abgrenzung und einen wertvollen Schutz vor der Wildnis außerhalb. Das Zaungehege war für unsere Vorfahren ein magischer Ort. Der Hag markierte auch den Herrschaftsbereich des Hausgeistes. An der offenen Feuerstelle im Haus und in der Hecke selbst opferte man ihm Salz und Brot und bat um eine gute Zusammenarbeit (HÖFLER 1908: 86). Im Gehege wuchsen auch die wichtigsten Heilkräuter für den Hausgebrauch. Im Hag konnte man sich behaglich fühlen.

Weißdornpflöcke und -pfähle wurden verwendet, um Unheil und Krankheit bringende Kräfte zu bannen.

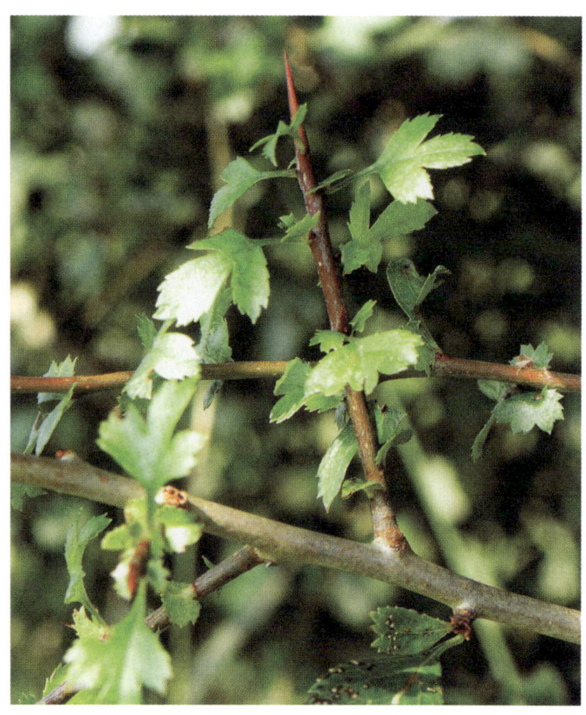

Dem Hag und den Dornenbüschen im Allgemeinen sprach man die Fähigkeit zu, alles Böse fernhalten zu können (vgl. ZUTHER 2022: 115). Eine besonders starke Einfriedung vermag ein Weißdorn zu bilden. So nutzt man den Weißdorn vielseitig als magisches Apotropäon. Er gilt als kraftvolles Mittel für den Schutzzauber, um böse und krankheitsbringende Kräfte zu bannen und von negativen Einflüssen zu reinigen. Amulette aus Weißdornholz sollen besonders gut vor Krankheitsgeistern schützen (FISCHER-RIZZI 1994: 185). Weißdornzweige vors Haus gesetzt, sollten giftige Tiere sowie Gifte überhaupt fernhalten (HÖFLER 1908: 88). Wer es schafft, unter dem Weißdorn hindurchzukriechen, kann seine Krankheit dabei abstreifen – die Möglichkeit, dass sie in den Dornen hängenbleibt, scheint plausibel. Dies ist ein sehr altes Heilungsritual, wie es mit dem Weißdorn und anderen Dornensträuchern überliefert ist (vgl. HAGENEDER 2004: 289, FISCHER-RIZZI 1994: 183). Aus Weißdornholz gefertigte Fackeln wurden bei der Entfernung von bösem Zauber und Krankheiten genutzt (STUHLEMMER 2003: 118).

Schlafdorn – Schlafzauber

Das Gehege als schützender Ort ist natürlich auch ein sicherer Ort für einen erholsamen Schlaf. »Von der Sicherheit, Dichte und Festigkeit dieser lebenden Dornenhecke war die Tiefe eines ruhigen Schlafes für Mensch und Haustier abhängig« (Höfler 1908: 87). In der Dichtersprache der älteren Edda wird die Nacht poetisch umschrieben als »die mit dem Schlafdorn betraute«; sie hält mit dem abwehrenden Dornenstrauch das fremde Nachtgetier fern (Höfler 1908: 88). Jemanden auf zauberhafte Weise in Schlaf zu versetzen – einen Schlafzauber auszuüben –, wurde in Island mit dem Ausdruck »Schlafdornstechen« benannt.

Vermutlich war auch die Spindel, mit der Dornröschen spann und sich in den Finger stach, aus Weißdornholz gefertigt, und die Dornenhecke, die ihr Schloss umgab, war vielleicht mehr aus Weißdorn denn aus Rosen gewachsen (vgl. Storl 2000a: 187). Allerdings hat die Heckenrose eine ähnliche Bedeutung für den Schlaf wie der Weißdorn, vor allem, wenn sie die als Schlafäpfel bezeichneten Gallen ausbildet. Diese legte man früher zur Schlafförderung unter das Kopfkissen (Höfler 1908: 89). Nachdem Dornröschen »hundert« Jahre geschlafen hat, war sie immer noch im heiratsfähigen Alter. Damit erzählt uns dieses Märchen vielleicht von einer Andersweltreise, die im Schutze des Weißdorns stattgefunden hat (vgl. Hageneder 2004: 290). Nach Hageneder (2004: 290) waren im vorgeschichtlichen Europa die Heiligtümer von geweihten Weißdornhecken umgeben, und auch in den magischen Kräuterkompendien unserer Zeit wird der Weißdorn als Abgrenzung für Ritualplätze empfohlen (Magister Botanicus 1992: 100).

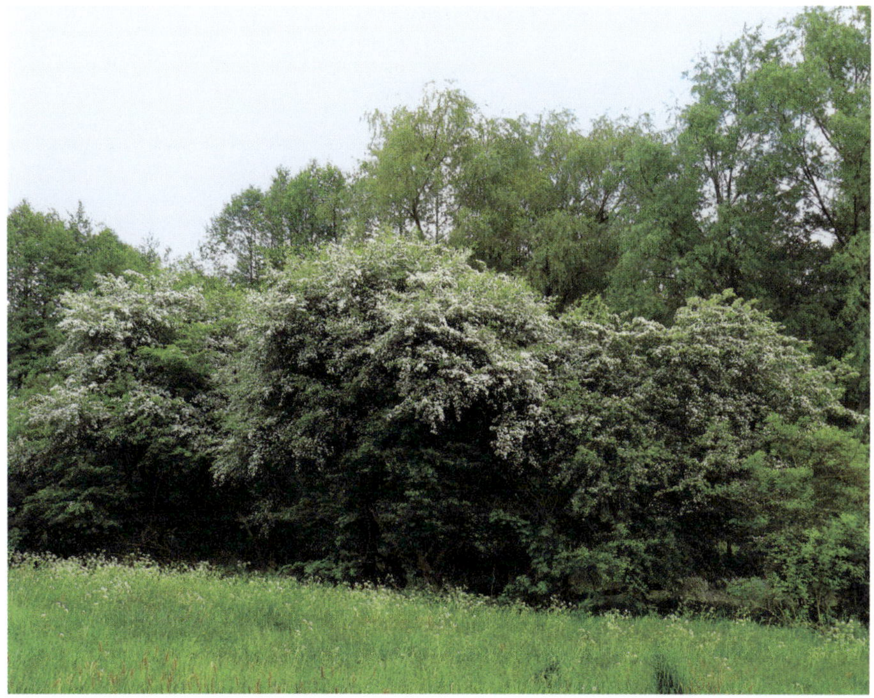

Der Weißdorn ist eine häufige Pflanze der Hecken, der Wald- und Gebüschsäume.

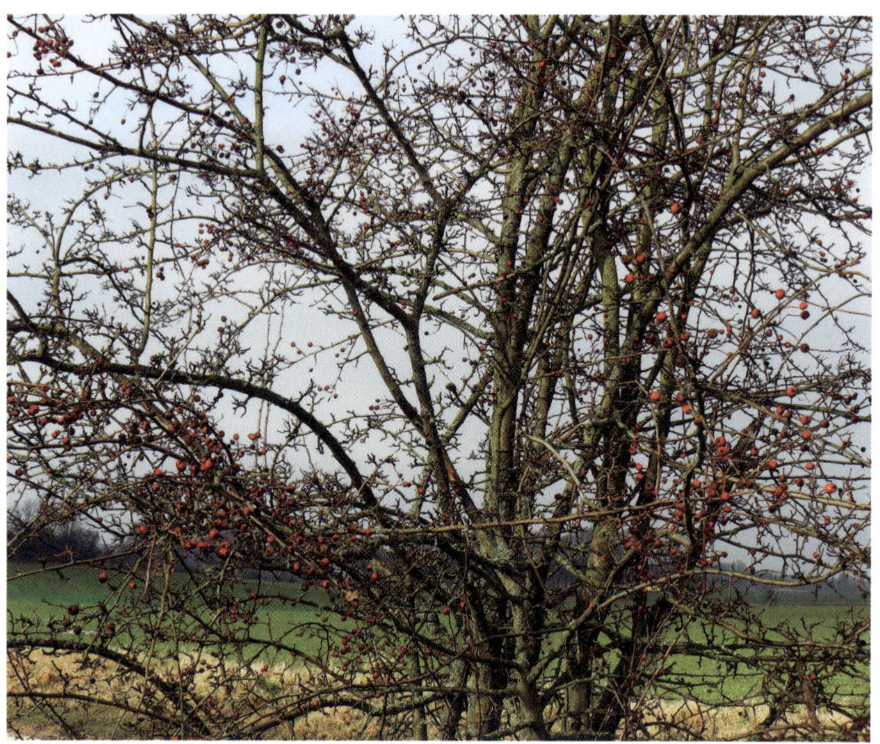

Die Weißdornfrüchte werden auch Elfenbirnen genannt.

Feenbaum

Die Hecke ist die magische Grenze zwischen den Welten, hier finden sich auch die Pforten in die Anderswelt. Es heißt, dass die Feen sich im Blütenschnee des Weißdorns besonders zuhause fühlen, dass sie hier ihren irdischen Wohnsitz haben. Aus diesem Grund gilt der Weißdorn als heiliger Strauch mit einer ähnlichen Bedeutung wie der Holunder, vor allem bei den Iren. Auch im »Handwörterbuch des deutschen Aberglaubens« heißt es: Einen Weißdornstrauch darf man nicht fällen, denn das bringt Unglück (Bächtold-Stäubli 1927–1942/IX: 446). Zerstört ihn jemand, so werden seine Kühe und seine Kinder sterben und er wird sein ganzes Geld verlieren (Ranke-Graves 1990: 202). Bis in die jüngste Vergangenheit soll es in Irland schwierig gewesen sein, neue Straßen zu bauen, wenn dabei Weißdornbüsche auszureißen waren (Markale 1969: 142). Auch in England spricht man dem Weißdorn eine besondere Beziehung zum »Kleinen Volk« zu, die Weißdornfrüchte nennt man dort auch *pixie pears* (»Elfen- oder Feenbirnen«). Nimmt man die Weißdornblüten mit ins Haus, locken sie die Feen und damit das Glück an (vgl. Brooke 2004: 224).

Hexenbaum

Der Hag war der lebende Zaun, der das Wirkungsfeld der Menschen überschaubar machte. Es gab nur einige wenige, die diese Grenze überschritten. Das Wort »Hexe« soll sich vom altgermanischen *Hagazussa* herleiten, was so viel bedeutet wie »Zaunreiterin« oder »die im Hag Sitzende« (Rätsch 2007: 11). Die Hexe ist ein Zwischenwesen, eine, die die Grenzen der Zivilisation und des Alltags, die Grenzen der Wahrnehmung überschreitet. Sie sitzt versteckt im Gebüsch und kommuniziert mit den Pflanzen- und Tiergeistern; sie ist aufs Innigste mit der Natur verbunden. Außerhalb des Zaunes, in der Wildnis, in anderen Welten sucht sie Heilmittel und tritt in Kontakt mit den Wesen, die den gewöhnlichen Menschen verborgen sind und Angst einflößen. Hexen in diesem Sinne entsprechen den Schamanen anderer Kulturkreise.

So wie die Natur dämonisiert und die Menschen, die mit der Natur verbunden waren, verteufelt wurden, wandelte sich die Symbolik des Weißdorns. Der wilde Weißdorn, der so schwer zu bezwingen ist, muss den sich ausbreitenden Mächten der Zivilisation besonders missfallen haben. Die mit dem Weißdorn verbundene Naturverehrung weiblicher Fruchtbarkeitsgöttinnen stand einer Religion, die sich die Natur untertan machen wollte, im Wege. So wurde der Weißdorn als unheilbringender, zu verabscheuender Baum verunglimpft, er wurde zum »Baum des Unglücks« (vgl. Ranke-Graves 1990: 201) und in dieser Hinsicht mit dem Holunder gleichgesetzt: »Weißdornblüten und Holunderflieder füllen das Haus mit bösen Mächten« (Freeman 1997: 11). Hagedorn war auch ein volkstümlicher Name für den Satan (Rätsch 2007: 11).

Die Verehrung des Weißdorns und seine dankbare Nutzung als Heilpflanze wollten dennoch nicht enden. So wurden seine Heilkräfte schließlich mit christlichen Mythen erklärt. Es heißt beispielsweise, der Weißdorn sei aus dem Wanderstab des heiligen Joseph entstanden und besitze seither seine Heilkräfte (Sieg 1939: 279). Wie sehr viele andere Heilpflanzen auch, soll der Weißdorn Maria auf der Flucht nach Ägypten ein schützendes Versteck vor ihren Verfolgern geboten haben.

Eine seltsame Volksweisheit berichtet Perger: »Der Weißdorn soll meist nur dort wachsen, wo ein Schatz liegt, der aber sehr schwierig zu heben ist« (1864: 319). Vielleicht können wir diesen »Schatz« als die tiefe Einsicht in die Mysterien der Natur verstehen, die sich denen erschließt, die in der Hecke sitzen und dem Rauschen der Blätter, dem Singen der Vögel und dem Geflüster der Feen zuhören. Es ist der Wissensschatz der Natur im Allgemeinen und die Erkenntnis der speziellen Wesenskräfte des Weißdorns: Dieser zauberhafte Dornenstrauch ist ein Meister in der Vereinigung von scheinbar Gegensätzlichem, in der Harmonisierung von Mars- und Venuskräften. Damit birgt er tatsächlich einen wertvollen Schatz, der uns ein Denken jenseits von Gut und Böse lehren kann.

Zubereitung, Rezepte, Rituale

Tee aus Weißdornblättern mit -blüten

2 TL der getrockneten Pflanzenteile werden mit 1 Tasse kochendem Wasser übergossen. Der Ansatz sollte 10 Minuten ziehen. 2 bis 3 Tassen pro Tag können getrunken werden.

Tee aus Weißdornfrüchten

1 TL der zerstoßenen Früchte wird mit 1 Tasse kaltem Wasser angesetzt, kurz aufgekocht und anschließend abgeseiht. Auch hier sind 2 bis 3 Tassen pro Tag eine gängige Dosierung. Honig oder süßer Sanddornsaft eignen sich gut als Süßungsmittel und unterstützen die stärkende Wirkung.

Weißdornlikör

600 g Weißdornbeeren (zerstampft), 7 EL Kandiszucker, 2,1 l Gin, 6 bis 8 Sternanis, 2 Stangen Zimt und 9 Gewürznelken in ein großes weithalsiges Glasgefäß geben, verschließen und mindestens zwei Monate ziehen lassen. Gelegentlich schütteln. Dann abseihen, zuletzt durch ein Stofftuch. Ein Gläschen pro Tag erfreut und stärkt vor allem ältere Menschen.

Weißdornzaubereien

Der Weißdorn eignet sich hervorragend für Reinigungs- und Abgrenzungsrituale, zur Begrenzung von Ritualplätzen und zur Abwehr von unliebsamen Gästen auf allen Ebenen. Wer die Gelegenheit hat, kann sich im Garten einen von Weißdorn umfriedeten ganz besonderen Ort schaffen. Vielleicht haben Sie auch das Glück, in der Natur einen solchen Schutzort zu finden. Man kann sich auch einige Zweige ins Haus holen, sie um sich herum platzieren bzw. in den Ecken des Zimmers aufstellen.

Die roten Früchte sind wunderschöne Opfergaben. Es lohnt sich, im Herbst einen kleinen Vorrat davon zu trocknen.

Die Engelwurz – Das Licht des Nordens

Angelica archangelica L., Apiaceae

Die Engelwurz trifft man nicht häufig. Wild wächst sie nur vereinzelt, an besonderen Standorten. Von unseren Vorfahren wurde sie als Heil- und Nahrungspflanze sehr geschätzt und in eigenen Angelikagärten angebaut. Offensichtlich war die Verehrung umso größer, je weiter im Norden die Menschen mit ihr zusammenlebten. Es ist auch bemerkenswert, dass die Engelwurz selbst auf Island, am Nordkap und in Grönland gedeiht (vgl. MARZELL 1938: 163). In der Frühen Neuzeit galt die Engelwurz als eine Art Allheilmittel. Sie war eines der wenigen Heilmittel, das auf den alten Handelsstraßen zwischen Morgen- und Abendland von Westen nach Osten befördert wurde (FISCHER-RIZZI 1989: 62).

Für die stofflich orientierte rationale Phytotherapie ist die Engelwurz eine eher unbedeutende Heilpflanze; vom naturwissenschaftlichen Standpunkt aus weiß man wenig über sie. Ihre Anwendungsgebiete wurden in der jüngsten Vergan-

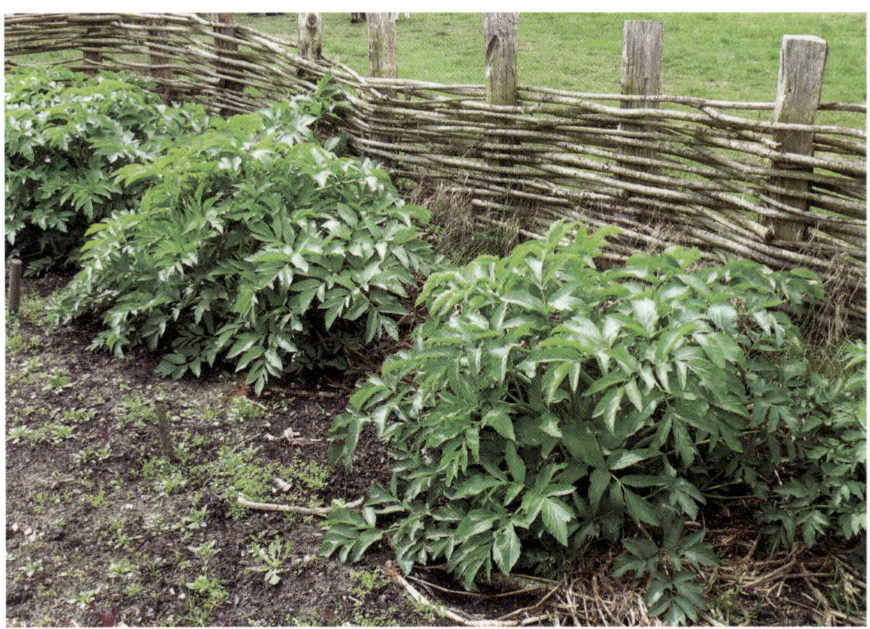

Die Engelwurz im historischen Küchengarten im Wikingercenter in Ribe, Dänemark.

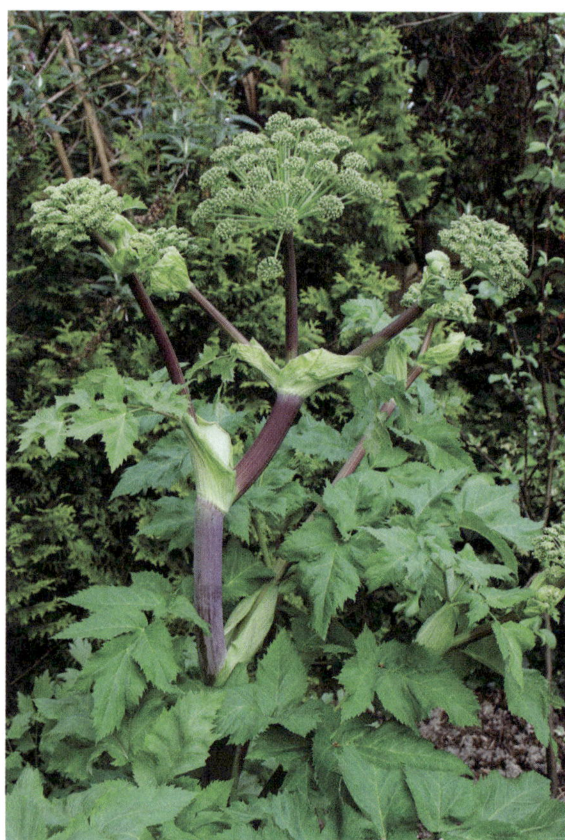

Die Engelwurz kann eine sehr imposante Erscheinung sein. (Foto: Anne Lohmann)

genheit auf ihre verdauungsfördernde Wirkung reduziert. Dabei ist die Engelwurz nicht nur eine magische Schutzpflanze, sondern auch eines der besten abwehrstärkenden Mittel gegen Infektionskrankheiten, dazu ein gutes Kraut für gestresste Nerven. In der Ganzheitlichen Pflanzenheilkunde ist das Interesse an ihr neu erwacht, sie scheint eine wichtige Pflanze für unsere Zeit zu sein.

Der Schutzengel

Die Engelwurz kann eine sehr imposante Erscheinung sein; sie kann bis zu zweieinhalb, selten sogar bis zu drei Meter groß werden. Ihr mächtiger Stängel ist stielrund, innen hohl und vor allem im unteren Bereich oft rot überlaufen. Die unteren Blätter sind sehr groß, sechzig bis neunzig Zentimeter lang; nach oben hin werden sie kleiner. Die Engelwurz wächst gern auf nassen, zeitweise überschwemmten, nährstoffreichen, meist sandigen Tonböden (Oberdorfer 1994: 718). In Deutschland findet man sie in Weidengebüschen, in Staudenfluren und Röhrichten an

Flussufern und Gräben, zum Beispiel im Brackwasserbereich der Nord- und Ostseeküste sowie im Bereich der Flüsse des Binnenlandes und auf den feuchten Wiesen in den deutschen Mittelgebirgen.

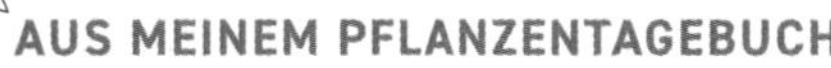

AUS MEINEM PFLANZENTAGEBUCH

Die Engelwurz, *Angelica archangelica* L., Berlin-Grünau, am Ufer der Spree

Mächtig steht sie als Wächterin zwischen dem Dreieck der Elemente: Wasser – Erde – Luft. Selbst zum Bersten angefüllt mit Kraft breitet sie schützend ihre Arme aus und lädt mich großzügig ein, unter ihrem gigantischen Blütenschirm Platz zu nehmen.

Ich erinnere mich noch gut, dass mein erstes Treffen mit der Engelwurz sehr beeindruckend für mich war. Was für ein magischer Moment, wenn man eine seltene Pflanze das erste Mal sieht, spürt, ihr begegnet. Es war in Berlin-Grünau. Die Leiterin eines Kräuterkurses hatte mir den Hinweis gegeben, dass ich dort am Ufer der Spree die Engelwurz finden kann. Als ich dort saß, unter ihrem Blütenschirm, begriff ich sofort, warum diese Pflanze Engelwurz heißt. Ihre Erscheinung, ihr ganzes Wesen entspricht dem, was wir mit dem Begriff »Engel« verbinden: Sie ist beschützend, sie ist für uns da! Sie hilft uns, unterstützt uns, greift uns unter die Arme. Und sie wirkt stark mit einer geistigen Welt, einer »Sphäre des Göttlichen«, verbunden. Sie ist licht und leicht, von Luft durchwebt. Die Engelwurz ist eigentlich nicht schön, aber sie hat eine unglaublich schöne Ausstrahlung! Sie wirkt erhellend und erhebend. Sie erfüllt uns mit einem hellen weißen Licht.

Wenn man den Engelwurztee trinkt, dann spürt man ihr inneres Feuer, eine gewisse Art von Schärfe, es prickelt und perlt auf der Zunge. Dieses Geschmacks- und Gefühlserlebnis ist absolut einzigartig. Obwohl der Tee nicht eigentlich wirklich gut schmeckt, begeistert er die Menschen. Die Engelwurz durchwärmt und durchdringt den Körper mit einer feinen Energie. Man fühlt sich rein und stark – sprühend vor Energie.

> »Engelwurz, auch Heiliggeistwurz wurde diese hochberühmte mittelalterliche Heilpflanze genannt, weil das Geheimnis ihrer Heilkraft nicht in der Region des an die Sinne gebundenen Verstandes, sondern in der Welt übermenschlicher Wesen, durch geistige Anschauungskraft, gefunden werden mußte.« (Wilhelm Pelikan 1999/I: 96)

Zahlreich sind die Variationen der Geschichte darüber, wie die (Erz-)Engelwurz zu ihrem Namen kam. Angeblich begab es sich zu den Zeiten der Pest, dass ein Engel einem kräuterkundigen Mönch von der Wirksamkeit der Angelika gegen diese Seuche kündete (PERGER 1864: 138). Aufgrund dieser Vision und des Einsatzes der Angelika als »rettender Engel in der Not« bzw. weil sie dem »Würgeengel der Pest« so gewaltig Widerstand geleistet hat, gab man ihr ihren Namen – so, oder so ähnlich, heißt es. Wer sich darauf einlassen kann, das Pflanzenwesen selbst zu erspüren, der kann dem engelhaften Pflanzenwesen in der Engelwurz zu jeder Zeit begegnen.

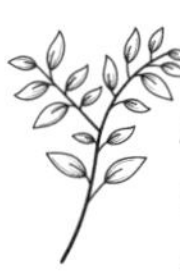

AUS MEINEM PFLANZENTAGEBUCH

Interview mit der Engelwurz, *Angelica archangelica* L., Lüneburger Heide, im Garten

Die Engelwurz. Sie ist eigentlich gar nicht mehr da, jedenfalls nicht über der Erde, denn es ist Mitte Oktober. Aber ich will trotzdem versuchen, mit ihr Kontakt aufzunehmen.

Liebe Engelwurz, wo bist du?
Unten und oben, aber nicht in der Mitte.
Das heißt, du bist jetzt nicht in der Alltagswelt?
Na ja, unter der Erde könntest du mich finden.
Und oben?
Auch. Sende deinen Geist aus. Aber das tust du ja gerade. Du findest mich doch! Du bist doch bei mir! Und wie ist das?
Es ist schön, erhebend, licht, sehr hell, aber nicht voll, sondern leicht, nicht goldgelb, sondern hellgelb, etwas neblig, staubig, aber frisch zitronig – das ist echt schwer zu beschreiben. Warum?
Ich bin halt nicht so gewöhnlich, nicht so üblich, es gibt keine anderen so wie mich oder ähnlich. Vergleichen ist schwierig.
Was ist deine besondere Kraft?
Das Erheben, von unten nach oben. Mit guter Anbindung an die Erde, mit Wurzeln. Es ist das »Licht von unten«, aus dem Verborgenen. Es ist nicht das reine strahlende Sonnenlicht. Es ist anders. Mehr verbunden mit der Anderswelt.
Kannst du mir mehr darüber erzählen, über dieses Licht?
Nein. Versuch es zu fühlen. Es ist wichtig. Lass es auf dich wirken. Es kommt mit der Zeit.

Zur Signatur: Sonne, Mars und Merkur

Die Engelwurz mit ihrer majestätischen Größe, mit ihrer aufrechten imposanten Gestalt und ihrem aromatisch würzigen Geschmack ist eine Sonnenpflanze. Die Tatsache, dass sie eine der ganz wenigen Pflanzen ist, die im hohen Norden zuhause ist und bedeutende ätherische Öle produziert, zeigt eine ganz besondere Sonnenkraft. Im Allgemeinen produzieren Pflanzen umso mehr ätherische Öle, je mehr sie der Sonnenstrahlung ausgesetzt sind. In den kurzen Sommern des kalten Nordens ist dies also eine besondere Leistung. Auch die nahezu kugeligen Blütenstände und ihre strahlende Erscheinung, die sich durch das Verzweigungsmuster der Dolden ergibt, können als Zeichen des Sonnenprinzips gesehen werden. Wie die Sonne vermittelt uns die Engelwurz Lebenskraft, Wärme, Licht und Freude. Sie schenkt uns die Kraft zur Selbsterkenntnis und zum Erkennen einer göttlichen Kraft. Das Sonnenprinzip fördert unsere Fähigkeit, im Einklang mit den natürlichen Rhythmen des Kosmos zu sein, mit dem Ziel unseres Herzens, mit unserem Lebensplan. Die Sonne und die Engelwurz erwecken uns zu klarem Bewusstsein und zur Bewusstheit, ein wunderbarer Mikrokosmos in einem wunderbaren Makrokosmos zu sein.

Der rot überlaufene Stängel, der brennende Geschmack und die hautreizenden Furanocumarine sind Zeichen eines deutlichen Marseinflusses in der Engelwurz. Mars ist der Agitator unseres Kosmos, er ist der schöpferische Drang, die

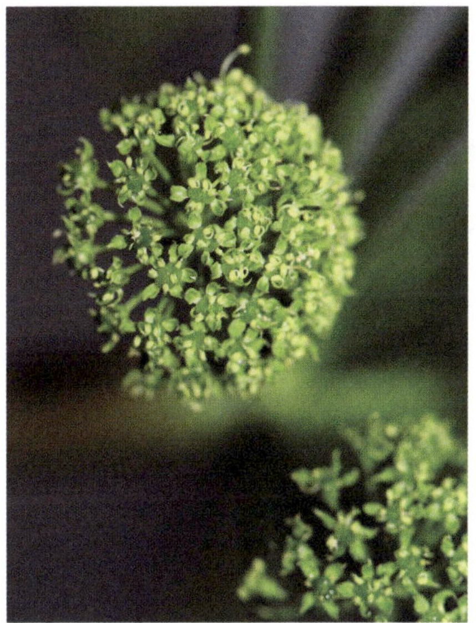

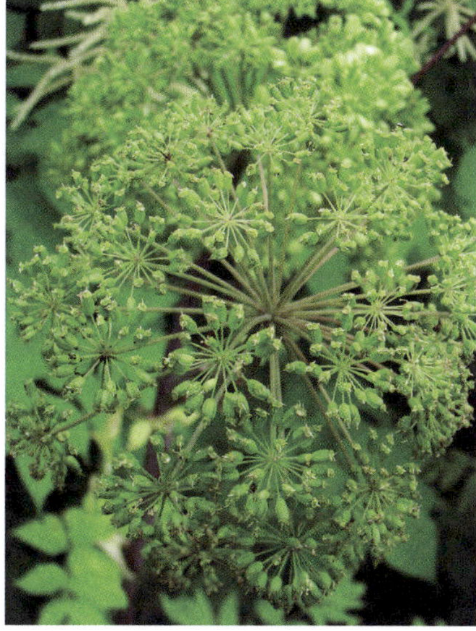

Die kugeligen Blütendolden tragen zahlreiche grünlich-gelbe Blüten (Foto links: Anne Lohmann). Auch nach der Blüte fasziniert der ornamentale Fruchtstand mit seiner strahlenden Erscheinung.

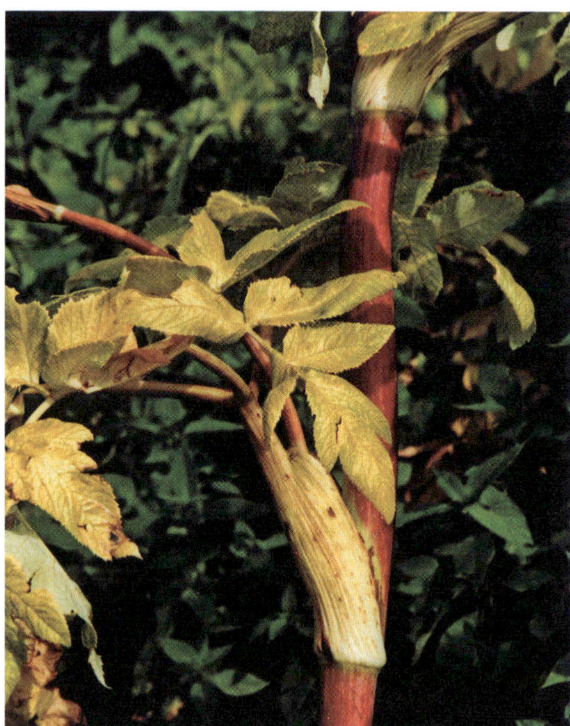

Der rote Stängel der Engelwurz ist Zeichen eines starken Marseinflusses.

Kraft, die nach vorn drängt, die Potenz schlechthin, Zeugungs- und Überzeugungskraft. Mars ist impulsiv, feurig und wehrhaft. Er kann auch zerstörerisch, auflösend und damit sehr reinigend wirken, wie ein Läuterungsfeuer. Seine wichtigste Aufgabe ist es, die Grenzen zu wahren, er ist der Krieger, der sich selbst und seine Familie verteidigt. Marspflanzen sind Schutz- und Kraftpflanzen.

Der hohle Stängel, die gefiederten Blätter und der lockere, luftige Blütenstand zeigen weiterhin merkurielle Einflüsse. Merkur ist der Zauberer, der, der Grenzen überwindet. Er ist mit der Luft und den Atemwegen verbunden.

Mit den Signaturen von Sonne, Mars und Merkur verfügt die Engelwurz über ausgesprochen starke und zauberhafte Schutzkräfte. Und es ist eine Pflanze, die uns sowohl mit der Erde, mit der Materie, als auch mit göttlichen Kräften verbinden kann. Die Engelwurz kann uns körperlich kräftigen und uns Mut machen, dem Ruf unseres Herzens zu folgen.

> »Wie der Name Angelica schon sagt, wirkt in der Engelwurz die Energie der höchsten Engel. Diese geflügelten Licht- und Luftwesen verbinden sich in ihr mit der Wurzel, die tief in die Mutter Erde ragt. Unten und oben in harmonischer Verbindung – diese Balance drücken die Engel in Pflanzengestalt aus.« (Marlis Bader 2007: 56)

Wider die Pestilenz

Die Engelwurz ist eines der besten Mittel zur Behandlung und Vorbeugung von Erkrankungen der Atemwege bzw. von Infektionskrankheiten überhaupt. Da waren sich die Kräuterbuchautoren der frühen Neuzeit einig; sie alle lobten überschwänglich die Kraft der Engelwurz gegen die »Pestilenz«.

> »Die Wurzel ist fürnemlich gut wider allerley gifft.
> In sonderheyt aber für die vergifftung des pestilenzischen luffts /
> dan so man sie nur in den mund helt /
> so bewart und behüt sie den menschen vor der pestilenz.«
>
> (Leonhart Fuchs 1543: XLIII)

Die Worte »Pest« und »Pestilenz« leiten sich vom lateinischen *pestis* ab. Es bedeutet »Seuche« und wurde früher allgemein als Bezeichnung für ansteckende Krankheiten gebraucht. Umgangssprachlich verwenden wir den Begriff ja heute auch für alles Mögliche, das uns zur Plage wird, das wir »hassen wie die Pest«!

Wenn von »der Pest« die Rede ist, meint man zumeist eine große Pandemie, die im 14. Jahrhundert ein Drittel der Bevölkerung Europas hinwegraffte. Zehn Prozent der Einwohner Deutschlands sollen an dieser Krankheit verstorben sein. Heute wird mit der Pest eine Erkrankung benannt, die durch das Bakterium *Yersinia pestis* verursacht wird. Sie wird durch Flöhe von Nager zu Nager und vom Nager zum Menschen verbreitet. In Folge der sogenannten Beulenpest kann eine Lungenpest auftreten, die dann auch durch Tröpfcheninfektion von Mensch zu Mensch übertragen werden kann. Die Lungenpest endet unbehandelt immer tödlich, am zweiten bis fünften Krankheitstag. Sie wird heute mit verschiedenen Antibiotika in hoher Dosierung behandelt.

Ob die Pest des 14. Jahrhunderts, die später wegen ihres schrecklichen Ausmaßes auch als »Schwarzer Tod« beschrieben wurde, tatsächlich eine durch *Yersinia pestis* verursachte Pest im engeren Sinne war, ist heute umstritten. Alternativ wird die Möglichkeit diskutiert, dass es sich um Milzbrand oder eine langsame Variante eines durch Viren übertragenen hämorrhagischen Fiebers, ähnlich des gefährlichen Ebola-Fiebers, gehandelt haben könnte. Von der Signaturenlehre her ist es sehr einleuchtend, dass sich eine Pflanze mit solchen Licht- und Schutzkräften wie die Engelwurz gegen eine Krankheit, die man als »Schwarzen Tod« beschreibt, als hilfreich erweist. Was auch immer diese Pest gewesen ist, nicht der Erreger allein verursacht eine Krankheit, er muss auf eine Schwäche in der Abwehr des Menschen treffen, auf das geeignete Milieu. Ein Mensch, der Angst hat, ist schwach. Die auch als »Angstwurz« bekannte Pflanze mag die Menschen körperlich und psychisch gegen Ansteckung und Krankheit gefeit haben.

Die damaligen Ärzte sollen stets ein Stück Engelwurz um den Hals getragen und davon des Öfteren ein Stück gekaut haben, um sich vor Ansteckung bei ihren kranken Patienten zu schützen. Besonders gern erzählt wird die Geschichte von vier Räubern, die im 17. Jahrhundert, als die Pest in Frankreich grassierte, die Häuser der Pestkranken ausplünderten, ohne selbst zu erkranken. Sie wurden gefasst und zum Tode verurteilt, aber man versprach ihnen das Leben, wenn sie das Geheimnis preisgäben, wie sie sich vor der Krankheit geschützt hatten. Das Rezept wurde als »Essig der vier Räuber« bekannt: Neben Angelikawurzel wurden Zitwerwurzel, Gewürznelken, Pfefferminze, Salbei und Rosmarin in Weinessig ausgezogen. Dieser Essig kann bei Ansteckungsgefahr eingenommen werden und wirkt auch äußerlich desinfizierend und reinigend (Fischer-Rizzi 1993: 68ff.). Die Engelwurz war immer ein wichtiger Bestandteil der Theriakrezepturen[30] und anderer »allesheilender« Lebenselixiere. Auch der berühmte Melissengeist und der Schwedenbitter enthalten Angelikawurzel.

Vielfältige Heilkräfte

Heilkundlich werden von der Engelwurz zumeist die Wurzeln verwendet, sehr selten auch Blätter und Samen. Die Engelwurz schmeckt bitter und würzig-aromatisch. Die enthaltenen Bitterstoffe und ätherischen Öle wirken appetitanregend und verdauungsfördernd sowie immunstimulierend. Daher wird sie bei Appetitlosigkeit, allgemeiner Verdauungsschwäche, bei Magensäuremangel, bei Blähungen und Völlegefühl sowie bei Beschwerden nach zu reichlichem oder zu fettem Essen angewendet. Für diese Anwendungen wird sie auch von der Kommission E empfohlen. Da die Engelwurz auch nervenstärkende und beruhigende Eigenschaften hat, eignet sie sich besonders bei nervlich bedingter Überempfindlichkeit des Magens, also zum Beispiel bei Menschen, die auf Stress mit Magendrücken und -schmerzen, häufigem Aufstoßen und Essunlust reagieren (vgl. Vonarburg 2004: 54). In der Heilpflanzenliteratur des 20. Jahrhunderts betonte man sehr viel mehr als heute die Wirkung der Bitterstoffe als Kräftigungsmittel bei Erschöpfungszuständen, die man über eine Anregung der Herztätigkeit und des Kreislaufs erklärte (Eckstein und Flamm 1932: 39). Bitterstoffe machen wach, sie fördern die Aufmerksamkeit für das Hier und Jetzt, sie stärken das Bewusstsein. Der klare Kopf und die körperliche Kräftigung sind auch bei Einnahme der Engelwurz sehr schnell spürbar.

30 Theriak nannte man seit der Antike Arzneien, die gegen Gifte verschiedenster Art wirksam sein sollten. Im Mittelalter sah man in ihm ein universales Wunderheilmittel und auch ein Mittel gegen die Pest. Der Theriak war immer ein Gemisch aus zahlreichen Substanzen, meist siebzig bis achtzig, mitunter sollen es gar dreihundert verschiedene Ingredienzen gewesen sein.

Die Engelwurz wirkt harntreibend (Pahlow 2000: 121, Wagner und Wiesenauer 2003: 195), durchblutungsfördernd, erwärmend und schweißtreibend sowie menstruationsfördernd – und damit umfangreich entgiftend – dazu antiseptisch und abwehrsteigernd sowie auswurffördernd bei Schleim in den Atemwegen. Sie wirkt kräftigend, insbesondere auch auf unser »Nervenkostüm«, entkrampfend, leicht schmerzlindernd und antidepressiv (Schilcher 2016: 53). Bei dieser Aufzählung kann man wohl erahnen, was für eine wichtige Heilpflanze die Angelika für unsere Vorfahren war und für uns heute sein kann.

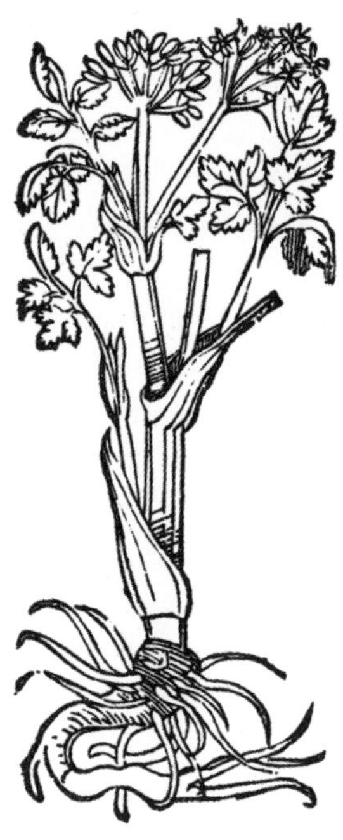

Die alten Kräuterkundigen rühmten die Engelwurz vor allem für ihre entgiftende und abwehrstärkende Wirkung. (Holzschnitt aus Adamus Lonicerus 1679)

Seit ich sie kenne, ist sie für mich ein unverzichtbares Mittel meiner Haus- und Reiseapotheke. Wem ich sie auch anempfohlen habe, alle waren von der starken Wirkung gegen Grippe und Erkältungskrankheiten beeindruckt und bemerkten ihre angenehme Überraschung über die stärkende, wohltuende Wirkung, auch wenn sie zunächst ihre »Überraschung« über den ungewöhnlichen Geschmack überwinden mussten. Wer sich vor einer Ansteckung, zum Beispiel vor einer Erkältung oder Grippe, schützen will, sollte täglich zwei bis drei Tassen Engelwurztee trinken oder dreimal täglich ein bis drei Tropfen wesenhafte Urtinktur in etwas Wasser einnehmen. Die Engelwurz kräftigt und durchwärmt und hilft in den allermeisten Fällen, gesund zu bleiben, selbst wenn alles um einen herum schnieft und hustet. Fischer-Rizzi (1993: 71) empfiehlt, öfter ein Stückchen Angelikawurzel zu kauen, um sich vor Ansteckungen zu schützen, auch auf Reisen in ferne Länder. Wer bereits erkrankt ist, kann mit Hilfe der Engelwurz die Symptome mildern und kommt schnell wieder auf die Beine. Bei Stirnhöhlenerkrankungen und festsitzendem oder chronischem Schnupfen wird auch das ätherische Öl zur Inhalation oder in der Duftlampe verwendet (Fischer-Rizzi 1989: 63). Verdünnt in einem fetten Basisöl können das ätherische Öl oder die wesenhafte Urtinktur auf die Nase und den Bereich der Nebenhöhlen aufgetragen werden. Die Abkochung der Wurzel ist hilfreich als Gurgelwasser bei Halsentzündungen und Angina (Jaretzky und Geith o. J.: 204).

Die Engelwurz – Wesentliches auf einen Blick

Signaturen
Sonne, Mars, auch Merkur

Wichtige Inhaltsstoffe
Wurzeln: Ätherisches Öl (α- und β-Phellandren, α-Pinen), Cumarine, darunter die Furanocumarine Xanthotoxin und Imperatorin, Bitterstoffe, Phenolcarbonsäuren, Sitosterol, Gerbstoffe

Pharmakologische Heilwirkungen
Wurzeln: appetitanregend, verdauungsfördernd (Speicheldrüsen-, Magensaft- sowie Gallesekretion anregend), krampflösend, entspannend, karminativ (blähungstreibend), antiseptisch, abwehrsteigernd, auswurffördernd, durchblutungsfördernd, erwärmend, menstruationsfördernd, abortiv, schweiß- und harntreibend, entgiftend, kraftspendend, vitalisierend, nervenstärkend, angstlösend, schmerzlindernd, antidepressiv

Rituale und Brauchtum
Abwehrzauber, Schutz, Heilzauber, Liebeszauber

***Wesen*tliche Heilkräfte**
Körperlich stärkend und seelisch aufbauend, Zuversicht, Hilfe suchen und annehmen, spendet Trost, gibt Geborgenheit, Schutz, Versöhnung, Heilung der Seele, Heilung von Traumen, Reinigung, spirituelle Entwicklung, fördert Selbstbewusst-Sein

Anwendungsgebiete
Appetitlosigkeit, krampfartige Verdauungsbeschwerden, Erkältungskrankheiten, Husten vor allem mit zähem Schleim, Stockschnupfen, Nasennebenhöhlenerkrankungen, zur Steigerung und Unterstützung der Abwehrkräfte, Entgiftung, Menstruationsbeschwerden, Rheuma, Muskelverspannungen, Nervenschmerzen, Lähmungen, Schwächezustände, Rekonvaleszenz, Erschöpfung, Mutlosigkeit, Depression, Angst, Nervosität
Empfehlung der Kommission E: Appetitlosigkeit, Verdauungsbeschwerden wie leichte Magen-Darm-Krämpfe, Völlegefühl, Blähungen (Engelwurzwurzel)

Zu beachten

Die Engelwurz ist eine stark wirksame Heilpflanze und sollte mit Bedacht dosiert werden. Aufgrund einer möglichen abortiven Wirkung sollte man in der Schwangerschaft mit der Anwendung von Engelwurzzubereitungen extrem vorsichtig sein. Die Engelwurz sollte außerdem nicht eingenommen werden, wenn Magen- oder Darmgeschwüre vorhanden sind oder ein Zuviel an Magensäure Probleme bereitet.

Die enthaltenen Furanocumarine besitzen fotosensibilisierende Eigenschaften. Damit macht die Einnahme der Angelikawurzel lichtempfindlich und kann in Zusammenhang mit UV-Bestrahlung zu Hautreizungen bzw. -entzündungen führen. Auf pralle Sonne, Höhensonnen- und Solariumbestrahlung sollte während der Anwendung verzichtet werden. Der Saft der frischen Pflanze kann zu Hautentzündung mit Bläschenbildungen führen. Deshalb sollten bei der Ernte Handschuhe getragen werden.

Ernte und Einkauf

Arzneilich verwendet werden in der Regel die Wurzeln (*Angelicae radix*). Sie werden im Spätherbst oder im zeitigen Frühjahr gegraben, nach der Aussaat im zweiten Herbst. Die sorgfältig gesäuberten Wurzeln sollten ohne künstliche Wärme schattig und luftig getrocknet werden, um das Aroma bestmöglich zu bewahren. Die Blätter werden vor und noch zu Beginn der Blüte gesammelt und im Schatten getrocknet. Die Samen werden zur Vollreife im Spätherbst gesammelt und ebenfalls vorsichtig getrocknet. Beim Ernten Handschuhe tragen (siehe oben). Im Handel bzw. in der Apotheke sind neben der Wurzeldroge auch das ätherische Öl, die wesenhafte Urtinktur aus der Wurzel (*Angelica archangelica Ø*), weitere Tinkturen, Salben und einige Kombinationspräparate erhältlich.

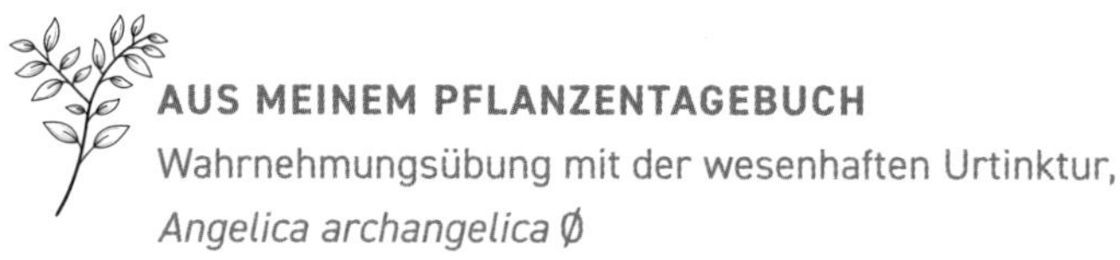

AUS MEINEM PFLANZENTAGEBUCH
Wahrnehmungsübung mit der wesenhaften Urtinktur,
Angelica archangelica Ø

Auf dem Tisch steht eine Schüssel mit Wasser und 3 Tropfen Ceres *Angelica archangelica* Urtinktur, und ich trinke schluckweise ein kleines Glas Wasser mit einem Tropfen der Tinktur darin.

Etwas erfasst mein Herz, es fängt an zu strahlen. Mein Kopf strahlt auch: »Es wird Licht im Schädel.« Ich fühle mich stark nach oben ausgerichtet. Meine Handinnenflächen brennen vor Energie. Die Fußsohlen kribbeln auch, brennen! Meine Oberarme werden warm.

Der Geruch ist so fein, durchdringend, wie viele kleine Kristallspitzen, sprühend frisch. Mir wird bewusst, dass ich oft Schwierigkeiten habe, den Gegensatz von Schwere und Leichtigkeit auszuhalten. Ich wünsche mir, dass jede Zelle in meinem Körper an ihrem richtigen Platz ist und sich wohlfühlt.

Meine Atmung verändert sich, wird viel tiefer. Als ob ich seit langer Zeit zum ersten Mal wieder richtig atme – als könnte ich Luft schmecken! Mein Oberkörper möchte hin- und herschwingen. Dabei lösen sich Anspannungen in den Atemwegen. Ich fühle mich befreit. Ich fühle mich, als wäre ich einen Tag in der Natur wandern gewesen. Wunderbar!

Früher wurde die Engelwurz auch bei Darminfektionen und Wurmerkrankungen verwendet. Willfort (1975: 39) berichtet, dass die Angelikawurzel in der Volksheilkunde auch bei typhusartigen Durchfällen fleißig gekaut wurde, Marzell (1938: 164) schreibt von der Bereitung eines »Choleralikörs« mit der Engelwurz. Tabernaemontanus (1625: 218ff.) gibt Angelikawurzel- und Meerrettichwurzelpulver zu gleichen Teilen, um Würmer auszutreiben.

Immer wieder wird vor allem die entgiftende Wirkung der Engelwurz betont. Fischer-Rizzi (1993: 71) empfiehlt sie besonders Menschen, die häufig mit Giftstoffen wie Lacken und Fotochemikalien arbeiten. Bei übermäßigem Alkoholgenuss (»Kater«) oder Nikotinvergiftung empfiehlt die Volksheilkunde das Kauen der Wurzel oder einen Wurzeltee (vgl. Willfort 1975: 39). Olaf Rippe weist auf die Verwendung der Engelwurz in sogenannten Herbstkuren hin, die im Gegensatz zu den Frühjahrskuren mit verschiedenen stoffwechselanregenden Wurzeln durchgeführt werden, um den Körper von schwer löslichen Toxinen zu befreien (Rippe 2001: 52).

Die durchblutungsfördernde, erwärmende und nervenstärkende Kraft kann man sich gut in Form von Bädern zunutze machen. Eine Abkochung der Wurzel als Badezusatz hat sich bei rheumatischen Beschwerden ebenso bewährt wie bei nervösen Erschöpfungszuständen (Willfort 1975: 39, Jaretzky und Geith o. J.: 204). Auch bei Muskelverspannungen, Lähmungen, Gicht und Nervenschmerzen kann man die Angelika als Badezusatz, in einem Massageöl oder einer Salbe verwenden (FISCHER-RIZZI 1993: 71). Einreibungen mit Angelikaspiritus werden bei Rheumatismus, Schwächezuständen, Rückenschmerzen, Verrenkungen und Quetschungen empfohlen (JARETZKY und GEITH o. J.: 204). Auch TABERNAEMONTANUS (1625: 218ff.) kannte die Engelwurz als Hämatome auflösende Wundheilpflanze bei stumpfen Verletzungen.

Die desinfizierende und schmerzlindernde Wirkung der Engelwurz nutzte man früher zur Behandlung von Zahn- und Ohrenschmerzen: Engelwurzsaft wurde mit Kamillenöl verrieben und ins Ohr geleitet, mit der Wurzel in Wein gesotten wurde der Mund gespült (TABERNAEMONTANUS 1625: 218ff.).

Frauenwohl und Liebesglück

Die Engelwurz wirkt auch im Unterleib erwärmend und durchblutungsfördernd. So ist sie ein hilfreiches Mittel für Frauen, die unter schmerzhaften Menstruationskrämpfen leiden, insbesondere wenn sie von Schwächezuständen und Erschöpfung begleitet sind bzw. durch Stress verstärkt werden. Natürlich wird sie dadurch auch zum Aphrodisiakum.

In früheren Zeiten galt sie als erotisches Zaubermittel. Die Samen, ein indigenes Volk im äußersten Norden Europas, sollen Liebeszauber damit geübt haben (BÄCHTOLD-STÄUBLI 1927–1942/II: 841). Auch bei uns ist ein alter »Aberglaube« bekannt: Wer die »Heiliggeistwurzel« bei sich trägt, wird von allen Leuten geliebt (vgl. MARZELL 1938: 164). Das ätherische Öl der Engelwurz enthält tatsächlich einen moschusartig-animalischen Duftstoff, der zu den stärksten pflanzlichen Düften mit pheromonartigem Charakter gehört (WERNER und BRAUNSCHWEIG 2006: 79).

Weiterhin galt die Engelwurz als Mittel gegen angezauberte Impotenz (vgl. MARZELL 1938: 164). Auch heute wird sie bei Frigidität, Potenzproblemen und Unfruchtbarkeit verwendet. Sie soll bei der Frau die Keimdrüsen und den Eisprung anregen sowie beim Mann die Potenz und die Spermienbildung fördern (MADEJSKY 2008: 48). Madejsky rezeptiert für Mann und Frau mit unerfülltem Kinderwunsch unterschiedliche Entgiftungskuren, um »das Nest zu säubern«. Während die Frau eher sanft ausleitende Kräuter und Blüten erhält, wird dem Mann eine Teemischung empfohlen, die neben der Angelikawurzel noch viele andere Wurzeln enthält (MADEJSKY 2000: 257). In der frühen Neuzeit war sie auch als Mittel zur Geburtsförderung bekannt (vgl. TABERNAEMONTANUS 1625: 218ff.).

Angstwurz

> »Das Wesen der Engelwurz ist es, einzuhüllen, Körper und Seele zu erwärmen und zu durchlichten sowie vor allem Ängste zu lösen.«
>
> (Margret Madejsky 2008: 48)

Die Engelwurz ist auch eine ganz besondere Heilpflanze für die Nerven und die Seele. Sie zeigt schon in ihrem Namen, dass sie Himmlisches und Irdisches verbinden kann. Sie macht uns bewusst, dass wir nicht nur körperliche, sondern auch geistige Wesen sind. Oft bewirkt sie im Menschen das Gefühl, von einer unsichtbaren hilfreichen Kraft, einem »Engel«, unterstützt zu werden. »Es wird gesorgt für dich« ist eine Botschaft, die Menschen sehr häufig bei der Einnahme der wesenhaften Urtinktur empfinden. So vermittelt sie Hoffnung und Zuversicht.

Die Engelwurz nährt uns mit Licht und Liebe. In ihrer Gegenwart wird alles lichter und leichter. Sie verleiht uns Flügel, hilft uns dabei, uns aufzurichten und auszurichten. Ihrem Wesen nach wirkt die Engelwurz entspannend und befreiend.

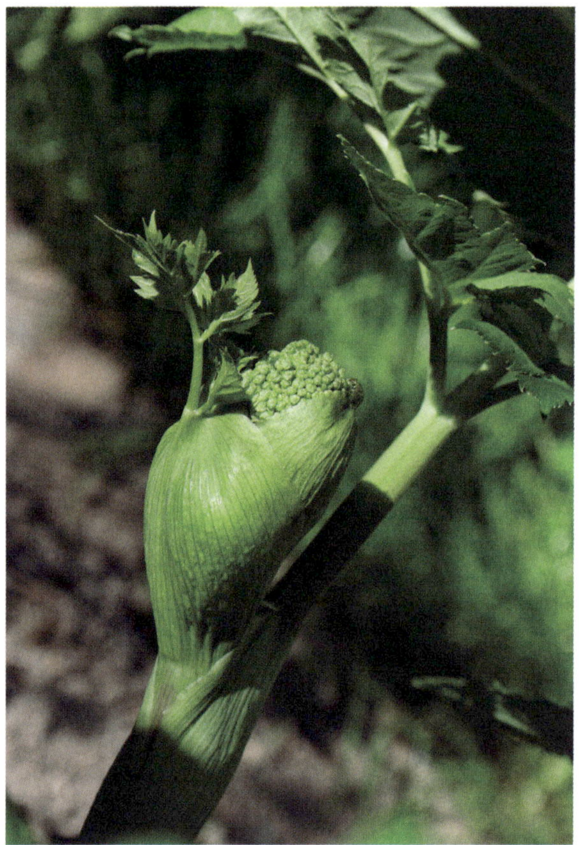

Das schützende Wesen der Engelwurz zeigt sich auch in den bauchig aufgeblasenen Blattscheiden, die die frischen Triebe umhüllen. (Foto: Anne Lohmann)

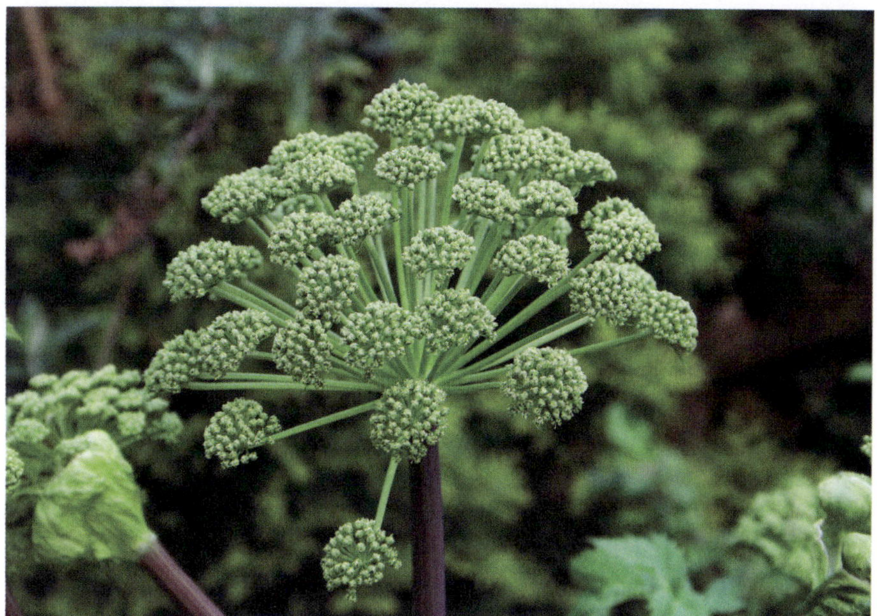

Die Engelwurz vermittelt uns eine feine, durchdringende Kraft.

Ihre reinigende Kraft wird auch auf seelischer Ebene sehr stark empfunden. Sie öffnet das Herz und bringt gestaute Gefühle zum Fließen, heilt alte Schmerzen und Verwundungen. Diese Reinigung kann vorübergehend schmerzhaft und anstrengend sein. Wie ein sprühender Wasserfall sorgt sie für Klarheit, macht leichter, feiner, lichter, freier und durchlässiger.

Mit den Kräften der Engelwurz verbunden hat man oft das Gefühl, sich über seine irdische Existenz hinaus auszudehnen und auf den verschiedensten Ebenen über sich hinauszuwachsen. Die Menschen, denen die Engelwurz einmal in einer schwierigen Lage geholfen hat, sind von tiefster Dankbarkeit erfüllt.

> »Gib nicht auf! Halte durch, noch ist nichts verloren! Habe keine Angst und baue dich auf! Du bist stark und nichts kann dich umwerfen! Dies ist die Botschaft der Angelika, die sie in ihrer Essenz übermittelt.«
>
> (Susanne Fischer-Rizzi 1989: 62)

Die Engelwurz ist ein gutes Heilmittel für Menschen, die körperlich erschöpft, nervlich zerrüttet und seelisch erschüttert sind. Wer »am Boden zerstört« ist und an nichts mehr glaubt, der sollte die Engelwurz kennenlernen. Bei Mutlosigkeit, Antriebslosigkeit und depressiver Verstimmung wirkt sie stärkend und erfrischend.

Fischer-Rizzi (1993: 71) nennt die Engelwurz ein »Kraut für Schwachherzige und Mutlose«. Bei Angst und Aufregung wirkt sie entspannend und lösend. Sie gilt auch als herzberuhigend und schlaffördernd (vgl. PELIKAN 1999/I: 98, auch BÄUMLER 2007: 60). Für eine ganzheitliche Wirkung, die vor allem auch Nerven und Seele anspricht, verwendet man die Engelwurz am besten in Form der Einnahme der wesenhaften Urtinktur oder auch in Form der äußerlichen Anwendung des ätherischen Öls.

> »Wir erkennen mit ihrer Hilfe das Licht in unserem Leben und sie umhüllt uns mit einem schützenden Lichtmantel, an dem nichts Dunkles zehren kann.«
> (MARLIS BADER 2007: 56)

Zauberpflanze wider Gift und Hexerei

Die Engelwurz gilt als kräftiges Mittel gegen Zauberei. Sie schützt vor bösen Einflüssen, verjagt Hexen und Kobolde ebenso wie böse Träume und Nachtgespenster (PERGER 1864: 139). Sie wurde offenbar vor allem als Amulett verwendet. Man sollte sie bei sich tragen, damit »die Hexen keinen Platz bei dir haben« (BÄCHTOLD-STÄUBLI 1927–1942/II: 840). In Frankreich hing man die Wurzel den Kindern um den Hals, um sie vor Verzauberung zu bewahren (MARZELL 1938: 164).

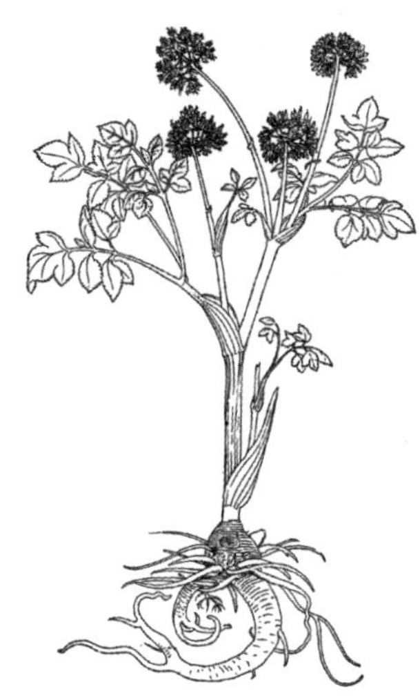

Die Engelwurz galt ebenso als stark entgiftendes Mittel wie auch als kräftiges Apotropäon. (Holzschnitt aus LEONHART FUCHS 1543)

> »Angelica bey sich getragen,
> wird wider Zauberey, und sonst andere
> Teuffelsgespenst gerühmt.«
> (ADAMUS LONICERUS 1697: 472)

Insbesondere galt sie als heilsames Mittel gegen Krankheiten, die durch bösen Zauber entstanden sind, als Mittel »zu den unnatürlichen verzauberten Schäden« (TABERNAEMONTANUS 1625: 218ff.). Sonderliche Überlieferungen gibt es darüber, dass bei der Behandlung mit der Engelwurz schmerzhafte Geschwulste aufbrechen und unnatürliche Dinge wie alte Lumpen, Fliegen, verkohlte Dochte usw. daraus hervorkommen; auch über den Mund können sie herausbrechen oder durch den Stuhlgang den Körper verlassen (vgl. TABERNAEMONTANUS 1625: 218ff., PERGER 1864: 139).

In Engels Küche – Von Gemüse, Käse und Konfekt

Die krautigen Teile der Engelwurz können als Gemüse gekocht werden. Die saftigen jungen Stängel werden wie Rhabarber geschält und weich gekocht. Man kann sie mit Käse überbacken oder mit einer Sauce servieren. Die Blätter und jungen Stängeltriebe werden auch zum Würzen von Suppen verwendet (JARETZKY und GEITH o. J.: 204). Ebenso kann die pulverisierte Wurzel als interessantes Gewürz dienen. Die geschälten frischen Wurzeln und vor allem die geschälten frischen Stängel und Blattstiele werden kandiert zum Garnieren von Torten und anderem süßen Gebäck sowie zur Herstellung von Konfekt gebraucht. Die Pflanzenteile werden hierzu in heißem Wasser aufgeweicht, mit dem Zucker eingekocht und dann getrocknet (JARETZKY und GEITH o. J.: 204). Kandierte Angelikastängel können ähnlich wie Zitronat im Kuchen mitgebacken werden (FISCHER-RIZZI 1993: 74).

In den nordischen Ländern war ein vegetarisches Nahrungsangebot in früheren Zeiten sehr rar. Stängel, Blattstiele und Wurzeln der Engelwurz bildeten zum Beispiel auf Grönland fast die einzige pflanzliche Nahrung. Die Samen bereiteten aus Engelwurz und Rentiermilch eine wohlschmeckende, käseartige Speise (MARZELL 1938: 163).

Räuchern mit der Engelwurz

Das Räuchern mit aromatischen Pflanzenteilen ist eine der ältesten Ritualpraktiken der Menschheit. Der Rauch gilt als Nektar, als köstliche Nahrung für die Götter. Er fördert die Verbindung zu geistigen, immateriellen Sphären. So können die

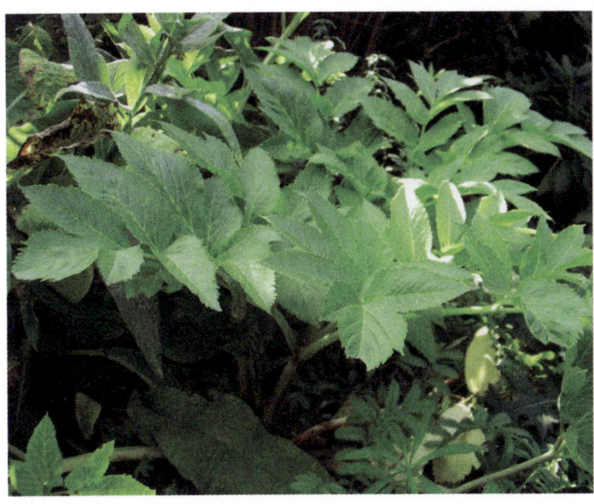

Die Blätter der Engelwurz werden zum Würzen von Suppen und Verfeinern von Marmelade verwendet.

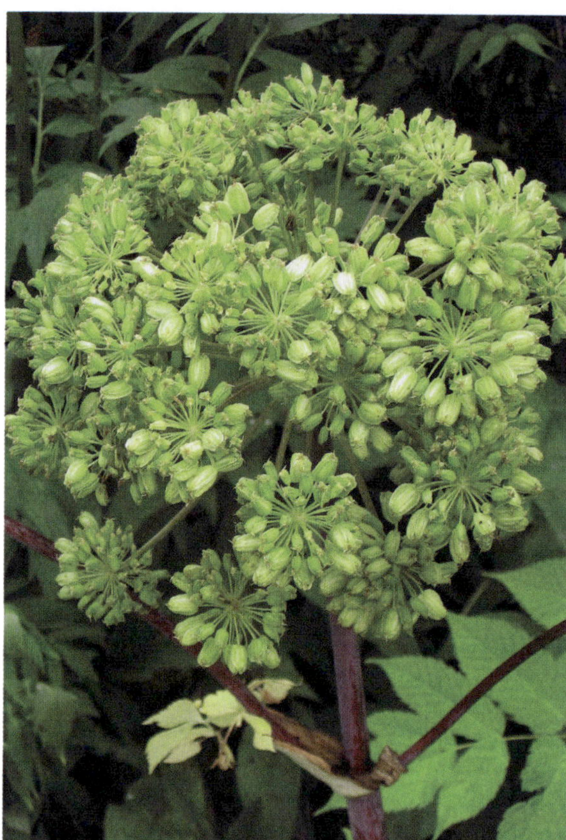

Die Samen der Engelwurz eignen sich gut zum Räuchern, insbesondere zur Zeit der Wintersonnenwende und in den Raunächten.

»engelhaften« Eigenschaften und Wirkungen der Engelwurz in Räucherungen besonders gut zum Tragen kommen.

Die Wurzel der Angelika kann sowohl zu desinfizierenden als auch zu magischen Schutzräucherungen verwendet werden. Die Engelwurz soll insbesondere die Fähigkeit haben, desorientierte, noch irdisch verhaftete Seelen Verstorbener zum Licht zu führen (Bader 2007: 58). Räucherungen mit der Engelwurz sollen dem Hellsehen förderlich sein und Weissagungen unterstützen, heißt es bei Magister Botanicus (1992: 30). Als Sonnenpflanze und Lichtvermittlerin wird sie besonders zur Wintersonnenwende und in Raunächteräucherungen verwendet (vgl. Rätsch 2005: 109). Hier können insbesondere auch die Samen geräuchert werden. Gerade in der dunklen Zeit vermittelt die Engelwurz Hoffnung, erfüllt uns mit Wärme und Freude und hält den Lebensfunken wach.

Zubereitung, Rezepte, Rituale

Angelikawurzeltee

1 TL der getrockneten Wurzel wird mit etwas mehr als 1 Tasse kaltem Wasser im geschlossenen Topf aufgekocht. Den Topf von der heißen Herdplatte nehmen und noch einige Minuten ziehen lassen, dann abseihen. Das Kondenswasser, das sich am Deckel gesammelt hat, in den Tee schütteln. Der Tee sollte möglichst heiß getrunken werden, bis zu 3 Tassen pro Tag. Für eine appetitanregende Wirkung empfiehlt sich die Einnahme 15 bis 30 Minuten vor dem Essen. Wer einen empfindlichen Magen hat, sollte den Tee lieber nach dem Essen einnehmen.

Engelwurzpulver

Die getrocknete Wurzel wird im Mörser oder in der Kaffeemühle fein gemahlen. Davon wird 3- bis 4-mal täglich 1 Messerspitze eingenommen (WILLFORT 1975: 39).

Engelwurzbad

50 bis 80 g getrocknete Angelikawurzel mit 1 l Wasser bis zum Sieden erhitzen, 15 Minuten lang kochen lassen und abgeseiht in ein Vollbad geben. Alternativ können 5 bis 8 Tropfen ätherisches Engelwurzöl mit 1 Handvoll Meersalz oder 3 bis 4 EL gutem, flüssigem Honig vermischt dem Badewasser zugegeben werden.

Engelwurzmassageöl

In 100 ml Johanniskrautöl (Mazerat von Johanniskrautblüten in Olivenöl) verschüttelt man bis zu 10 Tropfen ätherisches Angelikaöl. Dieses Massageöl ist stark durchblutungsfördernd und erwärmend und kann zu Einreibungen und Massagen bei Rheuma, Lähmungen, Nerven- und Muskelschmerzen verwendet werden (vgl. auch FISCHER-RIZZI 1993: 71). Soll das Engelwurzöl zur Nervenstärkung und als aufbauendes Mittel für die Seele verwendet werden, gibt man es in Mandelöl – dann kommt der feine Duft besser zur Geltung.

Himmlische Energie

Das Engelwurzwesen verzaubert die Atmosphäre auf angenehme Art und Weise. Spüren Sie dem bei Räucherungen mit der Wurzel oder den Samen nach oder geben Sie 1 Tropfen ätherisches Engelwurzöl auf ein Tuch, das Sie bei sich tragen.

Der Wermut – Wärmt und macht Mut

Artemisia absinthium L., Asteraceae

Viele Sprüche gibt es über den Wermut: »Wer Mut hat, trinkt Wermut«, »Bei Schwermut vergiss nicht den Wermut«, »Wermut ist für alles gut.« Heute ist er vor allem als verdauungsfördernde und appetitanregende Arznei bekannt, früher war er eine Art Allheilmittel, man sprach ihm zudem große antidämonische Kräfte zu. In der Ganzheitlichen Pflanzenheilkunde schätzen wir ihn als das wohl wirksamste Stärkungsmittel – sowohl bei körperlicher als auch bei geistiger Erschöpfung oder seelischer Depression.

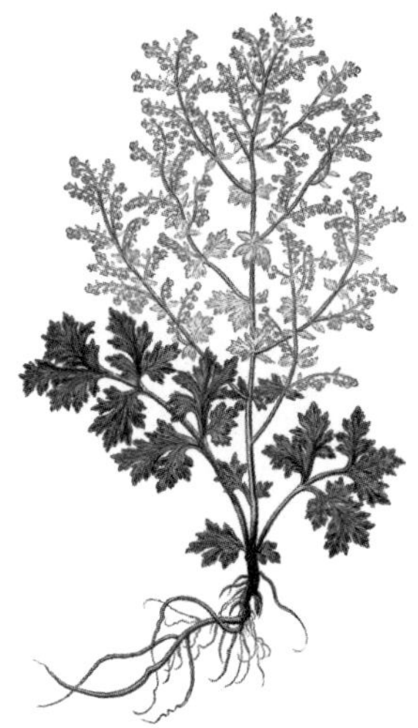

Der Wermut gehört zur Familie der Korbblütler und ist eng verwandt mit dem Beifuß. (Kolorierte Abbildung aus LEONHART FUCHS 1543)

Die in sich gekehrte Sonne

Von Weitem ist der Wermut eine eher unscheinbare Pflanze. Erst wenn man direkt vor ihm steht, sieht man das glänzend schillernde Haarkleid und nimmt vielleicht auch schon den kraftvoll würzigen Duft wahr. Dann kann man auch die weiche kuschelige Behaarung fühlen und beim Kauen eines Blattes den extrem bitteren und würzigen Geschmack erleben. Im direkten Kontakt ist diese Pflanze sehr eindrucksvoll. Ihr Blatt zu essen, ihren Tee oder ihre Tinktur einzunehmen, lässt niemanden kalt!

Die Blütenstände wirken ein wenig verspielt, auch etwas traurig. Wie fluffige gelbe Schaumstoffbällchen schweben sie an den Blütenzweigen. Ihre Geste ist sehr interessant, insbesondere wenn man sie im Vergleich mit den Blüten anderer Pflanzen ihrer Familie sieht. Unter den Korbblütlern gibt es viele, die leuchtend-farbige, der Sonne zugewandte, geradezu sonnenähnliche Blüten hervorbringen wie Ringelblume, Löwenzahn und Kamille. Der Wermut mit seinen hängenden Blütenständen wirkt im Gegensatz zu seinen Geschwistern introvertiert. Er macht den Eindruck, als habe er sich zurückgezogen, als konzentriere er sich auf sich selbst.

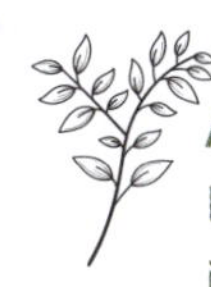

AUS MEINEM PFLANZENTAGEBUCH

Interview mit dem Wermut, *Artemisia absinthium* L., Lüneburger Heide, im Garten

Hallo Wermut, vor ein paar Tagen habe ich in der Schweiz ein sehr großes Exemplar von dir gesehen. Da kam mir der Satz in den Sinn: »Du bist die in sich gekehrte Sonne.« Was hältst du davon?
Ja, das stimmt. Kann man so sagen.
Warum machst du dann wach?
Ich konzentriere die Wachheit auf dich selbst. Und daraus entsteht Interesse an deiner Umwelt. Das ist mein Weg.
Deine Blätter sind so abgerundet, wirken »gummiartig« auf mich. Was bedeutet das?
Ich bin nicht scharf, nicht schneidend. Mond! Ich bin die Sonne, die das Unterbewusstsein beleuchtet, dein Inneres. Die Sonne ist in allem. Ich mache bewusst, dass sie in dir ist. Ich konzentriere mich auf das Ungeformte in dir. Wecke Potenziale. Das Licht kitzelt etwas heraus.
Was?
Die Erkenntnis dessen, was du bist und was du werden kannst.
Du bist sehr bitter und aromatisch. Was bedeutet das?
Durchdringen! Durchdringen des Mondhaften, des Unbewussten, des Nebulösen. Diese Kraft braucht man immer wieder!

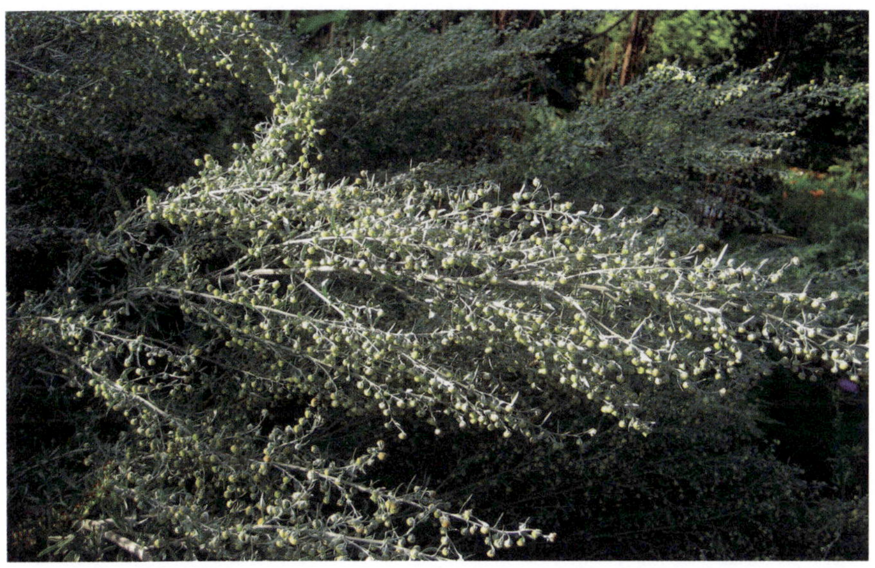

Die Blütenstände des Wermuts hängen nach unten. Hier hängt sogar die ganze Pflanze – nach einem kräftigen Regenschauer. (Foto: Ursel Bühring)

Die gelben halbkugeligen Blüten sind im Prinzip ein Sonnenzeichen, jedoch ein sehr besonderes, da sie nicht strahlend, sondern »in sich gekehrt« sind. Auch der stark würzige und bittere Geschmack ist ein Zeichen von Sonnenkräften. Die unten verholzten Stängel, der ausdauernde Charakter, die Vorliebe für trockene Standorte – das sind Zeichen Saturns. Die weichen, silbern behaarten Blätter tragen eine deutliche Mondsignatur. Dass sie auffällig geteilt sind, zeigt einen Merkureinfluss, den wir zusätzlich in den ätherischen Ölen erkennen können.

Damit zeigt der Wermut Signaturen von Mond, Sonne und Saturn, den drei kosmischen Lichtern, sowie von Merkur, dem geflügelten Götterboten. Hier zeigt sich seine bekannte starke Wirkung auf das Bewusstsein: Der Wermut kann uns gleichermaßen in die Wachheit, in die Selbstbewusstheit bringen wie auch in andere Sphären. Er wirkt sowohl konzentrationsfördernd und zentrierend als auch geistig anregend, die Fantasie beflügelnd und die Inspiration erleichternd.

»Wärmot es för alles got«

Dieses Bergische Sprichwort (nach Bächtold-Stäubli 1927–1942/IX: 501) übertreibt nur wenig, denn wenn man ihn gut kennt, kann man ihn vielseitig einsetzen. Wermut ist ein starkes *Amarum aromaticum,* eine Heilpflanze, die als wichtigste Wirkstoffe Bitterstoffe und ätherische Öle enthält. Er wirkt appetitanregend und verdauungsfördernd und gehört zu den am stärksten wirkenden Choleretika (vgl. Wagner und Wiesenauer 2003: 157), das sind Mittel, die die Bildung von Galle fördern. Weiter wirkt der Wermut entkrampfend, insbesondere karminativ. So verwendet man ihn bei allerlei Verdauungsbeschwerden, vor allem wenn sie mit Krämpfen einhergehen und auf einer mangelnden Sekretion der Verdauungssäfte beruhen: bei chronischer Verstopfung, Völlegefühl, bei Gasbildung in Magen und Darm (vgl. zum Beispiel Eckstein und Flamm 1932: 43f.), Übelkeit sowie zur Nachbehandlung überstandener Gallenkoliken.

Wermut macht wach und warm, er wirkt durchblutungsfördernd, anregend auf den Kreislauf, tonisierend, stärkend und auch antidepressiv. Seit jeher wird ihm eine sehr stark reinigende Wirkung nachgesagt, eine anregende Wirkung auf fast alle Ausscheidungsvorgänge. So wirkt der Wermut auch menstruationsfördernd und harntreibend (Eckstein und Flamm 1932: 44). Nach Hildegard von Bingen reinigt er die Eingeweide (zitiert in Marzell 1938: 279); nach Brooke (2004: 231) behebt er alle durch Schleim bedingten Blockierungen und Stauungen (wie Stirn- und Nebenhöhlenentzündung).

Früher wurde der Wermut auch als Heilmittel bei Hauterkrankungen, bei schlecht heilenden Wunden, Insektenstichen und Geschwüren (vgl. zum Beispiel Bäumler 2007: 449) sowie bei entzündlichen Erkrankungen der Bindehäute und

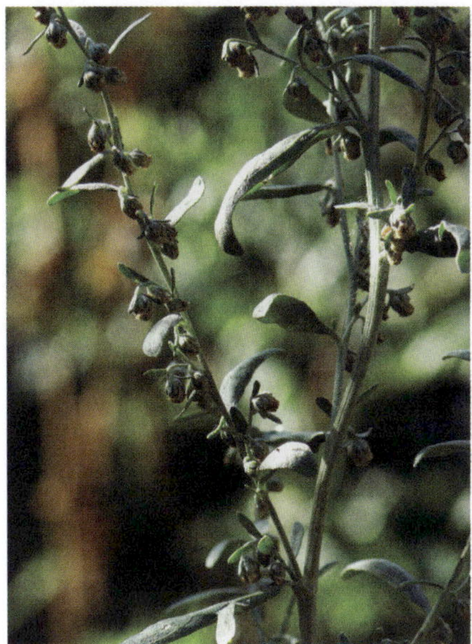
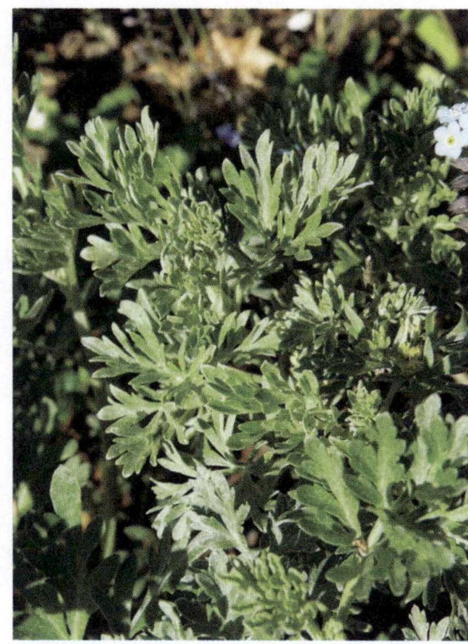

Der Wermut wirkt »introvertiert«. Die im oberen Stängelbereich sehr undifferenzierten Blätter sind schillernd-silberfarben – eine deutliche Mondsignatur.

der Lidränder (Eckstein und Flamm 1932: 44) verwendet. Diese größtenteils in Vergessenheit geratenen Anwendungsmöglichkeiten sind gut erklärbar, wenn man weiß, dass der Wermut auch entzündungshemmend und antimikrobiell wirksam ist. Das enthaltene Thujon – ein Monoterpenketon – wirkt epithelisierend und granulationsfördernd und unterstützt damit Vernarbungsprozesse und Wundheilung positiv (Werner und Braunschweig 2005: 35).

Immer wieder wird dem Wermut auch eine starke Wirksamkeit gegen Parasiten (vgl. Kalbermatten 2002: 151), insbesondere gegen Würmer bzw. Spulwürmer zugesprochen (Eckstein und Flamm 1932: 44). Zahlreiche Abwandlungen seines Namens wie Wörmke, Wurmke, Wörm, Würmlekraut oder Wurmet weisen darauf hin, dass man ihn mit Würmern in Verbindung gebracht hat. Allerdings glaubte man früher, dass viele Krankheiten von »Würmern« verursacht würden, die man als unsichtbare, dämonische Wesenheiten verstand (vgl. Storl 2004: 132); der Wermut galt als ein besonders kräftiges Apotropäon gegen schädliche Einflüsse.

Wermut wirkt insbesondere durch das enthaltene Thujon anregend und tonisierend auf das zentrale Nervensystem. Thujon wirkt konzentrationsfördernd und »öffnend«, geistig und seelisch stimulierend. In hohen Dosen wirkt es zerstörerisch auf die Nerven. Diese Wirkung kennt man vom berühmt-berüchtigten Absinth, einer alkoholischen Zubereitung, die vor allem Wermut enthält, aber auch andere Kräuter, vor allem Anis und Fenchel. Bevor die Wermutliköre verboten wurden, waren sie eine beliebte Künstlerdroge. Man nannte den Absinth auch

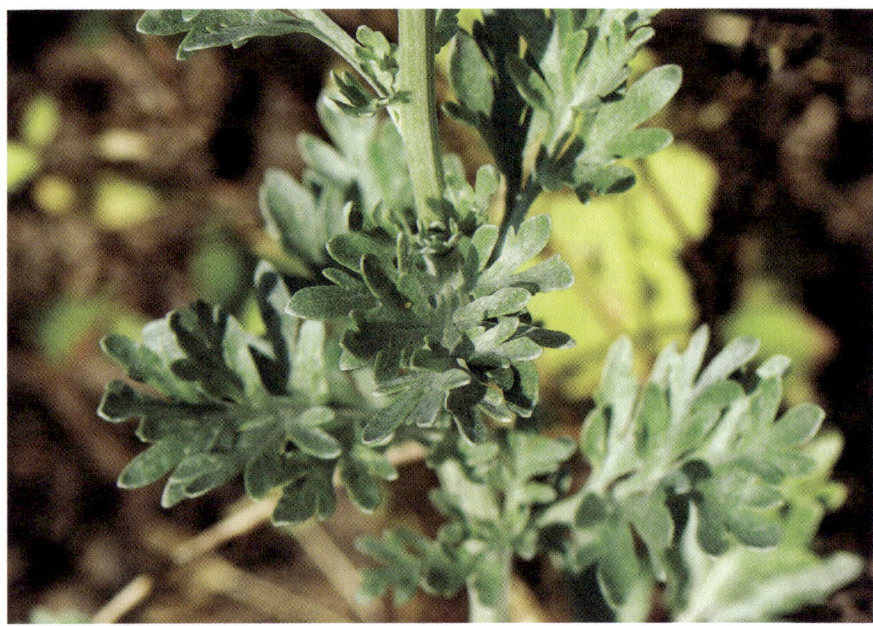

Das im Wermut enthaltene Thujon hat eine beflügelnde Wirkung auf unseren Geist.

aufgrund seiner grünen Farbe und seiner bezaubernden, entrückenden, psychedelischen Wirkung »Grüne Fee«. Seine Hoch-Zeit hatte er im ausgehenden 19. Jahrhundert. Vincent van Gogh soll ihm sehr zugeneigt gewesen sein. Die einzigartigen Grün- und Gelbtöne seiner Bilder wurden wohl durch den Absinth inspiriert, ebenso angeblich seine Idee, sich das Ohr abzuschneiden. Nicht nur der Absinthismus, auch seine illegale Verwendung als Abtreibungsmittel haben ihm einen schlechten Ruf eingebracht. Der Absinth wurde in Deutschland 1923 verboten. Seit 1991 ist er wieder erlaubt, mit einem festgelegten Thujongehalt.

Von Wermuts Tropfen

Die Kombination von Bitterstoffen und stark wirksamen ätherischen Ölen macht den Wermut zum Meister gegen alle Erschöpfungen! Er wirkt stark kräftigend, vitalisierend, aufbauend für Körper, Geist und Seele. Wie sein Geruch und Geschmack wirkt er absolut durchdringend. Er weckt die Lebensgeister. Wermut ist ein hervorragendes Heilmittel bei Appetitlosigkeit auf allen Ebenen. Durch die Anregung der Verdauungssäfte läuft einem das Wasser im Munde zusammen; das Wermutwesen durchdringt uns mit Energie, sodass wir uns gestärkt mit neu erwachtem Interesse dem Leben zuwenden können. Immer wenn Appetitlosigkeit mit einer depressiven Stimmung einhergeht, wenn schwer kranke und ältere Menschen keinen Appetit mehr haben und ebenso wenig Lust auf das Leben an sich, kann der Wermut Wunder wirken. Selbst bei Magersucht kann eine Behandlung mit Wermut einen Versuch wert sein. Gar nicht zimperlich drohte man früher am Niederrhein den Kindern, die nicht essen wollten: »Dir wird me wal de Zung meat Alsem (Wermut) einreiwe (einreiben)« (MARZELL 1938: 280).

> »Ist einer grün wie ein Laubfrosch, mager wie eine Pappel, nimmt täglich ab an Gewicht und Humor und wirft keinen Schatten mehr, der probiere es mit einem Teelöffel voll Wermuttee alle zwei Stunden!«
>
> (JOHANN KÜNZLE 1932: 20)

Wermut ist ein stark entgiftendes Mittel; es war eine der Lieblingsheilpflanzen von Pfarrer Kneipp, der bei den meisten Erkrankungen zunächst eine Entgiftungskur verordnete. Wermut wird auch bei schwer zugänglichen Stoffwechselstörungen empfohlen wie Rheumatismus, Fettsucht und Zuckerkrankheit, »mit und ohne Gemütsverstimmungen« (ECKSTEIN und FLAMM 1932: 44).

»Bauchschmerzen«, Übelkeit, Unwohlsein im Magen und im Verdauungstrakt haben oftmals ihre Entsprechung in Ängsten und seelischen Nöten, vor allem in mangelnder Durchsetzungskraft der eigenen Bedürfnisse. Wenn einem etwas auf den Magen schlägt, sollte man sich fragen, was (oder wer?) das genau ist und warum man sich dagegen nicht wehrt bzw. warum es Ängste verursacht. Wenn einem etwas »nicht bekommt«, dann hat man sich wohl etwas zugeführt oder etwas zugelassen, was einem nicht guttut. Besonders bezeichnend und drastisch sind unsere umgangssprachlichen Ausdrücke, wenn wir etwas »zum Kotzen« finden oder uns »speiübel« davon wird. Wer Verdauungsbeschwerden hat, lässt oft zu viel an sich heran. In diesem Sinne wirkt der Wermut nicht nur auf der körperlichen Ebene entgiftend. Er kann den Menschen auch darin stärken und unterstützen, sich von schlechten Einflüssen auf geistig-seelischer Ebene zu befreien.

> »Wermut verleiht Tapferkeit, Wagemut, Unerschrockenheit und Rücksichtslosigkeit. Er schenkt deprimierten, lethargischen, trägen Menschen neue Lebensfreude. Menschen, die außerstande sind, ihren Zorn zum Ausdruck zu bringen, befähigt er, sich zu öffnen. Wermut zertrümmert alles Geformte und setzt es dann neu wieder zusammen.«
>
> (ELISABETH BROOKE 2004: 233)

Der Wermut – Wesentliches auf einen Blick

Signaturen
Sonne, Mond, Saturn, auch Merkur

Wichtige Inhaltsstoffe
Kraut: Bitterstoffe (Absinthin und andere), ätherische Öle (α- und β-Thujon, Thujylalkohol, trans-Sabinylacetat und andere), Flavonoide, Ascorbinsäure, Phenolcarbonsäuren (Kaffeesäure und andere), Gerbstoffe

Pharmakologische Heilwirkungen
Kraut: appetitanregend, verdauungsfördernd (stark choleretisch), entkrampfend, karminativ, erwärmend, durchblutungsfördernd, menstruationsfördernd, abortiv, kreislaufverbessernd, tonisierend, stärkend, antidepressiv, entzündungshemmend, antimikrobiell, wundheilungsfördernd, anregend und tonisierend auf das ZNS (konzentrationsfördernd bis psychoaktiv)

Rituale und Brauchtum
Starker Abwehrzauber, Schutz, Heilzauber

***Wesen*tliche Heilkräfte**
Stärkung, Bewusst-Sein, Selbsterkenntnis, Selbstbehauptung, Anregung geistiger Fähigkeiten

Anwendungsgebiete
Appetitlosigkeit, Verdauungsbeschwerden, mangelnde Gallenproduktion, verminderte Magensaftsekretion, Krämpfe, Blähungen, Völlegefühl, Übelkeit, krampfartige Menstruationsbeschwerden, zur Entgiftung, Schwächezustände, Rekonvaleszenz, Immunstärkung, Grippe, Erkältungskrankheiten, Wunden, Hauterkrankungen, depressive Verstimmungen, Lustlosigkeit, Antriebsschwäche, Müdigkeit, Konzentrationsstörungen
Empfehlung der Kommission E: Appetitlosigkeit, dyspeptische Beschwerden, Dyskinesien der Gallenwege (Wermutkraut)

Zu beachten

Der Wermut ist eine stark wirksame Heilpflanze, er sollte vorsichtig dosiert und nicht über längere Zeit eingenommen werden. Bei Neigung zu inneren Blutungen, Magen- und Darmgeschwüren, Verschluss oder Entzündung der Gallenwege, schweren Lebererkrankungen, in Schwangerschaft und Stillzeit sollte er nicht eingesetzt werden. Bei Hämorrhoiden können die Beschwerden durch die durchblutungsfördernde Wirkung verstärkt werden. Bei Neigung zu psychischen Erkrankungen sollten keine alkoholischen Zubereitungen des Wermuts verwendet werden. Das Thujon kann Kopfschmerzen, Schwindel, Krämpfe und epilepsieähnliche Zustände sowie eine Degeneration des Nervensystems hervorrufen. Alkoholische Zubereitungen enthalten mehr Thujon als wässrige Auszüge. Thujonarme Zubereitungen, wie beispielsweise der Tee sind in normaler Dosierung von bis zu drei Tassen pro Tag unbedenklich. Alkoholische Zubereitungen sollten nicht länger als drei Wochen eingenommen werden.

Ernte und Einkauf

Man erntet das Kraut zur Blütezeit, vor allem die oberen zarten Stängelabschnitte und Blütenstände. In lockeren Bündeln kann es an einem mäßig warmen, luftigen Ort gut trocknen. Im Handel bzw. in der Apotheke sind das Kraut (*Absinthii herba*), die wesenhafte Urtinktur (*Absinthium Ø*, hergestellt aus dem frischen blühenden Kraut), weitere Tinkturen und zahlreiche Kombinationspräparate zur Verdauungsförderung erhältlich.

Immunstärkung und Abwehrzauber

Wermut ist ein Stärkungsmittel, vor allem für das Bewusstsein vom Selbst und die entsprechende Abwehr negativer Einflüsse. Er fördert das Ich-Bewusstsein und die Aktivität. Wermut hilft dem Menschen, (wieder) aufzustehen und für sich selbst einzutreten. Er fördert die Widerstandskraft, in Zeiten, die körperlich und psychisch an den Kräften zehren. Auch bei kurzfristiger akuter Erschöpfung, zum Beispiel nach einem langen Arbeitstag, der den Körper angestrengt und die Psyche gedemütigt hat, kann Wermut innerhalb von Minuten den ganzen Menschen wieder aufbauen und ihm die Möglichkeit schenken, noch einen ganz unerwartet schönen Abend zu erleben. Die wesenhafte Urtinktur ist hier die beste Anwendungsform.

Wermut ist auf der körperlichen Ebene eine gute Unterstützung bei Grippe und Erkältungskrankheiten. Er mobilisiert die körpereigenen Abwehrkräfte, steigert das Wohlbefinden und kann den Krankheitsverlauf verkürzen (Pahlow 2000: 339). Auch in der Rekonvaleszenz, besonders nach sehr schwächenden, auszehrenden Krankheiten ist er ein Helfer und Heiler.

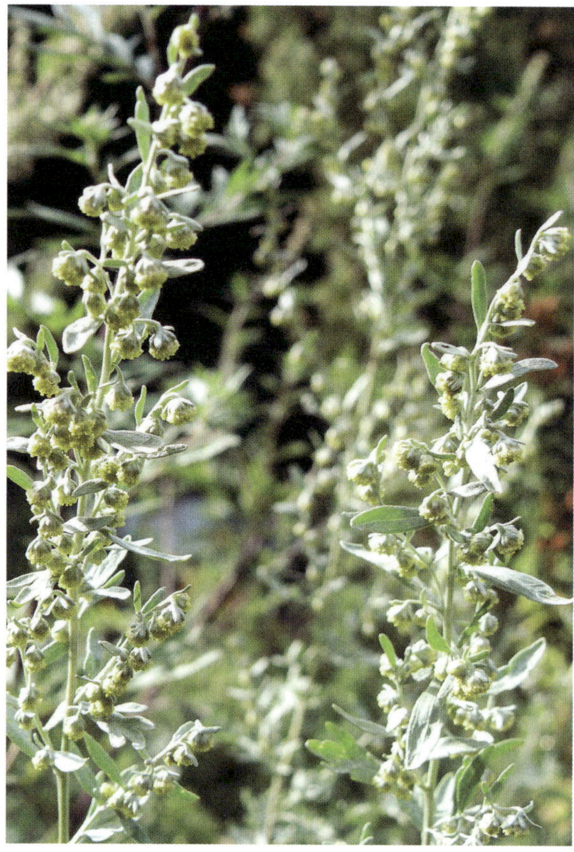

Der Wermut wirkt ebenso kräftigend wie erheiternd.

»Ein bitteres Kraut [Wermut] kann einen Menschen noch vom Abgrund des Todes ins Leben zurückreißen.« (MELLIE UYLDERT 2000: 155)

Unsere Vorfahren nutzten den Wermut zur Abwehr verschiedenster Krankheiten ebenso wie als starkes magisches Apotropäon – als Abwehrzauber gegen alles Dämonische. In Nordwestdeutschland wurde gegen entzündliche und infektiöse Hautkrankheiten mit dem Wermut gebötet (Besprechen, Beschreiben der Krankheit): Man schlug mit einer Wermutstaude auf den leidenden Körperteil und sprach dazu: »Das Fressen dat hil'ge Ding, de Rose un de Blatterrose, schake di! Un schakest du di nich [noch] so sehr, so jaget di de Wörmkenstrunk [Wermutstrauch] noch veel mehr« (BÄCHTOLD-STÄUBLI 1927–1942/IX: 501f.). Von den Altpreußen bzw. Prußen wird berichtet, dass sie mit dem Saft des Wermuts den Leib bestrichen, um ihn gegen die Pocken zu schützen. In der Kaschubei, südwestlich von Danzig, verwendete man den Wermut gegen Cholera und war der Meinung, dass er überhaupt gegen jede ansteckende Krankheit wirksam sei (BÄCHTOLD-STÄUBLI 1927–1942/IX: 502).

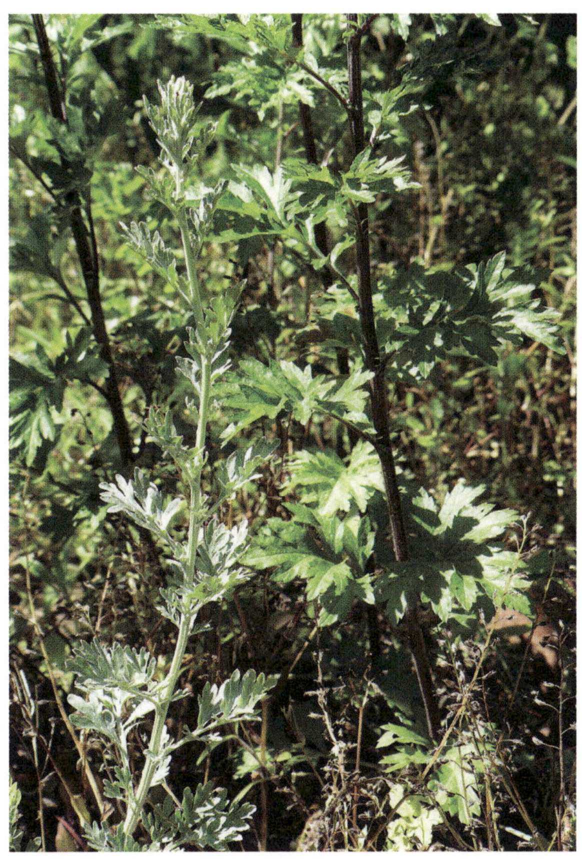

Wermut und Beifuß gelten als Geschenke der Göttin Artemis an die Frauen.

Als stark antidämonisches Mittel trug man ihn bei sich, damit man nicht beschrien, also nicht verhext werden konnte. So trug man den Wermut zum Schutz vor bösen Geistern in der Achselhöhle. Die Pflanze ist oft auch Bestandteil des an Maria Himmelfahrt geweihten Kräuterbüschels. Tabernaemontanus schreibt von den Weibern, »die noch heutigen Tags dieses Kraut in ihre Würtzwüsche mit andern Kreutern sammlen / unnd viel seltzamer abgöttischer Fantaseyen und Narrenwercke darmit treiben« (zitiert in BÄCHTOLD-STÄUBLI 1927–1942/IX: 500f.). Man hat Wermut an den Stalltüren befestigt und am Christ- und Neujahrsabend den Viehstall damit ausgeräuchert, damit die Hexen vertrieben werden und das Vieh nicht krank wird. Auch das Bett der Mutter und des Neugeborenen wurde mit Wermut beräuchert, das Kraut mit in die Wiege gelegt, damit das Kind vor Zaubereien bewahrt und nicht ausgewechselt wird. Daher nannte man den Wermut auch Wiegenkraut. Offenbar war der Wermut auch ein Heilmittel, wenn ein Schaden durch Hexerei schon eingetreten war. Diejenigen, die man verhext glaubte, wurden mit Wermutstängeln geschlagen. Von den Letten wird berichtet, dass sie gegen Übel, die das Kind durch »Schreck« bzw. durch zauberische Einwirkung bekommen hat, Wermut anwendeten.

Geschenk der Artemis

Der Wermut ist ebenso wie der nahe verwandte Beifuß eine interessante Frauenheilpflanze. Beide gelten als Geschenke der Göttin Artemis an die Menschen, vor allem an die Frauen (RÄTSCH 1995: 94). Die griechische Mondgöttin gilt als göttliche Hebamme. Direkt nach ihrer eigenen Geburt half sie ihrer Mutter Leto bei der Geburt ihres Bruders, des Sonnengottes Apollon. Schon Dioskurides beschreibt die menstruationsfördernde Wirkung des Wermuts: »Getrunken sowohl wie auch mit Honig als Zäpfchen eingelegt befördert es die Katamenien« (DIOSKURIDES III: 23/26). Der Wermut fördert auch die Wehen und den Geburtsvorgang. Er macht das Gewebe weich und elastisch (ECKSTEIN und FLAMM 1932: 44). Wermut ist auch ein ausgezeichnetes Mittel bei Menstruationsbeschwerden wie krampfartigen Schmerzen, Schwächegefühl und entsprechender Reizbarkeit. Er wirkt krampflösend und stärkend auf körperlicher und psychischer Ebene. Die Frauen fühlen sich weniger verletzlich und reagieren entsprechend weniger empfindlich.

Bittere Erkenntnisse

Sprichwörtlich steht der Wermutstropfen dafür, dass ein glücklicher Zustand selten gänzlich ungetrübt ist bzw. bleibt. Wohl als Warnung oder Erinnerung daran hat

Im Knospenstadium zeigt der Wermut seine Mondsignatur und seinen Bezug zum Weiblichen besonders deutlich. (Foto: Ursel Bühring)

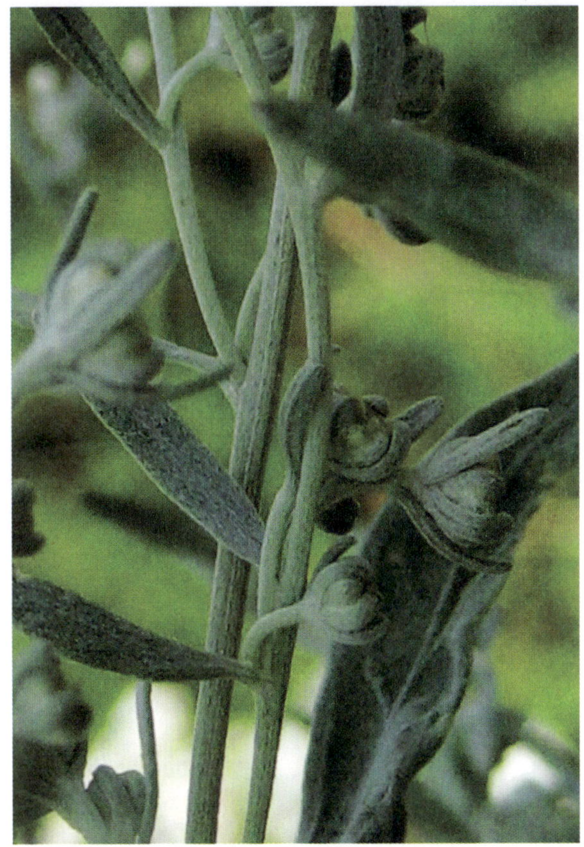

man im England des 18. Jahrhunderts in ein Glas, mit dem ein Trinkspruch auf das Glück ausgebracht wurde, stets ein Zweiglein Wermut hineingelegt (Brooke 2004: 230).

Der Wermut fördert unsere Bewusstheit und Erkenntnisfähigkeit. Er ist so stark – in seinem Geschmack und seiner Wirkung – dass es tatsächlich Mut erfordert, ihn zu trinken. Er durchdringt uns so sehr mit Wachheit und Bewusstsein, dass er uns auch zu wahrhaft bitteren Erkentnissen verhelfen kann. Gerade diese sind oft außerordentlich heilsam. Sie helfen uns, der Wahrheit ins Auge zu blicken, uns selbst und unsere Umwelt klarer zu erkennen. Wer ihnen aus dem Weg geht, hat nichts gewonnen. Freundlicherweise unterstützt uns der Wermut auch dabei, sie zu verdauen. Sein merkurieller Charakter hilft uns, das Leben mit Humor zu nehmen. »Die grüne Fee« kann uns auch außerordentlich beflügeln, befreien, erleichtern und erheitern. Wer sich vom Wermutstropfen nicht schrecken lässt, der kann nicht nur den Wermut, sondern auch sich selbst in seiner vollen Kraft entdecken.

Zubereitung, Rezepte, Rituale

Wermuttee
1 TL des getrockneten Krautes wird mit 250 ml heißem, nicht mehr kochendem Wasser übergossen und 5 bis 7 Minuten ziehen gelassen. Bis zu 3 Tassen am Tag trinken. Zur Appetitsteigerung nimmt man den Wermut etwa 30 Minuten vor dem Essen ein, zur Verdauungsförderung auch nach dem Essen. Der Tee darf nicht gesüßt werden.

Wermuttinktur
Da gerade die Kombination aus Bitterstoffen und ätherischen Ölen das starke Geschmackserlebnis und die damit verbundene Wirkung ausmacht, erscheinen mir alkoholische Zubereitungen des Wermuts in den meisten Fällen am geeignetsten. Von einer gewöhnlichen Tinktur werden bei Bedarf 20 bis 30 Tropfen in einem halben Glas Wasser eingenommen, kurmäßig 3-mal täglich 15 bis 20 Tropfen. Eine Tagesdosis von 60 Tropfen soll nicht überschritten werden. Man beachte die Herstellerangaben. Besonders aromatisch riecht und schmeckt die wesenhafte Urtinktur. Sie hat eine starke, ganzheitliche Wirkung und wird sehr niedrig dosiert. Man nimmt 1- bis 3-mal täglich 1 bis 3 Tropfen ein, stets in etwas Wasser verdünnt.

Begegnung mit der grünen Fee
Der Absinth ist kein Getränk für den Alltag! Es gibt zahlreiche Trinkrituale und sogar besondere Gerätschaften, um seine Einnahme zu besonderen Anlässen zu zelebrieren. Grundsätzlich wird die zumeist sehr hochprozentige alkoholische Wermutzubereitung 1:1 mit Wasser verdünnt. Das Getränk wird dadurch milchig-grün, weshalb es poetisch auch »Die grüne Fee« genannt wird. Mit speziellen Glasaufsätzen, über die eisgekühltes Wasser in einem feinen Strahl in den Absinth einströmt, kann eine besonders schöne Trübung erzielt werden. Ein hochwertiger Absinth in einer kleinen (!) Menge genossen, regt die Gehirntätigkeit an – das Denken findet neue Wege.

Der Löwenzahn – Flexibel und einzigartig

Taraxacum officinale Web. s.l.[31], Asteraceae

Der Löwenzahn ist eine der gewöhnlichsten, »gemeinsten« Pflanzen. Und doch sind die Themen, für die er steht, durchaus keine Gemeinplätze. Als eine sehr beliebte, häufig verwendete Heilpflanze gehört er zu den wichtigsten verdauungsfördernden und leberstärkenden Bittermitteln. Und: Er ist *die* Heilpflanze, wenn es darum geht, etwas in Bewegung zu bringen, sei es der Stoffwechsel im Allgemeinen, der Gallenfluss im Besonderen, seien es steife Gelenke oder aber der Mensch

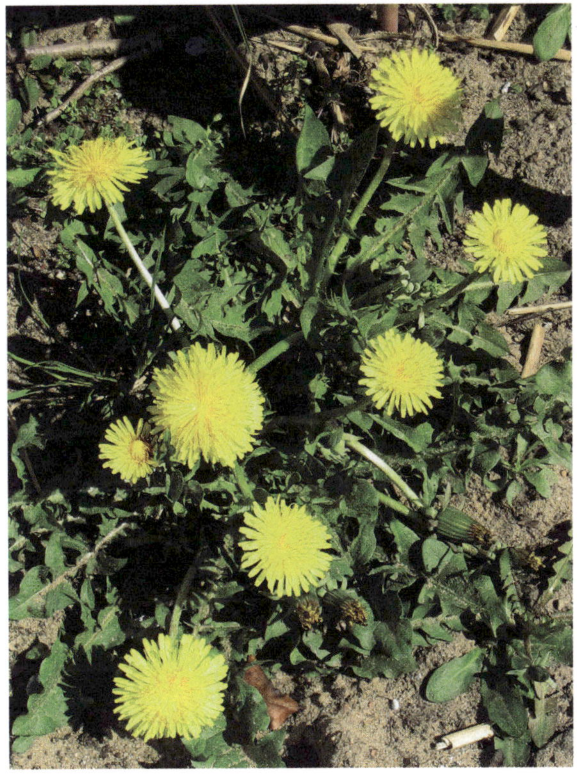

Der Löwenzahn wächst fast überall.

31 Früher nannte man den Löwenzahn *Leontodon taraxacum*, die botanische Nomenklatur bezeichet ihn heute mit *Taraxacum* sect. *ruderalia;* s. l. bedeutet *sensu lato,* »im weiten Sinn«.

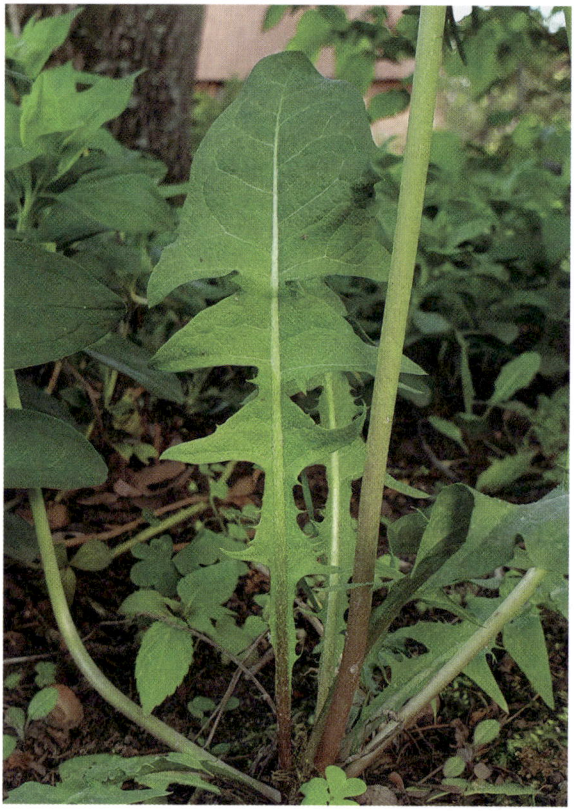

Der Löwenzahn – flexibel und kraftvoll.

und sein Leben an sich. So gilt er als eine klassische Umstimmungspflanze bei chronischen Erkrankungen, die uns und unseren Körper nötigen, sich zu wandeln. Der Löwenzahn galt früher als Allheilmittel. Da er das Stoffwechselgeschehen im Menschen stark anregen kann und so bestens für allerlei Leiden unserer Wohlstandsgesellschaft geeignet ist, verdient er diese Bezeichnung und diese Wertschätzung wohl heute noch.

Teufelsblume

> »Keine Vase will dich. Keine Liebe wird durch dich erhellt.
> Aber deines Samens reine weiße Kugel träumt wie eine Wolke,
> wie der Keim der Welt.« (Josef Weinheber, zitiert in Willfort 1975: 341)

Für Botaniker ist der Löwenzahn eine schwer zu fassende Pflanze. Die meisten Populationen der Gattung *Taraxacum* lassen sich nur schwerlich mit dem herkömmlichen Konzept der Abgrenzung von Arten benennen und ordnen. Sie kommen meist in mehreren Ploidiestufen vor – das heißt die Pflanzen verfügen über eine unterschiedliche Anzahl ihrer Chromosomensätze. Während jene mit zweifachem und vierfachem Chromosomensatz sich geschlechtlich vermehren, sind die triploiden Pflanzen (mit dreifachem Chromosomensatz) apomiktisch: Sie bilden Samen, ohne dass eine Befruchtung stattgefunden hat. Es entstehen Klone, identische Kopien der Mutterpflanzen. Warum der Löwenzahn über ein so kompliziertes Fortpflanzungsverhalten verfügt, ist unklar. Auf jeden Fall ist er damit überaus erfolgreich. Auf der nördlichen Halbkugel kommt er fast überall vor, sowohl im Flachland als auch im Hochgebirge. Sein weites Verbreitungsgebiet, sein üppiges Auftreten und die Schwierigkeiten, die sich ergeben, wenn man ihn aufhalten will, sollen ihm den Namen »Hunnenblume« eingebracht haben (vgl. JARETZKY und GEITH o. J.: 317). Mit einer ähnlichen zähneknirschenden Bewunderung hat man das »Unkraut« denn wohl mitunter auch als »Teufelsblume« bezeichnet. Der Löwenzahn kann sich den unterschiedlichsten Boden- und Klimaverhältnissen anpassen und so fast überall Fuß fassen.

Als Anpassung an den Standort zeigt er unterschiedliche Wuchsformen. Im Gebirge zum Beispiel ist der Löwenzahn winzig und fast stängellos. Diese Abweichungen im äußeren Erscheinungsbild gehen nicht unbedingt auf genetische Veränderungen zurück; vom Löwenzahn sind die Flachland- und die Hochgebirgsform eines aus demselben Wurzelstock gezogenen Löwenzahns bekannt (vgl. LÜTTGE et al. 1989: 179, JARETZKY und GEITH o. J.: 318). Bringt man eine unter extremen Lebensbedingungen stark modifizierte Pflanze in ihr altes Milieu zurück, so nimmt sie auch wieder ihre ursprüngliche Form an. Diese große Flexibilität vermittelt uns der Löwenzahn auch mit seinen Heilkräften.

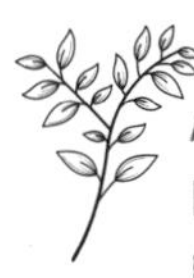

AUS MEINEM PFLANZENTAGEBUCH

Interview mit dem Löwenzahn, *Taraxacum* sect. *Ruderalia*, Lüneburger Heide, Garten

Ich mag ihn, ich esse ihn so gern! Finde seine Blätter so schön, auch seine Blüten, wenn sie da sind.

Hallo Löwenzahn, kannst du mir deine Kräfte, dein Wesen beschreiben?
Ich bin einfach dynamisch, Vitalität. Sehr irdisch, handfest, praktisch.
Ich strebe nicht sehr nach Hohem, Geistigem. Ich will einfach kraftvoll leben.
Einfach sein. Auch das ist eine Kunst!
Und dabei bist du so flexibel, deine Blätter sind alle einzigartig.
Ja, sind wir das nicht alle? Das ist es, was es heißt, lebendig zu sein!
Flexibel und einzigartig!

Warum verzichtest du auf die sexuelle Fortpflanzung und damit auf die genetischen Rekombinationsmöglichkeiten? Heißt das, dass du dich nicht mehr weiterentwickeln kannst?
Nein. Alles völlig überbewertet. Ich brauche sie momentan nicht. Will halt einfach sein. Vielleicht brauche ich sie eines Tages wieder. Dann stelle ich sie wieder an. Ihr Menschen seid oft so fixiert auf etwas, dass ihr »fest-gestellt« habt. Dabei kann im nächsten Moment alles schon wieder ganz anders sein. Also: Seid flexibel und einzigartig in eurer Anpassung!
Danke! Namasté!

Sonnenwirbel – Sommertür

Der Löwenzahn hat eine starke Sonnensignatur. In fast jeder Beschreibung über diese Heilpflanze wird sie in einem der ersten Sätze erwähnt:

> »Was wäre der Mai ohne Löwenzahnwiese! Es ist, als wäre die Sonne auf die Erde gefallen.« (Bruno Vonarburg 2004: 137)

> »Rosettenartig sind die gezähnten Blätter angeordnet, aus denen sich die honigduftenen goldenen Blütenkörbchen stolz der Sonne präsentieren, und satte Wiesen werden mit samtenem Gelb überstreut.«
> (Ursel Bühring 2005: 154)

Unter seinen vielen Namen findet man auch solche wie Sonnenwirbel, Sonnenwurzel, Sommertür. Die strahlend gelben Blüten scheinen fast zu bersten vor Kraft und Lebensfreude. Sie gehen sogar in ihrem Verhalten der Sonne nach, öffnen sich nur bei Sonnenschein und schließen sich bei Regenwetter. Auch die Einzahl des Stängels und der Blüte können wir als Sonnensignatur deuten. Und der Name, der sich am meisten durchgesetzt hat, der »Löwenzahn«, ist ein Zeugnis dafür, dass er schon seit langer Zeit als mit der Sonnenkraft im Bunde wahrgenommen wurde: Der Löwe, dieses überaus kraftvolle Raubtier mit seinem gelblichen Fell und seiner strahlenden, runden Mähne wurde stets mit der Sonne assoziiert. Er symbolisiert Kraft und vor allem Macht. Man sieht ihn gern als »König der Tiere«, und so sahen sich Herrscher und Könige gern in Verbindung mit dem Löwen. Mit dem »Zahn« assoziiert man wohl ebenfalls die Durchsetzungskraft. Wer ein echter »Löwenzahn« ist, der vermag sich bestimmt durchzubeißen!

Die goldgelben Blüten bieten reichlich Pollen und Nektar. Der Löwenzahn gilt als eines der besten Bienenkräuter. Und auch andere kleine Tierchen wie Falter, Käfer, Fliegen und Ameisen kommen gern zu den Blüten. Für die Besucher ist

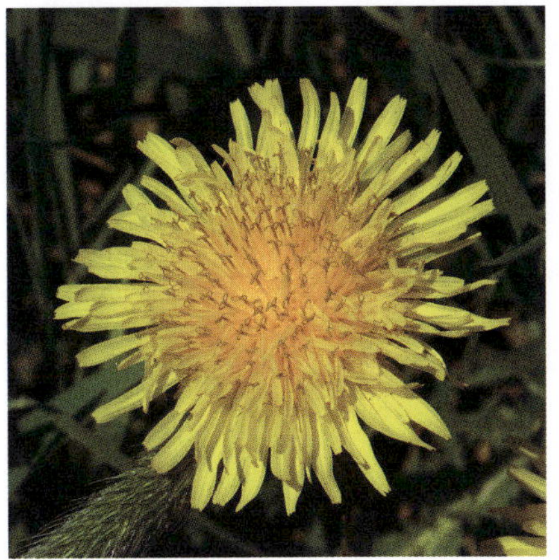

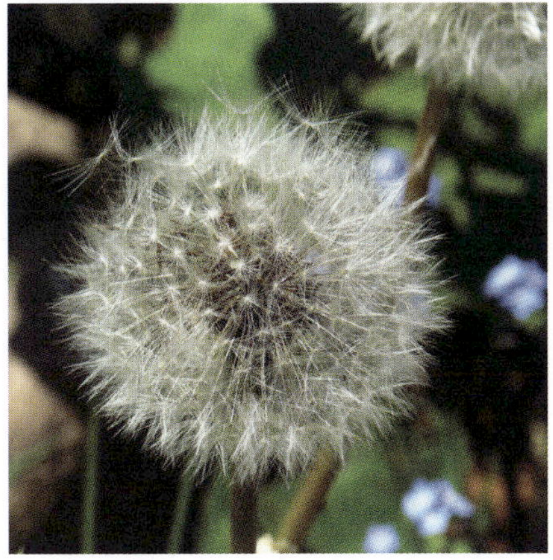

Der Blütenstand des Löwenzahns ist sonnengleich, der reife Fruchtstand der »Pusteblume«: eine luftige Kugel aus kleinen Fallschirmen.

der Tisch reich gedeckt, und das obwohl der zumeist apomiktische Löwenzahn gar nicht auf die Hilfe der Tiere bei der Bestäubung angewiesen ist. Auch für den Menschen ist der Löwenzahn eine vitaminreiche, kraftspendende und überaus köstliche Nahrung. Namen wie Butterblume, Eierblume, Schmalzblümlein gehen auf die gelbe Farbe der Blüten und den nahrhaften Charakter fetter Löwenzahnwiesen ein. Er ist also auch eine Pflanze Jupiters. Sonnen- und Jupiterkräfte stehen sich oft sehr nahe. Sowohl Sonnen- als auch Jupiterpflanzen werden als Universalheilmittel angesehen (vgl. Rippe 2001: 66).

Die fallschirmähnlichen Früchte des Löwenzahns sind perfekt an eine Windausbreitung angepasst. Das ist eine deutliche Merkursignatur. Auch der hohle Stängel und die flügelartig eingeschnittenen Blätter kann man so deuten. Der weiße Milchsaft und die »Saftigkeit« der Pflanze zeigen zudem ein wenig Mondeinfluss.

> »Mit dem federleichten Samen turnt er in der Luft umher, als wäre die Atmosphäre ein großes Zirkuszelt.« (Bruno Vonarburg 2004: 137)

Die Signaturen von Sonne, Jupiter, Merkur und Mond sprechen gemeinsam für eine große Wandlungskraft, eine Erneuerung, eine Bewegung hin zu einem Zustand höherer Reife, einem Zustand von Glück und Wohlergehen. Der Löwenzahn zeigt uns die Sonnenseite des Lebens. Er hilft uns, einfach zu sein – ganz selbstverständlich. Er unterstützt uns dabei, die im Leben immer wieder notwendigen Anpassungen vorzunehmen und wenn nötig, dabei auch mal »einen Zahn zuzulegen«.

Der Löwenzahn – Wesentliches auf einen Blick

Signaturen
Sonne, Jupiter, Merkur, auch Mond

Wichtige Inhaltsstoffe
Löwenzahnkraut: Bitterstoffe (Sesquiterpenlactone), Triterpene, Flavonoide (zum Beispiel Glykoside des Apigenin, Quercetin und Luteolin), Phytosterole (Sitosterin, Stigmasterin), Phenolcarbonsäuren (zum Beispiel Kaffeesäure), Carotine, Xanthophylle, Cumarine (zum Beispiel Scopoletin, Aesculetin, Umbelliferon), Vitamine, Inulin, Mineralstoffe (vor allem im Kraut viel Kalium)
Löwenzahnwurzeln: zusätzlich Schleimstoffe, Inulin (im Herbst bis zu 40 Prozent, im Frühjahr 1 bis 2 Prozent)

Pharmakologische Heilwirkungen
Verdauungsfördernd und appetitanregend (vor allem die Wurzel), Steigerung der Magensaftsekretion, choleretisch (Förderung der Gallenbildung in der Leber), Förderung der Rückresorption von Gallensäuren, harntreibend (vor allem die Blätter), stoffwechselanregend, »blutreinigend«, entzündungshemmend, krampflösend

Rituale und Brauchtum
Wünsche, Orakel, Kinderspiele

***Wesen*tliche Heilkräfte**
Bewegung, Wandlung, Wunscherfüllung, Stärkung, Zufriedenheit, Strahlen

Anwendungsgebiete
Appetitlosigkeit, Verdauungsbeschwerden wie Völlegefühl und Blähungen, Störungen des Gallenflusses, Prophylaxe von Gallensteinrezidiven, zur Förderung der Entgiftung über die Leber, Anregung der Wasserausscheidung, Frühjahrs- bzw. Herbstkur, Verbesserung der gesamten Stoffwechsellage bei Rheuma, Gicht, Hauterkrankungen, Übergewicht, diabetischer Stoffwechsellage, Tonikum und Stärkungsmittel bei allgemeiner Schwäche, Müdigkeit, Abgeschlagenheit, Alterserscheinungen, Arteriosklerose, unterstützend bei Krebs, Hexenschuss, Ischias, Arthrosen, Bandscheibenschäden

Empfehlung der Kommission E: Störungen des Gallenflusses, zur Anregung der Diurese, Appetitlosigkeit und dyspeptische Beschwerden (Löwenzahnwurzel mit -kraut)

Zu beachten

Als Nebenwirkungen sind Magenbeschwerden durch die vermehrte Magensäureproduktion möglich. Selten soll es zu Kontaktallergien durch den Milchsaft kommen. Wechselwirkungen mit anderen Arzneistoffen sind nicht bekannt. Der Löwenzahn darf bei Verschluss der Gallenwege, Gallenblasenempyem (Eiteransammlung in der Gallenblase), Ileus nicht angewendet werden. Da Gallensteine durch den vermehrten Gallenfluss in Bewegung kommen können, darf Löwenzahn bei Gallensteinleiden nur nach Rücksprache mit dem behandelnden Arzt verwendet werden. Aufgrund der harntreibenden Wirkung sollte der Löwenzahn besser nicht gegen Abend eingenommen werden.

Ernte und Einkauf

Geerntet wird die ganze, noch nicht blühende Pflanze im Frühjahr: Die Wurzel wird ausgegraben, gespalten und mit der Blattrosette zusammen aufgehängt; bei Temperaturen unter 40 Grad ist das Trocknen auch im Ofen möglich (Pahlow 2000: 216). Die Blätter können auch von April bis August einzeln geerntet werden. Die Wurzel kann auch im Herbst (September bis November) gegraben werden. Mitunter werden auch die Blüten zur Blütezeit geerntet, getrocknet und dem Teedrogengemisch aus Wurzeln und Blättern hinzugefügt (Fischer-Rizzi 1993: 153). In der Volksheilkunde werden auch die Blütenstiele roh verwendet (Treben 1982: 35).

Im Handel sind folgende Löwenzahndrogen erhältlich: Wurzel mit Kraut (*Taraxaci radix cum herba*), Löwenzahnkraut (*Taraxaci herba sine radix*), Löwenzahnwurzel (*Taraxaci radix sine herba*), wobei heute in der Heilkunde meist die Wurzel mit Kraut verwendet wird. Weiterhin sind zum Beispiel Frischpflanzenpresssäfte, die wesenhafte Urtinktur (*Taraxacum Ø*, hergestellt aus der frischen ganzen Pflanze), weitere Tinkturen, anthroposophische Zubereitungen, wie zum Beispiel mit Zinn kultivierter Löwenzahn, und zahlreiche Kombinationspräparate zur Verdauungsförderung erhältlich.

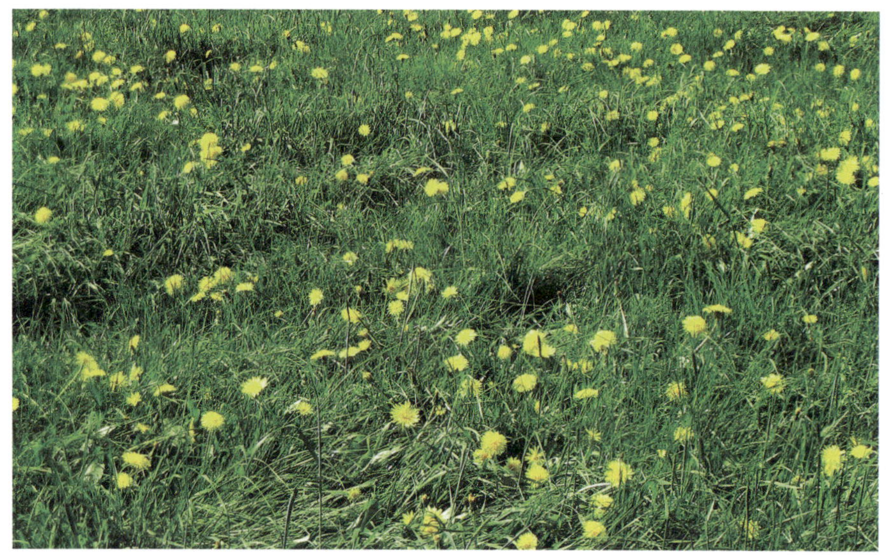

Als wären viele kleine Sonnen auf die Erde gefallen.

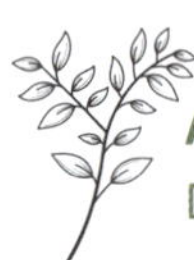

AUS MEINEM PFLANZENTAGEBUCH

Der Löwenzahn, *Taraxacum* sect. *Ruderalia*, Årjäng, Schweden

Lieber Löwenzahn, du siehst so großartig aus! So kräftig, so dynamisch, energisch. Deine Form ist so strebend, quellend, eine Quelle von Energie, zielgerichtet. Würdest du mir sagen – ich bitte dich darum –, was ich mit dir heilen kann?

Warum?

Ich will die Heilkräfte der Pflanzen besser verstehen. Ich freue mich, wenn Menschen und Pflanzen glücklich sein können. Was willst du denn?

Grün sein.

Was bedeutet »grün« für dich?

Alles! Grün ist Leben, ist Energie der Erneuerung, der Wandlung, der Frische. Entwicklung ist Wohltat. Stillstand ist Tod. Das ist grün. Das sind wir Pflanzen. Aber das weißt du ja auch.

Und was bedeutet deine Form?

Meine Form ist die Küche. Schneiden, zerteilen, rühren. Verwandeln. Grün ist der Hexentrank, verstehst du?

Welche Menschen also kann ich mit dir heilen?

Die, die die Quelle brauchen, die Quelle der Wandlung. Die stehengeblieben sind, die sich bewegen müssen. Die, die nicht auf dem Weg sind.

Danke!

Abseits der Planetensignaturen kann man feststellen, dass der Löwenzahn ein überaus vitales Kraut ist, mit einer großen Regenerationsfähigkeit. Häufig wächst er an Ruderalstellen, selbst im Getümmel einer Großstadt. Dies kann man in Analogie zu seinem großen Wert als Stärkungsmittel und Entgiftungspflanze sehen (vgl. MADEJSKY 2001: 183). Seine große Lebenskraft, selbst unter schwierigen Lebensbedingungen, kann er offenbar auch dem Menschen übermitteln.

Die Heilkräfte des Sonnenkönigs – Von Appetitlosigkeit bis Zellulitis

Der Löwenzahn galt unseren Vorfahren als Allheilmittel, und in gewisser Hinsicht ist er das auch. Leben ist Bewegung. Krankheit geht immer mit einer bestimmten Form von Stagnation einher. Deshalb kann der Löwenzahn als »Quelle der Wandlung« eine Schlüsselrolle für Heilungsprozesse einnehmen. Wenn die Dinge erst einmal wieder in Bewegung kommen, kann Heilung geschehen.

In erster Linie fördert er die Aktivität des Stoffwechsels. Er ist ein gutes Heilmittel bei allerlei Verdauungsstörungen: bei Appetitlosigkeit, dyspeptischen Beschwerden wie Völlegefühl, Blähungen, Fettunverträglichkeit und auch bei Obstipation. Löwenzahn fördert die Magensaftsekretion und den Gallenfluss sowie die Rückresorption von Gallensäuren. Dadurch wird der Stuhl weicher und besser abgangsfähig (vgl. BÜHRING 2005: 183). Mit dem verbesserten Gallenfluss erklärt man auch die prophylaktische Wirkung gegen Gallensteinrezidive: Bei kurmäßiger Einnahme des Löwenzahns (zum Beispiel zweimal jährlich eine Kur von vier bis sechs Wochen) kann die Vergrößerung vorhandener Gallensteine und die Bildung

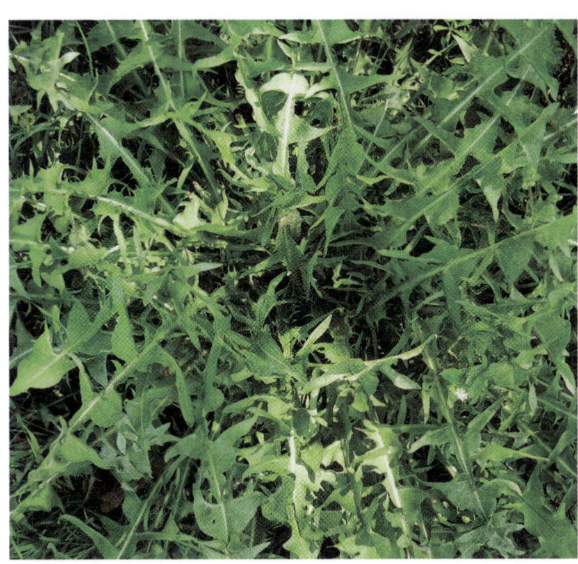

Der Löwenzahn wirkt wie eine Quelle von Energie, eine Quelle der Wandlungskraft.

von neuen Steinen verhindert werden. Umstritten ist die Frage, ob der Löwenzahn auch in der Lage ist, vorhandene Steine aufzulösen. Zumindest lassen in den meisten Fällen die Beschwerden nach (Pahlow 2000: 216).

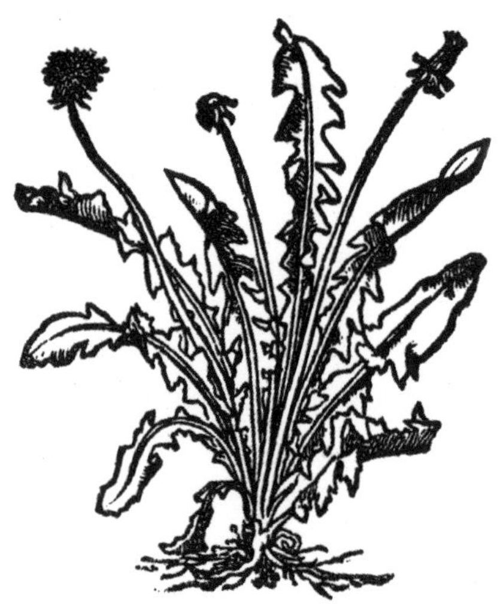

Der Löwenzahn galt unseren Vorfahren als Allheilmittel, als Lebenselixier. (Holzschnitt aus Adamus Lonicerus 1679)

Obwohl der Löwenzahn auch über ausgeprägt harntreibende Eigenschaften verfügt, wird er nur selten zur Anregung der Diurese bei entzündlichen oder infektiösen Erkrankungen der ableitenden Harnwege verwendet. Eher macht ihn seine die Nieren- und Leberfunktion fördernde Wirkung zu einem der beliebtesten Heilmittel bei rheumatischen Erkrankungen mit erschwerter Beweglichkeit der Gelenke und entsprechenden Schmerzen. Die Abnahme der Steifigkeit, die Verbesserung der Beweglichkeit, das Nachlassen der Schmerzheftigkeit und -häufigkeit durch regelmäßige Frühjahrs- und Herbstkuren mit dem Löwenzahn sind oft beeindruckend (vgl. Bühring 2005: 277, Pahlow 2000: 216). Auch bei anderen schmerzhaften Beschwerden des Bewegungsapparates wie Hexenschuss, Ischias und Bandscheibenschäden wird er gern unterstützend eingesetzt.

Manche Kräuterheiler sagen, dass der Löwenzahn durch eine Anregung der Bauchspeicheldrüse auch eine diabetische Stoffwechsellage verbessern kann. Maria Treben empfiehlt Zuckerkranken, täglich fünf bis zehn Blütenstängel zu essen, solange der Löwenzahn in Blüte steht (Treben 1982: 35). Die Stängel werden hierzu samt Blüte gewaschen, erst danach wird der Blütenkopf entfernt und der Stängel langsam gekaut. Der Löwenzahn kann auch zur Verbesserung der Stoffwechsellage bei Übergewicht verwendet werden. Entsprechend seiner Wesenseigenschaften bringt er nicht nur mehr Dynamik in die Eingeweide, sondern in den ganzen Körper und das Leben an sich. Im Wechsel mit Schachtelhalm wird er als bindegewebsstärkende und entgiftende Kur bei Zellulitis eingesetzt.

Der Löwenzahn ist ein ausgezeichnetes Tonikum und Stärkungsmittel bei allgemeiner Schwäche, Müdigkeit, Abgeschlagenheit und leichten Vergiftungszuständen, zum Beispiel durch Umweltgifte, sowie bei unangenehmen Alterserscheinungen. Auch als unterstützendes Mittel bei Krebserkrankungen wird er empfohlen (Eckstein und Flammo. J.: 83). Der frische Löwenzahn ist hier als Darreichungsform möglichst vorzuziehen, sonst kann auch eine hochwertige wesenhafte Urtinktur oder ein Frischpflanzenpresssaft verwendet werden.

Diese stärkenden Eigenschaften finden ihre Entsprechung in seiner Sonnensignatur. Gemäß seiner Jupiternatur ist der Löwenzahn offenbar ein gutes Mittel bei den sogenannten Wohlstandskrankheiten, die in der Regel durch zu viel, zu fettes und degeneriertes bzw. schadstoffreiches Essen und zu wenig Bewegung verursacht werden.

> »Erstarrungsprozesse auf der körperlichen Ebene sind oft Spiegel von Fixierungen auf der seelischen Ebene, wenn nicht mehr genügend Lebenskraft aufgebracht werden kann für die Anpassung an sich ständig verändernde Situationen in unserem Alltag und ein Rückzug auf starre Gedanken und Gefühlsnormen stattfindet.« (Roger Kalbermatten 2002: 94)

Vielfach wird der Löwenzahn als entgiftendes, stoffwechselanregendes Mittel auch bei Ekzemen und anderen Hauterkrankungen eingesetzt (Bäumler 2007: 276), ebenso zur unterstützenden Therapie bei Allergien (Kalbermatten 2002: 94). Weiterhin soll das Auftupfen mit dem Milchsaft gegen Warzen hilfreich sein.

Wolf-Dieter Storl fügt den zahlreichen Heilanwendungen des Löwenzahns noch eine überaus bedeutende hinzu: »Und nicht zu vergessen, ist der Löwenzahn auch ein Heilmittel für Herz und Sinne! Wir brauchen uns nur einmal die Zeit zu nehmen und uns unter einem strahlend blauen Himmel mitten in das samtige Gold einer blühenden Löwenzahnwiese zu legen« (Storl 2000b: 172). In solchen Momenten können wir ganz leicht einfach sein, zufrieden sein und uns durch die Gaben der Natur reich beschenkt fühlen.

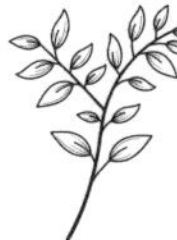

AUS MEINEM PFLANZENTAGEBUCH

Der Löwenzahn, *Taraxacum* sect. *Ruderalia*, Berlin-Friedrichshain

Der Löwenzahn kommt mir vor wie ein König, ein gütiger Herrscher, der mich in sein Reich einlädt. Alle Tische sind reich gedeckt mit Früchten und Prachtvollem. Mir kommen Bilder und Worte in den Sinn: Herrscher, Ritter, Wappen, Zähne, Raubtier, Drache, Gold. Mit einem Stückchen Löwenzahnblatt in der Hosentasche fühle ich mich, als hätte ich Gold bei mir. Es fühlt sich schwer an, glitzernd, wert- und kraftvoll. Ein Löwenzahn-Tag ist ein »reicher« Tag.

In früheren Zeiten wurde der Löwenzahn ähnlich wie heute bei Gicht, Wassersucht und Leberleiden verwendet, zudem jedoch auch als Milzheilmittel und bei Augenleiden (vgl. Sieg 1936: 169). Im Kräuterbuch des Hieronymus Bock aus dem 16. Jh. wird der Löwenzahn sogar als »Augenwurzel« bezeichnet. Auch andere Namen weisen auf seine Beziehung zu den Augen und entsprechend auf seine

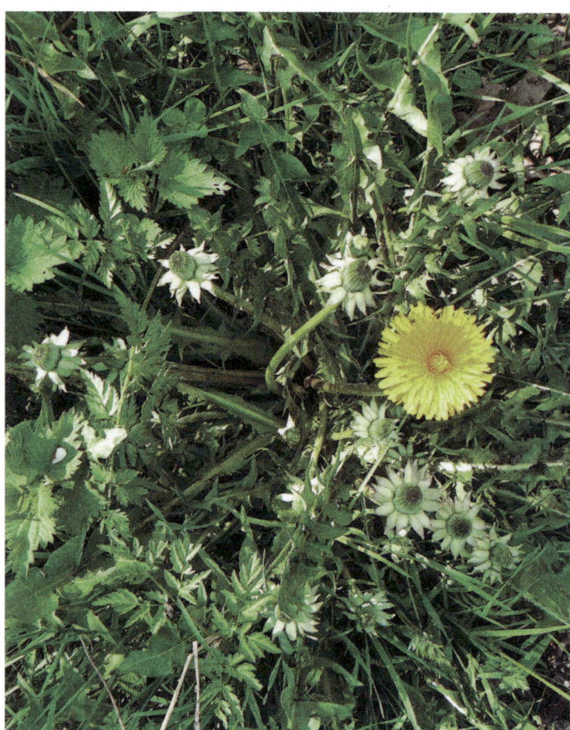

Der Löwenzahn wurde früher auch als »Augenwurzel« bezeichnet.

Licht- und Sonnensignatur hin: Lichtblume, Laternenblüte, Lichtli, Augenblume, Schelblom (Schielblume), Feldreiß (reißt das Fell von den Augen, heilt den Star). In der Tat haben viele Menschen bei der Einnahme von Löwenzahnzubereitungen, insbesondere bei Einnahme der wesenhaften Urtinktur, das Gefühl, besser, klarer und vor allem intensiv farbenreicher sehen zu können. Neben einer allgemein verstärkten Wachheit, einem Gefühl von Frische, Wärme und Kraft, wird häufig von einem starken Gefühl für alle Muskeln des Körpers und eben für die Augen berichtet. Im ganzheitlichen Sinne klärt der Löwenzahn den Blick auf unser Leben und macht deutlich, wo unsere Seele, unser Wille und unser Tun nicht stimmig miteinander verbunden sind. Und dann hilft er, mutig, kraftvoll und fröhlich in die Aktivität zu kommen. Leben will lebendig sein!

Pusteblume

Tief im Volksglauben verwurzelt ist die Vorstellung, dass der Löwenzahn Wünsche erfüllen kann. Wohl jeder kennt den »Löwenzahn-Wunsch-Zauber« mit der Pusteblume: Man hält den kugeligen Fruchtstand vors Gesicht, bespricht ihn mit seinen Wünschen und bläst die mit den Wünschen beladenen Fallschirmflieger dann hinaus in die weite Welt, auf dass sie irgendwo erhört werden mögen ... MAGISTER BOTANICUS (1992: 66) empfiehlt die Löwenzahnwurzel als Zusatz für beschwörende Räucherungen.

Immer wieder wird der Löwenzahn auch als ein die Schönheit und die Beliebtheit förderndes Mittel gepriesen. Im Laufe der Jahrhunderte entstand ein fabelhaftes Rezept. Bei Hieronymus Bock heißt es: »Die weiber pflegen sich auch under Augen mit disem wasser zu waschen / verhoffen dadurch ein lauter angesicht zu erlangen / und die rote purpur oder bläterlin [Sommersprossen] damit zu vertreiben« (zitiert in BÄUMLER 2007: 276). LONICERUS (1679: 229) schreibt: »Das Wasser aus den gebrannten Blättern macht ein »lauter Angesicht und von den Tüpflin rein«. RITTER VON PERGER (1864: 129) berichtet dann 1864: »Der Löwenzahn macht den Liebenden in den Augen seiner Geliebten schön. Durch die Milch des Löwenzahns kommt man in aller Leute Gunst«. Und AIGREMONT (1907–1910/ II: 29) fasst am Anfang des 20. Jahrhunderts zusammen: »Wer sich mit Löwenzahnmilch wäscht, der wird schön und erwirbt Jedermannes Gunst«.

So ein Beispiel vom Vergleich der Heilpflanzenliteratur erinnert uns daran, wie wichtig es ist, die Quellen immer kritisch und aufmerksam zu lesen. Aber wir können auch einmal – gutmütig die Einzelheiten übersehend – zwischen den Zeilen lesen: Warum sollte ein »Allheilmittel«, das Sonnen-, Jupiter- und Merkurkräfte verleiht, nicht auch allseits beliebt machen? Der Löwenzahn kann eine unglaubliche dynamische Kraft vermitteln – die mit Zufriedenheit und Großherzigkeit einhergeht – und damit natürlich auch eine tolle, mitreißende Ausstrahlung.

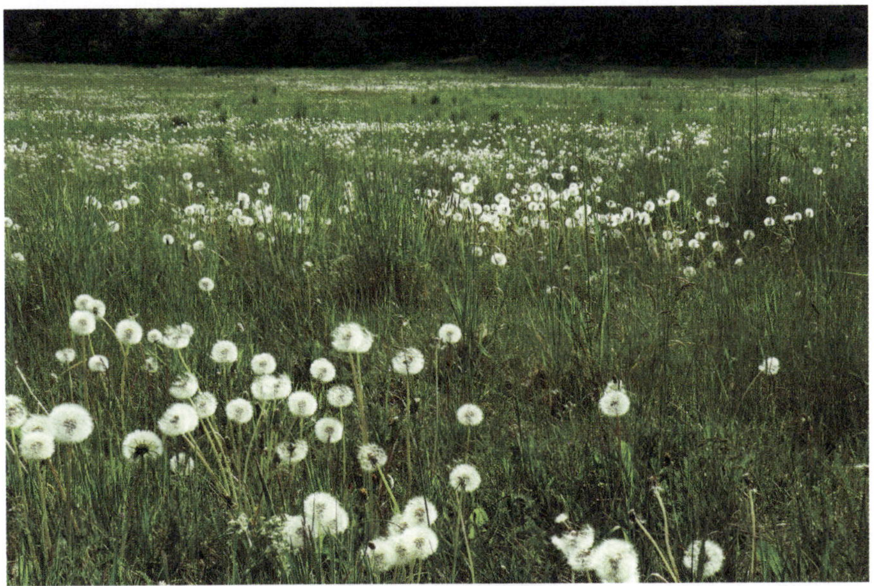

Als Pusteblume vermag der Löwenzahn Wünsche zu erfüllen.

Zubereitung, Rezepte, Rituale

Tee aus Blättern

1 TL der getrockneten Blätter wird mit 1 Tasse kochendem Wasser übergossen, 5 bis 7 Minuten ziehen lassen. 3 Tassen pro Tag werden warm und ungesüßt getrunken.

Tee aus Kraut und Wurzeln

1 TL des Drogengemischs wird mit 1 Tasse kaltem Wasser angesetzt und zum Sieden erhitzt, 1 Minuten kochen lassen. Der Ansatz sollte vor dem Abseihen noch 7 Minuten ziehen.

Tee aus Wurzeln

1 gehäufter TL getrockneter Wurzeln wird über Nacht in 250 ml kaltem Wasser angesetzt. Am nächsten Morgen wird der Ansatz bis zum Kochen erhitzt und abgeseiht.

Frühjahrskur

Für eine Frühjahrs- bzw. Entgiftungskur mit dem Löwenzahn nimmt man 4 bis 6 Wochen lang den Löwenzahn ein, am besten in Form der wesenhaften Urtinktur *Taraxacum Ø* (mittlere Dosierung: 3-mal täglich 3 Tropfen in etwas Wasser) oder eines Frischpflanzenpresssaftes (3-mal täglich 1 EL, in Wasser oder Buttermilch). Zugleich sollte man so viel wie möglich frischen Löwenzahn essen und reichlich trinken.

Herbstkur

Auch am Ende des Sommers, zu Beginn des Winterhalbjahres kann man mit einer Löwenzahnkur Beweglichkeit und Wandlungsprozesse unterstützen. Soll die Kur auch geistig-seelische Transformationsprozesse unterstützen, empfiehlt sich wiederum die Einnahme der wesenhaften Urtinktur *Taraxacum Ø*. Wer mag, kann sich zu dieser Zeit auch auf den Wurzeltee konzentrieren. Traditionell werden bei Herbstkuren bevorzugt Wurzeln verwendet – in Analogie dazu, dass sich nun alles Leben unter die Erde zurückzieht und dort konzentriert.

Wildpflanzenküche

Alle Teile des Löwenzahns lassen sich in der Küche zu schmackhaften und gesunden Speisen verarbeiten. Zahlreiche Rezepte gibt es für Salate aus den Blättern und Wurzeln, für Sirup und Honig aus den Blüten, gekochte und panierte oder eingelegte Wurzeln, die Knospen als Gemüse, die Wurzeln gemahlen als Kaffeeersatz – um nur einige zu nennen. Der Löwenzahn ist sehr vitaminreich, er enthält fast 10-mal so viel Vitamin C wie Kopfsalat.

Löwenzahnsalat

Das ganze Jahr über können saubere, gesunde, saftige Blätter geerntet werden. Sie werden gewaschen, bei Bedarf etwas kleingeschnitten und mit Essig und Öl, Pfeffer und Salz angemacht. Es muss nicht immer eine große Salatschüssel voll sein. Salat aus Wildkräutern ist so geschmackvoll, dass eine kleine Menge völlig ausreicht, um als köstliche Zugabe zu einem Gericht genossen zu werden.

Eine besonders starke stoffwechselanregende Wirkung entfaltet der Löwenzahnsalat, wenn er nicht nur aus den Blättern, sondern auch aus den frischen rohen Wurzeln bereitet wird (vgl. TREBEN 1982: 36).

Löwenzahnknospen

Im Frühjahr lassen sich die Blütenknospen sammeln. Sie werden in kochendem Wasser kurz weich gekocht. Anschließend kann man sie in Butter dünsten und fein mit Pfeffer, Salz und Zitronensaft abgeschmeckt als Beilage servieren oder aber mit Käse überbacken.

Panierte Löwenzahnwurzeln

Wurzeln ausgraben, sauber waschen und kochen. Dann panieren, in Butter braten und mit Zitronensaft beträufelt servieren.

Kraft der Wandlung

Wenn Sie eine große kräftige Löwenzahnpflanze finden, dann nehmen Sie sich einmal ein wenig Zeit, der großen dynamischen Kraft des Löwenzahns nachzuspüren. Wenn Sie sich am strahlenden Gelb der Blüte »satt« gesehen haben, konzentrieren Sie sich auf die kräftige Blattrosette. Halten Sie den Kopf darüber, schauen Sie die Form und die »Bewegung« der Blätter und schließen Sie die Augen, um die Kraft zu spüren.

Das Eisenkraut – Das Zauberschwert

Verbena officinalis L., Verbenaceae

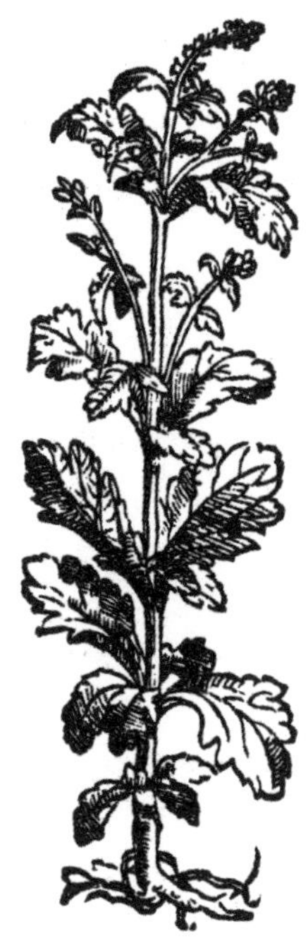

Das Eisenkraut ist eine sagenumwobene Heil- und Zauberpflanze. (Holzschnitt aus ADAMUS LONICERUS 1679)

»Es kann nicht leicht eine Pflanze von mehr Unscheinbarkeit und größerem Ruf geben als die Verbena«, schreibt RITTER VON PERGER in seinen »Deutschen Pflanzensagen« (1864: 145). Um das Eisenkraut ranken sich tatsächlich viele fantastische, geradezu unglaubliche Geschichten. Sie scheinen größtenteils auf eine antike Quelle zurückzugehen: Plinius berichtet in seiner »Naturgeschichte« über die schon bei den Römern sehr berühmte Pflanze. Es gibt nicht wenige, die den Ruf des Eisenkrauts anzweifeln und vermuten, dass die Pflanze, die Plinius beschrieb, nicht mit dem Eisenkraut, das wir heute als solches kennen, identisch ist. Doch begeisterte Beschreibungen über interessante Wunderwirkungen finden sich in verschiedenen Quellen bis zum heutigen Tag.

Das Eisenkraut ist eine interessante Heilpflanze, vor allem aber eine Zauberpflanze: Ihre Erscheinung ist äußerst bezaubernd und ihre Wirkung oft verblüffend zauberhaft. Das Eisenkraut erinnert uns daran, dass es mehr gibt als unsere vom Verstand geprägte Alltagswelt, dass wir nicht alles verstehen, dass es auch heute noch Geheimnisse gibt ...

Unerkannter Kulturbegleiter

Das Eisenkraut ist eine wenig bekannte Ruderalpflanze, die gern in lückigen Unkrautfluren und Trittgesellschaften, auf Schuttplätzen und Ödland wächst. Nur wenige Menschen kennen sie, obwohl sie eigentlich gar nicht so selten ist. Sie gehört zu den Pflanzen, für die wir erst ein Auge entwickeln müssen, um sie zu sehen. Die leuchtend rosafarbenen Blüten des Eisenkrauts sind sehr klein und sitzen an einer langen Blütenstandsachse, zu einer schmalen Ähre vereint. Die ein- bis mehrjährige Pflanze wird dreißig bis hundert Zentimeter groß. Der Stängel ist vierkantig, steif und rau. Der obere blütentragende Teil ist zumeist gerade aufrecht, manchmal auch gebogen. Die Blätter sind gegenständig. Unten sind sie gestielt und fast ungeteilt, nach oben hin werden sie sitzend und dreispaltig bzw. fiederlappig.

Laut OBERDORFER (1994: 788) ist das Eisenkraut ein »Kulturbegleiter seit der jüngeren Steinzeit«, es ist eine Pflanze, der die Lebensbedingungen in der Nähe menschlicher Siedlungen sehr zusagen – oder aber ein Pflanzengeist, der die Nähe des Menschen sucht oder seinem Ruf gefolgt ist … Wer das Eisenkraut einmal in seinen Garten oder auf seinen Balkon geholt hat, erfreut sich fortan zumeist an seiner treuen Begleitung.

Zauberhafte Signatur

Die Signatur des Eisenkrauts ist relativ schwer zu deuten. Auf den ersten Blick verwirren die unterschiedlichen Zeichen. Man fragt sich immer wieder, was denn nun das Vordergründige im Wesen, im Charakter dieser Pflanze ist und wird sich einige Male im Kreise drehen … Diese Pflanze ist schwer zu fassen – das ist ihre deutlichste Signatur. Wir haben es also mit einem starken Merkureinfluss zu tun. Das Eisenkraut ist ein Trickster, es ist geheimnisvoll – ein erster Hinweis darauf, dass es vielleicht doch über die Zauberkräfte verfügen könnte, die man ihm zuschreibt?

Am auffälligsten sind die rosafarbenen Blüten, die ihm eine große Zartheit verleihen – Zeichen der Venus. Wie kleine helle Funken sitzen sie am Blütenstand

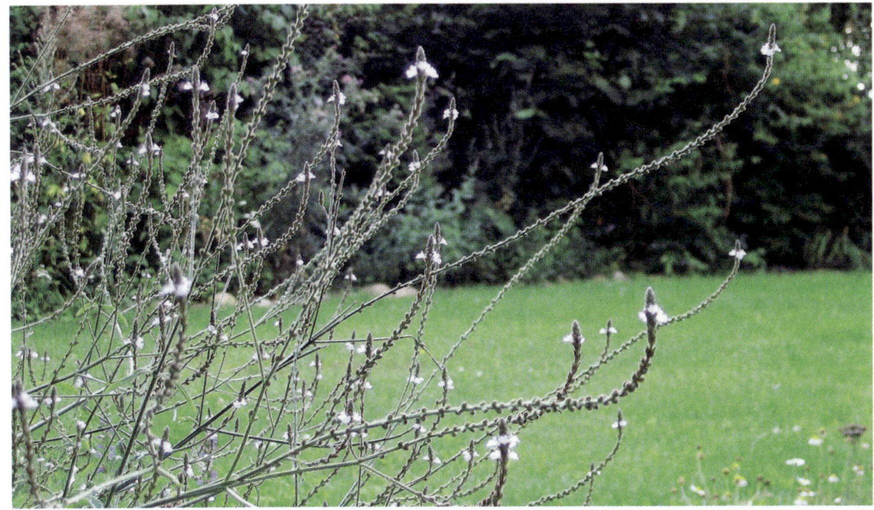

Wie kleine Kerzen leuchten die Eisenkrautblüten.

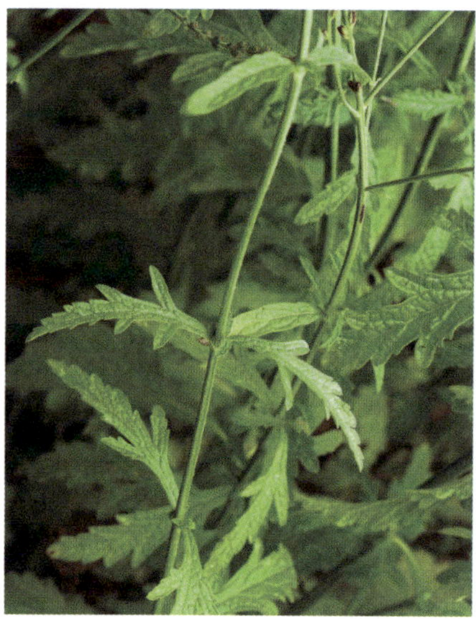

Die gegenständigen Blätter wecken die Assoziation an einen Schwertgriff mit Parierstange.

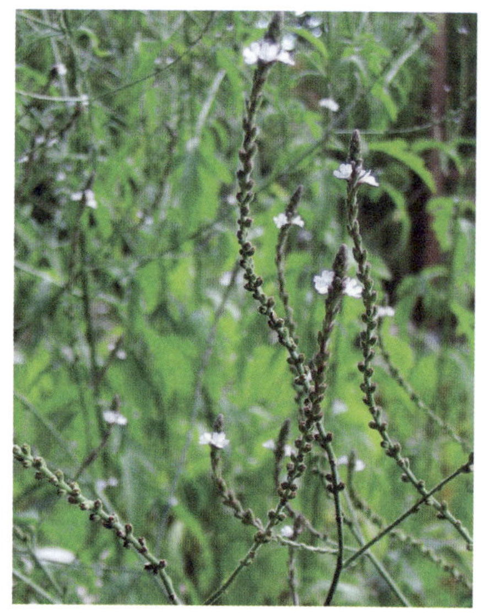

Die Blütenähren sind manchmal aufrecht, manchmal auch zurückgebogen: Das Eisenkraut ist schwer zu fassen – eine deutliche Merkursignatur.

und geben der Pflanze so auch eine ganz besondere Art von feurigem, »zündendem« Charakter, und damit eine Marssignatur. Der eisenharte, kantige Stängel weist auf weitere Marskräfte hin.

Manche deuten die Blüten eher purpurfarben und dies gemeinsam mit der Vierzahl der Stängelkanten als Zeichen des Jupitereinflusses. Die hellen, klar leuchtenden Blüten wecken auch die Assoziation an Blitze. Beschreibungen über die Verwendung des Krautes sprechen dafür, dass es mit den Blitze tragenden Gottheiten des Jupiterprinzips wie auch Thor oder Donar ganz besonders verbunden war. Das Eisenkraut wurde offensichtlich verwendet, um die diesen Gottheiten innewohnenden Kräfte herbeizurufen.

Die ganze Pflanze hat ein sehr leichtes, luftiges Wesen. Dies spricht ebenso für einen Merkureinfluss wie auch die oft gebogenen Stängelenden. Betrachten wir das Signaturenbild als Ganzes, können wir vermuten, dass dem Eisenkraut eine ausgleichende, stabilisierende Kraft eigen ist, die zwischen Merkur und Jupiter sowie Mars und Venus vermittelt.

Doch unabhängig von den Planetensignaturen beeindruckt mich beim Eisenkraut immer wieder eine ganz besondere Assoziation: Wenn ich es betrachte, drängt sich mir der Vergleich mit einem Schwert auf. Das oberste Blattpaar, direkt unterhalb des langen dünnen Blütenstands, erinnert in seiner edel gelappten Form an den schön verzierten Griff bzw. die Parierstange eines Schwertes oder Dolches. Das Eisenkraut scheint mir ein Zauberschwert zu sein.

Das Zauberkraut

Die grundlegende Quelle der meisten Beschreibungen über die »Zauberkräfte« des Eisenkrauts scheint der Bericht von Plinius über seinen Gebrauch bei den Römern und Galliern zu sein. Seine »Naturgeschichte« ist die bedeutendste römische Quelle der Antike zum Gebrauch von Pflanzen. Darin heißt es: »Keine Pflanze ist aber bei den Römern zu größerer Berühmtheit gelangt als die Hierabotane, auch Peristereum und Verbenaca[32] genannt. Es ist dieselbe, von der ich gesagt habe, sie würde von den Gesandten zum Feinde getragen. Man kehrt damit den Opfertisch Jupiters ab, reinigt und weihet die Häuser ein. Es gibt zwei Arten. (...) Die Gallier benutzen beide zum Loosen und Wahrsagen; die Magier aber treiben wahren Unsinn damit. Wenn man sich nämlich damit salbe, so erlange man was man wolle; sie vertreibe Fieber, stifte Freundschaft und heile alle Krankheiten; man müsse sie beim Aufgange des Hundssterns, wenn weder Sonne noch Mond scheinen, einsammeln, zuvor aber die Erde mit Wachsscheiben und Honig versöhnen, mit Eisen einen Kreis um die Pflanze ziehen[33], sie dann mit der linken Hand ausgraben, hoch in die Luft halten, und Blätter, Stängel und Wurzel getrennt im Schatten trocknen. Wenn ein Speisezimmer mit Wasser, worin die Pflanze gelegen hat, gesprengt wird, so sollen die Gäste fröhlicher gestimmt werden. Gegen Schlangen verordnet man sie mit Wein abgerieben« (PLINIUS XXV: 59).

Einiges von dem, was Plinius über das Eisenkraut berichtet, findet sich auch bei Dioskurides in seiner »Materia Medica« unter dem Namen »Zurückgebogenes Peristereon«, welches man auch »Hierabotane« nennt. Vor allem der Text des Plinius wird in der Literatur über Pflanzenbrauchtum und Kräuterheilkunde der letzten zweitausend Jahre immer wieder zitiert. Doch es finden sich auch ergänzende und davon unabhängig wirkende Beschreibungen und Berichte über praktische Anwendungen des Eisenkrauts als Heil- und Zauberpflanze.

Die Schutzpflanze

»Man kehrt damit den Opfertisch Jupiters ab, reinigt und weihet die Häuser ein.« Laut Plinius wurden mit dem Eisenkraut Altäre und Häuser gereinigt. Es eignet sich demnach wohl vor allem für kultische Reinigungszwecke, für eine energe-

32 Verbenaca bedeutet »heiliger Zweig«, mit der ursprünglichen Bedeutung von »Stab« oder »Zauberstab« (vgl. RÄTSCH 1995: 154).

33 An anderen Stellen heißt es, man solle das Eisenkraut nie mit Eisen berühren, sondern mit goldenem oder silbernem Werkzeug graben. Außerdem soll das Kraut samt Wurzel liegengelassen werden, bis der Morgentau es benetzt, während dieser Zeit durfte es nicht verlassen werden (PERGER 1864: 147).

tische, »atmosphärische« Reinigung. Dazu passt auch der aus dem Brauchtum überlieferte Schutzcharakter der Pflanze. In England sagt man: »Vervain and dill, hinder the witches' will« (Storl 2000a: 354). Perger (1864: 146) berichtet, das Eisenkraut verjage »alle Gespenster und Zaubereien«, und man gebe es der Wöchnerin mit ins Bett, damit weder ihr noch dem Neugeborenen ein »Schaden« geschehen kann. Ebenso ist überliefert, dass man das Eisenkraut an der Haustür aufgehängt hat oder die Wurzel an einer Schnur um den Hals trug, um böse Geister, Krankheiten und Zauber abzuwehren (Uyldert 2000: 209). Wer sich die Hände damit salbt, soll sogar giftige Schlangen aufheben können (Perger 1864: 146). Magister Botanicus (1992: 45) empfiehlt in seinem »Magischen Kreuthercompendium« persönliche Schutzamulette aus Eisenkraut an die Bettpfosten zu hängen, um sich vor Albträumen zu schützen.

Das Wahrsagekraut

»Die Gallier benutzen beide [Arten] zum Loosen und Wahrsagen …« Im Volksbrauchtum war und ist das Wahrsagen mit Eisenkrautstängeln gebräuchlich. Noch ihre Großmutter habe Eisenkrautstängel ins Wasser geworfen, um damit zu weissagen, berichtete mir eine Kollegin aus München. Magister Botanicus (1992: 45) empfiehlt dasselbe Verfahren. Früher glaubte man weiterhin, dass das Eisenkraut uns in der Georgsnacht verborgene Schätze zeigen kann (Perger 1864: 146). Wolf-Dieter Storl vermutet, dass es zu seinem Ruf als Wahrsagepflanze kam, weil man es verwendet hat, um das innere Auge zu reinigen und die spirituelle Sicht zu stärken (Storl 2000a: 355). Auch hier wird der Bezug zum Jupiterprinzip deutlich.

Das Erfolgskraut

»Wenn man sich nämlich damit salbe, so erlange man, was man wolle; sie vertreibe Fieber, stifte Freundschaft und heile alle Krankheiten.« In der Antike soll das Eisenkraut das Diplomaten- und Gesandtenkraut gewesen sein, die Botschafter und Herolde selbst trugen den Titel Verbenarius; Friedensverträge wurden mit den Stängeln berührt (Storl 2000a: 353). Laut Perger (1864: 146) nutzten es die Germanen beim Beginn eines Krieges oder bei Friedensschlüssen als Opfergabe.

Die Gestalt des Eisenkrauts erinnert, wie erwähnt, an ein Schwert. Das Besondere ist seine Ausgewogenheit, sein ausgleichender Charakter. Es ist kein rein feuriges Schwert, kein Schwert der Raserei und Zerstörung. Es trägt auch die Sanftmut und Liebe der Venus, die kommunikativen Fähigkeiten des Merkur und die Gerechtigkeit des Jupiter. Damit ist es ein wahres Zauberschwert. Es ist ver-

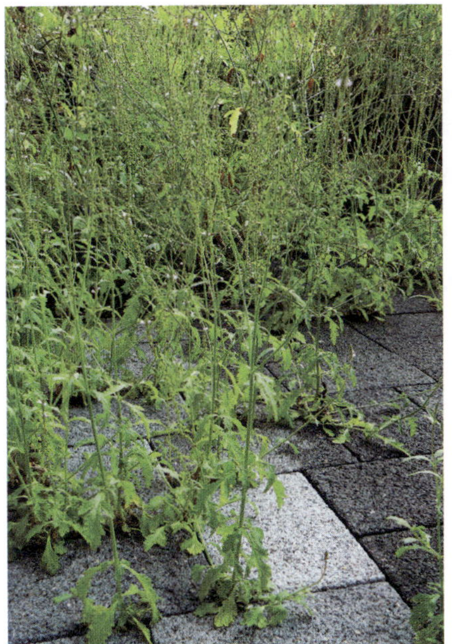

Ein Eisenkraut kommt selten allein.

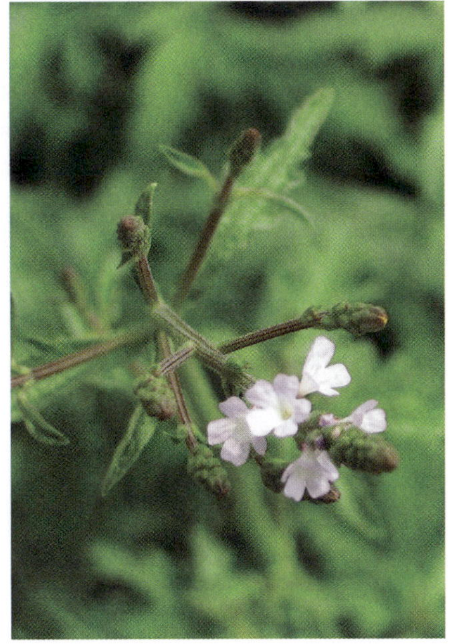

Die zarten Blütenfunken des Eisenkrauts.

ständlich, dass man sich seiner Kräfte versichern wollte, wenn man einen Konflikt vernünftig lösen wollte. Vielleicht ist Plinius' Satz so gemeint, dass das Eisenkraut auch auf dieser Ebene das »Fieber kühlen« und krankhafte Auseinandersetzungen in Freundschaft verwandeln kann.

Ein Schwert oder Stab symbolisiert auch ein die Richtung weisendes bzw. ordnendes Instrument: Das Eisenkraut ist auch ein Zauberstab. »Es bringt Wohlhabenheit und erhält den Reichtum«, fasst Perger den zu seiner Zeit wohl weit verbreiteten Glauben über das Eisenkraut zusammen (Perger 1864: 146). Wer Schwert oder Stab gebrauchen will, muss wissen, was er will. Wer im Außen etwas erreichen will, muss sich zunächst im Inneren ordnen und klar ausrichten. Ein ausgeglichener, stabiler Mensch mit einem deutlichen Ziel vor Augen verfügt über große Überzeugungskraft. Das Eisenkraut ist offenbar in der Lage, innerlich und äußerlich eine stabile Positionierung zu unterstützen. Seine Wirkung ist verblüffend, seine Anwendung äußerst erfolgreich. Der Heilpraktiker Olaf Rippe beschreibt sie folgendermaßen: »Nimmt man Eisenkraut ein, stellt sich ein Gefühl der Gelassenheit, Ich-Stärke und inneren Ruhe ein, die auf andere völlig überzeugend wirkt. (...) Dutzende Patienten berichteten (...), dass scheinbar aussichtslose Unterfangen zum Erfolg führten« (Rippe 2005b: 120).

Auch ich habe Eisenkraut als Erfolgskraut mittlerweile viele Male selbst genutzt und empfohlen. Ein Zweiglein steckt man zum Beispiel bei Behördengängen und Prüfungen in die Hosentasche oder legt es bei wichtigen Telefonaten auf den Schreibtisch. Hat man das frische Kraut nicht zur Hand, kann man auch ein paar Tropfen Tinktur einnehmen. Auch wenn der Erfolg nicht immer sofort eintritt – manchmal sind noch weitere Verhandlungen oder Schritte nötig –, wenn Eisenkraut mit dabei ist, scheint es kein Scheitern zu geben. Ich habe viele wundersame Wendungen zum Erfolg erlebt, wenn das Eisenkraut um Hilfe gebeten wurde. Ähnliche Erfahrungen dürfte auch die niederländische Kräuterexpertin Mellie Uyldert gemacht haben, wenn sie schreibt: »Frisch um den Hals getragen, macht es bei allen beliebt und vertreibt allen Kummer« (UYLDERT 2000: 209).

Die Zauberkraft für Erfolg könnte zum Teil über eine Förderung der geistigen Fähigkeiten zustandekommen. Laut MAGISTER BOTANICUS (1992: 45) stärkt das Eisenkraut die psychische Kraft und den Intellekt. Früher glaubte man, dass bei Kindern durch das Eisenkraut der Verstand und die Neigung zum Lernen gefördert werden (PERGER 1864: 146). So hängte man es schon den Säuglingen über die Wiege, gab es den Kindern zu essen, badete sie darin oder ließ sie es um den Hals tragen. »Kinder, die Verbena um den Hals tragen, haben ein ordentliches und angenehmes Benehmen, einen klaren Kopf und lernen gut« (UYLDERT 2000: 209).

In der Bach-Blütentherapie kennt man die Eisenkrautessenz Vervain als Mittel für Menschen, die ihre Überzeugungskraft für ein zwanghaftes Sendungsbewusstsein missbrauchen. Sie haben oft starke Idealvorstellungen, die sie in missionarischer Weise verbreiten wollen. In ihrer Umwelt machen sie sich damit oft sehr unbeliebt, fühlen sich dann einsam und unverstanden. Oft leiden sie unter ihrer starken Anspannung und Ruhelosigkeit. Vervain kann helfen, das innere Feuer der Begeisterung in einem größeren Rahmen zu sehen und in ein liebevolles und tolerantes Miteinander mit anderen Menschen einzubinden (vgl. SCHEFFER und STORL 1991, SCHEFFER 1998).

Das Eisenkraut hilft nicht bei allen Zielen, es müssen wahre Herzenswünsche sein.

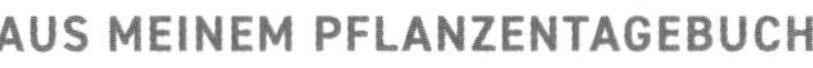

AUS MEINEM PFLANZENTAGEBUCH

Das Eisenkraut, *Verbena officinalis* L., Lüneburger Heide, im Garten

Liebes Eisenkraut, ich freue mich so, dass du hier so üppig wächst, auch zwischen den Pflastersteinen auf der Terrasse. Wenn du dich hier wohlfühlst, gibt mir das ein gutes Gefühl für meine Arbeit. Ich liebe diesen Kontrast deiner Blüten zu deinem Grün! Das Rosa blitzt so gleißend hell, wie eine Flamme, ein Zündfunke! Der Funke eines hellen, feinen, weißen Lichts. Wie machst du das? Eigentlich sind die Blüten doch einfach nur rosa.
Es ist die Energie, die dahintersteckt. Es ist mehr als Farbe.
Was ist das für eine Energie? Magst du mir mehr darüber erzählen?

Spür dich hinein. Wie fühlt es sich an?
Es ist erhebend, er-lichtend und sehr zielgerichtet!
Warum sagst du nicht »er-leuchtend«?
Ist das nicht egal? Was genau ist es denn, was machst du mit uns? Wobei kannst du uns helfen?
Ich helfe euch, Ziele zu sehen, Ziele zu formulieren. Ich helfe euch, Vertrauen zu haben in eure eigene Kraft und die Kraft des Universums. Zweifel existiert in meiner Welt nicht. Wenn du zweifelst, kann ich dir nicht helfen. Wenn du zweifelst, hast du dein wahres Ziel noch nicht erkannt.
Und was soll ich machen, wenn ich zweifle?
Geh zur Schafgarbe. Ich kann nur helfen, wahre Ziele zielgerichtet zu verfolgen. Ansonsten ist mein Zauber wirkungslos. Das Herz, das Herz muss immer dabei sein! Ich bin rosa und grün – denk daran! Es sind die Farben des Herzchakras.
Warum kann man dich bei Erkältungskrankheiten verwenden?
Wenn du erkaltest, weil du deine Herzensziele nicht verfolgst, wenn du damit in Konflikt stehst, dann kann ich den Funken zünden, Herzensenergie spenden. Ich kann den Startschuss geben und euch bei der Stange halten, das Ziel zu verfolgen. Den Rest müsst ihr tun.
Was denn?
Vor allem lieben. Und euren Kopf und euren Körper gebrauchen. Ihr könnt so schöne Dinge schaffen!

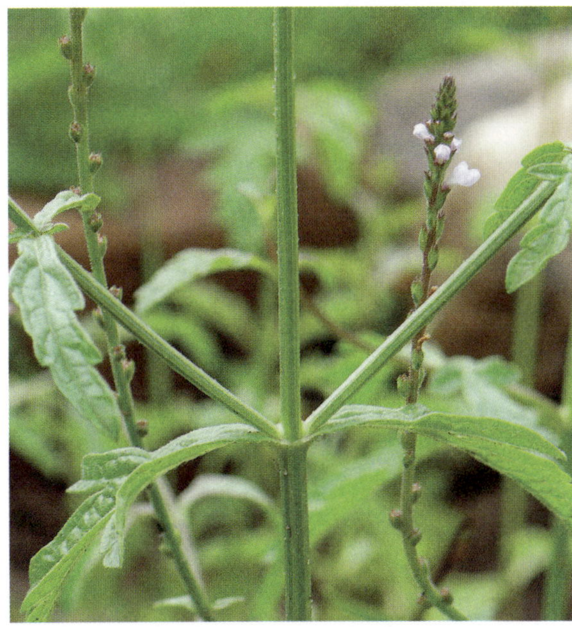

Das Eisenkraut ist als Erfolgskraut bekannt. Es hilft, Herzenswünsche zielgerichtet zu verfolgen.

Das Eisenkraut – Wesentliches auf einen Blick

Signaturen
Merkur, Jupiter, Venus, Mars

Wichtige Inhaltsstoffe
Kraut: Iridoidglykoside, Flavonoide, Kaffeesäurederivate, Bitterstoffe, Gerbstoffe, wenig ätherisches Öl, Kieselsäure, Steroide

Pharmakologische Heilwirkungen
Kraut: schleimlösend, entzündungshemmend, antiviral, antibakteriell, immunmodulierend, wundheilungsfördernd, die Schilddrüsenfunktion regulierend (vor allem antithyreotrop), verdauungsanregend, harntreibend, schweißtreibend, menstruationsfördernd, uteruskontrahierend, abortiv, nervenstärkend, tonisierend

Rituale und Brauchtum
Kultische Reinigung, Abwehrzauber, Orakel, »Diplomatenkraut«, zur Lösung von Konflikten, Liebeszauber

***Wesen*tliche Heilkräfte:**
(Herzens-)Wunscherfüllung, Ausrichtung, Stabilisierung, Förderung der Überzeugungskraft, Erfolg

Anwendungsgebiete
Erkältungskrankheiten, grippale Infekte, Husten, Schnupfen, insbesondere Stockschnupfen, Sinusitis, Halsentzündungen, Zahnfleischentzündungen, nervöse Herzbeschwerden (bei Schilddrüsenüberfunktion), Stärkung des Nervensystems, zum Beispiel bei Nervosität und Erschöpfung, Unruhe und Schlafstörungen, Übererregung, Prüfungsangst, Krämpfe, Kopfschmerzen, Migräne, nervöse Magenbeschwerden, zur Förderung intellektueller, kommunikativer Fähigkeiten, zur Stärkung der Überzeugungskraft, für ein sicheres Auftreten
Empfehlung der Kommission E: Es wurde keine Monografie über das Eisenkraut erstellt.

Zu beachten

Nebenwirkungen sind nicht bekannt. Das Eisenkraut darf wegen seiner wehenerregenden Eigenschaften nicht in der Schwangerschaft verwendet werden!

Ernte und Einkauf

In der Pflanzenheilkunde wird das Kraut von *Verbena officinalis* verwendet (*Verbenae herba*). Es wird zur Blütezeit geerntet und im Schatten getrocknet. Im Handel bzw. in der Apotheke sind die Teedroge, Tinkturen, die Bachblütenessenz »Vervain« und Kombinationspräparate mit Eisenkraut erhältlich.

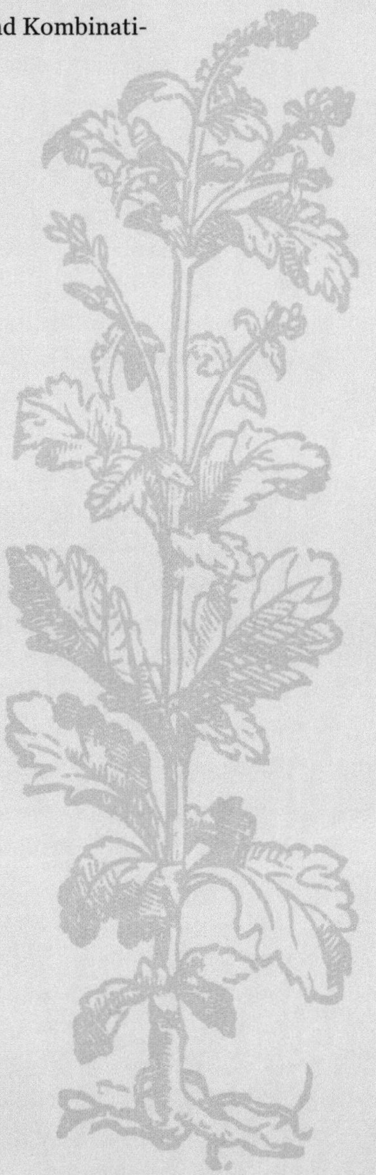

Das Schmiedekraut

In vielen Überlieferungen wird das Eisenkraut in Verbindung mit der Schmiede gesehen. So heißt es zum Beispiel im »New Kreüterbuch« von Leonhart Fuchs (1543: CCXXVI) aus dem Jahre 1543: »Eisenkraut oder Eisenhart ist darumb also genent worden, das man das eisen darmit hertet«. Wie bereits erwähnt, hat das Eisenkraut durch seinen Charakter offenbar eine ausgleichende, friedensstiftende Wirkung auf Konflikte und zeigt eine deutliche Assoziation zum Schwert und zu den blitzeschleudernden Göttern, die die Weltenordnung repräsentieren. Möglicherweise wurde ein Eisenkrautsud tatsächlich zum Härten der frisch geschmiedeten Schwerter verwendet, vielleicht ist das »Härten« jedoch nicht unbedingt im materiellen Sinne zu verstehen. Mit einer Weihe durch das Eisenkraut könnte eine Anrufung der weisen und gerechten göttlichen Kräfte des Kosmos verbunden gewesen sein, die man durch Jupiter, Thor oder verwandte Götter repräsentiert sah. Und so könnte ein Schwert, mit Eisenkrautkraft versehen, zum Zauberschwert gemacht worden sein.

Fröhlichkeitszauber

»Wenn ein Speisezimmer mit Wasser, worin die Pflanze gelegen hat, gesprengt wird, so sollen die Gäste fröhlicher gestimmt werden.« Vor allem wegen dieser Beschreibung wird die Identität des Eisenkrauts in Plinius' Bericht hinterfragt. Der Verdacht liegt nahe, dass es sich hier eher um eine – leider unbekannte – psychoaktive Pflanze handelt. Man denke jedoch an die beschriebene Förderung intellektueller und kommunikativer Fähigkeiten durch das Eisenkraut, die eine Unterhaltung durchaus beleben könnte.

Liebeszauber

Eine Pflanze, die Freundschaft stiftet, durch die die Unterhaltung lustiger wird und durch die man alles erhält, was man will, muss sich auch für Liebeszauber eignen. Zudem sah man das Eisenkraut in Verbindung mit vielen weiblichen Gottheiten, insbesondere der Venus und der Isis, und so wird es ganz selbstverständlich zum Aphrodisiakum – zum Mittel für den Liebeszauber. Nach Aigremont (1907–1910/II: 17) galt das Eisenkraut schon bei den Griechen als erotisches Zaubermittel, das zum Beischlaf antreiben und ihn wirksam machen solle. Insbesondere glaubte man, dass ein Eisenkrauttrank das männliche Glied hart wie Eisen mache (vgl. Storl 2000a: 355) und ein Eisenkrautumhängsel besondere Kraft und Ausdauer verleihe. Die Römer brauten aus Eisenkraut und Myrte Liebestränke (Rätsch 1995: 154). Hierzulande grub man das Eisenkraut zu Johanni zur Zeit des Venusaufgangs oder am Peter- und Paulstage mit einem goldenen Griffel und trug es dann bei sich oder bestrich sich damit, um die Liebe der Frauen zu bewirken (Aigremont 1907–1910/II: 17). Doch auch hier gibt es besonders große Zweifel an der Wahrheit der Berichte. Wer das Eisenkraut als potenzstärkendes Mittel anwenden möchte, wird meist enttäuscht. Zum Zaubern gehört aber auch mehr als nur das Kraut. Vielleicht bleiben uns manche segensreiche Wirkungen verborgen, weil wir die entsprechenden Rituale und Zaubersprüche nicht kennen?

Zauberhaftes Allheilmittel

Auch in der Pflanzenheilkunde beweist das Eisenkraut seinen mysteriösen Charakter. Für alles und nichts empfohlen, bleibt es für den, der sich nicht wirklich intensiv mit dem Charakter dieser Pflanze auseinandersetzt, ein unverständliches Buch mit sieben Siegeln. Als Inhaltsstoffe des Eisenkrauts sind Iridoidglykoside, Flavonoide, Kaffeesäurederivate, Bitterstoffe, Gerbstoffe, wenig ätherisches Öl, Kieselsäure und Steroide bekannt (vgl. Wichtl 2009: 701, Bühring 2005: 376, Bäumler 2007: 137). Damit sind seine Wirkungen auf den menschlichen Körper sehr vielseitig.

Schleimlösende, entzündungshemmende, antivirale, antibakterielle und immunmodulierende Wirkungen (vgl. zum Beispiel Bäumler 2007: 137) machen das Eisenkraut zu einem wertvollen Heilmittel bei Atemwegserkrankungen. Insbesondere bei verstopfter Nase und bei Sinusitis, aber auch bei Husten mit zähem, festsitzendem Schleim wird es gern verwendet, zum Beispiel in Teemischungen oder in Form von Kombinationspräparaten. Bei Hals- und Mandelentzündungen sowie Läsionen der Mundschleimhaut bzw. des Zahnfleisches können ein Eisenkrauttee oder eine verdünnte Tinktur auch als Gurgelmittel verwendet werden. Früher wurde das Eisenkraut auch äußerlich als Wundheilmittel gebraucht; man empfahl Auflagen oder Umschläge mit Eisenkraut zum Beispiel bei eitrigen Wunden, Entzündungen, Geschwüren, Analfissuren und Hämorrhoiden (vgl. zum Beispiel Dioskurides IV: 61, Uyldert 2000: 211).

Man weiß heute, dass das Eisenkraut verschiedene Wirkungen auf das hormonelle System des Menschen hat, es stimuliert die LH- und FSH-Sekretion und hat antithyreotrope Effekte (vgl. Wichtl 2009: 701, Bäumler 2007: 138). In der Erfahrungsheilkunde wird das Eisenkraut bei Schilddrüsenüberfunktion mit nervösen Herzbeschwerden und Übererregung verwendet. Ihm wird eine regulierende Wirkung auf die Schilddrüse nachgesagt (Bühring 2005: 376). Für eine Teemischung kann man das Eisenkraut zu diesem Zweck gut mit Herzgespann und Weißdorn kombinieren.

Das Eisenkraut fördert die Menstruation, die Uteruskontraktion und regt die Wehentätigkeit an. Mitunter wird es zur Förderung der Empfängnisfähigkeit der Frau verwendet (vgl. zum Beispiel HERTWIG 1954: 233) und als unterstützendes Mittel zur Einleitung der Geburt (vgl. MADEJSKY 2008: 94). Während der Schwangerschaft sollte man es nicht anwenden.

Traditionelle Kräuterheiler verwenden das Eisenkraut als allgemein tonisierendes Mittel, um das Nervensystem zu stärken und die Widerstandskraft gegenüber Stress zu erhöhen bzw. wiederherzustellen. In der Literatur beschriebene Anwendungsgebiete reichen hier von Nervosität, Unruhe und Schlafstörungen, Übererregung und Prüfungsangst, Angstzuständen und depressiven Verstimmungen, Krämpfen und Schmerzen, insbesondere bei Kopfschmerzen und Migräne, bis hin zur unterstützenden Behandlung der Folgeerscheinungen einer Multiplen Sklerose (vgl. BROOKE 2004: 138).

> »Ein Kranz aus Stängeln und Blättern um den Kopf lässt alle Kopfschmerzen vergehen, woher sie auch stammen mögen.«
>
> (MELLIE UYLDERT 2000: 209)

Weiter wird das Eisenkraut bei verschiedensten Problemen des Verdauungstraktes verwendet, vor allem bei nervösen Magenerkrankungen: von Magenkrämpfen und Sodbrennen bis hin zu Magenschleimhautentzündung und Geschwüren (vgl. BROOKE 2004: 138, MADEJSKY 2001: 64). Die beruhigenden, entzündungshemmenden und wundheilungsfördernden Eigenschaften sprechen dafür. Das Eisenkraut wird ebenso zur Appetitanregung und zur Behandlung von Leber- und Gallenerkrankungen genutzt und besitzt demnach offenbar auch eine verdauungsfördernde Wirkung. Es hat sich auch als harn- und schweißtreibendes Mittel bei rheumatischen Erkrankungen bewährt (OERTEL-BAUER 1963: 43).

Der Duft des Erfolgs

Das in der Aromatherapie sehr beliebte »Eisenkrautöl« muss eigentlich »Zitronenverbenenöl« heißen, denn es wird nicht aus dem Echten Eisenkraut, *Verbena officinalis* L. hergestellt, sondern aus einer verwandten Pflanze, der Zitronenverbene *Aloisia triphylla* [L'Herit.] Britt. (Syn. *Lippia citriodora* [Ort. ex. Pers.] HBK.). Verwirrenderweise wird hier leider oft genauso von Eisenkraut und Eisenkrautöl gesprochen. Die Zitronenverbene stammt ursprünglich aus Südamerika. Vor allem in Frankreich und in der Schweiz verwendet man die Blätter gern, um daraus einen wohlschmeckenden, erfrischenden Genusstee zuzubereiten. Das zitronenartig, sehr fein und frisch duftende – und leider sehr teure – Zitronenverbenenöl hat zum Teil ähnliche Wirkungen wie das Echte Eisenkraut: Es wirkt ausgleichend, stabilisierend und zentrierend, konzentrationsfördernd und geistig anregend, inspirierend und seelisch aufhellend. Es fördert Ausdauer und Durchhaltekraft. Für Unternehmungen, bei denen man sich Erfolg wünscht, kann man den Einsatz des Echten Eisenkrautes daher gut mit dem Duft der Zitronenverbene ergänzen, zum Beispiel in der Duftlampe oder in stark verdünnter Form als eine Art Parfum.

> »Die Essenz aus dem duftenden Eisenkraut wirkt wie ein frischer Morgen voller unverbrauchter Energie; wenn alles noch neu ist und man neugierig darauf ist, was alles Schönes kommen mag.«
>
> (Susanne Fischer-Rizzi 1989: 76)

Das Kraut der Isis

Nach antiken römischen Quellen hieß das Eisenkraut Isisträne oder auch Tränen der Juno (Rätsch 1995: 154), hierzulande wurde sie Venusader, Venusblut und Opferbraut (Aigremont 1907–1910/II: 104) genannt. Auch alte griechische Schriften nennen viele Namen, die die Pflanze in Verbindung mit bedeutsamen Göttinnen bringt: Erigonion (Pflanze der Erigeneia, Göttin der Frühe), Persephonion (Pflanze der Persephone), Demetrias (Pflanze der Demeter) (Dioskurides IV: 61).

Beschäftigt man sich mit dem Wesen der altägyptischen Göttin Isis, wird deutlich, dass das Eisenkraut als ihr Kraut treffend einige ihrer Aspekte vereint. Isis wurde als eine Erscheinungsform der in vielen Kulturen bekannten sogenannten Großen Göttin verehrt. Sie umfasst alles Weibliche und kann sich in vielen verschiedenen Erscheinungsformen bzw. Aspekten zeigen. Isis selbst wurde in drei Charakteren verehrt: ursprünglich als Vegetationsgottheit, weiterhin als mütterliche, gebärende und umsorgende Macht (als Ehefrau von Osiris und Mutter von Horus) sowie als mächtige, zauberkräftige Mondgöttin und Gebieterin über die Kräfte des Kosmos (vgl. Peukert 2003: 506f.). Man sprach Isis eine außerordentlich große Zauberkraft zu, sie wurde auch die »Zaubermächtige«, die »Zauberreiche« oder einfach »die große Zauberin« genannt. Sie stand in dem Ruf, über große Ausdauer zu verfügen sowie außergewöhnlich klug und listig – ja sogar allwissend zu sein. Nach Rätsch (1998: 106) war sie eine schamanische Göttin, eine Herrin der Heilpflanzen und Gifte, die durch die magischen Pflanzen selbst initiiert wurde. Die Mythologie erzählt, dass sie ihren zerstückelten Bruder Osiris wieder zum Leben erweckte und dann mit ihm den Sohn Horus zeugte. Dieser steht für das alles sehende und erkennende, visionäre Auge. Ein Tod durch Zerstückeln und eine anschließende Wiedergeburt wird von den Schamanen vieler Völker als Initiationserlebnis geschildert. So erzählen uns die ägyptischen Mythen hier, wie in

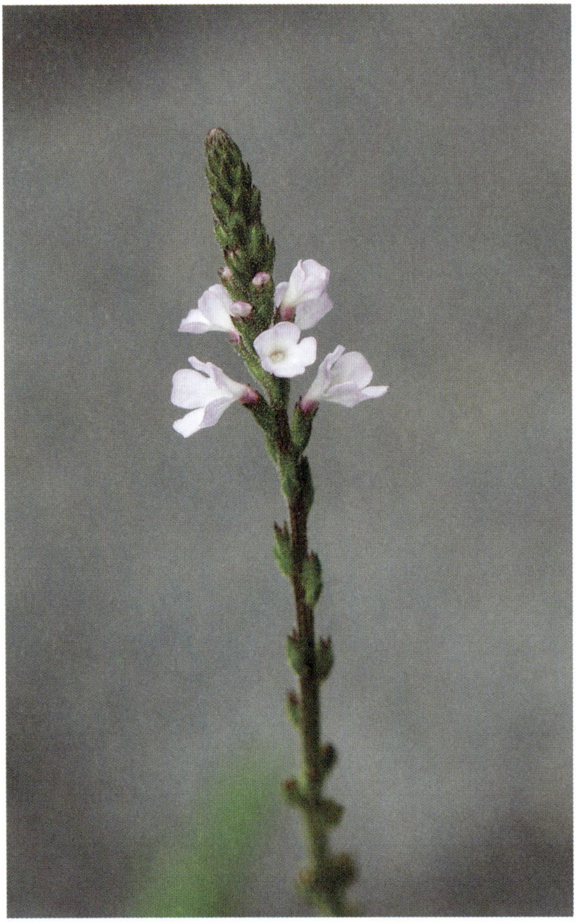

Das Eisenkraut gilt auch als »Kraut der Isis«.

der Vereinigung eines initiierten Schamanen mit der Großen Göttin die Erkenntnis des kosmischen Wissens entsteht (vgl. RÄTSCH 1998: 106).

Als offensichtlich sagenumwobenes Zauberkraut nennt man das Eisenkraut auch Druidenkraut, Sagenkraut oder Wunschkraut. Doch was ist Zauberei eigentlich? »Zauber ist eine erwünschte Zustandsveränderung durch eine speziell dafür standardisierte Handlung«, definiert Christian Rätsch, der im Rahmen seiner Doktorarbeit die heilenden Zaubersprüche der Lakandonen-Indianer erlernte (RÄTSCH 1985: 2). Ein bekanntes Zitat aus dem Papyrus Ebers lautet: »Wirksam ist der Zauber zusammen mit dem Heilmittel, wirksam ist das Heilmittel zusammen mit dem Zauber.«[34] Auch für unsere Vorfahren in Europa gehörte das Zaubern ganz selbstverständlich zur Heilkunst. Heute, in unserem materialistisch-wissen-

34 Der Papyrus Ebers ist eine auf sehr alte Quellen zurückreichende Sammelhandschrift der ägyptischen Heilkunde (zitiert in RÄTSCH 1995: 53).

schaftlich geprägten Weltbild, erscheinen uns Arznei und Zauberei wie Gegensätze. Wir wenden uns ausschließlich der Arznei, der Substanz, zu und versagen der Zauberei, der Handlung, jegliche Wirkung. Dabei zeigt uns der mittlerweile gut erforschte Placeboeffekt, dass alles, was eine positive Erwartungshaltung fördert, durchaus sehr starke, auch physiologisch messbare heilsame Effekte auslösen kann (vgl. ZUTHER 2022: 105f.). Vermutlich ist das der Grund, weshalb uns heute viele Berichte unserer Vorfahren über Wirkungen von Heilpflanzen seltsam erscheinen und sich durch wissenschaftliche Untersuchungen der Substanz allein nicht bestätigen lassen.

Möglicherweise handelt es sich bei der Beschreibung der Zauberkräfte des Eisenkrauts tatsächlich um eine Verwechslung, doch vielleicht fehlt uns auch nur das Wissen, um ihm die ganze Palette seiner Zauberkräfte zu entlocken.

Zubereitung, Rezepte, Rituale

Eisenkrauttee
1 TL des getrockneten Krautes mit 1 Tasse kochendem Wasser übergießen und 7 Minuten ziehen lassen, dann abseihen. 3 Tassen pro Tag trinken.

Teemischung bei nervösen Herzbeschwerden und leichter Schilddrüsenüberfunktion
Verbenae herba (Eisenkraut), *Crataegi folium cum flore* (Weißdornblätter mit Blüten), *Leonuri cardiacae herba* (Herzgespannkraut) zu gleichen Teilen mischen. 1 TL der Mischung mit 1 Tasse kochendem Wasser übergießen und 7 Minuten ziehen lassen, abseihen. 3 Tassen pro Tag trinken.

Teemischung bei Erkältung
Verbenae herba (Eisenkraut), *Thymi herba* oder *Serpylli herba* (Thymian- oder Quendelkraut), *Sambuci flos* (Holunderblüten) zu gleichen Teilen mischen. 1 TL der Mischung mit 1 Tasse kochendem Wasser übergießen und 5 Minuten ziehen lassen, abseihen. Vorbeugend bzw. zu Beginn einer Erkältung 3 Tassen pro Tag möglichst heiß trinken, am besten mit gutem Honig gesüßt.

Eisenkrautöl für Selbstbewusstsein und Erfolg
Auf 30 ml pflanzliches Basisöl ohne Eigengeruch (zum Beispiel Jojoba- oder Mandelöl) gibt man 1 bis 3 Tropfen ätherisches »Eisenkrautöl« (eigentlich Zitronenverbenenöl) und verschüttelt. Zur Stärkung, Stabilisierung, seelischen Aufhellung oder Konzentrationsförderung gibt man einige Tropfen zum Beispiel

auf das Solarplexus-, das Herz- oder das Kehlkopfchakra oder verreibt sie in den Handinnenflächen, hält die Hände vors Gesicht und atmet den »Duft des Erfolges« ein.

Das Rezept für den Erfolg

Vor einer wichtigen Unternehmung können Sie das Eisenkraut um Unterstützung bitten. Konzentrieren Sie sich auf das, was Ihnen wichtig ist, was Sie erreichen möchten. Bitten Sie die Pflanze dann um ein Zweiglein oder ein Blatt und stecken Sie es in die Hosentasche, in den Ausschnitt oder wo auch immer Sie es gern bei sich tragen. Wenn Sie keine Eisenkrautpflanze zur Hand haben, können Sie auch einige Tropfen Tinktur einnehmen.

Laden Sie das Eisenkraut ein, in Ihr Leben zu kommen! Eine Pflanze oder die Samen erhalten Sie in guten Gärtnereien. Das Eisenkraut ist anspruchslos und wächst auch in einem Blumentopf auf dem Balkon. Wenn es sich einmal bei Ihnen etabliert hat, breitet es sich von allein aus. Auch die anderen Blumentöpfe auf Ihrem Balkon werden bald mit Eisenkraut bereichert sein, ebenso wie die noch freien Plätze im Garten. Stellen Sie sich vor, dass sich Glück und Erfolg in Ihrem Leben ebenso fröhlich vermehren. Konzentrieren Sie sich dabei wieder auf das, was Ihnen von Herzen wichtig ist!

Die Schafgarbe – Ausrichtung

Achillea millefolium L., Asteraceae

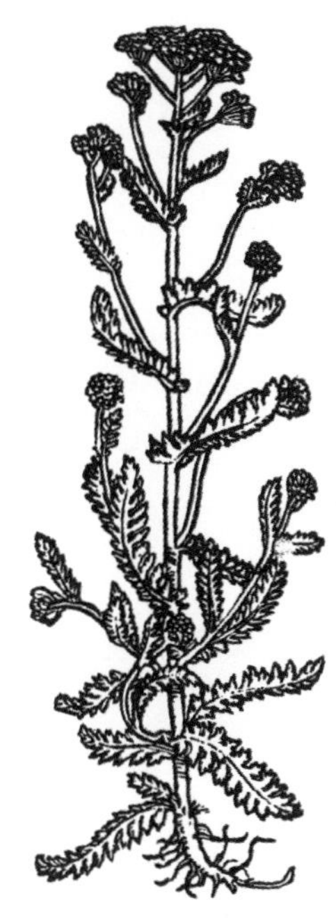

Die Schafgarbe nannte man auch »Heil aller Schaden« oder »Heil aller Welt«. (Holzschnitt aus ADAMUS LONICERUS 1679)

Die Schafgarbe besticht durch Robustheit und Schönheit. Sie hat einen spröden Charme, der sich nicht jedem erschließt. Nicht nur in der Pflanzenheilkunde hat sie über die Zeiten hinweg eine gewisse Abwertung erfahren. Von einem »Allerheilchrut«, »Heil aller Schaden«, »Heil aller Welt«, einer »Gotteshand« ist sie zu einem pflanzlichen Heilmittel der »zweiten Linie« (vgl. WEISS 1990: 160, siehe unten) geworden. In einem alten Sprichwort heißt es: »Gedeihen Schafgarbe und Löwenzahn, ist's um die Menschen wohlgetan.« Unsere Vorfahren müssen in der Schafgarbe etwas Besonderes gesehen haben, ein Pflanzenwesen, das dem Menschen sehr nahe ist, ihn stark unterstützt. Wer sich ein bisschen Zeit für die Schafgarbe nimmt, kann ahnen, dass wir etwas Wertvolles verloren haben, wenn wir sie so schlecht verstehen und so wenig zu schätzen wissen. Das strahlende Weiß ihrer Blütenstände hat etwas Verheißungsvolles – als ob die weiße »Leinwand« uns alles zeigen könnte, wenn wir nur wüssten, wie wir uns auf ihre »Frequenzen«, ihre Sprache einstellen könnten. Wollen wir es einmal versuchen ...

Der kleine Weltenbaum

Die Schafgarbe ist eine ausgesprochene Jupiterpflanze. Doch diese Deutung erschließt sich erst durch die differenzierte Betrachtung. In meiner Wahrnehmung erscheint sie mir immer wie ein kleiner Weltenbaum, der Himmel und Erde, Männliches und Weibliches verbindet – wie ein Kreuz, das klar und stabil die Ausrichtung in einer Welt der Polaritäten beschreibt.

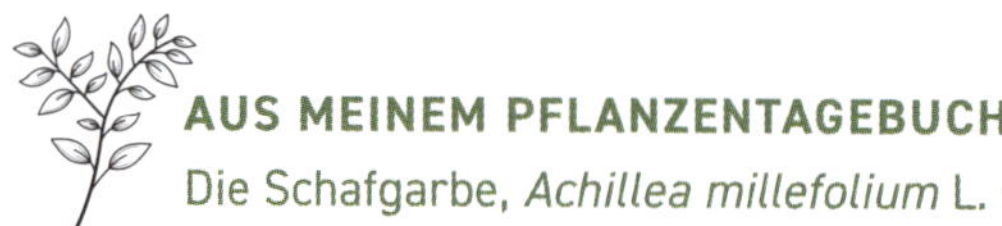

AUS MEINEM PFLANZENTAGEBUCH

Die Schafgarbe, *Achillea millefolium* L. s.l., Lüneburger Heide

Es heißt, dass die Scharfgarbe eine Pflanze der Aphrodite sei, die ja auch »die Schaumgeborene« heißt. Die Blüten auf der Wiese sind wie der Schaum auf dem Meer. Gleichzeitig ist sie eine stahlharte Amazone, die sich gegen ein Abreißen mit der bloßen Hand kraftvoll zur Wehr setzt. Hier zeigt sich kämpferische »eisenharte« Marskraft an einer edlen Venuspflanze. Sie ist mild und liebevoll und gleichzeitig stählern-kräftig. Sie hilft uns, Dinge zu zentrieren, zu integrieren in die Achse zwischen Himmel und Erde.

In der Schafgarbe sieht man Mars- und Venuskräfte, die beiden gegensätzlichen, emotionalen Planetenkräfte, vereint. Im alten China verehrte man sie als heilige Pflanze, die die polaren Kräfte Yin und Yang in Harmonie bringt (FISCHER-RIZZI 1989: 158). Die meisten Pflanzenkundigen sprechen ihr eine besonders harmonisierende, ausgleichende Wirkung zu. Die Assoziation an Venus- und Marskräfte

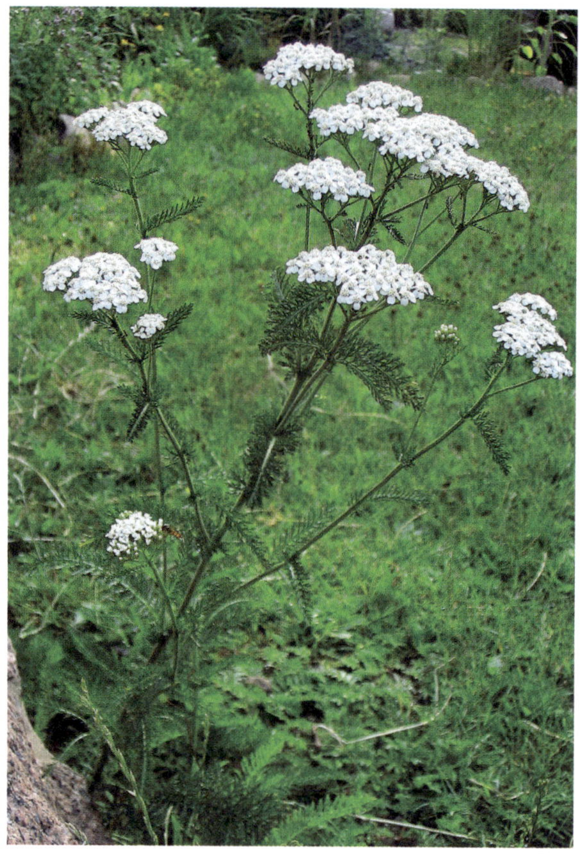

Die Schafgarbenblüten schweben über der Wiese wie der Schaum auf dem Meer.

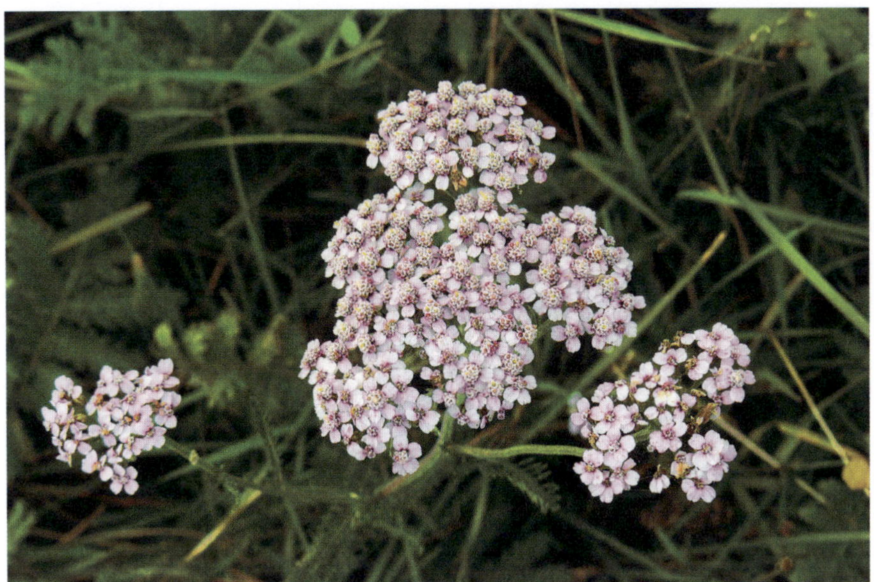

Bei rosafarbenen Schafgarbenblüten offenbart sich ihr Venuscharakter deutlich.

drängt sich auf, auch wenn sich diese Kräfte nicht so offensichtlich zeigen wie an manch anderen Pflanzen. Die Blüten der Schafgarbe zum Beispiel sind eigentlich nicht wirklich venushaft. Zumeist sind sie weiß bis gelblich, im Einzelnen wenig auffällig und haben so gar nichts Zartes, Betörendes oder besonders Schmückendes an sich. Manchmal jedoch hat die Schafgarbe rosa Blüten und dann wird ihr Venuscharakter sehr deutlich. Aufgrund ihrer Blattform nennt man sie auch »Augenbraue der Venus«. Die häufiger vorkommenden weißen Blüten sind vielmehr eine Mondsignatur und verweisen auf eine Verbindung der Pflanze zum Unbewussten, zum Reich der Fantasie und der Träume, zur Quelle des Lebens, des Wissens und der Weisheit, die sich aus der Anderswelt speist.

Die Gestalt der Schafgarbe ist außergewöhnlich. Die kleinen Blütenstände dieses Korbblütlers sind flächig angeordnet, zu einem »Superblütenstand« vereint, der sich ganz leicht konkav dem Himmel entgegenreckt. Diese Blütenfläche wirkt auf mich wie ein Bildschirm, wie eine Projektionsfläche für himmlische »Einstrahlungen« – welcher Art auch immer sie sein könnten. In der Tat gibt es viele Überlieferungen über die Funktion der Schafgarbe als visionsspendende Orakelpflanze. Wäre man so klein, dass man unterhalb der Blüte Platz finden könnte, würde der Blütenschirm hingegen Schutz und Geborgenheit bieten. Was nach oben hin offene Bildfläche ist, ist auf der anderen Seite wohltuende Abschirmung. Hier findet man Ruhe und Schutz vor zu viel »Einstrahlung« und Sinneseindrücken. Die weiße Blütenwand bildet eine Art Grenze, eine klare Trennlinie, zwischen der Öffnung für Informationen und der Abgrenzung vor zu vielen Einflüssen.

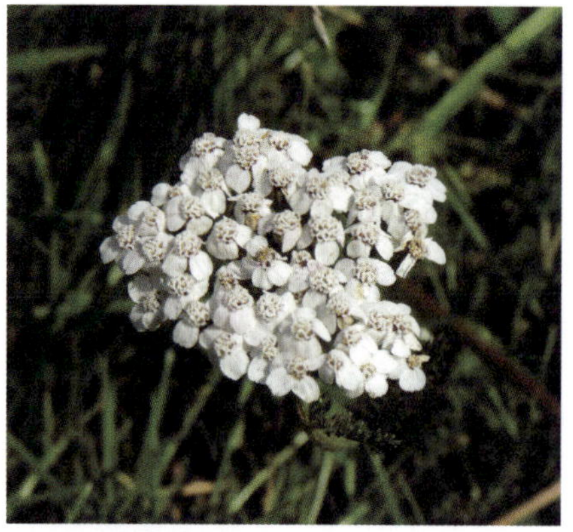
Die vielen kleinen Blütenkörbchen bilden in ihrer Gesamtheit eine Scheindolde.

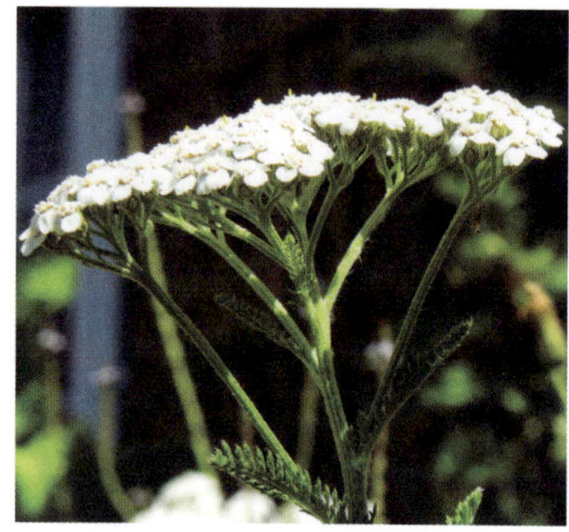
Die flächigen Blütenstände bilden eine Trennlinie zwischen oben und unten.

Die Schafgarbe hat ein kompaktes, schweres Ausläufer- und Wurzelwerk. Auch die Blütenstände mit den kleinen ordentlichen Blüten wirken insgesamt kompakt und ein wenig schwer. Der Stängel ist aufrecht, sehr stabil und hart. Die fiederigen, flaumigen Blätter, die den Stängel von unten nach oben begleiten, bilden einen starken Kontrast zu Stängel und Blüte. Sie wirken fast fremd an dieser Pflanze und damit machen sie ihr Wesen deutlich: In der Schafgarbe kommen Himmel und Erde zusammen. Die Blütenstände mit ihrer dem Himmel entgegengewandten Projektionsfläche sehen selbst aus wie Wolken und enthalten ein blaues ätherisches Öl – so blau wie der Himmel an einem klaren Sommertag. Die kräftigen unterirdischen Ausläufer verbinden die Pflanze fest mit der Erde. Dazwischen steht ein aufrechter Stängel, ein kräftiges Rückgrat, an dem sich Blättlein abzweigen, die »den Flügeln der jungen Vögel« (Fuchs 1543: CCLXXVIII) gleichen. Dieser Vergleich aus dem »New Kreüterbuch« (der sich bereits bei Dioskurides IV: 101 findet) verdeutlicht wunderbar die Kraft der Schafgarbe: Auch die Vögel beleben ja die Welt zwischen Himmel und Erde. Wie kein anderes Lebewesen vermögen sie zwischen diesen beiden Lebensräumen hin und her zu pendeln. Im Spannungsfeld zwischen irdischer Schwerkraft und himmlischer Leichtigkeit vermögen sie entspannt dahinzugleiten.

Der aufrechte kantige Stängel, die klare Form des Gesamteindrucks der Pflanze, die große Ausdifferenziertheit ihrer Blätter und Blüten, das alles sind Zeichen des Jupiterprinzips. Die fiederigen flügelartigen Blätter zeigen einen Merkurcharakter. Das Wesen der Schafgarbe entspricht einer klaren Ausrichtung, bei großer Differenziertheit, und einer vermittelnden Kraft zwischen unterschiedlichen Polen.

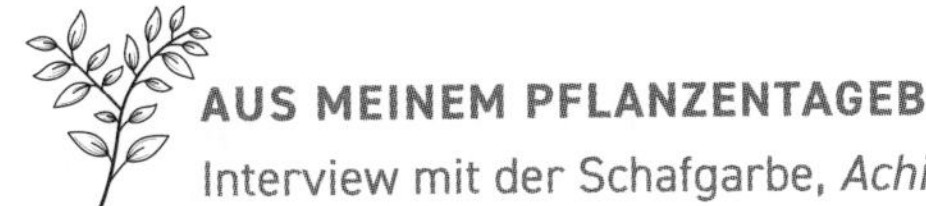

AUS MEINEM PFLANZENTAGEBUCH

Interview mit der Schafgarbe, *Achillea millefolium* L., Lüneburger Heide, Garten

Hallo, Schafgarbe! Deine Anziehungskraft ist für mich schwer fassbar. Du bist so herb und doch so weiblich, anziehend. Was ist das? Wie machst du das?
Ich habe einen spröden Charme. Ich bin sehr aufrecht und fest und dennoch nicht starr. Ich bin ganz klar ausgerichtet und vermittle doch Leichtigkeit.

Sie wippt federnd im Wind ein wenig hin und her.

Hast du eine Botschaft an uns Menschen?
Ja, ihr solltet rein sein, reinen Herzens, versuchen die Dinge ganz ehrlich zu durchdringen. Das ist wie mein Duft. So fein würzig. Lieblich und doch herb. Riech mal! Die klare Ausrichtung ist wirklich immer wichtig! Ich bin eine weiße Jupiterpflanze – was sagt dir das?
Du bist auch mit dem Anfang verbunden, mit dem Unbewussten. Du hast eine gewisse Unschuld in dir und doch diese klare Struktur und Ordnung.
Ja, es ist die Ordnung, die nicht aus der Erfahrung kommt, sondern aus dem Unbewussten, aus dem Gefühl, aus dem Bauch. Du musst deine Gefühle kennen und unterscheiden können, um zu entscheiden, was gut für dich ist. Mein Geruch verschafft dir Konzentration und Bewusstheit dafür. Probier es aus! Ich bin mit dem Anfang verbunden, mit dem Ursprünglichen, mit Mond und Sonne. Mit dem Einen in dir. Klare Sicht. Zentriere dich mit Leichtigkeit! Es ist eigentlich alles ganz einfach. Auf meiner Wiese kann man sich ausruhen und einfach sein! Das ist sehr erholsam für euch heute!
Danke für die Information! Namasté!

Allerheilchrut

Die heutige Pflanzenheilkunde tut sich relativ schwer mit der Schafgarbe. Früher nannte man sie volkstümlich auch »Allerheilchrut«, »Heil aller Welt« und »Gotteshand«; da verwundert es schon, dass man heute kaum Lobreden über die Schafgarbe hört, keine überschwängliche Begeisterung aus der Heilpflanzenliteratur herauslesen kann. Vielleicht liegt es zum einen daran, dass die Schafgarbe als Wundheilpflanze früher eine viel größere, elementarere Bedeutung hatte als heute. Zum anderen scheint es für die vielen unterschiedlichen Anwendungsbereiche der Schafgarbe nun stets andere Heilpflanzen zu geben, die vom rein pharma-

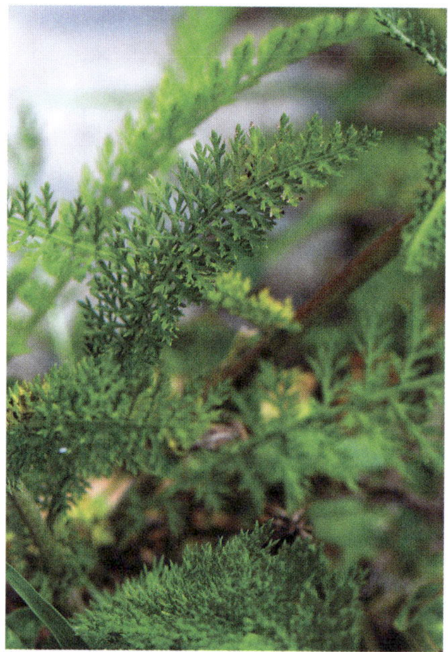
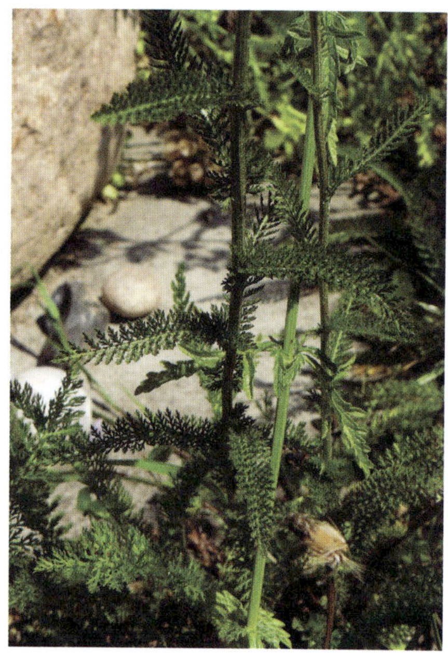

Die fiederigen, flügelartigen Blätter sind bemerkenswert differenziert. Sie gleichen »den Flügeln der jungen Vögel« und verbinden Himmel und Erde.

kologischen Gesichtspunkt aus wirksamer sind. Rudolf Fritz Weiss, ein Begründer der Rationalen Phytotherapie, hat dies für ihre Verwendung bezüglich der Behandlung von Gallenleiden und atonischen Magenerkrankungen deutlich gemacht: »Im Ganzen aber steht die Schafgarbe doch erst in zweiter Linie unserer pflanzlichen Heilmittel bei allen diesen Krankheitszuständen« (Weiss 1990: 160). Diese Bewertung hat sich in den Köpfen vieler Pflanzenheilkundler auf die Heilwirkungen der Schafgarbe insgesamt übertragen. Des Öfteren wird sie in ihrer Heilwirkung auf einen Vergleich mit der Kamille reduziert, wobei die Schafgarbe als schwächer wirksam gewertet wird (vgl. Bäumler 2007: 360). Hierbei werden die unterschiedlichen Wesenskräfte völlig außer acht gelassen.

> »Die Schafgarbe entfaltet aber dann, wenn sie wesensgemäß richtig eingesetzt wird, eine unübertreffliche Wirksamkeit, die sie zu einer der wertvollsten Heilpflanzen überhaupt macht.«
>
> (Roger Kalbermatten 2002: 124)

In der Ganzheitlichen Pflanzenheilkunde wird die Bedeutung der Schafgarbe als Heilpflanze heute wieder neu entdeckt, denn das Besondere an der Schafgarbe ist gerade ihre vielseitige Verwendbarkeit bei den verschiedensten körperlichen Erkrankungen – in Verbindung mit ihrer besonderen Wesenskraft.

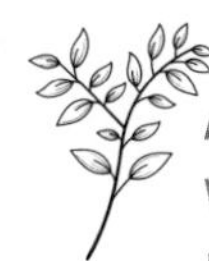

AUS MEINEM PFLANZENTAGEBUCH

Wahrnehmungsübung mit der wesenhaften Urtinktur der Schafgarbe, Lüneburger Heide

Ich habe eine Schale mit Wasser und drei Tropfen Ceres *Millefolium* Urtinktur und ein Glas stilles Wasser mit ebenfalls drei Tropfen darin vor mich hingestellt und konzentriere mich auf meine Wahrnehmungen.

Zur Ruhe kommen, Ordnung im Beckenraum, das Wurzelchakra weitet sich, wird warm und weich. Die Schafgarbe erscheint mir wie ein Anker in diesen sich so rasant wandelnden Zeiten. Ihre Ausläufer versorgen sie gut, daher ist sie flexibel und standhaft zugleich. Ich trinke zwei Schluck aus dem Glas und frage:

Was sind deine Kräfte?
Halten.
Was hältst du?
Alles.

Und ich spüre den Halt in meiner Körpermitte. Danke. Das ist wunderbar. Dieses Gefühl stabilisiert zu sein. So wie man die Schafgarbe nicht mit bloßen Händen ernten kann, weil der Stängel so fest ist, so fühle ich mich jetzt: Man kann mich nicht ausreißen!

Gibt es noch etwas, das ich von dir lernen kann?
Die Wahrheit. Nichts als die Wahrheit hat Bestand. Darüber kannst du meditieren und die Wahrheit herausfinden. Nur wer sich so ergeben kann, ist stabil. Das ist eine Überlebenstechnik. Probier es aus. Immer dann, wenn du nicht mehr kannst. Es gibt dir Kraft.
Plötzlich ist mir total nach Lachen zumute. Die ernste, eher schwere Stimmung, die ich zuvor hatte, kippt. Ich bin verwundert. Hey, was machst du mit mir?
Befrieden. Denk an den Mythos von Achilles, der Verwundende wird auch der Heiler sein. Das ist der natürliche Zyklus, der Gang der Dinge. Für den, der verwundet, ist das entweder eine schreckliche oder eine tröstliche Erkenntnis.
Was kann ich mit dir heilen?
Alles. Weil es um die Überwindung der Gegensätze geht.

Die Schafgarbe - Wesentliches auf einen Blick

Signaturen
Jupiter, Venus, Mars, Mond

Wichtige Inhaltsstoffe
Kraut: ätherisches Öl (mit hohem Anteil an Proazulenen, aus denen sich bei Destillation das blau gefärbte Chamazulen bildet, weiterhin unter anderem Campher und Cineol), Bitterstoffe, Flavonoide, Cumarine, Phenolcarbonsäure, Polyacetylene, Gerbstoffe, Salicylsäure, verschiedene Mineralien, vor allem Kalium

Pharmakologische Heilwirkungen
Antibakteriell, entzündungshemmend, krampflösend, appetitanregend, verdauungsfördernd (sekretionsfördernd auf Magen und Gallenblase), leberschützend, harntreibend, tonisierend, wundheilungsfördernd

Rituale und Brauchtum
Orakel, Abwehrzauber, Liebeszauber, Aphrodisiakum

***Wesen*tliche Heilkräfte**
Ordnung, Integration, hilft sich zu positionieren und mit einem sicheren Gefühl Entscheidungen zu treffen, führt zur eigenen Mitte, harmonisierend

Anwendungsgebiete
Zur Appetitanregung und Verdauungsförderung, bei krampfartigen Magen-Darm-Beschwerden, als harntreibendes Mittel, zur Durchspülungstherapie bei Harnwegsinfekten, zur Unterstützung der Entgiftung über die Leber, »Blutreinigung« bei Gicht und Rheuma, als Tonikum und Stimulans bei Grippe, leicht schleim- und krampflösendes Hustenmittel, bei entzündlichen Haut- und Schleimhauterkrankungen, bei Gastritis, Magengeschwür, Zwölffingerdarmgeschwür, zur Wundheilung, bei Menstruationsbeschwerden, bei zu starker oder zu schwacher Menstruationsblutung, als kreislaufstärkendes Mittel, bei Durchblutungsstörungen (Angina pectoris, pAVK), Venenerkrankungen, Hämorrhoiden

Empfehlung der Kommission E: innerlich bei Appetitlosigkeit, dyspeptischen Beschwerden wie leichten Krämpfen im Magen-Darm-Bereich; äußerlich: Sitzbäder zur Behandlung schmerzhafter Krampfzustände psychovegetativen Ursprungs im kleinen Becken der Frau (Schafgarbenkraut)

Zu beachten

Der Kontakt mit der Schafgarbe kann, insbesondere in Verbindung mit Sonneneinstrahlung, eine Wiesendermatitis, also verbrennungsähnliche Hautausschläge hervorrufen. In seltenen Fällen tritt auch eine Unverträglichkeit des Tees oder äußerlicher Anwendungen auf. Bei Überempfindlichkeit gegen Schafgarbe und andere Korbblütler sollte man sie nicht verwenden oder bei der Anwendung zumindest sehr vorsichtig sein.

Ernte und Einkauf

Geerntet wird das ganze blühende Kraut von Juni bis September. Man trocknet es gut ausgebreitet oder zu lockeren Sträußen gebunden an einem warmen, schattigen und luftigen Ort. Sehr dicke holzige Stängelteile sollten zuvor aussortiert werden. Mitunter werden nur die Blütenstände verwendet. Im Handel bzw. in der Apotheke erhältlich sind das Kraut unter der Bezeichnung *Millefolii herba*, die Blüten (*Millefolii flos*), Frischpflanzensäfte, die wesenhafte Urtinktur aus dem frischen blühenden Kraut (*Millefolium Ø*) und weitere Tinkturen. Die Schafgarbe ist auch in vielen Kombinationspräparaten enthalten.

Amarum aromaticum

In erster Linie ist die Schafgarbe als *Amarum aromaticum* ein vorzügliches Tonikum, ein Mittel, um den Appetit, die Sekretionstätigkeit im Verdauungstrakt und den Kreislauf anzuregen. Die in der Schafgarbe enthaltenen Flavonoide wirken zudem krampflösend. So kann sie gut bei Bauchschmerzen und Blähungen angewendet werden und auch bei krampfartigen Beschwerden während der Menstruation, die ja häufig mit Verdauungsbeschwerden einhergehen. Diese Indikationen sind auch heute noch am besten bekannt. Aufgrund ihrer zusätzlich stark entzündungshemmenden Wirksamkeit wird die Schafgarbe auch bei Magenschleimhaut- und Dickdarmentzündungen eingesetzt (vgl. zum Beispiel ECKSTEIN und FLAMM 1932: 93). Weiterhin kennt man sie als Heilmittel bei Lebererkrankungen, als Mittel zur Förderung des Gallenflusses und Entgiftungsfunktion der Leber.

Durch den hohen Kaliumgehalt wirkt die Schafgarbe harntreibend. Im Sinne einer Durchspülungstherapie bei Harnwegsinfekten kann sie daher, auch wegen ihrer antibiotischen Wirksamkeit, gut hilfreich sein. Durch die Anregung der Aufnahme- und Ausscheidungsvorgänge gilt die Schafgarbe auch als sogenanntes blutverbesserndes bzw. blutreinigendes Mittel. Damit gehört sie zu den Heilpflanzen, die sich für Ausleitungs- bzw. Frühjahrskuren eignen, zum Beispiel bei rheumatischen Erkrankungen, Hauterkrankungen oder chronischer Müdigkeit. Sogar im Anfangsstadium der Zuckerkrankheit soll sie hilfreich sein (vgl. zum Beispiel WILLFORT 1975: 431).

Die Schafgarbenblättchen kann man als verdauungsförderndes Gewürz verwenden, das ganz besonders für die Zubereitung fetter Speisen geeignet ist. Es ist sehr geschmacksintensiv und sollte daher nur in kleinen Mengen zugegeben werden. Bereits im März und April kann man die ersten frischen Blättchen ernten und zu Wildsalat oder Wildgemüse verarbeiten oder einfach auf ein Butter- oder Quarkbrot legen. Die Pflanze treibt schnell neue Blätter nach. Alle paar Tage kann man sich wieder an der Fülle der Natur erfreuen.

Wundheilkraut

Die Schafgarbe ist eine bedeutende Wundheilpflanze. Diese Wirkung liegt wohl vor allem in ihrem ätherischen Öl begründet, einem »ausgezeichneten Heil- und Hautöl« (WERNER und BRAUNSCHWEIG 2006: 189). Es wirkt stark entzündungshemmend, antibiotisch und wundheilungsfördernd. In der Aromatherapie wird es, in einem fetten Basisöl verschüttelt, äußerlich bei entzündlichen Erkrankungen und zur Wundheilungsförderung eingesetzt. Auch die in der Schafgarbe enthaltenen Gerbstoffe, die mit den Eiweißstoffen von Haut und Schleimhaut unlösliche

Verbindungen herstellen und dadurch eine stabile Schutzschicht bilden, machen die Anwendung der Pflanze als Wundheilkraut plausibel. Alkoholische Auszüge aus der Schafgarbe werden zum Beispiel auch in der Anthroposophischen Medizin bei kleineren Wunden, insbesondere leicht blutenden Hämorrhoiden verwendet.

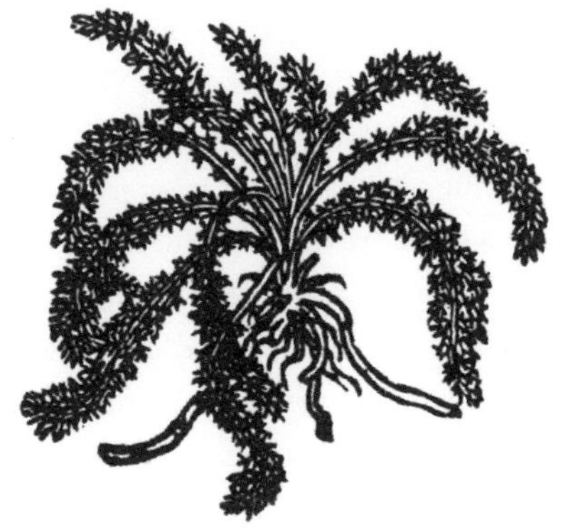

Millefolium: Die Schafgarbe wurde bei Dioskurides auch Tausendblatt genannt. (Holzschnitt aus ADAMUS LONICERUS 1679)

Die Verwendung der Schafgarbe als Wundheilkraut hat eine lange Geschichte, schon Achilles, ein Held der griechischen Mythen, soll sie gekannt haben (PLINIUS XXV: 19/42). Ob es sich bei der sagenhaften Achillespflanze tatsächlich um unsere *Achillea millefolium* handelt, ist nicht zweifelsfrei klar. Auch in Griechenland und Kleinasien gibt es mehrere Arten der Gattung *Achillea* (RÄTSCH 1995: 340f.). Plinius beschreibt zudem offenbar sehr verschiedene Pflanzen, die als das achilleische Wundheilkraut angesehen werden.

Auch aus anderen Kulturen ist die Verwendung der Schafgarbe zur Wundheilung bekannt. Von den Ureinwohnern Nordamerikas ist überliefert, dass sie in Notfällen das Kraut zwischen Steinen zerquetschten und den Brei auf die frischen Wunden auflegten (STAMMEL 2000: 154). Zumeist wurde das Schafgarbenkraut getrocknet und pulverisiert auf die Wunden aufgetragen. US-Soldaten übernahmen diese Anwendung, und so erhielt die Schafgarbe, ähnlich wie in der Antike, dort den Namen *Souldier's woundwort.* Auch die Isländer sollen zerhackte Blätter des Krautes zu einer Salbe verarbeitet haben, die sie bei Wunden und Ausschlägen gebrauchten (MARZELL 1938: 268).

Blut und Blutkreislauf

Die Schafgarbe scheint eine besondere Beziehung zum Blut zu haben. Dabei soll sie je nach Bedarf eine Blutstillung oder eine Steigerung der Blutabgabe bewirken (vgl. ECKSTEIN und FLAMM 1932: 94). So wird sie nicht nur bei unregelmäßiger, zu starker oder zu schwacher Blutung der Frau eingesetzt, sondern wurde früher auch bei verschiedensten Formen innerer Blutungen angewendet: Bluthusten, Blutspucken, Lungen-, Hämorrhoidal- und Mastdarmblutungen sowie Nasenbluten (vgl. zum Beispiel WILLFORT 1975: 431f., MARZELL 1938: 268). Auch in der Homöopathie wird die Schafgarbe bei »hellroten Blutungen jeglicher Genese« verwendet.

In der Heilpflanzenliteratur des 20. Jahrhunderts stand vor allem die Wirkung der Schafgarbe auf das Gefäßsystem im Vordergrund. Man hatte festgestellt, dass die in ihr enthaltenen Bitterstoffe die Erregbarkeit des Eingeweidesystems beeinflussen. Darüber wiederum soll der Rückfluss des venösen Blutes zum Herzen gesteigert werden, die Kreislauf- und Herzarbeit erleichtert und die Zirkulation verbessert werden (ECKSTEIN und FLAMM 1932: 93). Diese Wirkung sei bei der frischen Pflanze und dem Schafgarbensaft höher als bei Zubereitungen aus Drogen. Die Autoren berichten weiter, dass sie den Schafgarbensaft mit Erfolg bei Angina pectoris und dem durch Arteriosklerose bedingten »anfallsweisen Hinken« einsetzten (1932: 93). Im »neuform-Kräutergarten« – vermutlich aus ähnlicher Zeit – wird der Schafgarbensaft ausdrücklich als »gutes Herzmittel« bezeichnet (BOHN o. J.: 59). Die Schafgarbe ist als Herz- und Kreislaufmittel heute nicht mehr im Gespräch. Sie wird jedoch gern als unterstützendes Mittel bei Venenerkrankungen und Hämorrhoidalleiden gebraucht.

»Schafgarbe im Leib tut wohl jedem Weib«

Dieses alte Sprichwort ist von vielen Heilpflanzenkundigen immer wieder bekräftigt worden. Auch »Frauendank« hat man die Schafgarbe genannt. Die krampflösende, wundheilungsfördernde und antibiotische Wirksamkeit kann sich bei schmerzhafter Menstruation und bei Scheidenentzündungen wohltuend entfalten. Aufgrund ihrer harmonisierenden Eigenschaft verwendet man sie auch besonders gern in den Wechseljahren. Die Schafgarbe soll sowohl bei zu starker, zu langer oder zu häufiger Monatsblutung helfen (vgl. MADEJSKY 2000: 65) als auch bei ausbleibender Blutung zu deren Einsetzen verhelfen (vgl. TREBEN 1982: 45). Nach MADEJSKY (2000: 65, 230) wirkt sie gestagenartig und kann bei hormoneller Dysregulation eingesetzt werden. Madejsky verwendet die Schafgarbe auch in einer Teekur zur Entgiftung und Schleimhautreinigung zum Zwecke der Fruchtbarkeitssteigerung, sozusagen »um das Nest zu säubern« und in einem unterstützenden Kräutertee für die Schwangerschaft (MADEJSKY 2000: 256, 271).

Pflanze der Aphrodite

Eine Pflanze, die Sanftmut und Offenheit mit stählerner Stärke vereint, die das kosmische Liebespaar Mars und Venus verkörpert, muss eigentlich auch eine Pflanze der Liebe sein. Von den Navajo-Indianern ist überliefert, dass sie das Kraut wegen seiner aphrodisischen Eigenschaften rühmen; ein bis zwei Stunden vor dem Geschlechtsverkehr trinken sie Schafgarbentee oder kauen die rohen Stängel aus

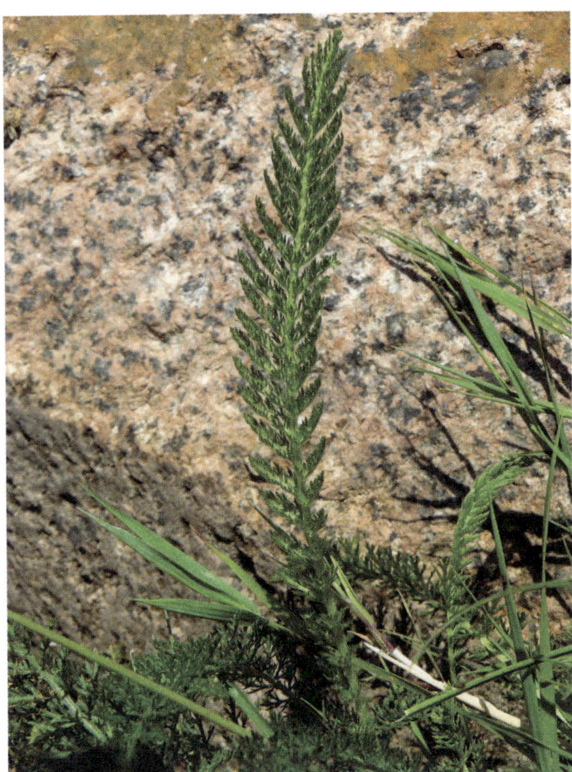

Die »Augenbraue der Venus« ist ein altbewährtes Heilkraut bei vielen Frauenerkrankungen.

(Rätsch 1990: 44). Die Schafgarbe gilt als Stimulans und Tonikum bei geschwächter sexueller Vitalität (Rätsch und Müller-Ebeling 2003: 606). Nach Rätsch (1990: 189) kann das getrocknete Kraut für aphrodisische Zwecke auch geraucht werden.

Magister Botanicus (1992: 85) empfiehlt die Schafgarbe als Zutat für Liebeszauber. Frisch vermählten Paaren wird ein Amulettbeutel aus Schafgarbe überreicht, der den Brautleuten sieben Jahre Glück bringen soll. Der Schafgarbentee wird auch als Schönheitsmittel gerühmt. Die tägliche Waschung mit dem aromatischen Teeaufguss über einen längeren Zeitraum soll die Haut kräftigen und straffen (Sieg 1936: 70).

Zauberpflanze Schafgarbe?

Es verwundert sehr, dass über ein so weit verbreitetes »Allerheilchrut« fast gar kein Brauchtum überliefert ist. Recht unspektakulär heißt es im »Handwörterbuch des Deutschen Aberglaubens«, dass die Schafgarbe als antidämonisches Mittel galt, das vor »bösem Zauber« schützt (Bächtold-Stäubli 1927–1942/

VII: 987). In der sympathetischen Medizin wird sie als Mittel gegen fast alle Krankheiten genannt: gegen die Pest, Fieber, Rücken- und Kreuzschmerzen sowie gegen Augenkrankheiten. Schafgarbe wurde auch mit Johanniskraut und Beifuß zusammen in einem Säcklein gegen Verzauberung bei sich getragen (Marzell 1938: 270). Bei den Slowenen wiederum galt die Schafgarbe als Mittel, das Zauberkräfte verleiht (Bächtold-Stäubli 1927–1942/VII: 987).

In einem angelsächsischen Medizinbuch wird ein Trank aus Schafgarbe und anderen Kräutern erwähnt, der verwendet wird, »wenn der Teufel von einem Menschen Besitz genommen hat oder ihm eine Krankheit zugefügt hat« (Marzell 1938: 267). Über die Kräuter müssen zuvor sieben Messen gelesen werden und der Trank muss aus der Kirchenglocke getrunken werden! Interessant ist auch folgender Bericht: »Bei Saint-Omer (Pas-de-Calais) nimmt man einen Zweig der Schafgarbe und versteckt diesen in einem Strauß, damit ihn der Priester nicht sieht; mit diesem Strauß lässt man in der Fronleichnamsoktave das heilige Sakrament berühren. Verbirgt man dann die Schafgarbe unter der Türschwelle, so wird Schutz gegen alle bösen Einflüsse verliehen« (Marzell 1938: 270). Warum musste die Schafgarbe vor dem Priester versteckt werden? Es lässt sich nur vermuten, dass sie womöglich eine Pflanze war, deren Gebrauch im Christentum unerwünscht war bzw. deren Bedeutung ebenso christianisiert werden sollte wie die Menschen, die »mit dem Teufel im Bunde waren«. Das alte Wissen über die Wesenskräfte der Schafgarbe ist fast vollständig verloren gegangen.

Orakelpflanze

Die Schafgarbe soll ein Orakelkraut der Druiden gewesen sein, die es zur Weissagung ins Wasser warfen. Das I-Ging-Orakel der Chinesen wird aus Schafgarbenstängeln hergestellt (vgl. Fischer-Rizzi 1989: 158). Auch überlieferte heimische Bräuche zeugen von der visionsgebenden Funktion der Schafgarbe: Junge unverheiratete Mädchen legten sich die brauenähnlichen Schafgarbenblättchen des Abends auf die Augenlider, um im Schlaf von ihrem zukünftigen Liebsten zu träumen.

Bei einigen amerikanischen Ureinwohnern wird der Schafgarbentee als Unterstützung bei der spirituellen Visionssuche getrunken (Rätsch 1992: 239). Nach Fischer-Rizzi (1989: 158f.) fördert das ätherische Öl der Schafgarbe intuitive Kräfte und öffnet für kosmische Energien. Auch bei den modernen Kräutermagiern gilt die Schafgarbe als Mittel für Liebe und Divination: »Als Tee getrunken oder als Wurzelamulett unterstützt das Kraut das Hellsehen und die Orakelkraft« (Magister Botanicus 1992: 85).

Es heißt, die Schafgarbe verleihe Zauberkräfte, insbesondere soll sie die Intuition und das Hellsehen fördern.

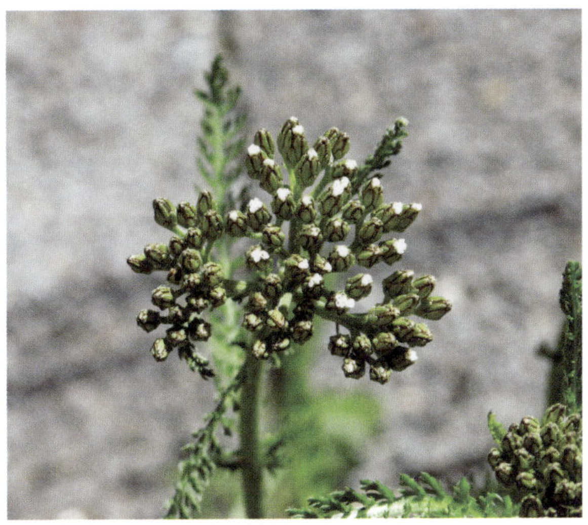

Die achilleische Pflanze

Plinius schreibt, dass Achilles ein Kraut entdeckt habe, womit man Wunden heilt und das daher »das Achilleische« genannt wird (PLINIUS XXV: 19/42). Die antike Mythe von Achilles erklärt uns die Wesenskraft der Schafgarbe auf eindrückliche Weise (vgl. KERÉNYI 2001: 264f.): Achilles war ein Krieger und ein großer Heiler. Er wurde von dem Kentauren Chiron, einem heilkundigen Weisen, der auch Lehrer des Asklepios war, erzogen. Auf dem Schlachtfeld von Troja kämpfte er gegen Telephos und verwundete ihn schwer. Telephos konnte fliehen, doch eine tiefe Wunde am Oberschenkel wollte nicht heilen. Vom Orakel des Apollon im lykischen Patara erhielt er die Weisung: »Der Verwundende wird auch der Heiler sein.« So begab er sich auf eine lange schmerzliche Wanderung, um Achilles zu finden und ihn, der ihn verwundet hatte, um Heilung zu bitten. Die Heilung gelang, und als Freund der Griechen durfte Telephos heimkehren.

Diese griechische Mythe erzählt uns von der Heilung durch die Integration vermeintlich nicht vereinbarer Gegensätze: Der Verwundete bittet den, der ihn verwundet hat, um Heilung. Die zuvor unerbittlich gegeneinander Kämpfenden werden Freunde. Es ist kein Wunder, dass man diese Mythe mit der Schafgarbe in Zusammenhang brachte. Das Wesen dieser Pflanze konfrontiert uns mit Gegensätzlichkeiten, den unterschiedlichen Polen, die es im Leben gibt. Es zeigt uns differenziert die Einzelteile, um uns zu lehren, wie man sie im Gesamtbild betrachtet und mit den scheinbaren Gegensätzlichkeiten seinen Frieden schließt. Was für eine Heilpflanze!

In seinem Buch »Mit Pflanzen verbunden« zitiert Wolf-Dieter Storl ausgerechnet bei seinem Kapitel über die Schafgarbe das »alte magische Gesetz« aus

Goethes Faust: »Es ist ein Gesetz der Teufel und Gespenster: Wo sie hineingeschlüpft, da müssen sie hinaus.« Er erzählt, wie ihn die Schafgarbe in ein Abenteuer lockte und ihn anschließend von den daraus entstandenen Verletzungen heilte (Storl 2005: 178).

Zentriere dich mit Leichtigkeit

> »Das Wesen der Schafgarbe symbolisiert das Vermögen zur Unterscheidung. Bei der richtigen Unterscheidung, die jeder guten Entscheidung vorangeht, müssen wir immer die gegensätzlichen Pole einer Sache erkennen, auseinanderhalten, und im Zusammenhang beurteilen.«
>
> (Roger Kalbermatten 2002: 124)

Die Schafgarbe ist eine freundliche Heilpflanze mit einer gewaltigen Kraft: Auf sanfte Art und Weise fördert sie unsere Fähigkeit, mit dem Leben, so wie es nun einmal ist, zurechtzukommen: Sie hilft uns, unser Leben zu meistern. Alle meine Begegnungen und Erfahrungen mit der Schafgarbe haben mir immer wieder ihre große ordnende Kraft bewusst gemacht: Die Schafgarbe wirkt zentrierend. Sie lässt uns die eigene Mitte finden, den eigenen Standpunkt. Sie wirkt harmonisierend, wenn man sich in der verwirrenden Welt der verschiedensten Sichtweisen nicht zurechtfindet. Vor allem hilft sie uns, die große Differenziertheit, die große Vielseitigkeit des Lebens mit all den aus der (scheinbaren) Widersprüchlichkeit entstehenden Spannungen zu erkennen und aushalten zu können. Diese Sicht des Großen Ganzen muss auf der persönlichen Ebene verarbeitet werden. Die Schafgarbe unterstützt uns nicht nur dabei, zu differenzieren und zu unterscheiden, sondern auch zu entscheiden, wie wir für uns selbst damit umgehen wollen. Insbesondere hilft sie dabei, Entscheidungen nicht nur auf der Ebene des Verstandes zu treffen, sondern vor allem mit einem sicheren Gefühl. Sie fördert unser Bauchgefühl, unsere Intuition.

Zubereitung, Rezepte, Rituale

Schafgarbentee

1 TL Kraut pro Tasse mit heißem, nicht mehr kochendem Wasser aufgießen, 7 Minuten ziehen lassen und abseihen. 3 Tassen pro Tag sind eine gängige Dosierung. Bei Entzündungen oder starken krampfartigen Beschwerden kann man bis zu 2 gehäufte TL Kraut pro Tasse verwenden.

Frischpflanzenpresssaft
3-mal täglich nimmt man 1 EL des Schafgarben-Frischpflanzenpresssaftes ein, eventuell in etwas Wasser oder Buttermilch verdünnt.

Sitzbad
50 bis 100 g Schafgarbenkraut oder besser 50 g Schafgarbenblüten werden mit 1 l heißem, nicht mehr kochendem Wasser aufgegossen, 10 bis 15 Minuten ziehen gelassen und abgeseiht. Der Aufguss wird zum Badewasser gegeben. Alternativ können 5 bis 6 Tropfen ätherisches Schafgarbenöl mit etwas Honig vermischt ins Badewasser gegeben werden.

Wildpflanzenküche
In der Küche verwendet man bevorzugt die jungen Blätter der Schafgarbe, wenn sie noch hellgrün und leicht eingerollt sind. Sie müssen sorgfältig gewaschen werden. Man kann sie zu Salat, Kräuterquark, Wildgemüse und Suppe verarbeiten oder auch anderen Gerichten in kleinen Mengen als Gewürz beigeben. Aus getrockneten Schafgarbenblättern und -blüten kann durch Mörsern und Sieben ein Pulver hergestellt werden, das man dann jederzeit zum Würzen von Speisen verwenden kann.

Visionssuche
Der ewige Wandel im Leben fordert uns immer wieder aufs Neue heraus. In Phasen, in denen wir verwirrt sind, hin- und hergerissen zwischen verschiedenen Optionen, einfach nicht wissen, was wir tun sollen, können wir die Schafgarbe, den »kleinen Weltenbaum«, um Hilfe bitten.

Wenn möglich sollten Sie die Schafgarbe in der Natur aufsuchen, sich zu ihr setzen, sie um Eingebungen und hilfreiche Bilder bitten. Atmen Sie dabei ihren Duft! Fühlen Sie ihre Blätter, schauen Sie das leuchtende Weiß der Blüten an. Dann schließen Sie die Augen und konzentrieren sich auf sich selbst, auf Körper, Geist und Seele – zwischen Himmel und Erde ... Schauen Sie mit Ihrem inneren Auge auf den weißen Blütenschirm der Schafgarbe: Können Sie Bilder oder Botschaften empfangen?

Legen Sie die »Augenbrauen der Venus« zur Nacht auf Ihre Augenlider und bitten Sie um hilfreiche Träume.

Die Eiche – Weltenordnung

Quercus robur L. (Stieleiche), *Quercus petraea* (Matt.) Liebl. (Traubeneiche), Fagaceae

Die Eiche ist wie kein anderer Baum mit dem Leben der Menschen verbunden. Göttern, Geistern, Menschen und Tieren dient sie als Wohnstätte und bietet ihnen Nahrung und Schutz. Der gewaltige und imposante Baum gilt als Sinnbild des Mächtigen, als Mysterienbaum und auch als Symbol des heidnisch-schamanischen Weltbildes unserer Vorfahren schlechthin. In der Pflanzenheilkunde wird die Eiche zumeist auf ihre Gerbstoffwirkung reduziert. Doch beschäftigt man sich mit ihrem Wesen, ihrer Signatur und Symbolik, mit ihrer Bedeutung in Mythologie und Geschichte, dann kann man erahnen, welch bedeutendes heilerisches Potenzial darüber hinaus in ihr steckt.

Von den Eigenarten der Eichen

> »Gespenstischen Riesen gleich greifen die mächtigen Recken mit knorrigen Armen in die Lüfte. Wurzel, Stamm, Zweig, jedem Blatt ist ein markantes Gepräge eigen. Ungestüm, in eigenwilligen Windungen springen die Äste von dem rauen, rissigen Stamm.« (Hilde Sieg 1939:87)

Die Eiche hat eine sehr markante Statur, die sie deutlich von anderen heimischen Laubbäumen unterscheidet. Sie wächst gern ausladend in die Breite, der Stamm ist oft kurz und dick, die Äste sind knorrig und bizarr gekrümmt. Die Krone weist dichte und offenere Bereiche auf. Eine Gruppe Eichen bildet einen gemeinsamen Kronenbereich, der für Vögel und andere auf dem Baum lebende Tiere eine abwechslungsreiche Landschaft bieten muss, einen Kosmos für sich. Oft schaue ich ins Geäst der Reihe Eichen am Straßenrand gegenüber und träume davon, einmal wie ein Vogel in dieser Welt umherfliegen zu können. Es scheint mir eine paradiesische Welt zu sein, die zum einen Schutz und Versteck und zum anderen auch Freiheit und Abwechslung bietet.

Das Wesen der Eiche ist imposant und gemächlich. Eichen wachsen langsam, erst mit sechzig bis achtzig Jahren blühen sie zum ersten Mal, und sie können

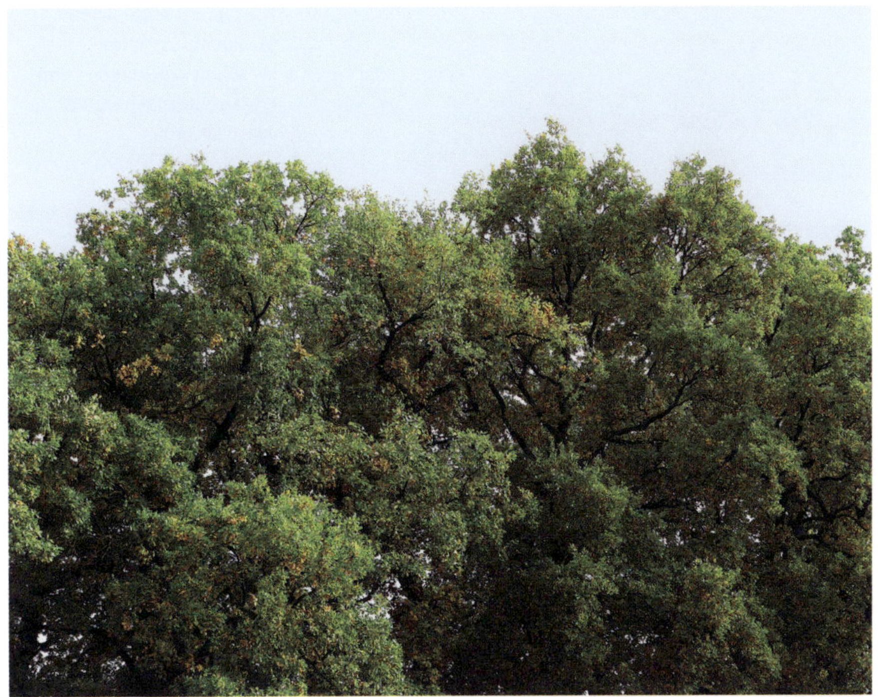

Oft träume ich davon, wie ein Vogel im Geäst der Eichen umherzufliegen …

sehr alt werden. Stamm und Äste sind relativ fest und starr, im Windrauschen bewegen sich vor allem die Blätter. Das Holz der Eiche zeichnet sich durch große Festigkeit und Elastizität aus, die von keiner anderen Holzart übertroffen wird. Eichenholz ist extrem haltbar, auch im Freien und sogar unter Wasser.

Die Eiche zeigt eine deutliche Jupitersignatur sowie einige Saturn- und Marsaspekte. Vor allem die Fülle der nährstoffreichen Eicheln und die majestätisch imposante Statur des Baumes zeigen den Einfluss Jupiters. Auch seine Gastfreundschaft gegenüber Menschen, Göttern und vielen Tieren spricht für die jovialen, jovianischen Eigenschaften – *jovial* (lat.), »betont wohlwollend«, *jovianisch* (lat.), »den Planeten Jupiter betreffend«. Die »trockene Erscheinung« des Baumes mit seinen lederigen Blättern und seinem harten Holz sowie seine Fähigkeit, ein hohes Alter zu erreichen, sind Zeichen saturnaler Einflüsse. Die Ähnlichkeit der Früchte mit dem männlichen Geschlechtsorgan und der feuerrote Keimling zeigen außerdem Kräfte des Mars. Damit vereint die Eiche alle obersonnigen Planetenprinzipien.

In diesem Zusammenhang ist es auch interessant, dass die Eiche in der Pflanzensoziologie als Baum einer sogenannten Klimaxgesellschaft gilt, einer über längere Zeiträume stabilen Pflanzengesellschaft, die am Ende einer Entwicklungsreihe steht. Die Eiche ist ein ganz anderer Typ Baum als ein Pioniergehölz, wie zum

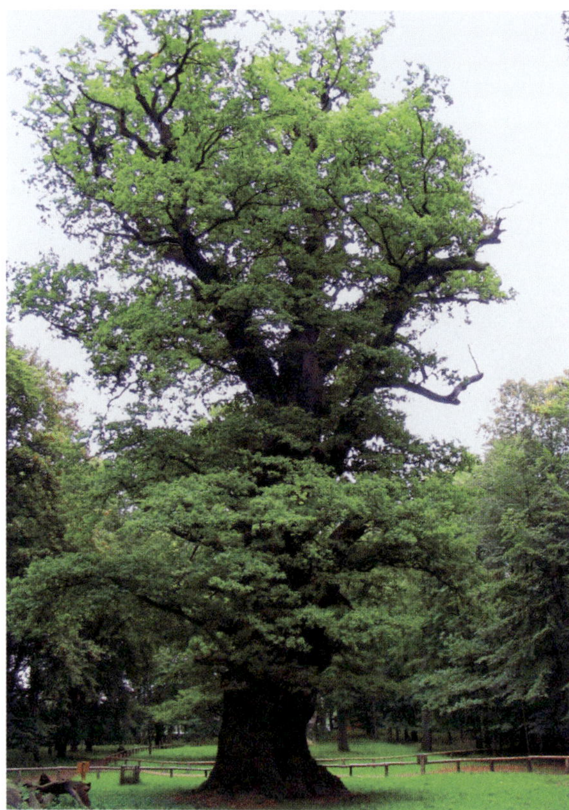

Die Ivenacker Eichen in Mecklenburg sollen zwischen achthundert und eintausendzweihundert Jahre alt sein.

Beispiel die Birke, die am Anfang einer solchen Sukzessionsreihe auf einem potenziellen Waldstandort steht. Die Mars-, Jupiter- und Saturnsignaturen der Eiche sprechen für ihre imposante Kraft, für Form und Begrenzung, für Reife und Erfahrung, für ihre Repräsentanz der Weltenordnung und ihre Verbindung zur (göttlichen) Weisheit.

> »Die Eiche drängt mit gewaltiger Kraft ins Leben. Mit ihrer einzigartigen Pfahlwurzel steht sie im Boden wie ein von den Göttern in die Erde gerammter Speer.« (Fred Hageneder 2004: 312)

Der Weltenbaum

In allen schamanischen Kulturen spielt der Weltenbaum eine zentrale Rolle in der Kosmologie. Welcher Baum diese Aufgabe symbolisch übernimmt, ist regional verschieden. So wird der Weltenbaum der Edda, Yggdrasil, gern als Esche gedeutet, mitunter auch als Eibe. In vielen Kulturen der nördlichen Hemisphäre wird die

Die alten Eichen sind von beeindruckender Größe und Mächtigkeit.

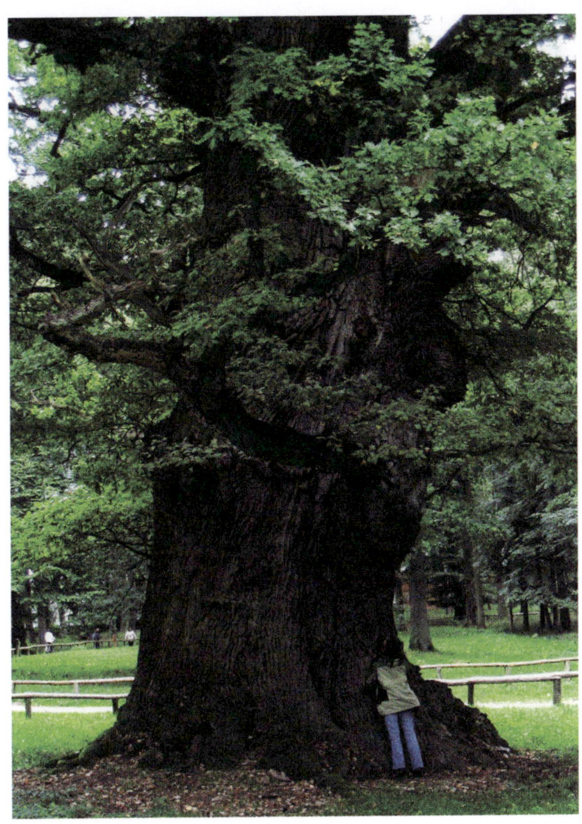

Birke als Welten- und Schamanenbaum verehrt (Rätsch 2005: 41). Den Kelten und Germanen sowie den frühen Griechen und Römern war die Eiche ein besonders heiliger Baum, der aufs Engste mit dem Leben des Menschen verbunden war.

Die Eiche ist der Baum schlechthin. Ihr griechischer Name *drys,* abgeleitet aus indogermanisch *deru,* meinte ursprünglich jeden Baum; die Wortwurzel bezeichnet die Eigenschaft des Festen, sie steckt auch in dem klassischen Wort für »Baum« *dendron,* das mit altindisch *dru,* altpersisch *dauru,* gotisch *triu,* keltisch *derva,* irisch *dair* und englisch *tree* verwandt ist (Demandt 2005: 78). Im Deutschen lebt sie fort in den Endungen -der und -ter wie bei Wacholder oder Rüster. Auf dieselbe Wurzel geht lat. durus (»hart«) und deutsch *derb* sowie *treu* zurück.

Der Weltenbaum repräsentiert die kosmische Ordnung, die »Weltenordnung«. Er bietet Orientierung im dreidimensionalen Raum und zeigt, wo die Dinge ihren Platz haben. Die Eiche ist ein solcher Weltenbaum, eine zentrale Achse des Kosmos. Sie trägt den Himmel, damit er nicht auf die Erde herabstürzt. Sie verbindet aber auch das Himmelsfeuer und die irdischen Wasseradern – sie ist das Medium für die göttlichen Geistesblitze. Der Blitz schlägt besonders häufig in Eichen ein, die oft auf Kreuzungen von Wasseradern wurzeln. Blitze galten unse-

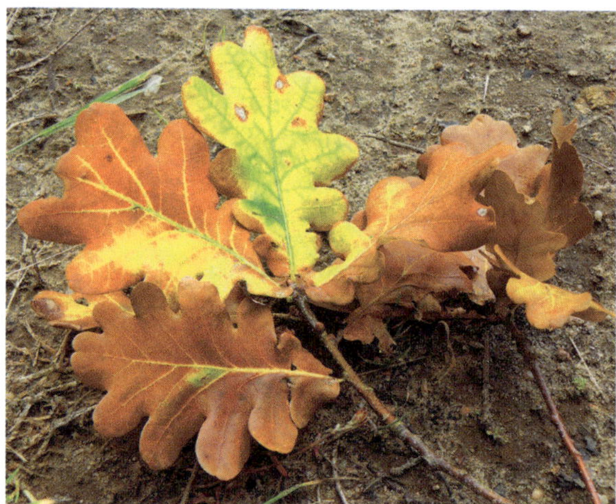

Die einzigartig geformten Blätter der Eiche in Herbstfärbung.

ren Vorfahren als göttliche Kraft, die die Erde befruchtet. Blitze sind das Attribut der den Himmel beherrschenden Götter wie Zeus, Jupiter, Thor und Donar. Diese mächtigen Götterfiguren waren eng mit dem irdischen Herrscher verbunden: Auch er war in den früheren Kulturen der Garant für die Fruchtbarkeit und das Wohlergehen des Volkes. Die Eiche ist ebenso wie die in ihr verkörperte Gottheit mit der weltlichen Ordnung verbunden. Sie ist der entscheidende Stützpfeiler des menschlichen Lebensraumes und zugleich ein Mittler zu anderen Welten, nämlich ein Medium für den Rat der Götter, für die Erleuchtung durch göttlichen Rat. So spielte die Eiche eine wichtige Rolle als Orakel und bei den Thing-Versammlungen (siehe unten).

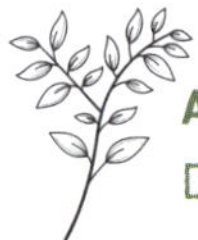

AUS MEINEM PFLANZENTAGEBUCH

Die Eiche, *Quercus robur* L., Lüneburger Heide

Ich habe eine ganze Zeit am Fuße der Eiche gesessen, meinen Rücken an ihren Stamm gelehnt und über die großen Veränderungen und Auseinandersetzungen, die es gerade in meinem Leben gibt, nachgedacht.

Die Eiche hat mir beigebracht, dass ich nicht kämpfen soll, dass ich nicht kämpfen brauche, ja sogar dass ich den Frieden nicht stören darf! Sie hat mir ein unglaubliches Gefühl von Frieden gegeben, weil sie mir gezeigt hat, dass alles da ist und alles da sein wird, was ich brauche.

Wenn man sieht, was das Leben für einen bereithält, ohne nach den Dingen zu suchen, die eigentlich gar nicht für einen bestimmt sind, dann ist der Tisch immer reich gedeckt! Ich brauche mir keine Gedanken zu machen, ich kann mich einfach an der festlich gedeckten Tafel erfreuen.

Nötige Veränderungen werden eintreten, ohne dass ich kämpfe. Es ist für alles gesorgt.

Bei dieser Erkenntnis kam ein tiefes Gefühl der Ruhe und des Friedens über mich. Ich konnte einfach das Zwitschern der Vögel, den sommerwarmen Wind auf meiner Haut und den Blick in die grünen Eichenwipfel genießen.

Danke!

Der Heilige Hain

> »Der Heilige Hain ist nicht ein bestimmter Wald oder ein genau abgestecktes Waldstück. Der Heilige Hain ist ein Bewusstseinszustand. Nur wer die Heiligkeit der Natur wahrnehmen kann, sieht den Heiligen Hain, nicht mit dem Auge, sondern mit dem Herzen. [...] Im Heiligen Hain liegt das Heil, dort finden wir das Heile und das Heilende.«
>
> (Christian Rätsch 2005: 38f.)

Sowohl die Griechen und Römer als auch die Kelten und Germanen hatten heilige Haine, wo die Götter in Bäumen wohnten und zwar vor allem in Eichen (Rätsch 1995: 150). Für sie war die Natur ganz selbstverständlich von Geistwesen bevölkert: Quellen und Flüsse wurden ebenso wie Sterne und Felsen, Berge und Bäume

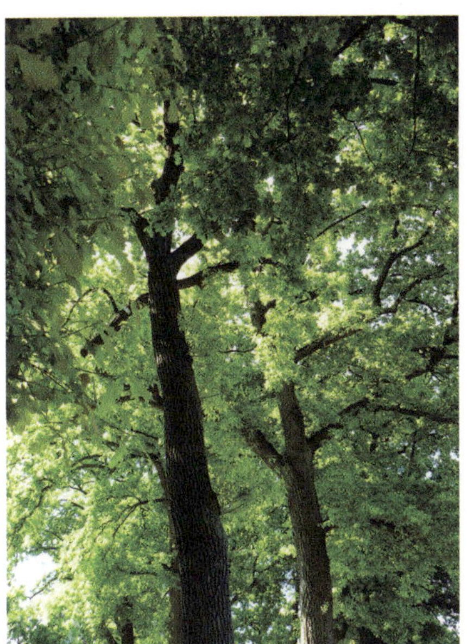

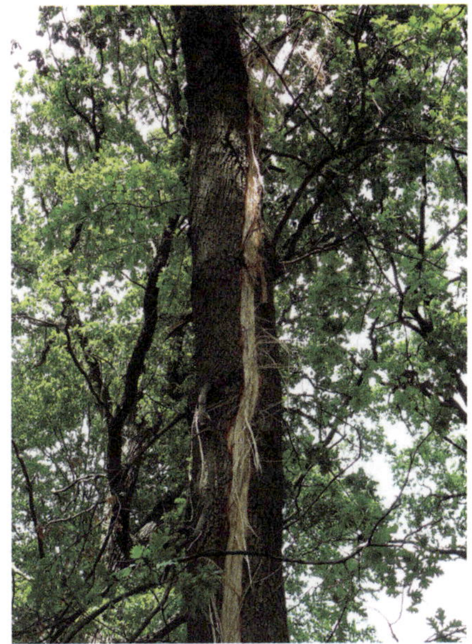

Die Eichen tragen den Himmel, damit er nicht auf die Erde herabfällt. Sie werden besonders häufig vom Blitz heimgesucht.

als beseelt empfunden (vgl. DEMANDT 2005: 72). Bevor man die Götter in steinernen Tempeln oder Gebäuden verehrte, huldigte man ihnen im Wald: im Heiligen Hain oder auch in einzelnen Bäumen. Die Eiche war ihnen allen der heiligste. Ihr Kult ist vermutlich sehr alt. Während die meisten Pflanzen für verschiedene Zeitepochen von unterschiedlich großer Wichtigkeit sind, ist ein Baum, der als zentrale Säule der Welt fungiert, von zeitloser Bedeutsamkeit.

Bei den Griechen und Römern wurden die Götter auch in Form von Götterbildern oder -statuen verehrt, die aus speziellen Hölzern gefertigt waren. Die Eiche war in erster Linie dem Göttervater und Himmelsherrscher Zeus bzw. Jupiter geweiht, doch es gab auch heilige Eichen, die Ares/Mars, Ceres/Demeter oder Pan zu eigen waren (vgl. DEMANDT 2005: 77). Eichenfrüchte galten als Speise der Götter und waren eine traditionelle Opfergabe (vgl. HÖFLER 1908: 41). In den griechischen Mythen wird erzählt, dass in den Bäumen weibliche Naturgeister, die Nymphen, leben. Die Nymphen der Eichen werden als Dryaden bezeichnet.

Für die Römer war Germanien das Waldland schlechthin. Vor allem die dunklen Eichenwälder scheinen sie mit Schrecken erfüllt zu haben, zumal die Germanen darin vorzüglichen Schutz vor den Eroberern fanden. »Schaurig durch seine Wälder, widerwärtig durch seine Sümpfe« beschreibt Tacitus das Land in seiner »Germania« (V). Auch Plinius war der germanische Wald offenbar ungemütlich und unheimlich: »Die Wälder erstrecken sich über das ganze übrige Germanien, und machen es kalt und schattig« (PLINIUS XVI: II/5). Besonderes berichtet er von den Eichen im herzynischen Walde, die durch ihre ungeheure Größe, ihre eigenwillige Gestalt und ihre schicksalhafte Unsterblichkeit alle anderen Wunder der Natur überträfen (XVI: II/6).

Auch die Germanen besaßen heilige Haine, wie Tacitus berichtet: »Sie weihen ihren Göttern Lichtungen und Haine, und mit göttlichen Namen benennen sie jenes geheimnisvolle Wesen, das sie nur in frommer Verehrung erblicken« (TACITUS IX). Der Römer wunderte sich offenbar, dass die Germanen keine Tempel und auch keine Abbildungen ihrer Götter besaßen. Er berichtet auch, dass sie bestimmte Gegenstände aus ihren heiligen Hainen holten, wenn sie in die Schlacht zogen, um sich mit ihren Göttern zu verbünden, und er fügt hinzu: »Sie handeln nicht, um zu strafen oder auf Befehl des Heerführers, sondern gewissermaßen auf Geheiß der Gottheit, die, wie man glaubt, den Kämpfenden zur Seite steht« (VII).

Die Kelten verehrten in der Eiche ihren Donnergott Taranis, den höchsten der Himmelsgötter; auch ihnen galt die Eiche als der heiligste Baum.

Als Baum des Blitze schleudernden Götterkönigs, des weisen Himmelsherrschers wurde die Eiche vielfach als Medium für den weisen Rat der Götter genutzt. Die Kelten und andere Indogermanen hielten ihre Ratsversammlungen (Thing) unter einer dem Himmelsherrscher, dem König der Götter, geweihten Eiche. Der irdische König galt als sein Repräsentant und nahm direkt unter dieser Eiche Platz. So bestimmte er mit Hilfe der göttlichen Inspiration, was Recht und Unrecht ist.

Die Druiden benannten sich nach der Eiche. Ihr Name wird auf *dru-vid* zurückgeführt, wobei der erste Wortbestandteil direkt auf die Eiche verweist (griech. *drys*), der zweite ist verwandt mit griech. *videre,* »wissen« (Demandt 2005: 141). Druiden sind also die eichenkundigen Priester. Ihre Ausbildung, ihre Einweihung und ihre wichtigsten Zeremonien sollen in Eichenwäldern stattgefunden haben (Scheffer und Storl 1991: 74). Plinius berichtet über die besondere Verbundenheit der Druiden, der Zauberer der Gallier, mit den Eichen: »Sie wählen an sich schon die Eichenhaine und verrichten ohne deren Laub kein Opfer, sie glauben, alles, was an den Eichen wächst, sei vom Himmel gesandt« (Plinius XVI: 95/249). Besonders heilig war ihnen die seltene auf den Eichen wachsende Mistel (*Loranthus europaeus* Jacq.), bei ihrer Ernte wurden Stiere geopfert.

Die heilige Eiche von Dodona gilt als das älteste Orakelheiligtum Griechenlands (Rätsch 1995: 150). Es war ein Zeusheiligtum, das aber möglicherweise ur-

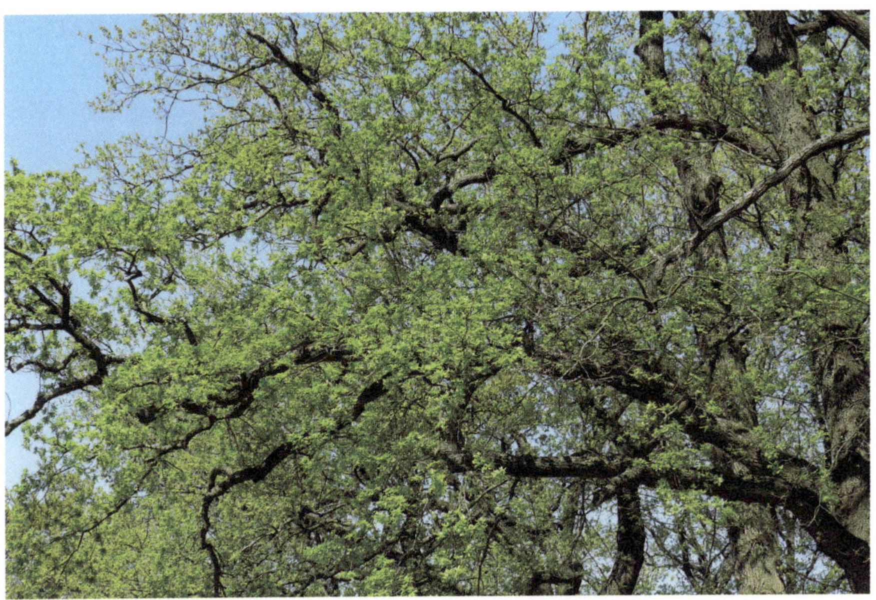

Im Rauschen der Eichenblätter vernahm man den Willen der Götter. Frische junge Eichenblätter im Mai.

sprünglich einer weiblichen Naturgottheit geweiht war (vgl. Bäumler 2007: 134). Neben Delphi ist es die bekannteste griechische Orakelstätte. Die Priesterinnen empfingen den Rat der Götter aus dem Gurren der Tauben und dem Rauschen der Blätter der heiligen Eichen, deren Wipfel die Sterne berührt haben sollen (vgl. Demandt 2005: 77). Die Prophetinnen selbst wurden »Peristeren«, das heißt »Tauben« genannt (Rätsch 1995: 150). Dodona war auch eine Stätte der Heilung. Dionysos, der Gott der Ekstase selbst, soll dort geheilt worden sein, »vielleicht weil er durch den schamanischen Weltenbaum wieder in die heile kosmische Ordnung zurückversetzt wurde« (Rätsch 1995: 151). Noch um 200 u. Z. soll in Dodona geopfert worden sein. Seit 431 ist ein Bischof von Dodona bezeugt und archäologische Befunde haben eine planmäßige Zerstörung des Heiligtums erwiesen (Demandt 2005: 77).

Von Eichen und Menschen

> »Ich bleibe oft vor Bäumen stehn
> und grüße sie als meinesgleichen
> und lasse im Vorübergehn
> die Zweige meine Stirne streichen.
> So hol ich mir auf meinen Wegen
> den Eichen- und den Buchensegen.«
>
> (Alexander Demandt 2005: 312)

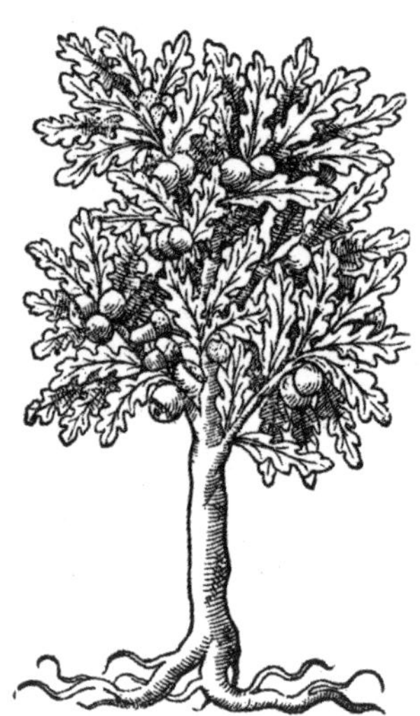

Früher wurden auch die Galläpfel als Früchte der Eiche betrachtet. (Holzschnitt aus Adamus Lonicerus 1679)

Eichen und Menschen scheinen seit jeher besonders eng miteinander verbunden. Unsere Vorfahren verehrten die Eiche nicht nur als Wohnstätte der Geister und Götter, sondern auch als »Gedeihbaum« (Höfler 1908: 42), der viele nützliche Dinge hervorbringt, der Menschen und Tiere mit Nahrung versorgt und vielen eine Herberge bietet. Die Eiche ist ein Baum der Lebenskraft und der Fruchtbarkeit. Für ausgesprochen viele Tiere bildet die Eiche einen zentralen Punkt ihres Lebensraumes, zum Beispiel für Eichhörnchen, Siebenschläfer, Eichelhäher, Spechte, Gallwespen, Wildschweine und viele Käfer. Etwa zweihundert Tiere sollen an der Eiche leben; allein hundertdreißig verschiedene Gallen wurden beobachtet (Simonis 1974: 37). Viele Tiere tragen in ihrem Namen die Verbindung zur Eiche: Eichhörnchen, Eichelhäher, Eichengallwespe, Eichenbock usw. Bei Theophrast (III, 7, 4f.) heißt es, dass kein anderer Baum so viele Dinge hervorbringe wie die Eiche.

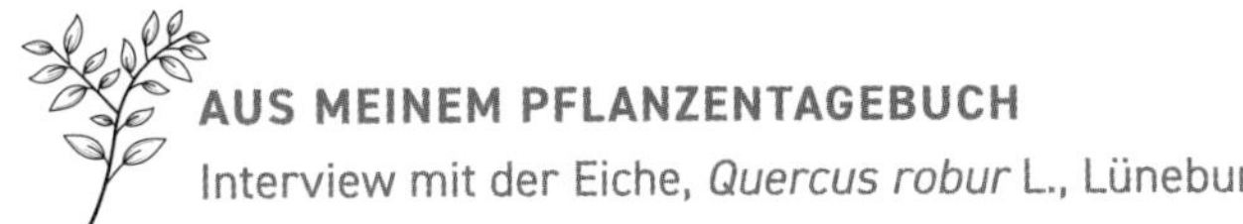

AUS MEINEM PFLANZENTAGEBUCH

Interview mit der Eiche, *Quercus robur* L., Lüneburger Heide

Es regnet wie verrückt, schon den ganzen Tag. Jetzt sitze ich unter einer Buche, damit ich halbwegs schreiben kann – über eine Eiche. Ich habe das Gefühl, dass sie mich gerufen hat. Ich habe eben eine ganze Weile bei ihr gestanden und mich sehr wohlgefühlt!

Ich bin euch Menschen am ähnlichsten. Wir leben schon lange zusammen. Es ist meine Aufgabe, Mittler für euch zu sein. Hast du gespürt, wie ich dich mit dem Himmel hoch oben verbinde? Und tief in der Erde mit dem Wasser zusammenführe?

Ja, ich habe es gespürt. Das war ein sehr schönes Gefühl. Man sagt, du seist der Baum des Jupiters, stimmt das?

Ja, ich liebe die Bienen und die Fülle und die Kraft. Ich bin edel und stark. Mein Stamm ist Stärke und an meinen Zweigen hängt Güte. In mir strömt die Liebe, das Wissen und das Feuer. Deshalb bin ich der Weltenbaum.

Wir haben uns lange zusammen entwickelt, ihr Menschen und wir Eichen. Nun sind andere Zeiten gekommen. Alles sollte so sein. Wir Pflanzen und noch viel mehr Wesenheiten haben gemeinsam Rat gehalten. Und wir haben insgesamt nicht mehr viel Hoffnung. Liebe ist es, was wir wollen. Was wir brauchen! Sehr dringend und sehr viel! Wir sind auf die Liebe der Menschen angewiesen. Wir brauchen euch! Wie gesagt, lange haben wir gut zusammen gelebt, und das war der Plan. Wir ernähren uns von Liebe. Liebe ist es, was die ganze Welt zusammenhält. Und viel Kitt ist nicht mehr da. Alles wird lose und haltlos. Dabei kann man Liebe so leicht vermehren. Wenn ihr nur wüsstet, wie!

Alles Wissen liegt in dir. Wir helfen dir nur, es zu sehen. Mach dir keine Gedanken, es kommt doch auf den Ursprung der Welt an. Unsere gemeinsame Geburt und unser gemeinsames Leben. Gemeinsamkeiten. Da haben wir viele. Auch du brauchst Liebe. Ich gebe dir Ruhe. Das Grün gibt dir Ruhe und kräftigt dich. Bei mir findest du Halt und Freundschaft und oft auch ein Dach über dem Kopf.

Geh weiter. Immer noch einen Schritt. Hab keine Angst, es gibt nichts zu verlieren. Nichts! Was besitzt du denn schon! Alles, was du wirklich besitzt, hast du eh immer bei dir. Du bist du. Du bist. Schön. Geh jetzt weiter. Trag unsere Liebe überall in dir. Nimm diese Fülle. Genieße!

Die Eiche – Wesentliches auf einen Blick

Signaturen
Jupiter, auch Mars, Saturn

Wichtige Inhaltsstoffe
Eichenrinde: Gerbstoffe (Ellagtannine und Catechine), Flavonoide (darunter Quercetin-Derivate), Triterpene

Pharmakologische Heilwirkungen
Eichenrinde: stark adstringierend (zusammenziehend), keimtötend, virustatisch, entzündungshemmend, sekretionshemmend, schweißhemmend, blutstillend, gewebeverdichtend, -festigend, wundheilungsfördernd, antidiarrhoisch (»stopfend« bei Durchfall), mild oberflächenanästhetisierend, juckreizlindernd

Rituale und Brauchtum
Weltenbaum, Vegetationsdämon, Gedeihbaum, Kinderbaum (Fruchtbarkeit, Wohlergehen), Aphrodisiakum für Männer, Orakel, Wohnort der Götter, Götterspeise, Abwehrzauber, Zauberheilkraut

***Wesen*tliche Heilkräfte**
Geborgenheit, Stärkung, Orientierung, Frieden, den eigenen Platz einnehmen

Anwendungsgebiete
Entzündliche Hauterkrankungen verschiedener Ursache, Halsentzündung, Angina, zur Festigung des Zahnfleisches, Hämorrhoiden, übermäßige Schweißsekretion, Schweißfüße, unspezifische, akute Durchfallerkrankungen, zur allgemeinen Kräftigung, vor allem in der Rekonvaleszenz
Empfehlung der Kommission E: äußere Anwendung bei entzündlichen Hauterkrankungen, lokale Behandlung von leichten Entzündungen im Mund- und Rachenraum sowie im Genital- und Analbereich; innere Anwendung: unspezifische, akute Durchfallerkrankungen (Eichenrinde)

Zu beachten

Hohe Gerbstoffdosen können die Magenschleimhaut reizen und brecherregend wirken. Der Eichenrindentee sollte nicht länger als eine Woche angewendet werden (vgl. Bühring 2005: 122). Bei angemessener Dosierung sind keine Nebenwirkungen zu erwarten. Bei gleichzeitiger Einnahme von Alkaloiden oder anderen basischen Arzneistoffen können diese möglicherweise vom Körper nicht oder nur geringfügig aufgenommen werden (vgl. Schilcher et al. 2007: 86), daher sollten die Arzneimittel im Abstand von mindestens einer Stunde eingenommen werden. Teezubereitungen aus Gerbstoffdrogen sollten ungesüßt getrunken werden, da dann unerwünschte Gärungsprozesse im Darmtrakt seltener auftreten.

Bei großflächigen Hautschäden darf die Eichenrinde äußerlich nicht appliziert werden, weil es möglicherweise zu Leberschäden kommen kann. Auch äußerlich sollte man die Eichenrindenzubereitungen nicht länger als zwei bis drei Wochen anwenden, da die Gerbstoffe stark austrocknen. Eichenrindenbäder sollten nicht öfter als alle zwei Tage angewendet werden (vgl. Wenigmann 1999: 119, Strassmann 1999: 109). Vollbäder sollten allgemein nicht angewendet werden bei nässenden großflächigen Ekzemen und Hautverletzungen, fieberhaften und infektiösen Erkrankungen, Herzinsuffizienz Stadium III und IV nach NYHA sowie bei starkem Bluthochdruck und Erythrodermie (vgl. Schilcher 2016: 114).

Ernte und Einkauf

Verwendet wird die geschälte Rinde junger Triebe (*Quercus cortex*). Die Rinde wird im Frühjahr (März bis Mai) von jungen Zweigen, deren Durchmesser nicht mehr als 6 cm beträgt, geschält. Sie darf noch keine Borke besitzen, ist daher glänzend und wird als »Spiegelrinde« bezeichnet. Fertigpräparate (zum Beispiel Tabletten, Badezusätze, Zäpfchen, Salben) sind in der Apotheke erhältlich. In der Volksheilkunde werden auch die reifen Eicheln und die von Mai bis Juni gesammelten Blätter gebraucht.

Die Eicheln gelten als »erste Nahrung des Menschen« (Rätsch 1995: 152). Vermutlich werden sie schon seit der Steinzeit als Nahrungsmittel verwendet. Plinius berichtet: »Es ist ausgemacht, dass noch jetzt die Eicheln der ganze Reichtum vieler Völker sind. (...) Ja noch heutigen Tages wird in Spanien die Eichel mit dem Nachtisch aufgesetzt« (Plinius XVI: 6/15). Aus den Eicheln kann ein Mehl hergestellt werden, das zur Herstellung von Brot, Brei, Bratlingen und Gebäck geeignet ist. In Notzeiten bereitete man aus diesem »Armeleutemehl« auch eine sogenannte Eichelblutwurst. Eichelkaffee war in früheren Zeiten als Kaffeeersatz und Heilmittel bekannt. Kindern verabreichte man zumeist einen Eichelkakao, eine Mischung aus Eichelkaffee und Kakao. Für diese Nahrungs- und Heilzwecke müssen die Eicheln sorgfältig zubereitet werden, sonst sind sie unbekömmlich. In den verschiedenen Rezepten werden sie zu diesem Zweck gewässert, geröstet und/oder gekocht. Mitunter wird vermutet, dass es in früheren Zeiten, als die Eicheln gängige Nahrungsmittel waren, auch andere

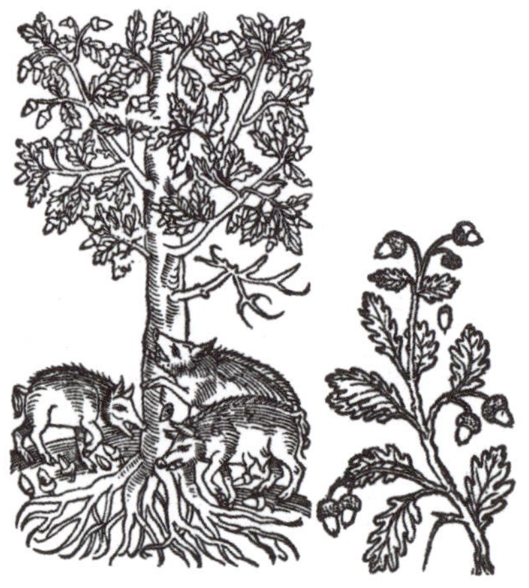

Früher trieb man die Schweine zur Mast in die Wälder. Deshalb heißt es: »Auf den Eichen wachsen die besten Schinken!« (Holzschnitt aus Adamus Lonicerus 1679).

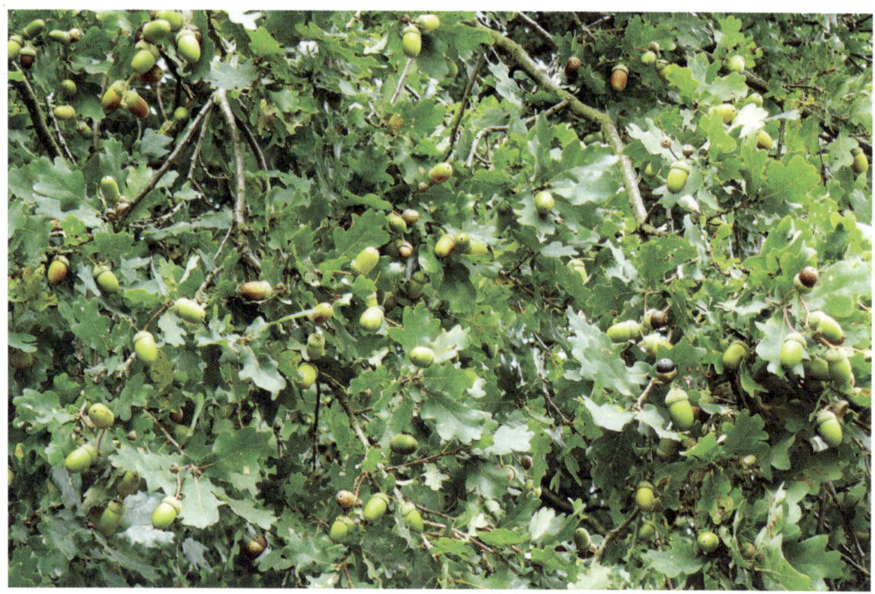

Die Fruchtfülle der Eiche macht sie zum Symbol für Fruchtbarkeit.

Die Eicheln mit ihrer unverkennbaren Ähnlichkeit zur männlichen Eichel haben wohl dazu beigetragen, dass die Eiche als Aphrodisiakum für Männer gilt.

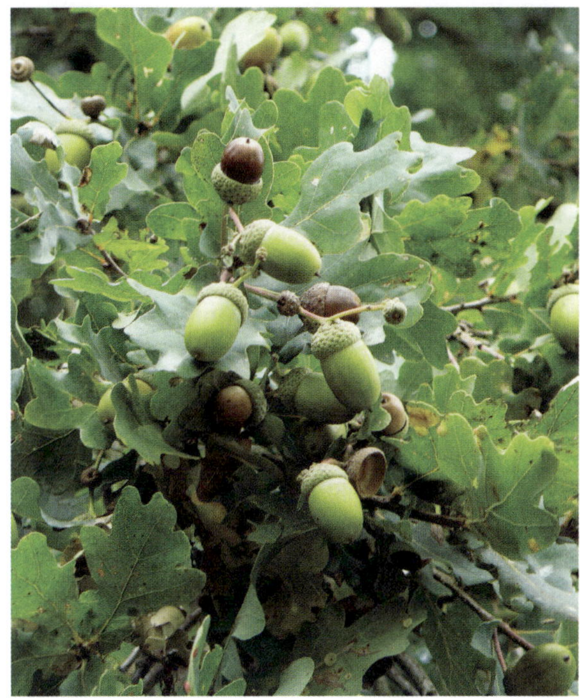

Eichenarten gegeben habe. Im Jahrbuch der Deutschen Dendrologischen Gesellschaft von 1923 wird berichtet, dass man in Marburg an der Lahn eine Eiche mit durchweg hellen, gelblich-rosa Früchten fand, die süß und haselnussartig schmeckten (zitiert in Sieg 1939: 99f.). Nach ihrem Entdecker nannte man sie Kannappel-Eiche. Eichen mit bitterfreien, aber dennoch nicht wohlschmeckenden Früchten, soll es an verschiedenen Orten gegeben haben.

Im Mittelalter wurden im Herbst die Schweine direkt in den Wäldern mit Eicheln gemästet. Auch sie sollen die Eicheln nur bei feuchter, regenreicher Witterung essen, wenn durch Wärme und Nässe die herben Inhaltsstoffe ausgelaugt sind (Sieg 1939: 104). Viele Namen weisen auf die Verwendung der Eiche als Nahrungsbaum hin, so zum Beispiel »Masteiche«, »Brotbaum« und »Ferkeleiche«.

Die enge Verbindung von Menschen und Eichen zeigt sich auch darin, dass die Eiche als Schutzgeist der Sippe verehrt wurde. In Dänemark bedachte man sie zum Julfest mit Opfergaben wie Brot, Bier, Fleisch und Julgrütze. Auch in Sachsen wird der Schutzgeist des Hauses mit Eichenfrüchten im Munde dargestellt (Höfler 1908: 43).

Zumeist wird die Eiche als männlich betrachtet. Die Eicheln mit ihrer unverkennbaren Ähnlichkeit zur männlichen Eichel mögen dazu beigetragen haben. Die starke Eiche, die Lebenskraft und Fruchtbarkeit vermittelt, ist ein Sinnbild für die männliche Potenz. Früher war man überzeugt, dass die Eiche dem Menschen

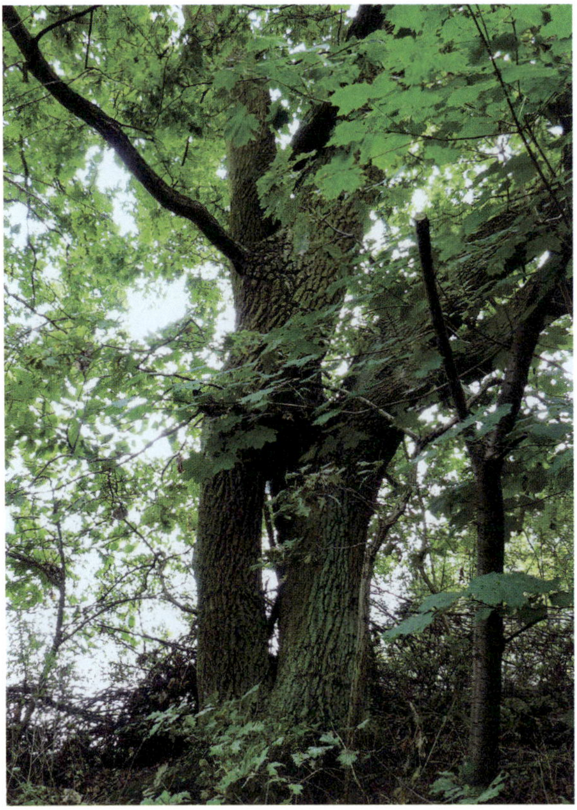

Natürlich gewachsene Zwieseleiche.

»Manneskraft« vermittelt und man sich durch Opfergaben an die Eiche ihre sexuelle Lebenskraft zu eigen machen könnte (Höfler 1908: 43). Die stärkereichen Eicheln galten als sexuelles Tonikum und wurden volksheilkundlich bei Hodenentzündung als Tee getrunken (Madejsky 2001: 154). Den »brüchigen«, also impotenten Männern empfahl man die gemahlenen Galläpfel im Mai als Aphrodisiakum. Einen besonderen sympathiemagischen Zauber überliefert dazu Aigremont (1907–1910/II: 74): »Wer vom Alter impotent geworden ist, macht diese aphrodisische Sympathie: (...) er bohrt mit dem Bohrer in die Eiche bis zum Herzen, steckt den Penis hinein und sagt: ›O Eiche, so wie dein Herz gesund ist, so möge auch mein Penis gesund sein‹ (...)«.

Nach zahlreichen Legenden entstanden die allerersten Menschen aus Bäumen, häufig aus Eichen (vgl. Demandt 2005: 73f., Rätsch 1995: 151f.). Im Volksglauben war früher die Ansicht von sogenannten Kinderbäumen weit verbreitet. Man glaubte, dass die Kinder nicht nur vom Storch gebracht werden, sondern auch Bäumen entspringen können (Aigremont 1907–1910/I: 5). Bei den Kinderbäumen handelte es sich zumeist um Eichen, Buchen, Linden oder Lärchen. Die Bäume waren unseren Vorfahren wohl mächtige Zeichen der alles gebärenden, lebensspendenden Mutter Erde. »Elbisch verwachsene« oder brüchige Kinder zog man durch sogenannte Zwieseleichen, die von Natur aus Gabelungen bzw. Öffnungen aufwiesen oder die eigens dafür gespalten und später wieder verbunden wurden. So sollte der Baum sie ein zweites Mal – geheilt – gebären (vgl. Höfler 1908: 43, Sieg 1939: 88). Auch Erwachsene krochen durch »Krupeichen«, um sich von Gebrechen wie Rheumatismus, Gicht oder Ischias zu befreien. Manche »Wundereichen« waren weit bekannt, und lang soll der Zug der Lahmen und Kranken gewesen sein, die auf dem Weg dorthin waren (vgl. Sieg 1939: 90).

Heilung und Schutz durch den heiligen Baum

»Wenn Unthaten in einem Eichwald geschehen, verlieren die Eichen ihren hohen Wuchs oder hören auf, Früchte zu tragen« (Perger 1864: 293), denn sie sind die Hüter der Weltenordnung und der Gerechtigkeit. Dadurch werden sie auch zum mächtigen Mittel gegen bösen Zauber und Krankheiten. Insbesondere die Blätter gelten als zauberwidrig (Bächtold-Stäubli 1927–1942/II: 650).

Eichenblätter können zur Reinigung des Raumes verbrannt werden (Magister Botanicus 1992: 45). Früher trug man das Blatt von einer heiligen Eiche um den Hals, um sich vor Unglück zu schützen (Perger 1864: 298). Man glaubte, dass Eichenlaub Dämonenwerk, wie zum Beispiel Hautgeschwüre, vertreiben könne, denn der Teufel sieht es nicht gern (Höfler 1908: 44). Die Eiche gehörte auch zu den Bäumen und Sträuchern, auf die man seine Krankheiten übertragen konnte. Natürlich musste dies in einem rituellen Rahmen geschehen. Man muss den Kranken beispielsweise barfuss vor den Eichstamm stellen, mit einem Sargnagel den leidenden Teil des Kranken berühren und, bei einem gewissen Spruch, den Nagel dicht über dem Kopf des zu Heilenden in den Baum einschlagen (Perger 1864: 301). Auch vorbeugend konnte die magische Heilkraft der Eiche genutzt werden: Damit ein Kind gute Zähne bekommt, soll der erste ausgefallene Zahn in einen Eichenstamm eingebohrt werden, das Loch muss wieder gut verschlossen werden (Strassmann 1999: 108). Das Eichenholz galt ebenfalls als Zaubermittel. Im Rheinland und in Westfalen verbrannte man früher zu Weihnachten einen Eichenklotz, dessen Holzreste vor Donner

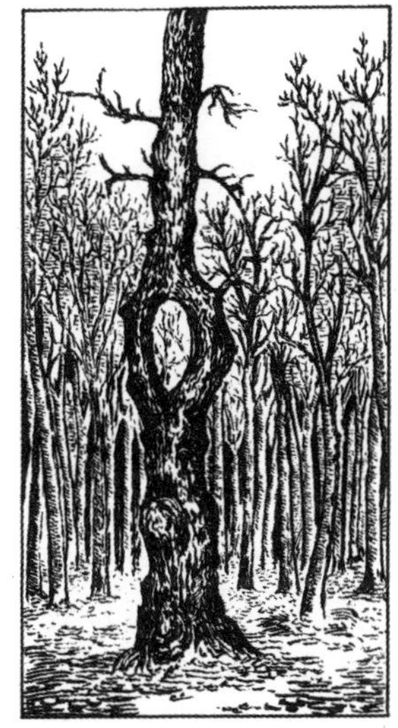

Die »Wundereiche bei Fahrenholz«. (Zeichnung von H. H. Hagedorn in Hilde Sieg 1939)

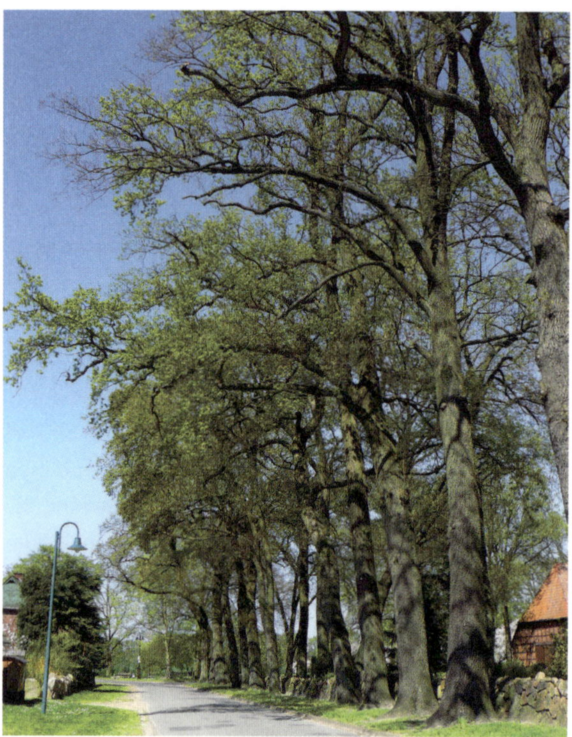

Eichen säumen die Straße in einem Dorf in Niedersachsen.

schützen und dessen Asche die Felder fruchtbar machen sollte (Bächtold-Stäubli 1927–1942/II: 68). Mit Feuer aus Eichenholz versuchte man auch die Pestseuche zu vertreiben (Höfler 1908: 45). Als besonders zauberkräftig gelten Eichenholz und -rinde von Eichen, die vom Blitz getroffen wurden (Bächtold-Stäubli 1927–1942/II: 68).

Religionskriege im heiligen Hain

Die Römer unter Cäsar und viele christliche Missionare fällten die heiligen Eichen und stürzten damit das heidnisch-schamanische Weltbild der keltischen und germanischen Volksstämme in Mitteleuropa. Römische Legionäre beseitigten die heiligen Haine wohl zum einen als »Orte üblen Aberglaubens« (vgl. Demandt 2005: 140), zum anderen nutzten sie die mächtigen Eichen zum Bau des Limes, der erst später durch Steinbauten ersetzt wurde, und zum Bau ihrer Brücken über Mosel und Rhein. Beim Neubau der Mainzer Rheinbrücke um 1880 soll man, tief im Bett des Stromes versenkt, Eichenpfähle von acht Meter Länge und fünfzig Zentimeter Durchmesser gefunden haben; sie haben die Brücke getragen, welche die Römer im Jahre 14 v. u. Z. über den Rhein gebaut hatten (Sieg 1939: 108). Eine

Klavierfabrik erwarb diese Hölzer und baute daraus unter anderem fünf Klaviere, von denen eines der Zar von Russland erwarb und ein anderes Kaiser Wilhelm I. Das Holz soll steinhart gewesen sein und damit eine alte Volksweisheit bewiesen haben: Das Eichenholz verwandle sich in Stein, wenn es hundert Jahre unter Wasser läge. Die Bearbeitung soll entsprechend schwierig gewesen sein, da die Sägen immer wieder stumpf wurden (Sieg 1939: 108).

Im Zuge der Christianisierung wurden die heidnischen Rituale, die Verehrung des Göttlichen in der Natur, der rituelle Gebrauch von grünen Zweigen und das Aufstellen von Lichtern im Wald und an Bäumen verboten (vgl. Demandt 2005: 141). Vor allem aus dem 4. und 5. Jahrhundert sind Zeugnisse bekannt, wie die christlichen Missionare heilige Bäume und Haine fällten und an gleicher Stelle Kirchen errichteten. Die zweite Synode von Arles bestimmte im Jahre 452: »Wenn in einer Diözese Ungläubige Fackeln anzünden, Bäume, Quellen oder Felsen verehren und der zuständige Bischof diese Heiligtümer zu zerstören unterlässt, begeht er ein Sakrileg« (Kanon 23, zitiert in Demandt 2005: 144). Aus späteren Wiederholungen solcher Vorschriften in den folgenden Jahrhunderten, bis ins Mittelalter, lässt sich erkennen, dass diese Verbote nur schwerlich durchzusetzen waren. So beschwerte sich zum Beispiel Karl der Große, »dass von törichten Menschen bei Bäumen, Felsen und Quellen Lichter angezündet und abergläubische Handlungen vollzogen würden; dieser üble, gottverhasste Brauch solle überall, wo er gefunden werde, gründlich beseitigt werden« (Capitulare, zitiert in Demandt

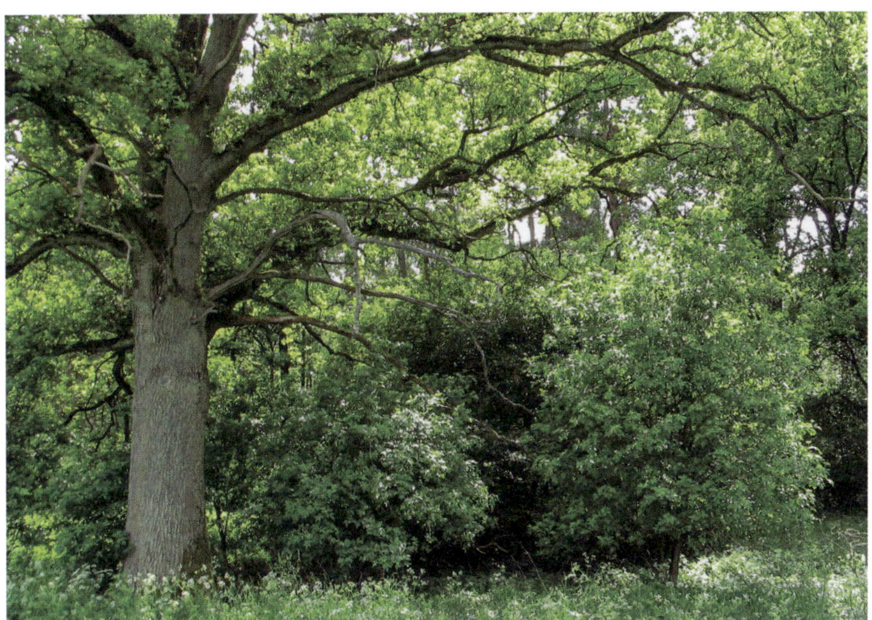

Mit ihren weit ausladenden Ästen schaffen Eichen heilige Räume.

2005: 144). Auch aus dem Jahre 1000 und gegen Ende des 13. Jahrhunderts finden sich Erlasse gegen den Baumkult (Demandt 2005: 145). Vor allem in einigen Gegenden Niedersachsens und Westfalens soll sich die Verehrung heiliger Eichen noch bis in die jüngste Vergangenheit erhalten haben; so berichtet Ritter von Perger von feierlichen Eichenprozessionen zu seiner Zeit, also vor gerade mal einhundertfünfzig Jahren (Perger 1864: 297).

»Luftlaube des Teufels«

Im Zuge der Christianisierung wurde die Eiche zum Sitz des Bösen und zum Baum der Hexen deklariert. Nachdem die heiligen Haine geschändet und die Naturverehrung verboten waren, wurde der wilde Wald den Menschen zunehmend unheimlich. »Wenn man einen starken Lärm in den Eichen hört, so rumort der Teufel zum Andenken an den ehemaligen Heidendienst darin«, erzählte man sich; man hielt die ehemals heiligen Eichen nun für »die Luftlaube des Teufels« (Perger 1864: 296). Es mehrten sich Sagen von Teufels- oder Hexeneichen, »in deren Umgebung es nicht geheuer ist« (Bächtold-Stäubli 1927–1942/II: 649). Am Walpurgistage sollen sich die Hexen auf den Eichen schaukeln, und mancherorts waren sie in Eichen gebannt (Perger 1864: 295). Sie wurden bezichtigt, Eichenlaub in Töpfen zum Sieden zu bringen, um damit Sturm und Hagel zu erzeugen (Bächtold-Stäubli 1927–1942/II: 649).

Im selben Zuge, wie heilige Eichen gefällt und am selben Ort daraus Kirchen gebaut wurden, ernannte man besonders stattliche Eichen zu »Marieneichen«. »In katholischen Ländern gibt es kaum mehr eine einzeln stehende große Eiche, an der sich nicht irgend ein Marienbild befände«, berichtet Perger (1864: 297).

Die »deutsche Eiche«

Im 18. Jahrhundert entstand das Bild der »deutschen Eiche«. Der Baum wurde zum Wappenbaum der Deutschen. Noch heute ist auf den deutschen Cent-Stücken ein Eichenzweig mit Blättern und Früchten abgebildet. Eigenschaften wie Freiheitsliebe, Treue, unbeugsamer Stolz und Stärke wurden mit der Eiche und dem deutschen Volk verknüpft. Der »Ahnherr der deutschen Eiche« war wohl der Dichter Friedrich Gottfried Klopstock, der in seinen Werken gern die freiheitsliebenden Helden der germanischen Frühzeit thematisierte und die deutsche Eiche zum zentralen Requisit machte (Demandt 2005: 232). Die Eiche wurde zum Sinnbild der Sehnsucht nach Freiheit und einer besseren Zukunft. Viele Orte in Deutschland besitzen oder besaßen Gedenkeichen für vaterländische Helden oder besondere Werte. So gibt es zum Beispiel eine Friedenseiche an der Dorfkirche Zehlendorf in Berlin, eine Blüchereiche an der Müritz usw.

Eichen-Heilkunde

Die Eichenrinde ist in erster Linie ein Heilmittel für Haut und Schleimhaut, für deren Erkrankung und Verletzung. Diese Verwendung ist sowohl durch die Gerbstoffe als auch durch die offensichtliche Signatur zu erklären. So meint man, dass die grob gefurchte Rinde ein gutes Mittel bei Hautrissen und borkiger oder offener Haut sein müsste (vgl. MADEJSKY 2001: 175).

Die Kommission E empfiehlt die äußerliche Anwendung der Eichenrinde bei entzündlichen Hauterkrankungen verschiedener Ursache und zur lokalen Behandlung von leichten Entzündungen im Mund- und Rachenraum sowie im Genital- und Analbereich; weiterhin die innerliche Anwendung bei unspezifischen, akuten Durchfallerkrankungen. Eine Abkochung der Rinde kann als Auflage, Umschlag, zum Gurgeln und Spülen der Mundhöhle oder als Zusatz zu Teil- oder Vollbädern verwendet werden. Sitz- und Teilbäder werden zum Beispiel bei Hämorrhoiden, bei Frostschäden an Händen und Füßen, bei Schweißfüßen oder Neigung zu Fußpilz angewandt. Spülungen und Gurgeln mit Eichenrindenauszügen sind hilfreich bei Schleimhautentzündungen der Mundhöhle, bei Halsentzündungen, Angina, Mandelvereiterung (vgl. JARETZKY und GEITH o. J.: 56) und zur Festigung des Zahnfleisches. Bei Ekzemen, vor allem bei nässenden Hautausschlägen und bei Psoriasis wird mit Auflagen, Umschlägen oder Bädern gearbeitet. Auch zur Wundbehandlung und Wundnachbehandlung (vgl. STRASSMANN 1999: 107), zur Trockenlegung infizierter oder infektionsgefährdeter Hautbereiche und bei sekundärinfizierten Unterschenkelgeschwüren (vgl. BÄUMLER 2007: 133) wird die Eichenrinde zur Anwendung empfohlen. Früher legte man gestoßene Eichenblätter direkt auf frisch gehauene Wunden auf. Das zieht sie zusammen »also, dass man sie nicht heften darf« schreibt LONICERUS (1679: 90). Er empfahl die Heilkraft der Eiche auch bei inneren Blutungen wie zum Beispiel bei Bluthusten. Eichenblätter und -rinde als Bad oder Waschung eignen sich gut zur kosmetischen Anwendung bei unreiner und fetter Haut (vgl. STRASSMANN 1999: 109).

Die Eiche gilt auch als Heilmittel bei Erkrankungen der Magen- und Darmschleimhaut, insbesondere bei leichten unspezifischen Durchfallerkrankungen. FISCHER-RIZZI (1994: 62) rezeptiert bei starkem Durchfall eine Mischung aus Eichenrinde und Tormentillwurzel zu gleichen Teilen. Sehr zu empfehlen ist in diesem Falle auch ein Eichenrindenwein: Dreißig Gramm Eichenrinde werden in einem Liter Rotwein angesetzt, zweimal täglich soll ein Likörglas voll davon eingenommen werden (JARETZKY und GEITH o. J.: 56).

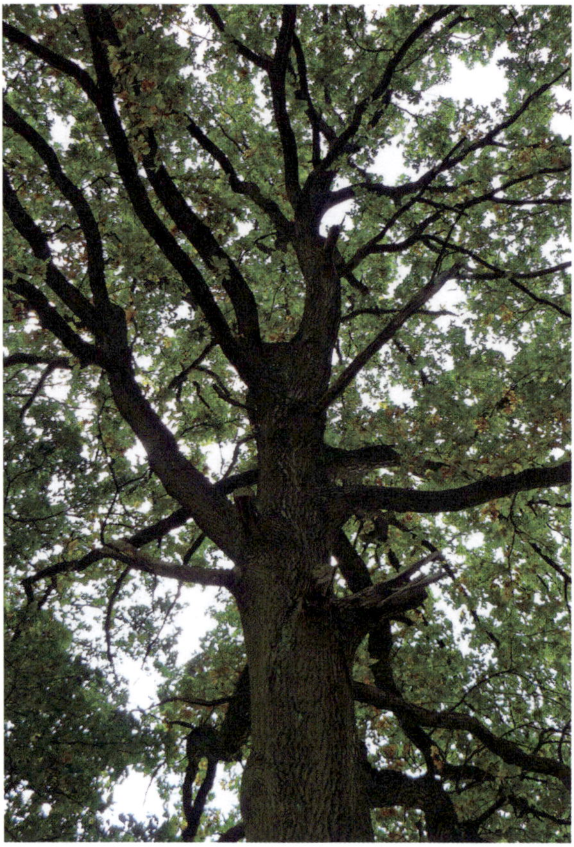

Die kraftvolle Eiche bietet Schutz und Geborgenheit.

Manche aus früheren Zeiten überlieferte Heilanwendungen der Eiche erscheinen uns heute sonderbar. SIEG (1939: 101) erzählt uns von dem Arzt Dr. Zwierlein, der 1824 ein Buch mit dem Titel: »Deutschlands Eichbaum mit seinen höchst wirksamen Heilkräften durch 48-jährige Erfahrung bestätigt« veröffentlichte. Hier berichtet er ausführlich über die aus der Eichenrinde bereiteten »Lohbäder«, wohl eine sehr alte Form der pflanzlichen Heilbäder. Die Lohbäder sollen bei Gicht, Schwäche der Gliedmaßen, wässerigen Geschwülsten der Hände und Füße und Steifheit der Gelenke heilsam gewesen sein. Aus pharmakologischer Sicht lassen sich diese Heilwirkungen nicht alle erklären. Doch wer einmal in Eichenrinde gebadet hat, hat vielleicht bemerkt, dass solch ein Bad eine allgemein sehr stärkende Wirkung hat. Selbst ein Fußbad wirkt wohltuend kräftigend auf den ganzen Menschen.

Innerlich wurden die Eichenrinde und der Eichelkaffee nicht nur bei Magen- und Darmkatarrhen, sondern auch bei Blutarmut und Schwindsucht (JARETZKY und GEITH o. J.: 57), Wechselfieber, Veitstanz, Empfindlichkeit der Nerven, Schwindel und »Bangigkeit« verwendet (SIEG 1939: 102).

Offensichtlich war die Eiche unseren Vorfahren als allgemein und insbesondere die Nerven stärkendes Mittel bekannt. Die Tatsache, dass sie häufig auf Wasseradern wächst, die als energetische Störzonen gedeutet werden, und den Blitz ableitet, spricht für ihre Widerstandsfähigkeit gegenüber starken Spannungen und unsichtbaren schädlichen Einflüssen (vgl. MADEJSKY 2001: 188). Ihrem Wesen nach gibt uns die Eiche vor allem Kraft und bietet uns Schutz und Geborgenheit.

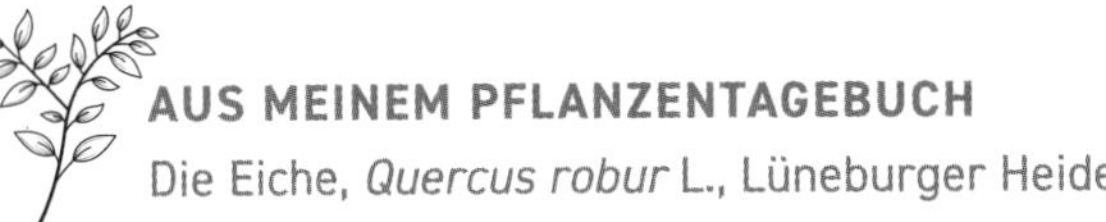

AUS MEINEM PFLANZENTAGEBUCH

Die Eiche, *Quercus robur* L., Lüneburger Heide

Ich sitze auf einem Hochsitz direkt in der Laubkrone einer Eiche. Um uns herum die Felder. Die Eiche gibt uns alles, was wir an Schutz und Geborgenheit brauchen. Sie ist Mutter und Vater zugleich. Ich fühle mich sehr wohl hier, obwohl gerade ein Unwetter naht. Endlich habe ich hier einen Platz gefunden, wo ich vielleicht etwas Ruhe finde und mich wirklich wohlfühle. Ich kann verstehen, wieso aus der Eiche die ersten Menschen geboren worden sein sollen. Ich fühle mich hier so geborgen. Könnte mir vorstellen, eine Nacht hier zu verbringen. Ich habe überhaupt keine Angst vor der Welt da draußen.

Die Wesenskräfte der Eiche helfen, bei langandauernden Erkrankungen und langsamen Gesundungsprozessen durchzuhalten. Die Eiche stärkt uns den Rücken und bekämpft depressive Tendenzen. Nach STRASSMANN (1999: 109) zeigt sie ihre schönen Eigenschaften besonders nach langen, kräfteraubenden Erkrankungen, sie fördert den Wiederaufbau, die Regeneration; man kann sie zum »Auftanken« verwenden und um sich allgemein zu stärken. MAGISTER BOTANICUS (1992: 45) empfiehlt Menschen, die unter Depressionen leiden, unter einer Eiche zu schlafen.

Auch die von Edward Bach begründete Bach-Blütentherapie sieht die Eiche mit Kraft und Ausdauer verbunden. »Oak«, die Essenz aus ihrer Blüte, ist ein Heilmittel für Menschen, die sich aufgrund hoher Ideale und einem großen Pflichtgefühl ständig überarbeiten und sich keine Schwächen und Spielereien gönnen. Sie sind zu Arbeitsmaschinen erstarrt, das »Durchhalten« wird zum Selbstzweck und das Leben zu einer einzigen Pflichtübung. Die Blütenessenz der Eiche kann helfen, die Aufgaben mit mehr Leichtigkeit und sehr viel angenehmer erfüllen zu können: »Wer Oak einnimmt, beobachtet bald, wie der innere Druck weicht und die Energien reichlicher und in gewisser Weise freier fließen« (SCHEFFER 1998: 166).

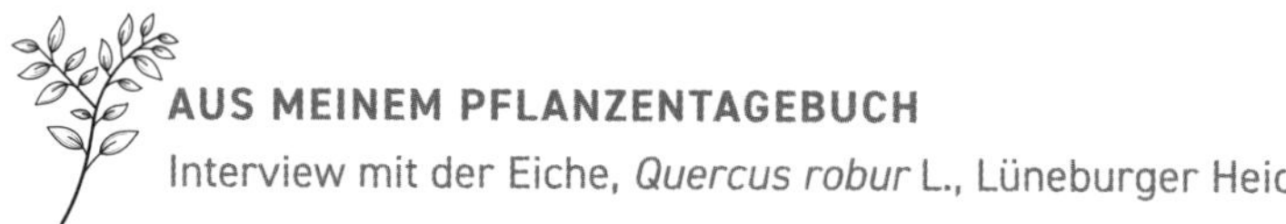

AUS MEINEM PFLANZENTAGEBUCH

Interview mit der Eiche, *Quercus robur* L., Lüneburger Heide

Ich fühle mich nicht gut, deshalb bin ich in den Wald gegangen. Doch noch immer habe ich kein Lächeln auf dem Gesicht. Mir fehlen Licht und Urvertrauen. Jetzt bin ich bei der Eiche und habe mich – etwas unbequem – an ihrem Stamm angelehnt.

> *»Machs dir doch gemütlich. Setzt dich doch. Dafür ist das Moos doch da«,* sagt sie.
> Also sitze ich jetzt hier. Ich bin müde und erschöpft.
> Die Eiche sagt: *»Wir lassen dich nicht unbeschwert. Wir zeigen dir alles, aber wir zeigen dir auch, wie man damit fertig wird.«*

Die Eiche ist stark. Sich mit der Eiche zu verbinden, kann uns etwas sehr Mächtiges lehren. Es kann uns helfen, kosmische Gesetzmäßigkeiten (die Weltenordnung) zu erkennen und so den eigenen Platz zu finden und einzunehmen. Diese Erkenntnis bringt Ruhe und Frieden, nicht nur für uns persönlich, sondern für die gesamte Weltenordnung.

Zubereitung, Rezepte, Rituale

Eichenrindentee zur innerlichen Anwendung
1 bis 2 TL getrocknete geschnittene Eichenrinde mit 1/4 l kaltem Wasser zum Sieden erhitzen und 3 bis 5 Minuten kochen. Dann abseihen. 2 Tassen pro Tag sind in der Regel eine gute Dosis. Bei Durchfall sollte man den Tee langsam, schluckweise trinken. Nicht länger als drei Tage anwenden.

Eichenrinde zur äußerlichen Anwendung
Für die äußerliche Anwendung kocht man die Droge 5 bis 15 Minuten. Für ein Vollbad verwendet man 100 g Rinde und kocht sie mit 1 bis 2 Litern Wasser auf. Den konzentrierten abgeseihten Eichenrindenauszug gibt man zum sonst klaren Badewasser hinzu. Baden sollte man anfangs 1-mal, später 2- bis 3-mal pro Woche. Der Eichenrindenauszug ist kräftig braun gefärbt. Die Haut verfärbt sich nicht, aber die Badewanne sollte sofort nach dem Bad gereinigt werden.

Für die übrigen Anwendungen (Spülungen, Umschläge, Gurgellösungen, Sitz- und Fußbäder) bereitet man entsprechend kleinere Mengen und weniger konzentrierte Auszüge zu. Gurgeln bzw. Spülen sollte man etwa alle 3 Stunden, feuchte Umschläge müssen 2- bis 3-mal täglich erneuert werden. Beachten Sie die Hinweise auf Seite 387.

Eichelmehl

Die Zubereitung ist mühsam: Die Eicheln werden in einer unbeschichteten Pfanne etwa 10 Minuten geröstet, bis die Schale aufplatzt. Die Eicheln dürfen dabei nicht braun oder gar schwarz werden. Vorsicht: Wenn man die Eicheln zu lange röstet, explodieren sie mit einem lauten Knall und zaubern Silvesterstimmung in die Küche! Nach dem Rösten kann die Schale leicht entfernt werden. Die nackten Eicheln werden klein geschnitten bzw. zu grobem Mehl gemörsert. Man übergießt sie mit Wasser und lässt sie mindestens 1 Stunde oder aber auch über Nacht im Wasser stehen. Dieser Vorgang wird mehrmals wiederholt. Das Wasser sollte zuletzt hell ablaufen. Im noch feuchten Zustand können die Eichelteile im Mörser zermahlen werden. Zuletzt wird das Eichelmehl im Ofen getrocknet und evtl. noch einmal in der Kaffeemühle oder im Fleischwolf zermahlen. Wer feine Speisen herstellen will, sollte das Mehl sieben. Im Gegensatz zu Getreidemehl besitzt es keine bindenden Eigenschaften. So wird es meist mit Roggen- oder Weizenmehl oder auch mit gekochten Kartoffeln gemischt, um Brot und Gebäck herzustellen. Die mit Eichelmehl hergestellten Speisen erhalten eine herb-würzige, leicht nussige Note und sind sehr nahrhaft.

Ritual für inneren Frieden

Auch wenn es uns oft gar nicht so bewusst ist: In Gedanken halten wir ständig Gericht über andere und auch über uns selbst. Die Eiche kann uns helfen, einen tiefen inneren Frieden zu finden. Gerade in Konfliktsituationen kann Sie uns Rat und Orientierung geben.

Setzen Sie sich unter die Eiche und lehnen Sie sich an Ihren kräftigen Stamm. Lassen Sie Ihren Gedanken freien Lauf. Seien Sie ehrlich dabei und schauen Sie sich die Gedanken genau an. Dann blicken Sie in die Baumkrone, spüren der Kraft in Ihrem Rücken nach, dem Wesen des Eichenbaumes. Verändern sich Ihre Gedanken? Werden Ihnen neue Aspekte Ihrer Themen bewusst? Wiederholen Sie diesen Wechsel von Konzentration auf das Eigene und auf das Wesen der Eiche so oft Sie mögen.

Der Ackerschachtelhalm – Halt und Haltung

Equisetum arvense L., Equisetaceae

Der Schachtelhalm ist eine besondere Heilpflanze. Er blüht nicht, und er ist sehr alt, sozusagen ein Greis unter den sonst zumeist recht jungen Blütenpflanzen in der Pflanzenheilkunde. Er ist alt – und doch ewig jung geblieben: Saturnisches und Merkurielles sind hier ineinander »verschachtelt«. Seine Erscheinung ist klar, deutlich gegliedert, ohne Schnörkel, ohne Schmuck – einzig in seiner ganzen wohlgeordneten Form liegt seine Schönheit.

Der Ackerschachtelhalm ist hart in seinen feinen, filigranen Strukturen. Mit ihm hat man Zinngeschirr geputzt, Milchkannen ausgescheuert und Tische und Schränke poliert, deshalb nennt man ihn auch Zinnkraut, Kannenkraut, Reibisch oder Scheuergras. Er wirkt extrem reinigend, strukturierend und aufrichtend. Diese Eigenschaften sind auf den verschiedensten Ebenen für uns nützlich und heilsam.

Die Schachtelhalme

Der Schachtelhalm ist keine Blütenpflanze, sondern gehört in der systematischen Ordnung der Pflanzen zu einer ganz anderen Klasse, den Equisetopsida (Schachtelhalmgewächse). In der Gattung *Equisetum* finden sich die einzigen heute noch

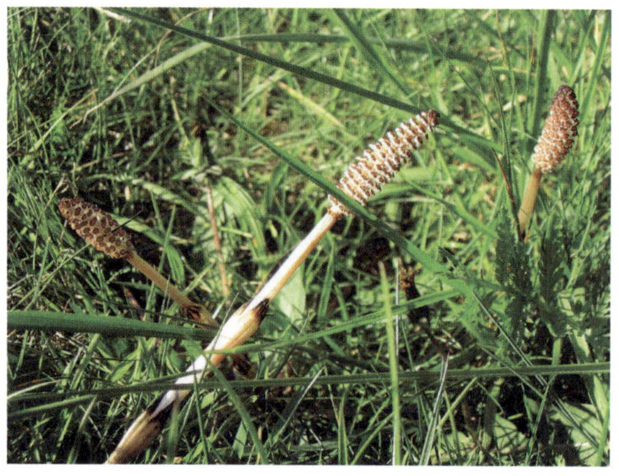

Die braunen Sporentriebe des Ackerschachtelhalms im zeitigen Frühjahr.

Die winzigen zähnchenartigen Blätter nennt man Mikrophylle. Die ganze Pflanze ist an der Fotosynthese beteiligt.

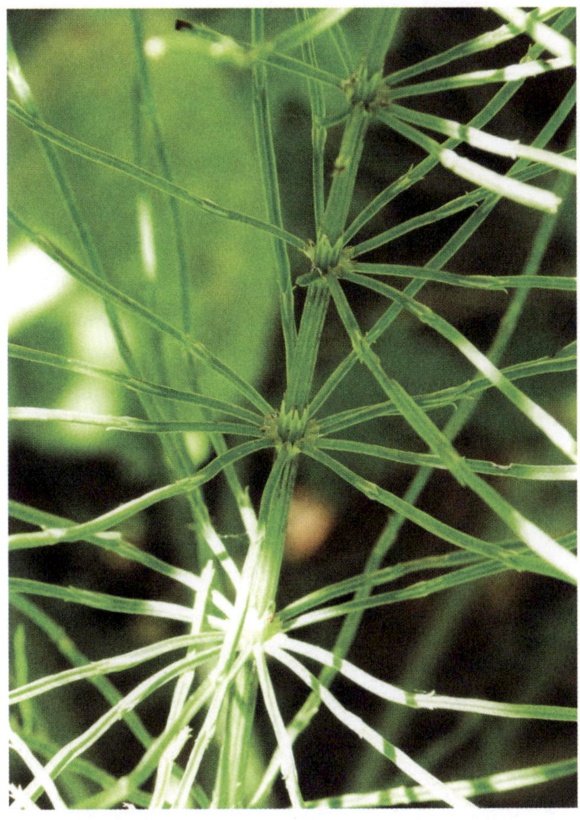

lebenden Vertreter dieser im Perm und Karbon sehr formenreichen Pflanzengruppe. Weltweit gibt es heute nur noch ca. 15–30 Arten, wobei die Anzahl der Arten umstritten ist. Die Hoch-Zeit der Schachtelhalmgewächse war im Karbon (vor etwa 350 Millionen Jahren). Damals wuchsen bis zu dreißig Meter hohe baumartige Schachtelhalme, neben Baumfarnen und bis zu vierzig Meter hohen baumartigen Bärlappgewächsen in ausgedehnten Sumpfgebieten. Sie haben einen wesentlichen Anteil an der Ausgangssubstanz für die Steinkohle, die wir heute verwenden. Alle Schachtelhalmgewächse zeichnen sich durch hohe Kieselsäuregehalte aus. Insbesondere die äußeren Zellwände der Stängelepidermis sind mit Kieselsäure imprägniert. Das Silikat übernimmt hier die mechanische Stützfunktion, die bei den meisten anderen Pflanzen vom Lignin (Holz) geleistet wird.

Der in der Pflanzenheilkunde verwendete Ackerschachtelhalm, *Equisetum arvense* L., hat zwei völlig unterschiedliche Erscheinungsbilder: Im zeitigen Frühjahr (März bis April) bildet er braune Sporentriebe mit einer endständigen Sporenähre. Nach der Sporenreife (einige Wochen später) sterben diese ab. Erst dann erscheinen die unfruchtbaren grünen Triebe, und nur diese werden heilkundlich verwendet. Der Stängel ist hohl und an der Oberfläche stark gerieft. Besonders auffällig ist seine deutliche Gliederung in einzelne Abschnitte (Internodien), die durch sogenannte Nodien (Knoten) begrenzt werden. An ihnen entspringen die in Quirlen angeordneten Seitenäste. Die Blätter sind sehr klein, deshalb nennt man sie Mikrophylle. Sie sind zähnchenartig, braun und miteinander zu einer den Stängel umschließenden Scheide verwachsen. Da die Blätter so winzig sind, übernehmen die grünen Sprossachsen die Fotosynthese.

Ungeachtet seines hohen Alters als »lebendes Fossil«, seines zauberhaften Pflanzenwesens und seiner Heilkraft kennen ihn viele Menschen nur als »schwer ausrottbares Unkraut«. Wer ihn im Garten oder auf dem Acker nicht haben mag, der führt in der Tat einen verzweifelten und zumeist vergeblichen Kampf gegen den Schachtelhalm. Genau so tief, wie er sich durch die Erdgeschichte zieht, gräbt er sich durch den Boden – es ist unmöglich, die bis zu zwei Meter tief liegenden Rhizome komplett auszugraben, und selbst aus kleinsten Sprossteilen können sich neue Pflanzen regenerieren. Biogärtner allerdings schätzen den Schachtelhalm, insbesondere die Schachtelhalmbrühe als ein wertvolles Pflanzenschutzmittel, vor allem gegen Pilzkrankheiten (Schwester Christa 2001: 36).

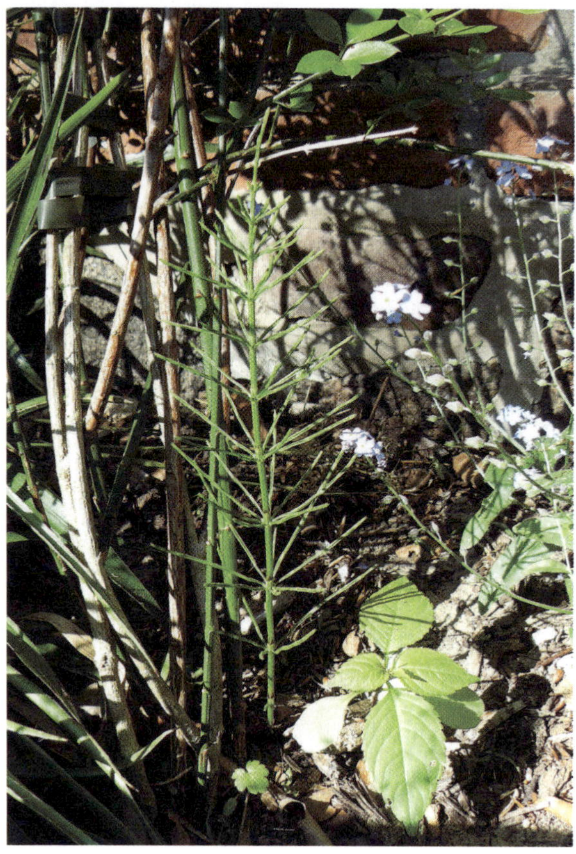

Der Ackerschachtelhalm im Gartenbeet.

Verschiedene Schachtelhalmarten. (Holzschnitt aus ADAMUS LONICERUS 1679)

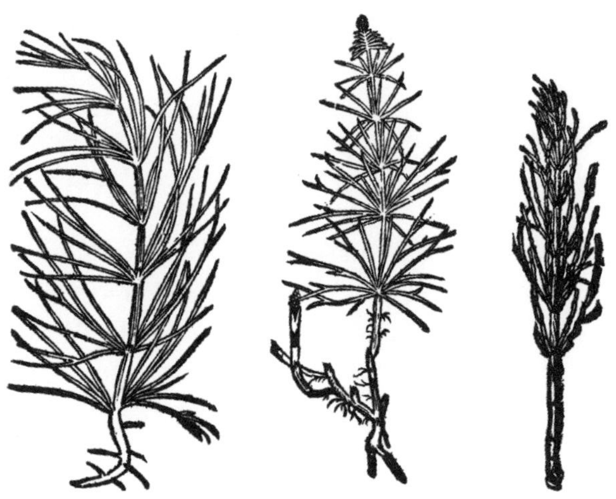

Der Jungbrunnen – Ewige Schönheit des Reinen und Klaren

»Ein Tannenwald für Zwerge!« (WOLF-DIETER STORL 2000b: 121)

Der Schachtelhalm wird oft als reine Saturnpflanze charakterisiert. Doch das ist nur die halbe Wahrheit. Auffällig ist, dass er nur aus Stängelwerk zu bestehen scheint. Es gibt nichts Flächiges, nichts Plastisches an ihm. Seine Blätter sind extrem klein, er trägt keine Blüten, keinen Duft, keine Schmuckelemente. Seine Gestalt besteht nur aus »Strichen«, und deren Anordnung ist klar durchstrukturiert. Er wirkt »geometrisch«, abstrakt. Sein Grün hat einen Grauschimmer, seine Konsistenz ist spröde. In der Tat zeigt der Schachtelhalm also viele saturnische Zeichen. Auch gibt es kaum Geschichten über den Schachtelhalm, keine Überlieferungen zu seiner Bedeutung im Brauchtum, keine Anwendungsempfehlungen für magische Zwecke – auch das könnte man als Saturnsignatur werten. Doch in der Gesamterscheinung hat er so gar nichts Kaltes, Karges, Dunkles, Unheimliches oder gar Lebensfeindliches an sich wie andere Saturnpflanzen. Eigentlich wirkt er sehr freundlich auf mich, manchmal sogar »putzig«, wenn gegen Ende des Jahres die Ordnung der Seitentriebe schon etwas durcheinandergekommen ist. Und vor meinem inneren Auge sehe ich immer einen kristallenen Palast, wenn ich an den Schachtelhalm denke.

»Der Kieselsäuregehalt gehört zu den ausgeprägtesten Merkmalen dieser Pflanze. In gewissem Sinne ist der Schachtelhalm Pflanze gewordener Kristall.« (ROGER KALBERMATTEN 2002: 121)

Der Ackerschachtelhalm – Wesentliches auf einen Blick

Signaturen
Saturn, auch Merkur

Wichtige Inhaltsstoffe
Kraut: Mineralien, insbesondere Kieselsäure, Flavonoide (Quercetin- und Kaempferolglykoside), phenolische Petrosine, Kaffeesäurederivate, Polyensäure, Dicarbonsäuren, Sterole, Triterpene

Pharmakologische Heilwirkungen
Kraut: harntreibend (aquaretisch), bindegewebsfestigend, hautstoffwechselanregend, antimikrobiell, beruhigend, leberschützend, immunstärkend (Kieselsäure steigert die Leukozytose), entzündungshemmend, blutstillend, wundheilungsfördernd

Rituale und Brauchtum
Keine bekannt

***Wesen*tliche Heilkräfte**
Reinigung, Klarheit, Struktur, Erkennen von Verbindungen, Erkenntnis der Eingebundenheit, Halt, Erleichterung, Aufrichtung, Ausrichtung zum Licht

Anwendungsgebiete
Erkrankungen der Harnwege, Nieren- und Blasenleiden, Frühjahrskur, Entgiftungstherapie (Anregung der Ausscheidung über die Nieren), zur Stärkung des Bewegungsapparates, rheumatische Beschwerden, Gicht, Bandscheibenschäden, Osteoporose, Stärkung des Bindegewebes: schlaffes Gewebe, Zellulitis, schlecht durchblutete, unreine Haut, brüchige Haare und Nägel, schlechte Zähne und Zahnfleisch, Neigung zu Krampfadern, Hauterkrankungen wie chronische Ekzeme, Neurodermitis, Lungenerkrankungen, chronischer Husten, zur Abwehrstärkung zum Beispiel in Erkältungszeiten, zur Förderung von Klarheit und Struktur der Gedanken, der Konzentration auf das Wesentliche, zur Stärkung der psychischen Aufrichtungskraft und der Ausrichtung zum Licht
Empfehlung der Kommission E: innerliche Anwendung bei posttraumatischem und statischem Ödem, Durchspülungstherapie bei

bakteriellen und entzündlichen Erkrankungen der ableitenden Harnwege, Nierengrieß; äußerliche Anwendung: adjuvant bei schlecht heilenden Wunden (Ackerschachtelhalmkraut)

Zu beachten

Bei einer Durchspülungstherapie muss auf eine ausreichende Flüssigkeitsmenge von mindestens zwei Litern pro Tag geachtet werden. Sie darf bei Ödemen infolge eingeschränkter Herz- oder Nierentätigkeit nicht durchgeführt werden. Für die äußere Anwendung sind keine Einschränkungen bekannt. Auch Nebenwirkungen und Wechselwirkungen sind unbekannt.

Ernte und Einkauf

Da Verwechslungsgefahr mit giftigen Schachtelhalmarten besteht, darf der Ackerschachtelhalm nur selbst gesammelt werden, wenn man ihn eindeutig identifizieren kann! Nur seine unfruchtbaren Triebe werden im Frühsommer gesammelt, wenn sie sattgrün und frisch sind (Anfang Juni bis Ende Juli). Sie werden in lockeren Bündeln aufgehängt und so lange getrocknet, bis die Seitentriebe leicht abbrechen. Das getrocknete Kraut sollte die gleiche grau-frischgrüne Farbe zeigen wie die lebende Pflanze. Im Handel bzw. in der Apotheke erhältlich sind unter anderem das getrocknete Kraut (*Equiseti herba*), Frischpflanzenpresssäfte, die wesenhafte Urtinktur aus den frischen sterilen Trieben (*Equisetum arvense Ø*), Trockenextraktpräparate und Salben mit Schachtelhalmzubereitungen.

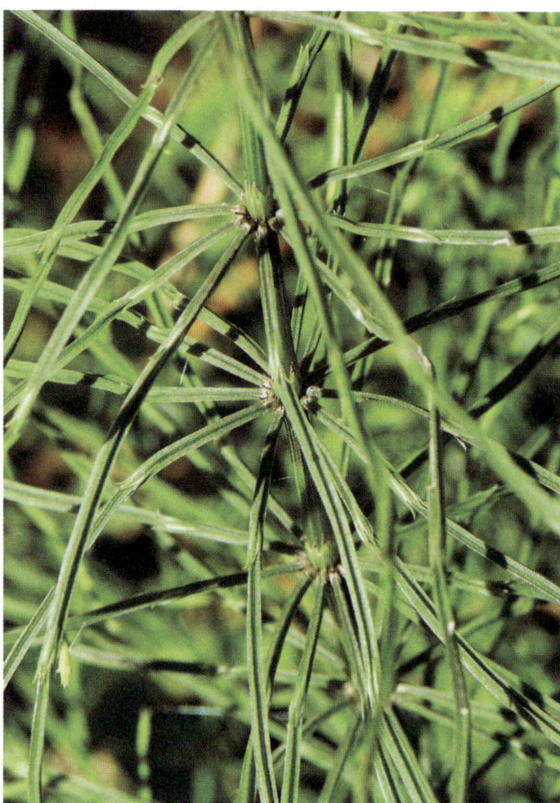

Der Ackerschachtelhalm ist absolut schmucklos. Auch seine graugrüne Farbe ist eine Saturnsignatur.

Der Ackerschachtelhalm trägt auch Zeichen des Merkur. Die Pflanzengestalt als Ganzes ist äußerst luftig. Durch die gleichmäßige Anordnung der Seitentriebe wird ein maximaler Luftraum in das Pflanzenbild mit eingeschlossen. Auch im Inneren der Pflanze findet sich eine starke Durchlüftung: Der Stängel besitzt viele Hohlräume, eine große zentrale Markhöhle und weitere Kanäle und Höhlen.

Die Gestalt und das Wesen des Schachtelhalms sind stark durch die Kieselsäure, eigentlich Siliziumdioxid[35], geprägt. Silizium ist nach Sauerstoff das zweithäufigste Element der Erde. Kieselsäure kommt in reinster Form als Bergkristall vor, weniger rein und edel als Kieselstein. Da sie sehr hart und witterungsbeständig ist, besteht auch Sand zum größten Teil aus Siliziumdioxid.

Für den Menschen gilt Silizium als Spurenelement. Es kommt vor allem im Bindegewebe und in Epithelien vor. Auch bei Tieren und Pflanzen finden wir es häufig in der Grenzzone zur Außenwelt: in Schuppen, Haaren und Federn, Borsten, Spelzen und Grannen. Kieselsäure stützt und festigt, macht hart, elastisch und

35 Die umgangssprachliche Bezeichnung »Kieselsäure« für Siliziumdioxid ist eigentlich falsch, sie wird aber so häufig gebraucht, dass ich sie hier auch verwende.

Als luftige Pflanze trägt der Ackerschachtelhalm auch Zeichen eines Merkureinflusses.

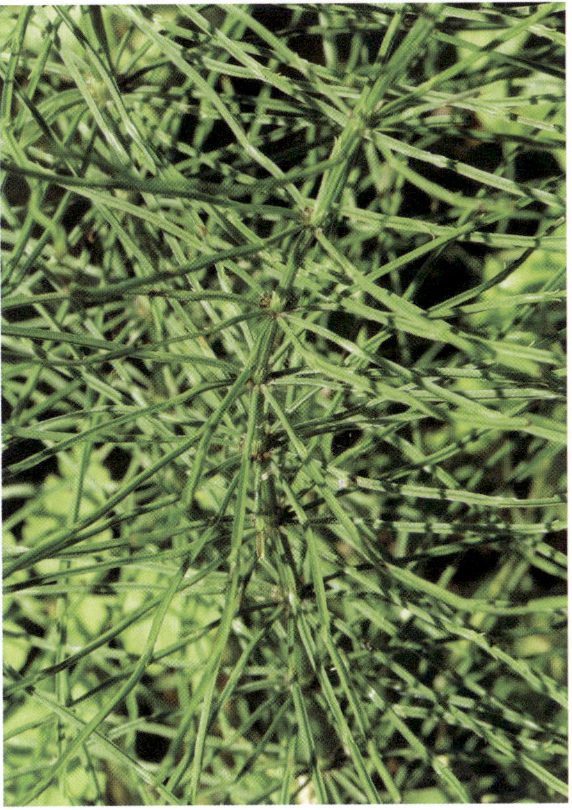

widerstandsfähig. Im menschlichen Körper spricht man ihr zahlreiche Wirkungen zu: Sie soll das Bindegewebe entschlacken und festigen, Knochen, Knorpel, Sehnen und Bänder stärken, die Haut straff-elastisch machen, das Wachstum fester Haare und Nägel fördern. In kolloidaler Form, das heißt in kleinsten Teilchen feinst verteilt in Wasser, kann das Silizium durch seine große Oberfläche Wasser, Gase und Giftstoffe binden, es wirkt stark entgiftend und fördert die Elastizität der Haut und des Bindegewebes. Kieselsäure soll den Einbau von Mineralstoffen in die Knochen fördern, insbesondere soll es eine Art »Schlepperfunktion« für Kalzium haben, also seine Aufnahme und Verwertung fördern.

> »Das Umgehen mit dem Kieselprozess gibt Pflanzen immer eine besondere Beziehung zum Licht.«
>
> (Wilhelm Pelikan 1999/I: 292)

In der Anthroposophie wird dem sogenannten Kieselprozess eine immens große Bedeutung beigemessen: Der Kiesel vermittelt die kosmischen Formkräfte. Nach Steiner wirken durch den Kiesel die obersonnigen Planeten (Mars, Jupiter und

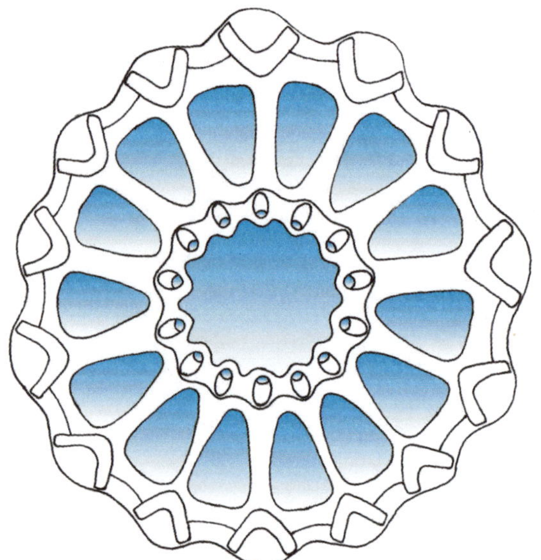

Querschnitt durch den Schachtelhalmspross mit der großen zentralen Markhöhle, den Vallekularkanälen und den kleinen Carinalkanälen in den Leitbündeln. Hufeisenförmig liegt das chlorophyllführende Gewebe in den Rippen.

Saturn) auf die Pflanzen ein. Der Kieselprozess in der Pflanze schließt sie für die kosmische Licht- und Wärmesphäre auf, fördert die Lichtverarbeitung der Blätter und die Reifeprozesse sowie die Qualität der Nährstoffbildung in den Früchten. Die Erde und alles Lebendige auf ihr ist von Silizium durchdrungen. Nach Steiner hilft der Kiesel den Lebewesen, kosmische Informationen aufzunehmen, die Form- und Reifekräfte fördern. Entsprechend kann der Schachtelhalm uns möglicherweise auch auf der spirituellen Ebene eine überaus wertvolle Heilpflanze sein.

> »[...] dass Kiesel wie ein ›Brennglas‹ wirkt, das die von der Peripherie des Sonnensystems einströmenden Kräfte bündelt und den Organismen zuführt. Wenn wir den Schachtelhalm einnehmen, durchstrahlen diese Kräfte auch uns.« (Wolf-Dieter Storl 2000b: 131)

Der Schachtelhalm ist ein kristallenes Luftschloss, wunderschön ornamental geordnet. Seine filigrane Klarheit ist bezaubernd. Merkur und Saturn bilden hier eine ineinander verwobene Einheit, eine fein strukturierte Reinheit. Saturn umschließt Merkur, Merkur durchdringt Saturn. Das Verbindende wird strukturiert und geordnet, das Begrenzende erhält verbindende Funktion. Der Schachtelhalm verkörpert einen besonderen Aspekt der saturnischen Themen: Er zeigt uns die Schönheit der klaren Strukturen, die Schönheit in der Reduktion, in der Reinheit, wenn Überflüssiges über Bord geworfen wurde. Und er zeigt uns, wie das Saturnische und das Merkurielle, das Alte und das Junge, das Feste, Grundsätzliche und das Bewegliche, Flüssige und Luftige eine überaus lebendige Verbindung eingehen können, die über Erdzeitalter hinweg erfolgreich ist.

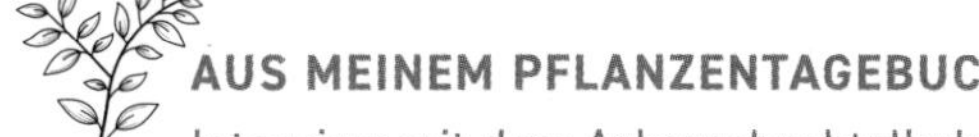

AUS MEINEM PFLANZENTAGEBUCH

Interview mit dem Ackerschachtelhalm, *Equisetum arvense* L., Lüneburger Heide, Garten

Hallo Schachtelhalm, ich freue mich sehr, dass du da bist. Du bist spröde und trocken und trotzdem so lebendig! Dein Alter flößt mir Ehrfurcht ein. Deine Form, die rhythmische Anordnung deiner Seitentriebe finde ich sehr schön. Du bist so anders als andere Pflanzen. Irgendwie auch sehr zart und fein und sehr dynamisch. Wie ganz viele Kreisel sind deine Quirle von Seitentrieben. Ich muss an die Chakren im Körper denken. Kannst du die durchputzen, anregen?
Ja.
Und was passiert dann?
Alles wird klarer, feiner, reiner. Dann passen feine Strahlen hinein.
Was machen die?
Sie verbinden euch.
Womit?
Mit allem.
Und was sind das für Strahlen?
Kann ich nicht sagen.
Wie eine feine Bürste bohrst du dich durch, von unten nach oben – dieses Bild habe ich vor Augen. Reinigst du so auch den Boden?
Ja. Ich reinige und verändere Standorte ganz grundlegend. Dafür brauche ich Zeit.
Und wenn der Bauer sie nicht hat?

Keine Antwort.

Was bewirkst du im Menschen?
Farbigkeit. Bunte Strahlen können eindringen, wenn ich gereinigt habe.
Wann brauchen wir Menschen das?
Wenn ihr weiterwollt. Euch entwickeln wollt. Wenn ihr dumpf sein und bleiben wollt, braucht ihr das nicht.
Was ist das Ziel?
Reinheit. Je reiner euer Bindegewebe ist, desto näher seid ihr dem Göttlichen. Die totale Reinheit ist das Nirwana – wenn nur noch die Liebe existiert.
Ist Liebe gleich Reinheit?
Ja, denn sie muss absolut frei sein. Ich bin frei von vielen Dingen. Reduziert auf das Grundlegende – und das kann ich sehr gut!
Kannst du uns helfen zu strukturieren?

Ja, durch die Reinheit, die mangelnde Ablenkung! Dann könnt ihr klarer sehen.
Und kannst du uns Halt geben? Über die Wirbelsäule?
Auch das geht über die Reinigung. Alle Schwere fällt von euch ab. Ihr könnt euch selbst tragen und werdet unterstützt von den bunten Energiestrahlen, die euch dann erfüllen.
Danke. Namasté!

Der Schachtelhalm ist ein Heilmittel für Erkrankungen der Harnwege, der Haut und Schleimhaut und des Atemapparates. Weiterhin sagt man ihm eine besondere Wirkung auf das Bindegewebe zu, die reinigend, entgiftend und stärkend gleichermaßen sei (vgl. zum Beispiel Fischer-Rizzi 1993: 167). Insofern gilt er auch als antidyskratisches Mittel bei rheumatischen Erkrankungen. Der Ackerschachtelhalm wird als Heilmittel für Erkrankungen der Knochen, insbesondere der Wirbelsäule verwendet. Die Ganzheitliche Pflanzenheilkunde schätzt zudem seine reinigende, strukturierende und Halt gebende Funktion auch auf der geistig-seelischen Ebene.

Wasser – Harnwege und Nieren

»Es [das Zinnkraut] wäscht aus, löst auf, brennt gleichsam das Schadhafte weg.« (Sebastian Kneipp zitiert in Treben 1982: 58)

Der Schachtelhalm gehört neben Birke, Goldrute und Brennnessel zu den wichtigsten harntreibenden Pflanzen. Er wird sowohl zur Durchspülungstherapie bei bakteriellen und entzündlichen Erkrankungen der ableitenden Harnwege und zur Ausspülung und Vorbeugung von Nierengrieß verwendet als auch im Rahmen von stoffwechselanregenden Ausleitungskuren bei rheumatischen Erkrankungen und Hauterkrankungen als sogenanntes Blutreinigungsmittel. Hier ist er vor allem angezeigt, wenn die Haut in ihrer körperbegrenzenden Funktion gestärkt oder eine bessere Strukturierung des Körpers und der Gedanken gefördert werden soll. Maria Treben nennt den Ackerschachtelhalm zusammen mit Ehrenpreis auch als »blutreinigendes« Mittel zur Verhütung von Arterienverkalkung und Gedächtnisschwund (Treben 1982: 59).

Viele der traditionellen Kräuterheiler sehen den Ackerschachtelhalm als eines der besten Heilmittel bei jeglichen Erkrankungen der Harnwege und auch der Nieren. Er wird zum Beispiel auch bei allgemeiner Blasen- oder Nierenschwäche angewendet, bei Harnverhalten und Bettnässen. Zumeist wird der Schachtelhalm hier innerlich und äußerlich zugleich verabreicht; die Teekur wird ergänzt

Der Ackerschachtelhalm wirkt stark reinigend, er putzt uns durch, bis Klarheit entsteht – auf allen Ebenen.

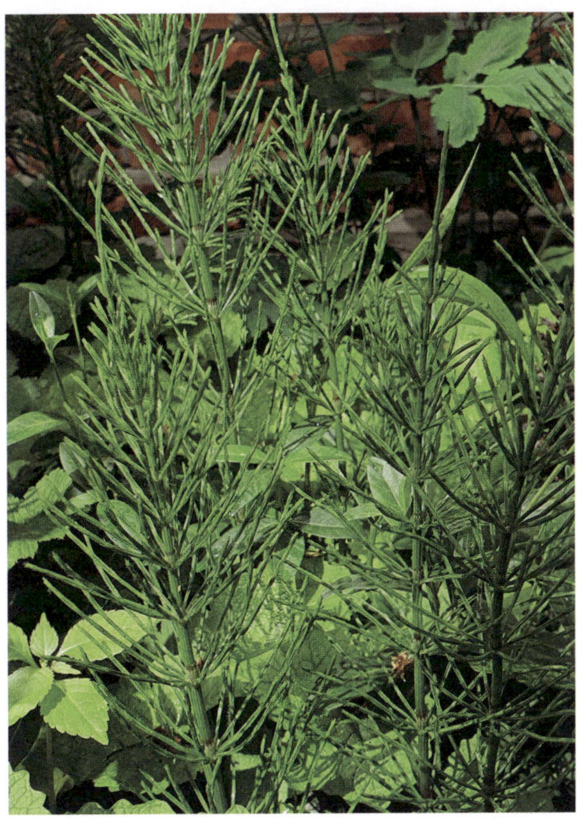

mit Sitzbädern oder »Dampfungen«. Bei Bettnässen wird der Ackerschachtelhalm innerlich genommen, gern in bewährter Kombination mit dem Johanniskraut.

Früher verwandte man den Schachtelhalm generell bei Erkrankungen, die mit einer »erhöhten Wasseransammlung« einhergehen (vgl. WILLFORT 1975: 544); heute empfiehlt die Kommission E den Schachtelhalm bei posttraumatischen und statischen Ödemen.

Luft – Atemwege und Lungen

Der Ackerschachtelhalm galt früher als eines der besten Lungenheilmittel, das selbst schwerste Lungenblutungen und Tuberkulose zu heilen vermag (vgl. WILLFORT 1975: 543). Bevor man entsprechende Antibiotika kannte, waren Kieselsäurepräparate bzw. -drogen die Standardtherapie bei Tuberkulose. Die Monate bis Jahre andauernde Kieselsäuretherapie festigte nicht nur das Lungengewebe, sondern heilte auch die häufige Appetitlosigkeit und bewirkte eine Stärkung der geschwächten Patienten; auch »die seelische Niedergeschlagenheit und Hoffnungslosigkeit weicht einer Zuversicht auf Heilung«, berichtet Willfort (1975: 543). Drei kieselsäurehaltige Pflanzen waren es, die dafür hauptsächlich verwendet wurden: Schachtelhalm, Vogelknöterich (*Polygonum aviculare* agg.) und der Gelbe Hohlzahn (*Galeopsis segetum* Neck.), wobei der Schachtelhalm die im Vergleich stärkste Kieselsäuredroge ist (vgl. Weiss 1990: 291). Auch heute verwendet man den Ackerschachtelhalm noch gern als unterstützendes Mittel bei allerlei Bronchial- und Lungenleiden, zum Beispiel bei chronischem Husten und Asthma. Wer zu Erkältungen und Husten neigt, kann den Schachtelhalm auch vorbeugend gebrauchen. Nach Weiss (1990: 291) hat er einen unspezifisch leistungssteigernden Effekt und wirkt stärkend auf das Immunsystem, da Kieselsäure die Leukozytose (Bildung weißer Blutkörperchen) anzuregen vermag. Auch bei akuter und chronischer Mandelentzündung, Polypen und chronischem Schnupfen wird er empfohlen (Eckstein und Flamm 1932: 133).

Form und Begrenzung – Bindegewebe, Haut und Schleimhaut

Der Ackerschachtelhalm gilt in der Pflanzenheilkunde als wichtigstes Mittel zur Stärkung des Bindegewebes sowie der Haut und Schleimhaut. Das Bindegewebe ist das am häufigsten vorkommende Gewebe im Körper des Menschen. Im Verhältnis zu anderen Geweben umgibt ein relativ großer Anteil von Zwischenzellsubstanz die Zellen. Die Bindegewebe umhüllen und unterteilen Organe, dienen der Einbettung der Organe in ihre Umgebung und der Zuleitung von Nerven- und Blutgefäßen. Das Bindegewebe verbindet also und sorgt für die Ordnung der Organe im Körper, dafür, dass jedes Organ an seinem richtigen Platz ist – es strukturiert den Körper und regelt die Beziehungen zwischen den Organen. Damit hat es saturnische und merkurielle Funktionen und tatsächlich eine besondere Entsprechung im Schachtelhalm.

Der Ackerschachtelhalm wird bei nahezu allen Erkrankungen verwendet, die sich an der Haut zeigen können: juckende Hautausschläge, chronische Ekzeme, Neurodermitis, auch borkige, eitrige oder grindige Hautausschläge, alte, schlecht heilende, »fressende« Wunden und Geschwüre, postthrombotische Schwellungen, Beingeschwüre, Frostbeulen, Gerstenkorn, Lidrandentzündung, Nagelbettentzündungen (vgl. zum Beispiel Fischer-Rizzi 1993: 168, Treben 1982: 59). Der Ackerschachtelhalm wird hier zumeist in Form von Bädern, Auflagen und Umschlägen gebraucht, bei chronischen Leiden auch innerlich als Tee, Frischpflanzenpresssaft oder Tinktur eingenommen. Bei Schweißfüßen kann man Fußbäder mit Zinnkrautsud machen oder die Füße mit Zinnkrauttinktur einreiben und zusätzlich täglich eine Tasse Zinnkrauttee trinken (Treben 1982: 59). Bei Hämorrhoiden kann die innerliche Einnahme von Tee oder Tinktur mit der Auflage frischen

Pflanzenbreis ergänzt werden (TREBEN 1982: 59). Auch bei Erkrankungen der Schleimhäute wie zum Beispiel Entzündungen im Mund- und Rachenraum, Magengeschwüren, Magenübersäuerung und Sodbrennen wird der Ackerschachtelhalm gebraucht (vgl. zum Beispiel WILLFORT 1975: 544).

Als kosmetisches und vorbeugendes Mittel wird er zur Stärkung der Haut und Förderung der Gewebeelastizität genutzt. Kuren mit dem Schachtelhalm, innerlich und äußerlich angewendet, helfen bei schlaffer, unreiner oder empfindlicher, zu Entzündungen neigender Haut, bei brüchigen, dünnen Haaren und Nägeln. Bei Kopfschuppen, fettigen Haaren oder Haarausfall bei geschädigter Kopfhaut sollten Spülungen mit Schachtelhalmtee durchgeführt werden (vgl. FISCHER-RIZZI 1993: 169, TREBEN 1982: 59). Auch nach der Schwangerschaft, bei Zellulitis oder während Diäten zur Gewichtsabnahme lohnen sich unterstützend Kuren mit Schachtelhalm, um die Elastizität von Gewebe und Haut zu fördern.

Ordnung – Halt und Haltung

Der Ackerschachtelhalm wird zur Heilung des Stütz-, Halte- und Bewegungsapparates eingesetzt sowie überall dort, wo eine Bindegewebsschwäche vorliegt: bei schwachem oder erschlafftem Gewebe, Bandscheibenschäden (vgl. zum Beispiel FISCHER-RIZZI 1993: 167), Osteoporose (vgl. MADEJSKY 2001: 173), Skoliose, Krampfadern, Unterschenkelgeschwüren, Senkfuß, Unterleibsleiden der Frau (WEISS 1990: 292, 394), Gebärmuttervorfall, Mastdarmvorfall (WILLFORT 1975: 546) und Ähnlichem. Bei rheumatischen Beschwerden des Bewegungsapparates, die vermutlich durch Stoffwechselablagerungen bedingt sind, sollte der Schachtelhalm mit anderen, zum Patienten passenden ausleitenden Heilpflanzen kombiniert werden, zum Beispiel mit Birke, Brennnessel und/oder Löwenzahn. Nach Pfarrer Künzle sollten alle Menschen von einem gewissen Alter an täglich als Dauergetränk eine Tasse Zinnkrauttee trinken: »Alle Rheuma-, Gicht- und Nervenschmerzen würden verschwinden, jeder Mensch hätte einen gesunden Lebensabend« (zitiert in TREBEN 1982: 58).

Bei Beschwerden des Stütz-, Halte- und Bewegungsapparates, insbesondere der Wirbelsäule, ist oft ein Zusammenhang mit der psychischen Befindlichkeit erkennbar: Die äußere Haltung entspricht der inneren Haltung. Eine depressive Stimmungslage, Mut- und Lustlosigkeit, Desorientiertheit, Wut, Ärger, Anspannung gegen andere oder sich selbst führen zu Verkrampfungen, gebeugter oder geduckter Haltung, zu einem »Einrosten« der Gelenke und einer Verminderung der Beweglichkeit. Der Ackerschachtelhalm ist ein hervorragendes Heilmittel bei vielen Wirbelsäulenerkrankungen bzw. unspezifischen Rückenbeschwerden, die mit einer psychischen »Depression« im wahrsten Sinne des Wortes einhergehen:

Wenn Menschen sich nieder-geschlagen oder nieder-gedrückt fühlen und keine Kraft haben, sich gegen diesen Druck aufrechtzuhalten.

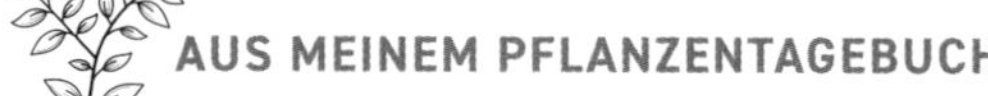

AUS MEINEM PFLANZENTAGEBUCH

Wahrnehmungsübung mit der wesenhaften Urtinktur *Equisetum* Ø

Langsam, schluckweise trinke ich stilles Wasser mit drei Tropfen Ceres *Equisetum* Urtinktur. Sie schmeckt metallisch, golden. Meine Aufmerksamkeit bewegt sich im Körper von oben nach unten, von der Brust herab ins Becken. Ich erinnere mich an eine Meditationsübung, bei der man sich vorstellt, dass alles Negative als eine schwarze Flüssigkeit aus einem herausfließt – von oben nach unten durch die Fußsohlen hinaus.

Jetzt habe ich ein klares, gut sortiertes Gefühl im Kopf (erleichternd). Das Gegenteil von »versumpfen«, unsortiert sein. Mehr und mehr stellt sich eine aufrechte Haltung ein, die anfangs noch anstrengend war und jetzt sehr angenehm ist. Das Gefühl guter Tragfähigkeit, sich selbst gut tragen zu können. Es fällt mir leicht, mich zum Licht auszurichten. Ich empfinde es nicht mehr als angenehm, in mir zusammenzusinken. Oft glaubt man ja, das wäre entspannend. Aber es fehlt einfach die Kraft, die man für sich selbst aufbringen muss. Mir wird klar: Es geht nicht nur darum, sich selbst zu tragen, sondern auch zu er-tragen!

Bei Einnahme der wesenhaften Urtinktur zeigt sich die Wirkung des Schachtelhalms oft in zwei Phasen: Zunächst bewirkt er eine Reinigung auf körperlicher und geistig-seelischer Ebene. Danach erfolgt die Ausrichtung zum Licht, und eine erleichterte aufrechte Haltung geht mit einer deutlich aufgehellten Stimmung einher. Die Reinigungskraft des Schachtelhalms wird zumeist als sehr heilsam empfunden, auch wenn der Urin zwischenzeitlich »brennt wie Feuer«. Man spürt, wie sich die Sensibilität erhöht, wie man aus der Dumpfheit der Vergiftung und Anspannung gelöst wird und zu erhebender Klarheit geführt wird.

> »Demzufolge ist Schachtelhalm bei all jenen Zuständen angezeigt, in denen die Fähigkeit zur Struktur- oder Formbildung geschwächt ist. Dies äußert sich zum Beispiel in unklarem Denken oder in einem Mangel an Ordnungssinn und Organisationstalent.« (Roger Kalbermatten 2002: 121)

Der Schachtelhalm hilft auf allen Ebenen zu strukturieren und zu ordnen. Er kann auch Menschen unterstützen, die Schwierigkeiten haben, sich und ihr Leben zu organisieren. Er ist ein gutes Mittel für Schüler und Studenten, die ihr Lernpen-

Der Ackerschachtelhalm wirkt strukturierend, er gibt Halt und fördert eine gute Haltung.

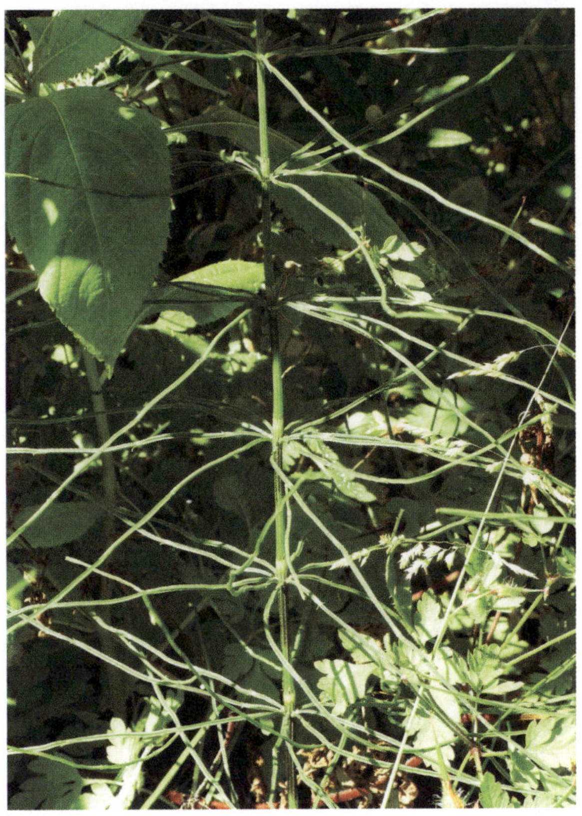

sum ordnen oder eine größere Arbeit verfassen müssen. Wenn man in seiner Arbeit »versinkt«, orientierungslos »versumpft« und gar nicht mehr weiß, was man eigentlich warum tut, hilft das ordnende Wesen des Schachtelhalms.

Klare Sicht auf die Verbindungen

Der Ackerschachtelhalm ist eine Pflanze ohne Schmuckwerk. Seine Gestalt, sein Wesen ist absolut nüchtern, sachlich, reduziert auf das Gerüst. Keine schönen Blüten, kein Duft, nicht einmal eine hübsche Geschichte rankt sich um diese Pflanze. Während man ihn in der Antike und in der Frühen Neuzeit als blutstillende Pflanze nutzte, ist er seit dem letzten Jahrhundert ein bewährtes Heilmittel bei Erkrankungen der Harnwege. Heute wird er immer wichtiger für die Reinigung des Bindegewebes und die Stärkung der Knochen sowie die Unterstützung einer psychischen Aufrichtungskraft und einer geistigen Klarheit. Vielleicht brauchen wir in unserer Zeit, die eine überbordende Fülle an Sinnesreizen zeigt, umso mehr diese Kraft, die uns zeigt, was wirklich elementar ist. Der Schachtelhalm vermag uns von

Überflüssigem und Giftigem, von allem Belastenden zu reinigen. Er »schmirgelt« die Ablagerungen aus unserem Bindegewebe und aus den Gelenken, bis alles so kristallklar ist, dass Kommunikation zwischen den Zellen wieder optimal funktionieren kann. Wenn die Scheiben geputzt sind, kann auch das Sonnenlicht wieder einfallen, und wir richten uns neu zum Licht aus.

Der Schachtelhalm muss besonders mit grundlegenden Strukturen des Lebens verbunden sein, sonst hätte er nicht über mehrere Erdzeitalter hinweg andauernd leben können. Das Schachtelhalmwesen vermittelt ebenso Standhaftigkeit wie Gelassenheit. Es wirkt auf uns oft beruhigend und entspannend. Bei Menschen, die allzu harte Disziplin üben, kann er helfen, weicher zu werden und sich dem Fluss des Lebens hinzugeben. Denn der Schachtelhalm verhilft uns zu dem Bewusstsein, in bestehende Strukturen eingebunden zu sein, auf die wir uns verlassen können. Der Schachtelhalm lässt uns sehr deutlich werden, mit wem und was wir alles verbunden sind. Daraus entsteht ein Gefühl der Anbindung, der Gemeinschaft mit anderen Lebewesen. Die Erkenntnis der Einbindung in ein großes Ganzes bewirkt eine enorme Erleichterung. Indem der Schachtelhalm uns an uralte Lebenskräfte anbindet, vermittelt er uns einen elementar wichtigen Halt – in einer Zeit, in der sich die Lebensbedingungen vielleicht schneller wandeln als wir es uns vorstellen können.

Zubereitung, Rezepte, Rituale

Ackerschachtelhalm-Tee

Dieser Tee sollte als Dekokt (Abkochung) zubereitet werden, damit die Kieselsäure aus dem Kraut gelöst wird. Pro Tasse erhitzt man 2 TL des getrockneten Krauts zugedeckt bis zum Sieden und lässt 30 Minuten kochen, danach abseihen. 3 Tassen pro Tag sind eine gängige Dosierung.

Bäder

Für ein Sitzbad bereitet man 50 g Kraut mit 1 l Wasser als Dekokt zu (siehe Teezubereitung) und gibt den Absud dem Badewasser bei. Für ein Vollbad sollte man 100 g Kraut verwenden.

Dampfungen

In 4 l Wasser lässt man 3 Handvoll Schachtelhalmkraut 20 Minuten kochen. Danach stellt man den möglichst heißen, dampfenden Topf unter einen durchlöcherten Stuhl. Der Kranke setzt sich mit entblößtem Unterleib darauf und wird mit Tüchern so umhüllt, dass möglichst kein Dampf entweichen kann.

Auflagen und Umschläge

Die Teeabkochung kann auch für Umschläge verwendet werden. Auch das frische Schachtelhalmkraut kann aufgelegt werden. Hierzu wird es gewaschen und in einem Mörser gut zerrieben.

Schachtelhalmbrühe zur Stärkung der Pflanzen gegen Pilzerkrankungen und Schädlingsbefall

1,5 kg frisches oder 200 g getrocknetes Schachtelhalmkraut werden 24 Stunden lang in 10 l Wasser eingeweicht und dann eine Stunde zugedeckt gekocht. Den Ansatz zugedeckt abkühlen lassen, dann abseihen. 1:5 oder 1:10 mit Wasser verdünnt wird er mit einer Blumenspritze aufgetragen, möglichst an 3 Tagen hintereinander. In regelmäßigen Abständen wiederholen.

Struktur und Ordnung

Der Schachtelhalm hilft zu reinigen – auf allen Ebenen. Vor allem aber fördert er unsere Fähigkeit, etwas zu strukturieren, zu gliedern. Seine Wesenskräfte können uns gut unterstützen, wenn wir komplexe geistige Arbeiten vornehmen müssen, wenn wir zum Beispiel eine Jahresplanung aufstellen, eine große Veranstaltung organisieren oder eine umfangreiche wissenschaftliche Arbeit verfassen. Suchen Sie die Nähe des Schachtelhalms auf, betrachten Sie ihn genau, stimmen Sie sich auf sein Wesen ein. Stellen Sie sich ein »Sträußchen« Schachtelhalmtriebe auf den Schreibtisch. Vor allem wenn Schwierigkeiten bei der Arbeit mit Beschwerden wie depressiven Tendenzen oder Rückenbeschwerden einhergehen, empfiehlt es sich, die wesenhafte Urtinktur einzunehmen (eine mittlere Dosierung sind 3-mal 3 Tropfen pro Tag in etwas Wasser verdünnt).

Nachwort

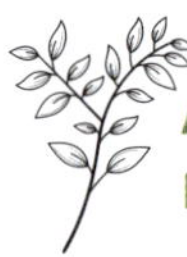

AUS MEINEM PFLANZENTAGEBUCH
Die Haselnuss, *Corylus avellana* L., Lüneburger Heide, 26.12.2007

Liebe Haselnuss, ich bitte dich um deinen Segen und deine Hilfe für mein Buch – für unser Buch! Vielleicht magst du mir noch ein paar Worte mit auf den Weg geben?

Aah, endlich! Alles ist gut so, wie es ist, alles kommt zur rechten Zeit. Jetzt nimm dein Buch und schreib!

Hallo Menschen! Ihr wisst nichts von mir, viel zu wenig, viel zu wenige. Das war früher anders. Ihr werdet es wissen. Aber wir wirken. Immer. Wir wollen mit euch zusammen wirken. Zum Glück gibt es wieder einige, die unsere »Sprache« verstehen und übersetzen können. Es sollen mehr werden. Viel mehr! Etwas Neues wird euch überfluten, überströmen. Zum Glück! Ihr könnt voller Hoffnung sein. Es wird noch viel Leid geben. Das ist nötig. Abschied. Damit Neues Platz hat. Verabschiedet euch von der Fremdbestimmung. Wirken sollt ihr voller Freude. Lebendig sollt ihr sein. Deshalb: Verbündet euch mit dem Lebendigen. Mit Pflanzen und Tieren und Steinen…, mit dem Wasser im Fluss, mit dem Wind in den Bergen, mit der Erde unter euren Füßen.

Manche Menschen lieben die Pflanzen besonders, fühlen sich zu ihnen hingezogen. Dieses Buch soll jenen Mut machen, ihnen Anregungen geben, uns zu finden, den Kontakt herzustellen. Ihr könnt alle mitwirken an einer wunderschönen Welt. Gut soll es euch gehen, voller Liebe sollt ihr sein, voll innerem Gold und Edelsteinen. Jeder einzelne Mensch kann ein großer Schatz sein. Vertut nicht eure Chance. Ihr müsst damit nichts im Außen tun. Wenn ihr leuchtet und strahlt mit guter Energie – tut sich alles von selbst. So einfach ist es. Keine Sorgen sind nötig. Es ist ganz einfach. Tut euch gut und seid voller Liebe. Wir helfen euch dabei.

Warum? Wenn ihr strahlt mit guter, bunter Energie, dann nährt ihr uns und alles verwebt sich noch mehr in ein schönes Muster. Die Energie erhöht sich. Zum Glück.

Wenn dir aber wirklich eine Aufgabe mitgeteilt wird, dann zögere nicht, daran zu arbeiten. Dir wird alles gegeben werden, was du dafür brauchst. Immer wenn Krampf entsteht und Schmerz, bist du auf dem falschen Weg. Du musst immer der Schönheit und der Liebe folgen und dem aufrichtigen Gefühl.

Ich weiß, das ist für euch heute am schwierigsten. Wo es doch das Einfachste ist. Reinigt euch von Falschheit und Grau. Dringt wieder vor in eure Seele, in die Tiefe des Selbst, wo ihr mit allem verbunden seid. Lasst euch nicht abschneiden, nicht trennen vom Lebendigen. Da wo Freude ist, ist Leben!

Macht die Tafeln leer! Ihr müsst nichts aufbewahren, alles ist immer vorhanden! Alles ist immer wieder neu! Trennt euch vom Schmerz der Vergangenheit. Lasst los und vertraut, dass auch Unmögliches sein kann. Geht ins ungewisse Licht! Geht den Weg der Ungewissheit – sonst kann nie Neues entstehen!

Ist eure Welt es wert, so dringend bewahrt zu werden? Stoßt alles um, hinterfragt die Gebilde und Gebäude der vergangenen Jahrhunderte. Zieht die Perlen heraus. Behaltet nur das, was wirklich guttut. Ihr könnt jede Sekunde ganz neu sein, ganz anders. Ihr müsst euch nur trauen. Aber bewahrt die guten Linien, die wichtigen Verbindungen, zwischen den Zeiten, zwischen den Lebewesen. Es gibt Wege, die schon immer da waren, sie werden auch bleiben – ihr solltet sie finden und ehren, diese Linien.

Schlüssel und Schloss liegen in eurem Herzen und ihr seid die, die es verschließen oder öffnen. Niemand sonst herrscht über euer Herz! Dies ist allein euer Territorium! Verwaltet es gut! Das solltet ihr lernen. Die Materie geht durch den Verdauungskanal, das Licht durch die Chakren, die Liebe durchs Herz. Liebe ist Weisheit – universelles Wissen. Da, wo das Herz ist, ist die ultimative Schnittstelle. Es ist die Pforte zur Selbstbestimmung, zum Wohlergehen. Pflegt sie. Lernt, sie zu bedienen. Wir Pflanzen verdeutlichen euch die Bausteine, die grundlegenden Prinzipien, wir sind alle Meister auf unserem Gebiet, denn wir haben sehr viele weise Helfer in der Anderswelt. Wir werden direkt von dort geleitet. Während ihr diese Pforte besitzt. Deshalb ist das Herz auch die Tür zum Verständnis, zum Lernen über die Qualitäten des Lebendigen, der Seele, des Unfassbaren, des Göttlichen.

Pflanzen und Tiere können euch hier Lehrer und Begleiter sein. Drum lernt ihre Kräfte kennen. Es schafft Verbindungen, deren Reichweite ihr noch gar nicht erfassen könnt. Aber vielleicht vertraut ihr in das Gefühl, dass dies der richtige Weg ist. Herzlich willkommen!

Danksagung

Seit ich denken kann, habe ich mich nach einer tiefen Verbundenheit mit den Pflanzen gesehnt. Ich bin unendlich dankbar dafür, dass ich den Zugang zu ihrem Reich gefunden habe, denn der Austausch mit den Pflanzen bereichert mein Leben ungemein und bezaubert mich immer wieder!

Ich möchte allen danken, die mir geholfen haben, meine Augen und mein Herz, Türen und Tore zu öffnen. Und ich danke allen, die diesen Weg schon vor mir gegangen sind, sodass er für mich schon ein wenig leichter begehbar war, und auch allen, die diesen Weg mit mir gehen.

Ganz besonders danken möchte ich Urs Hoffmann, Anna Maggi, Liliane Licata und allen beim AT Verlag für die angenehme Zusammenarbeit bei der Realisierung dieses Buches, meinem Mann Wolf, meinem Sohn Milan und meiner Tochter Luna – für ihr Sein, ihre Liebe und Unterstützung, Christian Rätsch und Claudia Müller-Ebeling für wundervolle Freundschaft und so vieles, was ich von ihnen lernen durfte, Wolf-Dieter Storl für seine Pionierarbeit, die Pflanzenwesen ins Gespräch zu bringen, Ursel Bühring für den liebevollen Heilpflanzenunterricht damals an der Freiburger Heilpflanzenschule und die Aufgabe, Pflanzenportraits zu schreiben, Roger Kalbermatten für Arzneimittel-Kompendien, in denen die Wesenskraft der Pflanze beschrieben wird und die Ceres-Urtinkturen, die die Pflanzenheilkunde so unendlich bereichern, Anne Lohmann für viele Jahre freudiger Zusammenarbeit bei Alcea, Mohan und Suraj Rai, Mingmar Sherpa, Maile Lama und Indra Gurung vom shamanistic studies and research centre in Nepal und Fabio Ramirez aus Kolumbien für wichtige Einblicke in das schamanische Weltbild und schamanische Erfahrungen, meinem Bruder Friedrich für Unterstützung in entscheidenden Momenten, meinen Eltern, die mir die Freude an Pflanzen vorgelebt haben, Margret Madejsky und Olaf Rippe (Natura naturans) für die Wiederbelebung der traditionellen abendländischen Medizin, Cornelia Stern und Hans-Joachim Stern (Freiburger Heilpflanzenschule) für ihr so wertvolles Engagement für die Pflanzenheilkunde, unsere Freundschaft und Zusammenarbeit, Anke Schütz für langjährige Verbundenheit über die Pflanzen, Ingrid Weibl für weise und tatkräftige Unterstützung bei Seminaren und überhaupt, und es gäbe noch viele mehr zu nennen …

Ich bin sehr dankbar, dass ich meine Pflanzenbegeisterung zum Mittelpunkt meiner Arbeit machen konnte, und dass ich dabei viele unglaublich tolle Menschen kennenlernen und inspirieren darf. Danke an alle, die dieses Miteinander möglich machen, danke an alle Leserinnen und Leser, alle Gäste bei KUDRA NaturBewusstSein, an alle Teilnehmerinnen und Teilnehmer meiner Seminare, von denen mir viele zu wichtigen Freunden wurden, die ich hier nicht alle namentlich nennen kann ... Namasté all ihr Pflanzenwesen – vielen Dank für alles!

Literaturverzeichnis

Antike Quellen

DIOSKURIDES: De materia medica (vgl. Arzneimittellehre, übersetzt und mit Erläuterungen versehen von Prof. Dr. J. Berendes, Enke, Stuttgart 1902. Reprint 2002, Sändig Reprints, Vaduz, Liechtenstein)

PLINIUS: Naturgeschichte (vgl. Die Naturgeschichte des Caius Plinius Secundus. Ins Deutsche übersetzt und mit Anmerkungen versehen von Prof. Dr. G. C. Wittstein. Herausgegeben von L. Möller und M. Vogel 2007. Band 1 und 2. Marix, Wiesbaden)

TACITUS: Germania (vgl. bibliografisch ergänzte Ausgabe 1997, Reclam, Stuttgart)

THEOPHRAST: Geschichte der Pflanzen

Frühneuzeitliche Quellen

BOCK, Hieronymus (1577): Das Kreütter Buch

BRUNFELS, Otto (1532): Contrafayt Kreüterbuch

FUCHS, Leonhart (1543): New Kreüterbuch (vgl. Reprint 2001, Taschen, Köln)

LONICERUS, Adamus (1679): Kreuterbuch (vgl. Reprint von 1962. Verlag Konrad Kölbl, Grünwald bei München)

MATTHIOLUS, Pietro Andrea (1563, 1626): Kreutterbuch

PARACELSUS (Theophrastus Bombast von Hohenheim) (1993): Sämtliche Werke (1589–1591). Bd. I–IV (nach der zehnbändigen Huserschen Gesamtausgabe bearbeitet von Bernhard Aschner 1926). Anger-Verlag Eick, Bischofswiesen

TABERNAEMONTANUS (Jacob Theodor) (1588, 1625): New Kreuterbuch

Neuere Literatur

AIGREMONT, Dr. (1907–1910): Volkserotik und Pflanzenwelt. Band 1 und 2. Reprint 1997. VWB, Berlin

AMANN, Max (2000): Dem Geist auf die Sprünge helfen. Unser kreatives Potential angstfrei entfalten mit Naturheilkunde und Homöopathie. Goldmann, München

AMMAN, Max (2005): Anwendung von Pflanzenarzneien bei zwischenmenschlichen Problemen. In: Naturheilpraxis spezial: Traditionelle abendländische Medizin. Pflaum, München

BACH, Edward (1932): Befreie dich selbst. In: Howard, J., und Ramsell, J. (Hrsg., 1995): Edward Bach. Die nachgelassenen Originalschriften. Hugendubel, München

BADER, Marlis (2007): Räuchern mit heimischen Kräutern. Anwendung, Wirkung und Rituale im Jahreskreis. Kösel, München

BÄCHTOLD-STÄUBLI, Hanns (Hrsg. 1927–1942): Handwörterbuch des deutschen Aberglaubens. Reprint von 2000. Weltbild, Augsburg

BÄUMLER, Siegfried (2007): Heilpflanzenpraxis heute. Portraits – Rezepturen – Anwendung. Elsevier, München

BECKMANN, Dieter und Barbara (1990): Alraun, Beifuß und andere Hexenkräuter. Alltagswissen vergangener Zeiten. Campus, Frankfurt a. M.

BOHN, Wolfgang (1920): Die Heilwerte heimischer Pflanzen. 3. Auflage. Hans Hedewigs Nachf. Curt Ronniger, Leipzig

BOHN, W. (o. J.): Der neuform Kräutergarten. Werbeschrift der neuform VDR (Vereinigung deutscher Reformhäuser), Berlin

BROCKHAUS (1992): Der Brockhaus in einem Band. 4. aktualisierte Auflage. Brockhaus, Mannheim

BROOKE, Elisabeth (2004): Kräuter helfen heilen. Wie man Tees, Tinkturen, Wickel und Salben selbst herstellen kann. Schirner, Darmstadt

BÜHRING, Ursel (o. J.): Frauenmantel. Freiburger Heilpflanzenblätter Nr. 15. Ursel Bühring, Stegen-Oberbirken

BÜHRING, Ursel (o. J.): Storchschnabel. Freiburger Heilpflanzenblätter Nr. 20. Ursel Bühring, Stegen-Oberbirken

BÜHRING, Ursel (1992): Wilder Zimt und Sonnenbraut. Würzkräuter und Gartenblumen für die Küche. Edition Achillea, Freiburg

BÜHRING, Ursel (2005): Praxis-Lehrbuch der modernen Heilpflanzenkunde. Grundlagen – Anwendung – Therapie. Sonntag, Stuttgart

CORNELL, Joseph (1991): Auf die Natur hören. Wege zur Naturerfahrung. Verlag an der Ruhr, Mühlheim an der Ruhr

DEMANDT, Alexander (2005): Über allen Wipfeln. Der Baum in der Kulturgeschichte. Albatros, Düsseldorf

DHU (2002): Homöopathisches Repetitorium. Arzneimittellehre für die tägliche Praxis. Deutsche Homöopathie-Union, Karlsruhe

DÖRFLER, Hans-Peter, und ROSELT, Gerhard (1990): Heilpflanzen gestern und heute. Urania, Leipzig

ECKSTEIN, F., und FLAMM, S. (1932): Die Kneipp-Kräuterkur. Praktischer Wegweiser zu ihrem Gebrauch. Gesundheitsverlag, Bad Wörishofen

FISCHER-RIZZI, Susanne (1989): Himmlische Düfte. Aromatherapie. Anwendung wohlriechender Pflanzenessenzen und ihre Wirkung auf Körper und Seele. Hugendubel, München

FISCHER-RIZZI, Susanne (1993): Medizin der Erde. Legenden, Mythen, Heilanwendung und Betrachtung unserer Heilpflanzen. Hugendubel, München

FISCHER-RIZZI, Susanne (1994): Blätter von Bäumen. Legenden, Mythen, Heilanwendung und Betrachtung von einheimischen Bäumen. Hugendubel, München

FLEISCHHAUER, Steffen Guido (2006): Enzyklopädie der essbaren Wildpflanzen. AT, Aarau und München

FREEMAN, M. (1997): Der Weißdorn. In: Hag & Hexe. Magazin für Schamanismus, Magie und Naturreligion, Nr. 3. Büdingen

FREY, Wolfgang, und LÖSCH, Rainer (1998): Lehrbuch der Geobotanik. Pflanze und Vegetation in Raum und Zeit. Fischer, Stuttgart

FROHNE, Dietrich, und JENSEN, Uwe (1998): Systematik des Pflanzenreichs unter besonderer Berücksichtigung chemischer Merkmale und pflanzlicher Drogen. Wissenschaftliche Verlagsgesellschaft, Stuttgart

FUNKE, Hans (1980): Die Welt der Heilpflanzen. Band 1. Pflaum, München

FUNKE, W. (2003): Vom wilden Holderbusch zum zahmen Gartenbaum. In: Land & Forst 29/2003: 56. Deutscher Landwirtschaftsverlag, Hannover

GARMS, Harry (1961): Die Natur. Ein biologisches Unterrichtswerk über Pflanze, Tier und Mensch. Band 1. Georg Westermann, Braunschweig

GOETHE, Johann Wolfgang von (1954): Faust. Gesamtausgabe. Insel, Leipzig

GOLTHER, Wolfgang (1895): Germanische Mythologie. Handbuch, Gesamtausgabe. Reprint 2004. Magnus, Essen

GRIMM, Jacob (1875–1878): Deutsche Mythologie. Band 1. Reprint von 2003. Fourier, Wiesbaden

HÄNEL, Andreas (2007): Schutzgebiete für den Sternenhimmel. In: Nationalpark. Wildnis, Mensch, Landschaft. Nr. 138, 4/2007: 12–17. Verein der Freunde des ersten deutschen Nationalparks Bayerischer Wald e.V., Grafenau

HAGENEDER, Fred (2004): Geist der Bäume. Eine ganzheitliche Sicht ihres unerkannten Wesens. Neue Erde, Saarbrücken

HAWKEN, Paul (1996): Der Zauber von Findhorn. Ein Bericht. Rowohlt, Hamburg

HECKER, Ulrich (1995): BLV Handbuch der Bäume und Sträucher. BLV, München

HEINRICH, Clark (1998): Die Magie der Pilze. Psychoaktive Pflanzen in Mythos, Alchemie und Religion. Diederichs, München

HERTWIG, Hugo (1954): Knaurs Heilpflanzenbuch. Th. Knaur Nachf., München

HESSE, Hermann (1984): Bäume. Betrachtungen und Gedichte. Insel, Frankfurt a. M.

HÖFLER, Max (1908): Volksmedizinische Botanik der Germanen. Reprint von 1990. Verlag für Wissenschaft und Bildung, Berlin

HOWARD, Judy, und RAMSELL, John (Hrsg., 1995): Edward Bach. Die nachgelassenen Originalschriften. Hugendubel, München

https://de.wikipedia.org

https://pollenstiftung.de

https://pomologen-verein.de

JARETZKY, R., und GEITH, Karl J. (o. J.): Die deutschen Heilpflanzen in Bild und Wort. 2. Teil. Ergänzungsband für Lehrer. Deutscher Schulverlag Berlin (Verlag E. F. Kellers Wwe., Stollberg i. Erzg./Berlin)

JÜNGER, Ernst (1978): Sämtliche Werke. Essays V: Annäherungen. Drogen und Rausch. Klett-Cotta, Stuttgart

KALBERMATTEN, Roger (2002): Wesen und Signatur der Heilpflanzen. Die Gestalt als Schlüssel zur Heilkraft der Pflanzen. AT, Aarau

KALBERMATTEN, Roger und Hildegard (2005): Pflanzliche Urtinkturen. Wesen und Anwendung. AT, Baden und München

KALBERMATTEN, Roger und Hildegard (2020): Psyche des Menschen und Signatur der Heilpflanzen. AT Verlag, Aarau und München

KALWEIT, Holger (2004): Naturtherapie. Initiationsreise zur Erdmutter. Arun, Uhlstädt-Kirchhasel

KALWEIT, Holger (2006): Das Totenbuch der Kelten. Das Bündnis zwischen Anderswelt und Erde. Albatros, Düsseldorf

KERÉNYI, Karl (2001): Die Mythologie der Griechen. Band 2. Die Heroen-Geschichten. DTV, München

KERÉNYI, Karl (2003): Die Mythologie der Griechen. Band 1: Die Götter und Menschheitsgeschichten. DTV, München

KNAUSS, Harald (1998): Das Vogelorakel. Die Botschaft der Vögel als praktische Lebenshilfe. Delphi bei Droemer, München

KNEIPP, Sebastian (2001): Mein Testament für Gesunde und Kranke. Ehrenwirth, Hamburg

KOECHLIN, Florianne (2008): PflanzenPalaver. Belauschte Geheimnisse der botanischen Welt. Lenos, Basel

KÖRNCHEN, Hans (Hrsg., o. J.): Kinder- und Hausmärchen der Gebrüder Grimm. Volksverband der Bücherfreunde. Wegweiser, Berlin

KÜNZLE, Johann (1932): Chrut und Unchrut. Praktisches Heilkräuterbüchlein. Otto Walter, Olten u. Freiburg i. Br.

LAUSTER, Peter (1988): Liebesgefühle. Texte und Bilder. Rowohlt, Hamburg

LEARY, Timothy; METZNER Ralph, und ALPERT, Richard (1964): Psychedelische Erfahrungen. Ein Handbuch nach Weisungen des Tibetanischen Totenbuches. Otto Wilhelm Barth, Weilheim

LEENE, Henk (1979): Die Alchemie der Metalle. Die Transplantation bei Paracelsus. Rosenkreuz, Kassel

LESTRIEUX, Elisabeth de, und BELDER, Jelena de (1993): Der Geschmack von Blumen und Blüten. Eine kulinarische Entdeckungsreise. DuMont, Köln

LEUENBERGER, Michael (2003): Gesammelte Lebenskräfte. In: Weleda Nachrichten, Heft 229, Ostern 2003, Weleda Heilmittelbetriebe, Schwäbisch Gmünd

LOEW, Dieter, und KOCH, Egon (2008): Cumarine. Differenzierte Risikobetrachtung mit dem Beispiel eines pflanzlichen Arzneimittels. In: Zeitschrift für Phytotherapie 2008/29: 28–36. Hippokrates, Stuttgart

LUCK, Georg (1990): Magie und andere Geheimlehren in der Antike. Alfred Kröner, Stuttgart

LÜTTGE, Ulrich; KLUGE, Manfred, und BAUER, Gabriela (1989): Botanik. Ein grundlegendes Lehrbuch. VCH, Weinheim

MACLEAN, Dorothy (1996): Du kannst mit Engeln sprechen. Aquamarin, Grafing

MACLEAN, Dorothy (2006): Du kannst mit Engeln sprechen (2). Neue Botschaften aus dem Reich der Engel und Naturgeister. Aquamarin, Grafing

MADEJSKY, Margret (2000): Alchemilla. Eine ganzheitliche Kräuterheilkunde für Frauen. Goldmann, München

MADEJSKY, Margret (2001): Signaturenlehre: Urweg der Naturerkenntnis. In: RIPPE, O.; MADEYSKY, M.; AMANN, M.; OCHSNER, P., und RÄTSCH, C. (2001): Paracelsusmedizin. AT, Aarau

MADEJSKY, Margret (2003): Signaturenlehre. Urweg der Heilpflanzenerkenntnis. In: Naturheilpraxis 05/2003: 642–651. Pflaum, München

MADEJSKY, Margret (2008): Lexikon der Frauenkräuter. Inhaltsstoffe, Wirkungen, Signaturen und Anwendungen. AT, Baden

MAGISTER Botanicus (1992): Magisches Kreuthercompendium. Ein ergötzlich Werke der magischen Verrichthungen und der Bedeuthungen der Pflanzen. Alraune, Ladenburg

MANCUSO, Stefano (2018): Pflanzen Revolution. Wie die Pflanzen unsere Zukunft erfinden. Verlag Antje Kunstmann, München

MARGULIS, Lynn (2017): Der symbiotische Planet oder Wie die Evolution wirklich verlief. Westend Verlag, Frankfurt/Main

MARZELL, Heinrich (1923): Neues illustriertes Kräuterbuch. Eine Anleitung zur Pflanzenkenntnis unter besonderer Berücksichtigung der in der Heilkunde, im Haushalt und in der Industrie verwendeten Pflanzen, sowie ihrer Volksnamen. Enklin & Laiblins Verlagsbuchhandlung, Reutlingen

MARZELL, Heinrich (1938): Geschichte und Volkskunde der deutschen Heilpflanzen. (Zweite vermehrte und verbesserte Auflage von »Unsere Heilpflanzen. Ihre Geschichte und ihre Stellung in der Volkskunde«). Hippokrates, Marquardt & Cie, Stuttgart

MERHART, Nenna von, und EHRENREICH, Paul (2002): Heilschnäpse zum Selbermachen. 111 einfache Rezepturen für Ihre Gesundheit. Weltbild, Augsburg

MESSÉGUÉ, Maurice (1972): Die Natur hat immer recht. Rezepte für Gesundheit und Schönheit durch die geheimen Kräfte der Pflanzen. Ullstein, Frankfurt/Main

MESSING, Norbert (2004): Die großen Heilöle. Gesundheitsgeheimnisse rund ums flüssige Gold der Samen. In: Natur & Heilen 11/2004: 12–21. Natur & Heilen, München

METZNER, Ralph (1994): Der Brunnen der Erinnerung. Von den mythologischen Wurzeln der Kultur. Aurum Verlag, Braunschweig

MEYER, Johannes Gottfried, und NIEDENTHAL, Tobias (2019): »Under allen Dornen ist kaum ein lieblicher Gewächs«. Historisches zum Weißdorn, Arzneipflanze des Jahres 2019. In: Zeitschrift für Phytotherapie 2019, 40: 99-107. Georg Thieme Verlag, Stuttgart

MÜLLER-EBELING, Claudia (1998): Hexenbilder. Die Dämonisierung der heilkräftigen Natur. In: MÜLLER-EBELING, C.; RÄTSCH, C., und STORL, W.-D. (1998): Hexenmedizin. AT, Aarau

MÜLLER-EBELING, Claudia (2008): Ahnenkult und Seelenflug. In: Nordstern 09/10 2008, Kwiatkowski, Hagen

MÜLLER-EBELING, Claudia; RÄTSCH, Christian, und STORL, Wolf-Dieter (1998): Hexenmedizin. Die Wiederentdeckung einer verbotenen Heilkunst. Schamanische Traditionen in Europa. AT, Aarau

OBERDORFER, Erich (1994): Pflanzensoziologische Exkursionsflora. Ulmer, Stuttgart

OERTEL-BAUER (1963): Heilpflanzen-Taschenbuch. Thomas, Kempen-Niederrhein

OKEN, Alan (1996): Der Mensch, Spiegelbild des Kosmos. Astrologie und Selbsterkenntnis. Frederiksen & Weise, Tabula Smaragdina, München

OSHO (2002): Mut. Lebe wild und gefährlich. Heyne, München

PAHLOW, Mannfried (2000): Das große Buch der Heilpflanzen. Gesund durch die Heilkräfte der Natur. Weltbild, Augsburg

PELIKAN, Wilhelm (1999): Heilpflanzenkunde. Der Mensch und die Heilpflanzen. 3 Bände. Verlag am Goetheaneum, Dornach

PERGER, Ritter von (1864): Deutsche Pflanzensagen. August Schaber, Stuttgart und Oehringen

PEUKERT, Will-Erich (2003): Geheimkulte. Das Standardwerk. Nikol Verlagsgesellschaft, Hamburg

RÄTSCH, Christian (1985): Das Erlernen von Zaubersprüchen. Ein Beitrag zur Ethnomedizin der Lakandonen von Naha. EXpress Edition, Berlin

RÄTSCH, Christian (1990): Pflanzen der Liebe. Aphrodisiaka in Mythos, Geschichte und Gegenwart. Hallwag, Bern

RÄTSCH, Christian (1992): Indianische Heilkräuter. Diederichs, München

RÄTSCH, Christian (1995): Heilkräuter der Antike in Ägypten, Griechenland und Rom. Mythologie und Anwendung einst und heute. Diederichs, München

RÄTSCH, Christian (1996): Räucherstoffe. Der Atem des Drachen. AT, Aarau

RÄTSCH, Christian (1998): Hexenmedizin. Das Vermächtnis der Hekate. In: MÜLLER-EBELING, C.; RÄTSCH, C., und STORL, W.-D. (1998): Hexenmedizin. AT, Aarau

RÄTSCH, Christian (2001): Enzyklopädie der psychoaktiven Pflanzen. Botanik, Ethnopharmakologie und Anwendungen. AT, Aarau

RÄTSCH, Christian (2005): Der Heilige Hain. Germanische Zauberpflanzen, heilige Bäume und schamanische Rituale. AT, Baden

RÄTSCH, Christian (2007): Walpurgisnacht. Von fliegenden Hexen und ekstatischen Tänzen. AT, Baden und München

RÄTSCH, Christian (2008): Vom Forscher, der auszog, das Zaubern zu lernen. Meine Erlebnisse bei den Erben der Maya. Kosmos, Stuttgart

RÄTSCH, Christian, und MÜLLER-EBELING, Claudia (2003): Lexikon der Liebesmittel. AT, Aarau

RANKE-GRAVES, Robert von (1990): Die weiße Göttin. Sprache des Mythos. Rowohlt, Hamburg

RECHT, Christine, und WETTERWALD, Max F. (1997): Ernte am Wegesrand. Eugen Ulmer Verlag, Stuttgart

RIPPE, Olaf (2001): Die fünf Entien des Heilens: über die Entienlehre des Paracelsus. In: RIPPE, O.; MADEYSKY, M.; AMANN, M.; OCHSNER, P., und RÄTSCH, C. (2001): Paracelsusmedizin. AT, Aarau

RIPPE, Olaf (2005a): Das Herz. Organ der Selbsterkenntnis. In: Naturheilpraxis spezial: Traditionelle abendländische Medizin. Pflaum, München

RIPPE, Olaf (2005b): Mut und Willensstärke durch Kräuter. In: Naturheilpraxis spezial: Traditionelle abendländische Medizin. Pflaum, München

RIPPE, Olaf; MADEYSKY, Margret; AMANN, Max; OCHSNER, Patricia, und RÄTSCH, Christian (2001): Paracelsusmedizin. Altes Wissen in der Heilkunst von heute. AT, Aarau

ROTHMALER, Werner (Begr.; 1990): Exkursionsflora von Deutschland. Band 4. Kritischer Band. Volk und Wissen, Berlin

ROTTER, Ekkehart und Gernot (2002): Die Geschichte der Lust. Albatros, Düsseldorf

SCHÄFER, Thomas (1991): Bildersprache Astrologie. Edition Astrodata, Wettswil

SCHEFFER, Mechthild (1998): Bach-Blütentherapie. Theorie und Praxis. Hugendubel, München

SCHEFFER, Mechthild, und STORL, Wolf-Dieter (1991): Das Heilgeheimnis der Bach-Blüten. Von der Weisheit der Pflanzenseelen. Heyne, München

SCHELUTO, Bronislawa; Nikonowitsch, Iwan; Makowski, Norbert, und Dietze, Matthias (2007): Pionierpflanze für Sandböden. Steinklee steigert die Ertragsfähigkeit sandiger Böden. In: Neue Landwirtschaft 9/2007: 50–51. Deutscher Landwirtschaftsverlag, München

SCHENK, Gustav (1937): Aron oder das tropische Feuer. Adolf Sponholtz, Hannover

SCHILCHER, Heinz (Hrsg.) (2016): Leitfaden Phytotherapie. 5. Auflage. Urban & Fischer, München

SCHMEIL, Otto (1988): Flora von Deutschland und seinen angrenzenden Gebieten (Schmeil/Fitschen). Quelle und Meyer, Heidelberg, Wiesbaden

SCHOENENBERGER, Walther (Hrsg., 1955): Naturreine Pflanzensäfte. Freunde der Gesundheit. Walther Schoenenberger, Pflanzensaftwerk, Magstadt bei Stuttgart

SCHULTES, Richard E., und HOFMANN, Albert (1998): Pflanzen der Götter. Die magischen Kräfte der bewusstseinserweiternden Gewächse. Überarbeitete Ausgabe. AT, Aarau

SCHULZ, Volker, und HÄNSEL, Rudolf (1996): Rationale Phytotherapie: Ratgeber für die ärztliche Praxis. Springer, Berlin

SCHWESTER Christa (2001): Mit Kräutertees heilen. In: kraut & rüben 7/2001: 34–38. BLV, München

SIEG, Hilde (1936): Gottessegen der Kräuter. Einst und immerdar. Rowohlt, Berlin

SIEG, Hilde (1939): Baum und Strauch, dir ewig heilverbündet. Rowohlt, Stuttgart

SIMONIS, Werner-Christian (1974): Kleines Taschenbuch der bodenheilenden Arzneipflanzen. Lebendige Erde, Darmstadt

STAMMEL, Heinz J. (2000): Die Apotheke Manitous. Das Heilwissen der Indianer. Rowohlt, Hamburg

STEINER, Rudolf (1985): Geisteswissenschaftliche Grundlagen zum Gedeihen der Landwirtschaft. Landwirtschaftlicher Kurs Koberwitz bei Breslau 1924. Rudolf Steiner Verlag, Dornach

STERN, Cornelia und ELL-BEISER, Helga (2022): Phytotherapie in Theorie und Praxis. Wirkstoffe verstehen – Heilpflanzen sinnvoll nutzen. AT Verlag, Aarau und München

STORL, Wolf-Dieter (1997): Pflanzendevas. Die Göttin und ihre Pflanzenengel. Heilkunde, Kulturgeschichte, Mythologie und Religion der Völker. AT, Aarau

STORL, Wolf-Dieter (1998a): Der schamanische Umgang mit Pflanzengeistern. In: GOTTWALD, F.-T., und RÄTSCH, C. (Hrsg., 1998): Schamanische Wissenschaften. Ökologie, Naturwissenschaft & Kunst. Diederichs, München

STORL, Wolf-Dieter (1998b): Die Hagezusse als Schamanin. In: MÜLLER-EBELING, C.; RÄTSCH, C. und STORL, W.-D. (1998): Hexenmedizin. AT, Aarau

STORL, Wolf-Dieter (1998c): Hebammen: Fruchtbarkeit und Geburt. In: MÜLLER-EBELING, C.; RÄTSCH, C., und STORL, W.-D. (1998): Hexenmedizin. AT, Aarau

STORL, Wolf-Dieter (1998d): Das wilde Land und seine Kinder. In: MÜLLER-EBELING, C.; RÄTSCH, C., und STORL, W.-D. (1998): Hexenmedizin. AT, Aarau

STORL, Wolf-Dieter (2000a): Pflanzen der Kelten. Heilkunde, Pflanzenzauber, Baumkalender. AT, Aarau

STORL, Wolf-Dieter (2000b): Heilkräuter und Zauberpflanzen zwischen Haustür und Gartentor. AT, Aarau

STORL, Wolf-Dieter (2004): Naturrituale. Mit schamanischen Ritualen zu den eigenen Wurzeln finden. AT, Aarau

STORL, Wolf-Dieter (2005): Mit Pflanzen verbunden. Meine Erlebnisse mit Heilkräutern und Zauberpflanzen. Kosmos, Stuttgart

STORL, Wolf-Dieter (2008): Borreliose natürlich heilen. Ethnomedizinisches Wissen, ganzheitliche Behandlung und praktische Anwendungen. AT, Baden und München

STRASBURGER, E. (Begr., 1998): Lehrbuch der Botanik für Hochschulen. 34. Auflage, neubearbeitet von Sitte, P.; Ziegler, H.; Ehrendorfer, F., und Bresinsky, A. Gustav Fischer, Jena

STRASSMANN, René A. (1999): Baumheilkunde. Mythos und Magie der Bäume. AT, Aarau

STUHLEMMER, Ursel (2003): Der Weißdorn – eine Pflanze nicht nur fürs Herz? In: Zeitschrift für Phytotherapie 3/2003: 117–125. Hippokrates, Stuttgart

TREBEN, Maria (1982): Gesundheit aus der Apotheke Gottes. Ratschläge und Erfahrungen mit Heilkräutern. Wilhelm Ennsthaler, Steyr

UYLDERT, Mellie (2000): Die verborgenen Kräfte der Pflanzen. Kraft und Gesundheit aus der Natur. Lübbe, Bergisch Gladbach

VALNET, Jean (1986): Aromatherapie. Gesundheit und Wohlbefinden durch pflanzliche Essenzen. Heyne, München

VOLLMER, Wilhelm (1874): Wörterbuch der Mythologie. CD-Rom von 2005. Directmedia Publishing GmbH, Berlin

VONARBURG, Bruno (o. J.): Frischpflanzentropfen. Zur Behandlung von über 70 häufig auftretenden Krankheiten. Fona, Lenzburg

VONARBURG, Bruno (2004): Natürlich gesund mit Heilpflanzen. AT, Aarau

WAGNER, Hildebert, und WIESENAUER, Markus (2003): Phytotherapie. Phytopharmaka und pflanzliche Homöopathika. Wissenschaftliche Verlagsgesellschaft, Stuttgart

WEBER, Andreas (2008): Alles fühlt. Mensch, Natur und die Revolution der Lebenswissenschaften. Berliner Taschenbuchverlag, Berlin

WEBER, Heinrich E. (2003): Gebüsche, Hecken, Krautsäume. Ulmer, Stuttgart

WEISS, Rudolf Fritz (1990): Lehrbuch der Phytotherapie. Hippokrates, Stuttgart

WENIGMANN, Margret (1999): Phytotherapie: Arzneipflanze, Wirkstoffe, Anwendung. Urban & Schwarzenberg, München

WERNER, Monika (1994): Ätherische Öle. Gräfe und Unzer, München

WERNER, Monika und BRAUNSCHWEIG, Ruth von (2006): Praxis Aromatherapie. Grundlagen – Steckbriefe – Indikationen. Haug, Stuttgart

WICHTL, Max (2009): Teedrogen und Phytopharmaka. Ein Handbuch für die Praxis auf wissenschaftlicher Grundlage. Wissenschaftliche Verlagsgesellschaft, Stuttgart

WILLFORT, Richard (1975): Gesundheit durch Heilkräuter. Erkennung, Wirkung und Anwendung der wichtigsten einheimischen Heilpflanzen. Rudolf Trauner, Linz

WITTIG, Rüdiger (2002): Siedlungsvegetation. Ulmer, Stuttgart

ZUTHER, Svenja (2017): Schamanische Rituale. Kraft und Halt finden in der Natur. blv-Verlag, München

ZUTHER, Svenja (2020): Die Zauberkraft der Pflanzenwelt. Spirituelle Naturerfahrung, Ganzheitliches Heilen mit Pflanzen. AT Verlag, Aarau und München

Stichwortverzeichnis

A

B

C

G

H

I

J

K

L

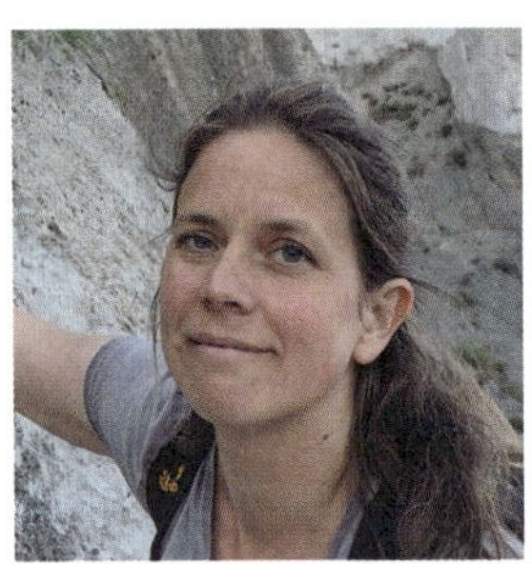

Zur Autorin

Svenja Zuther, geboren 1972 in Berlin, ist Diplom-Biologin und Heilpraktikerin. Sie hat sich auf Spirituelle Naturerfahrung, Ganzheitliche Pflanzenheilkunde und Naturtherapie spezialisiert. Dafür hat sie sich nicht nur mit dem Wissen über Pflanzen, Heilung und Magie zu verschiedensten Zeiten und in verschiedenen Kulturen auseinandergesetzt, sondern vor allem von den Pflanzen selbst gelernt. 2006 gründete sie KUDRA NaturBewusstSein in der Lüneburger Heide. Sie hält Vorträge, leitet Seminare und Rituale sowie Einzeltrainings und Coachings mit Pflanzen.

www.kudra.net